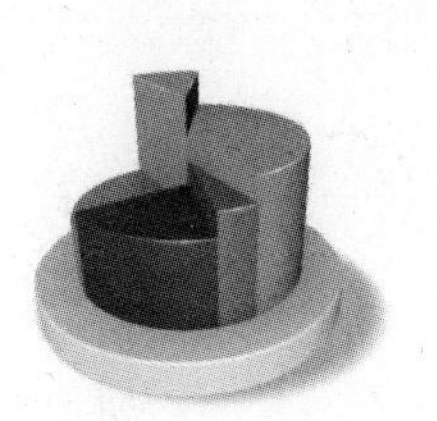

手把手教你学
护理科研统计

主编

林金兰 刘坤 袁延楠

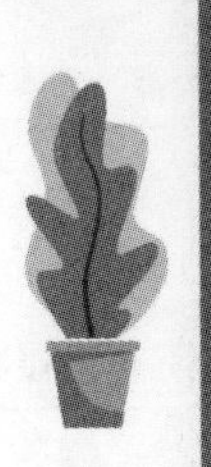

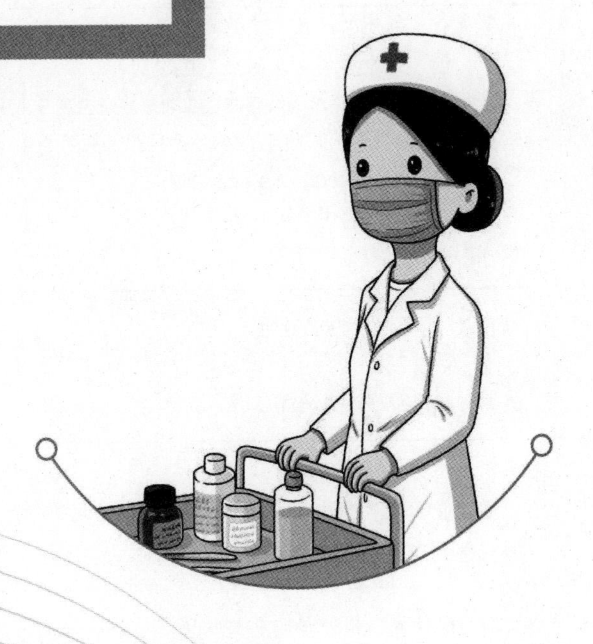

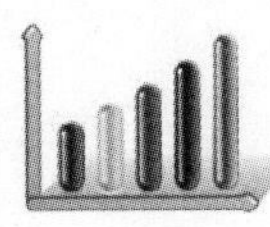

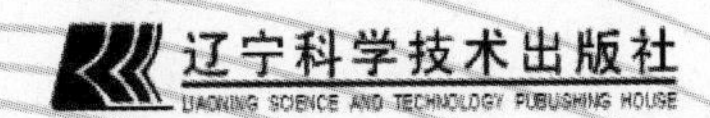

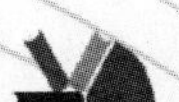

拂石医典
FU SHI MEDBOOK

图书在版编目（CIP）数据

手把手教你学护理科研统计 / 林金兰，刘坤，袁延楠主编 . — 沈阳：辽宁科学技术出版社，2023.4
ISBN 978-7-5591-2942-0

Ⅰ . ①手… Ⅱ . ①林… ②刘… ③袁… Ⅲ . ①护理学－卫生统计 Ⅳ . ① R47

中国国家版本馆 CIP 数据核字（2023）第 045927 号

出版发行：辽宁科学技术出版社
北京拂石医典图书有限公司
地址：北京海淀区车公庄西路华通大厦 B 座 15 层
联系电话：010-57262361/024-23284376
E-mail：fushimedbook@163.com
印 刷 者：北京天恒嘉业印刷有限公司
经 销 者：各地新华书店

幅面尺寸：185mm×260mm
字 数：385 千字
印 张：21.25
出版时间：2023 年 4 月第 1 版
印刷时间：2023 年 4 月第 1 次印刷

责任编辑：陈 颖 刘轶然
责任校对：梁晓洁
封面设计：黄墨言
封面制作：黄墨言
版式设计：天地鹏博
责任印制：丁 艾

如有质量问题，请速与印务部联系
联系电话：010-57262361

定 价：79.00 元

作者简介

林金兰

硕士研究生，公共卫生医师。2009 年取得北京大学护理学本科学位，2012 年取得北京大学流行病与卫生统计学硕士学位，毕业后就职于北京清华长庚医院，日常工作业务涉及大量数据统计、分析及汇总，精通常见统计软件的使用。研究方向为医院感染的预防与控制、多重耐药菌的防控，曾承担课题 1 项、发表论文 10 余篇、参与论著编写 5 部。主要社会兼职有中国医院协会医院感染管理专业委员会委员等，曾任《中国感染控制杂志》青年编委。

刘　坤

1991 年 9 月考入山东医科大学护理系，1996 年毕业后就职于北京某三甲医院。2007 年进入首都医科大学卫生管理与教育学院在职研究生班，2009 年取得管理学硕士学位。2013 年晋升主任护师。曾参与北京市科委课题、首都卫生发展科研基金项目，以第一作者或通讯作者发表论文 20 余篇。

袁延楠

北京大学医学硕士，资深统计师，现任北京大学肿瘤医院临床试验机构生物统计师。

2012 年硕士毕业于北京大学卫生统计专业。有 10 余年的数据管理与统计工作经验，一直从事科研项目与临床试验的统计学研究设计、数据管理、统计分析方法的研究和应用工作，曾参与北京市恶性肿瘤发病、死亡及生存数据监测等工作；近年来在《Lancet Oncology》等国内外核心期刊发表论文 10 余篇；目前担任《Cancer Innovation》杂志青年编委。

前言

护理工作是一项理论与实践相互结合、相互促进的专业性工作，通过在实践中总结经验，形成循证证据或理论，从而进一步优化护理程序，提升患者医疗安全的保障能力。护理实践过程中产生大量的数据，需要通过合理的研究设计和科学的统计分析，才能得出可靠的结论。对于广大护理工作者来说，掌握正确的统计分析方法仍然是一项挑战，为了便于大家理解运用，我们编写了这本《手把手教你学护理科研统计》。

本书分为三部分，第一部分（第 1 章及第 2 章）介绍护理量性研究、常用统计软件、资料整理方法，资料整理还包括数据录入（Excel，SPSS，epidata）及数据整理。第二部分（第 3 章至第 8 章）是全书主体，结合具体科研论文实例，阐述具体的统计分析过程。第三部分介绍统计学基本理论知识，以知识加油站的形式，穿插在本书的相关章节。主体部分涵盖护理科研论文常用的六种设计类型，包括描述性研究、病例对照研究、前后对照研究、队列研究、交叉试验、随机对照试验。对每一种设计类型逐一简述研究设计的概念、适用范围、应用要点；然后精心挑选 2 ~ 4 篇论文实例，从选题设计、研究对象、资料收集、统计分析（统计的数据为编撰）四个层面逐项讲解论文结果的形成，其中，统计分析层面以大量图例逐步展示 SPSS 统计过程，包括数据录入、数据整理、统计过程、结果呈现及解释、论文结果表述。

本书最突出的两大特点：一是以具体实例展示一篇论文所需要的统计思路，SPSS 操作具体步骤，结果解释及在论文中的表述，手把手教会你护理科研统计关键环节；二是操作步骤为实景式截图，读者只需按照截图提示内容一步步操作，极易上手。

本书适用于广大愿意开展科研活动的护理工作者、护理学生，需要统计日常数据的护理管理者，零基础的科研“小白”，也适用于有一定统计学知识、希望进一步熟练运用的科研工作者。特别说明：本书旨在指导读者如何使用统计软件，如何选择正确的统计方法，统计数据皆为作者编撰的。

本书在编写过程中得到陈颖编辑的大力支持与鼓励，在此表示衷心感谢！

由于编者水平及能力所限，难免出现疏忽和错漏，恳请各位同道批评指正！

2022 年 12 月

目录

第 1 章 概 述

一、统计是工具

统计是认识和管理社会的工具（《中国统计》）。汉语中的“统计”释义为合计或汇总计算，英语中的“统计”（Statistics）一词来源于拉丁语 status，是指各种现象的状态或状况。早在夏朝时代，我国就有统计的萌芽。伴随着科学技术的飞速发展，计算机、数学各相关学科的新理论、新技术和新方法的不断涌现，统计学拓展了新的领域，适合普通大众的统计工具也应运而生。我们在护理研究，尤其是量性研究的过程中，需要用到统计工具来使我们的研究更简便易行，结果更精准。

对于护理同仁来说，统计学知识，往往是一大难题，需要对统计学特别感兴趣，肯钻研实践，才能灵活掌握运用。为了使广大的护理同仁们在学习、工作、研究过程中能快速操作统计软件，本书根据实际案例进行细致的步骤分解、结果解释，希望对大家有所帮助。最后，需要强调，统计工具虽然极大地增强了研究者的分析能力，但同时需要研究者发挥自身对业务的深入理解，从数据结果中洞察更有深度的结果，这才有价值。

二、护理量性研究

根据研究资料的类型，护理科研可以分为量性研究和质性研究。护理量性研究是在确定护理问题后，形成研究假设和科研设计，通过观察指标获取护理相关的数据资料，运用科学的统计方法研究护理现象的因果关系，用数字资料来描述研究结果。可以看出，护理量性研究最重要的特征是需要有数据、有统计。护理量性研究结果具有一定的客观性和代表性，因此其应用特别普遍。据统计我国护理量性研究约占 95%。

（一）研究目的

护理量性研究的目的是预测和控制护理活动中发现的各类问题，主要用来描述变量，检测变量间的关系，检验变量间的因果关系，验证理论假设。

（二）研究设计

护理量性研究需要根据研究目的，事先设计好具体的研究方案，严格按照研究方案实施，以达到对研究变量和研究条件进行严格控制的目的。良好的设计方案，决定着科研结果的真实可靠程度。

设计类型根据研究内容分为实验性研究、类实验性研究和非实验性研究。

实验性研究是通过对一组人群（实验组）施加干预措施，另一组人群（对照组）不施加干预措施，对两组的结果进行比较的研究方法。实验性研究具备干预、设立对照、随机化的三个特点。是验证因果假设最有说服力的一种研究设计，但由于实际护理工作中会受诸多因素干扰，在护理研究中应用不多。

类实验性研究需要对研究对象进行干预，但不设立对照组，也不需要随机分组，没有实验性研究那么严格，但也能验证因果假设，具有一定的说服力。护理研究对人的研究较多，难以实现随机分组，无法严格控制干扰变量，因此选择类实验性研究可行性更高。

非实验性研究，顾名思义是不施加任何护理干预措施的研究方法，简便易行。非实验性研究常用于新发现的护理问题或护理问题较复杂时，客观描述各变量的状况，建立因果假说，为实验性研究提供线索，但不能验证因果关系。包括描述性研究、相关性研究、比较性研究。

护理量性研究的三个主要原则是随机化、设立对照和盲法。这些原则在科研设计过程中需要遵循，以控制偏倚的产生。随机化包括随机抽样、随机分组，主要是为了防止在研究对象选择和分组时主观因素的干扰。设立对照是设立除了干预因素外，其他因素均与试验组条件一致的一组研究对象，以便正确评价干预因素的效果。盲法是指研究者、研究对象、统计人员在科研过程中不知晓研究对象分组情况，可分为单盲、双盲、三盲，避免研究对象或科研人员的主观偏倚。

（三）研究对象的选择

1. *研究对象确立*　护理研究对象来源于医院患者、社区人群、护理人群或实验动物等，根据欲研究的课题及研究设计，设置一定的纳入标准及排除标准，选择符合条件的研究对象。纳入标准是研究对象能进入研究的基本条件，如年龄、性别、疾病诊断、认知状态等，对于某些符合纳入标准，但又不适合参加研究的对象，设立排除标准，如感染患者、既往手术患者等。

2. *抽样方法*　研究时不可能对全部个体进行研究，这样做耗时、耗力，需要通过科学的方法选取某些代表性的研究对象（样本），这些样本的研究结果推论到全部个体（总体）时才可靠。抽样方法包括单纯随机抽样、系统抽样、分层抽样、整群抽样和多阶段抽样。

3. *样本量的确定* 样本量，即研究对象的数量。数量过少，统计结果不全面，没有代表性；数量过大，在研究过程中需要耗费调查时间、调查人力，同时也不好控制研究条件。因此，选取合理的样本量，是护理量性研究的重要内容。根据研究设计的不同，样本量的估算方法不尽相同，一些统计软件可以协助大家快速推算样本量，在后文中会详细阐述。

（四）资料收集

护理量性研究收集的资料以数值型资料为主，常通过观察法、生物医学测量法、结构式的问卷或量表等方法收集资料。在收集资料过程中，需严格控制资料收集的条件和场所，避免外界干扰，并尽量保持资料的完整性、客观性。

（五）资料分析

在资料收集完成后，进行核对、整理和归纳，运用统计学分析方法对数值资料进行定量分析。资料分析的重要环节是选对统计方法，同样的资料选用不同的统计方法，所得出的结论可能千差万别，最重要的是影响结论的正确性。本文重点就是要教会大家根据不同的研究设计选择正确的统计方法，并操作统计软件。

（六）结果呈现方式

护理量性研究的结果以数值资料为主，以文字描述数据指标、数据图、数据表的形式呈现，强调统计分析的正确性，数据的准确性和客观性。

三、常用的统计学软件

随着时代的发展，计算机的应用已经完全取代手工计算，使统计成为人人都能掌握的工具。在护理量性研究的过程中，研究设计的样本量估算、研究对象抽样，在资料的收集整理过程中的数据录入、数据整理，各类统计分析，都可以使用统计软件来实现。虽然统计软件方便易行，但最重要的还是需要掌握、理解统计方法，选用正确的统计软件及统计方法，确保科研结果的准确性。下面就介绍几种大多数护理科研工作者使用的统计软件。

（一）EpiData

EpiData是一款完全免费的数据录入和管理软件。由丹麦欧登塞的一个非营利组织开发，程序设计者为Jens M.Lauritsen，Michael Bruus和Mark Myatt。有多种语言版本，包括中文版本。因为是全免费的软件，所以没有售后客服，在使用这个软件过程中，需要学会阅读帮助文件，里面也会有常见的示例。这款软件之所以如此受青睐，除了免费之外，直观方便、简单易学、实用性强，最大的特点是数据录入功能强大，能直接导出 spss、stata 等数据格式的文件，在护理科研中常用于问卷数据的录入（具备双录入功能）、数据核查及管理。

软件下载网址：http：//www.epidata.dk/

进入官网地址，点击上方菜单的“Download”。

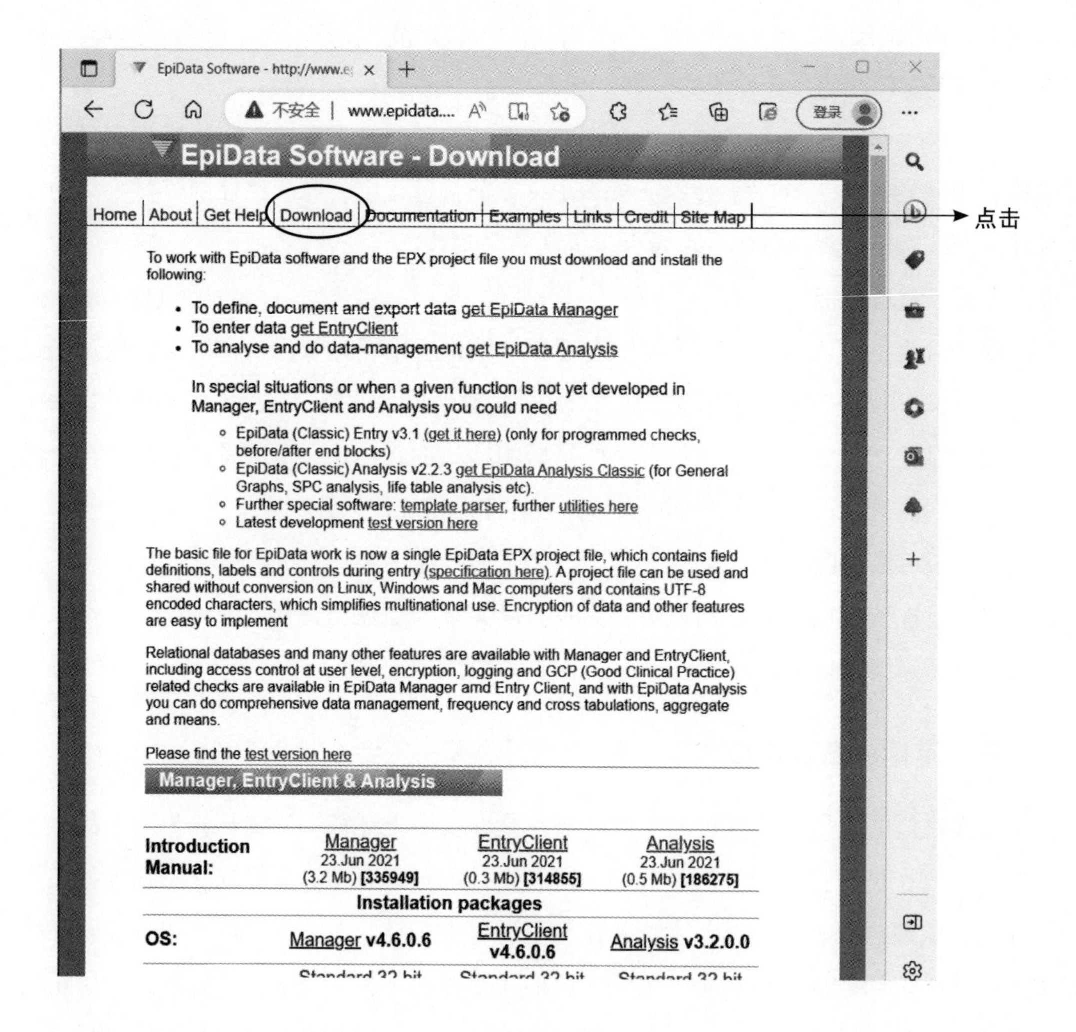

进入 Download 界面后，首先是集合数据管理、录入和统计分析全部功能的软件下载。对应自己的电脑操作系统，下载相应的安装程序。

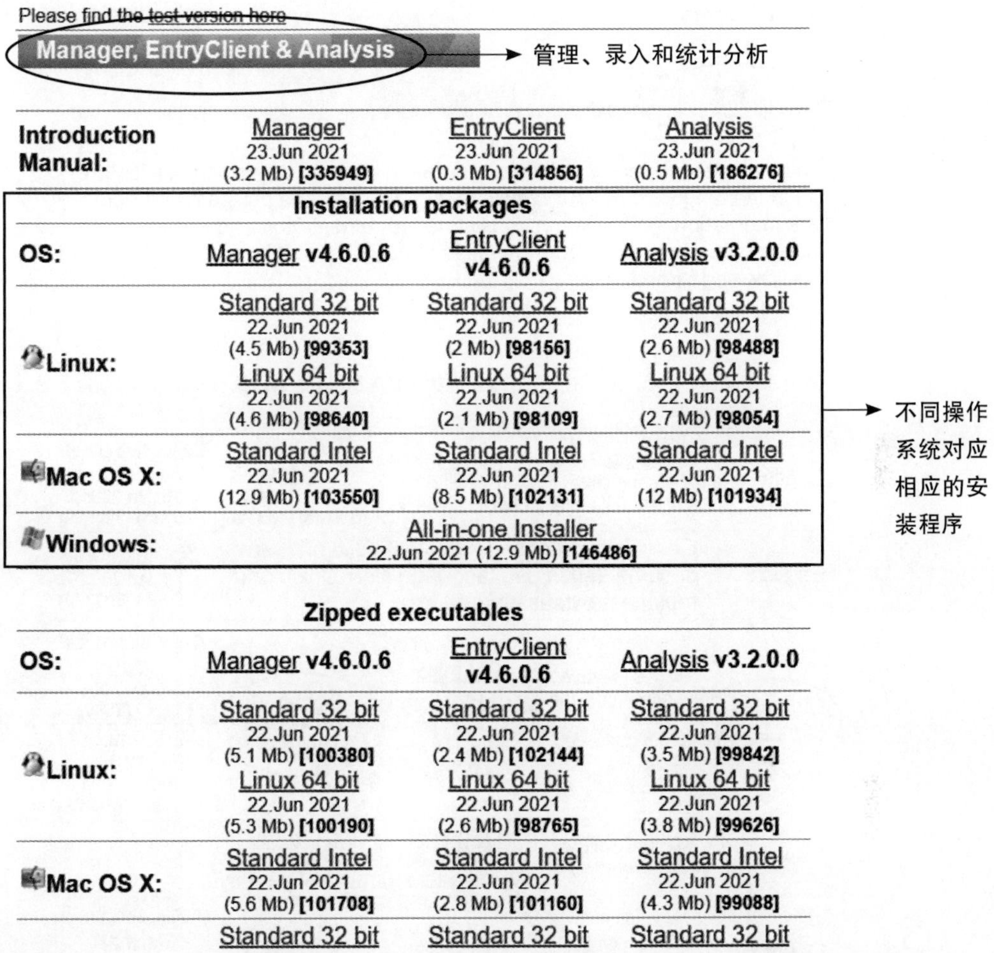

Please find the test version here

Manager, EntryClient & Analysis → 管理、录入和统计分析

Introduction Manual:	Manager 23.Jun 2021 (3.2 Mb) **[335949]**	EntryClient 23.Jun 2021 (0.3 Mb) **[314856]**	Analysis 23.Jun 2021 (0.5 Mb) **[186276]**

Installation packages

OS:	Manager **v4.6.0.6**	EntryClient **v4.6.0.6**	Analysis **v3.2.0.0**
Linux:	Standard 32 bit 22.Jun 2021 (4.5 Mb) **[99353]** Linux 64 bit 22.Jun 2021 (4.6 Mb) **[98640]**	Standard 32 bit 22.Jun 2021 (2 Mb) **[98156]** Linux 64 bit 22.Jun 2021 (2.1 Mb) **[98109]**	Standard 32 bit 22.Jun 2021 (2.6 Mb) **[98488]** Linux 64 bit 22.Jun 2021 (2.7 Mb) **[98054]**
Mac OS X:	Standard Intel 22.Jun 2021 (12.9 Mb) **[103550]**	Standard Intel 22.Jun 2021 (8.5 Mb) **[102131]**	Standard Intel 22.Jun 2021 (12 Mb) **[101934]**
Windows:	All-in-one Installer 22.Jun 2021 (12.9 Mb) **[146486]**		

→ 不同操作系统对应相应的安装程序

Zipped executables

OS:	Manager **v4.6.0.6**	EntryClient **v4.6.0.6**	Analysis **v3.2.0.0**
Linux:	Standard 32 bit 22.Jun 2021 (5.1 Mb) **[100380]** Linux 64 bit 22.Jun 2021 (5.3 Mb) **[100190]**	Standard 32 bit 22.Jun 2021 (2.4 Mb) **[102144]** Linux 64 bit 22.Jun 2021 (2.6 Mb) **[98765]**	Standard 32 bit 22.Jun 2021 (3.5 Mb) **[99842]** Linux 64 bit 22.Jun 2021 (3.8 Mb) **[99626]**
Mac OS X:	Standard Intel 22.Jun 2021 (5.6 Mb) **[101708]**	Standard Intel 22.Jun 2021 (2.8 Mb) **[101160]**	Standard Intel 22.Jun 2021 (4.3 Mb) **[99088]**
	Standard 32 bit	Standard 32 bit	Standard 32 bit

如果只需要录入数据功能，下拉网页，选择 EpiData Entry 这个模块，是数据录入功能的简易版本软件，有英语、中文、西班牙语等多种语言版本，选择自己熟悉的语言版本下载安装。

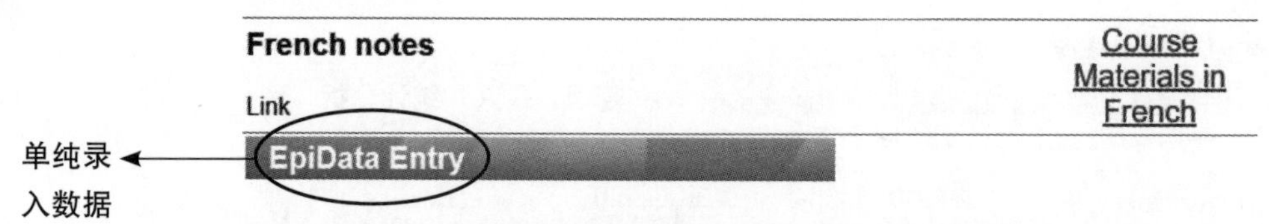

Entry is suited for entry and documentation of data. Download the "setup" file in the language of your choice. Setup file includes program and core documentation. A translation consists of documentation and texts for menu's etc. The actual program file is the same for all languages. Acknowledge translators.

Current version: **3.1** Build: (**(27jan2008)**). A build is a minor revision, see list of changes

English	Flowchart 26.Aug 2005 (19 Kb) **[273396]**	4 page Intro 25.Aug 2005 (49 Kb) **[288475]**	Complete Setup 28.Jan 2008 (0.9 Mb) **[463726]**	Extended help (pdf) 18.Jan 2005 (0.5 Mb) **[324009]**
English	Get this if you only need latest build and have documentation and language files. Unzip and replace previous epidata.exe.			Zip - exe only 28.Jan 2008 (0.7 Mb) **[300670]**
Chinese (simplified)	(HE Wu (menu & introduction)& Tao Li-na Lv Jun (Extended help))	CN intro 31.Oct 2003 (159 Kb) **[279564]** View by Lu Zhijian	CN setup 28.Jan 2008 (1 Mb) **[356893]**	Extended help (pdf) 19.Jun 2004 (2.1 Mb) **[288064]** Extended help (zip) 19.Jun 2004 (1.5 Mb) **[260423]**
Danish	(Michael Bruus & Jens Lauritsen)	DK intro 14.Feb 2004 (38 Kb) **[265999]**	Dk setup 28.Jan 2008 (0.9 Mb) **[246597]**	
Deutsch	(Wolfram an der Heiden)	DE rtf 06.Oct 2003 (13 Kb) **[281500]**	DE setup 28.Jan 2008 (0.9 Mb) **[240986]**	Installation is in German, Menu's not translated yet

简体中文 ← Chinese (simplified)；CN setup → 点击

下图是 EpiData 软件安装后打开的界面。

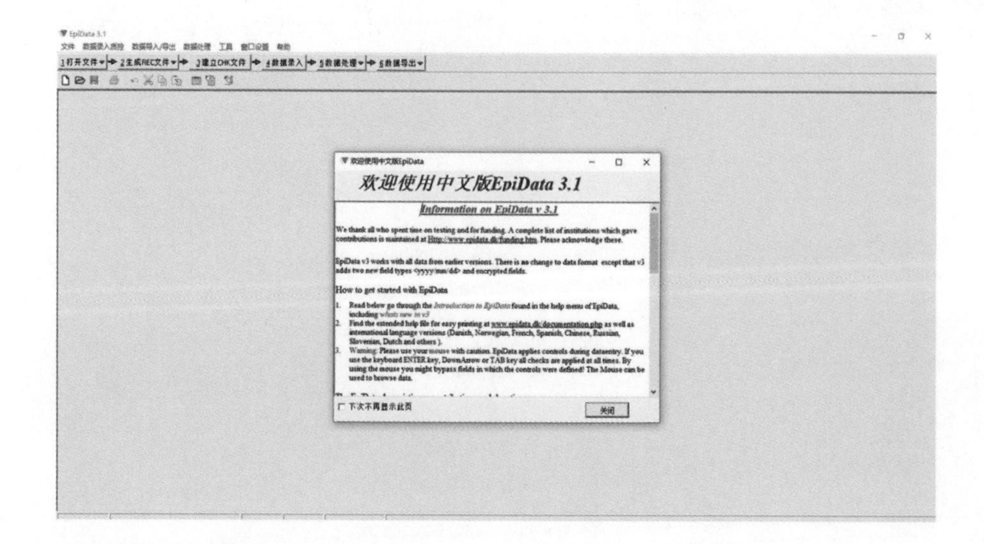

（二）PASS

是一款样本量估算软件。有7天免费试用版本。

网址：http：//www.ncss.com/pass.html

官网界面：

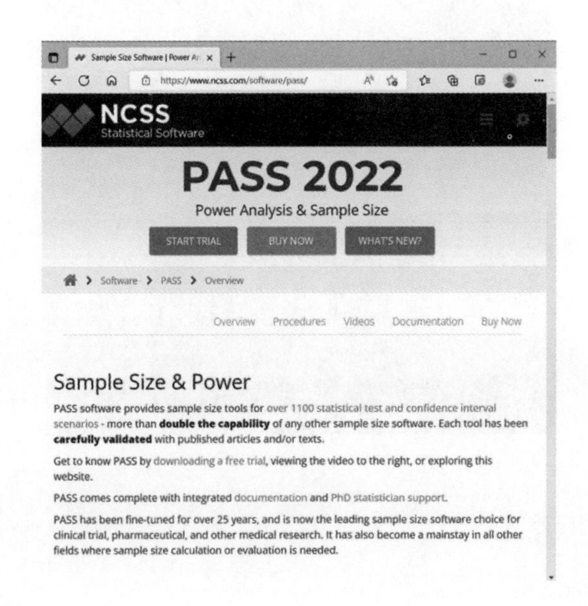

（三）SPSS

SPSS（Statistical Package for the Social Science，社会学统计程序包）是世界上最早的统计分析软件，由美国斯坦福大学的三位研究生于20世纪60年代末研制，迄今SPSS软件已有60余年的成长历史，全球约有25万家产品用户，是世界上应用最广泛的专业统计软件。SPSS自推出后，不断更新升级出新版本，菜单操作越来越方便、简单，功能越来越齐全，具有完整的数据输入、编辑、统计分析、制表、图形制作等功能。护理科研领域涉及的研究设计，SPSS均能完成相应的数据统计及结果输出，无论初学者还是熟练者来说都是使用最多的统计软件。

目前最新的产品，是IBM SPSS Statistics 28.0.1版。网址：http：//www.spss.com/。官网界面：

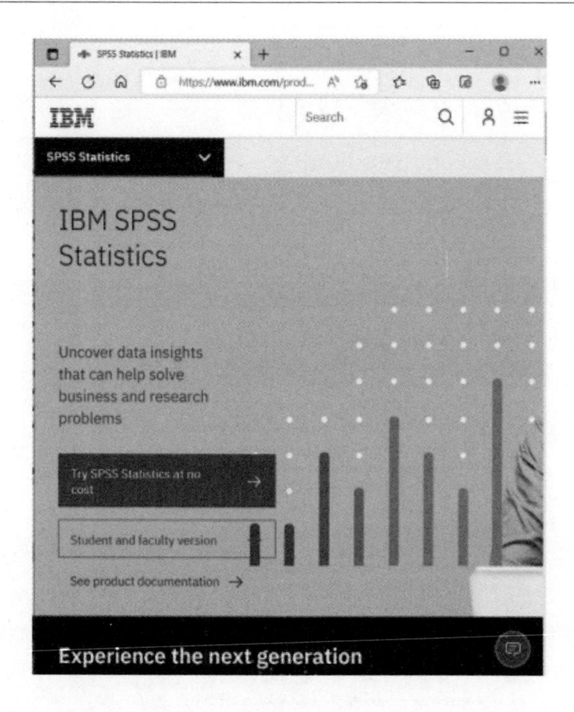
SPSS Statistics | IBM
https://www.ibm.com/prod...
IBM
Search
SPSS Statistics
IBM SPSS Statistics
Uncover data insights that can help solve business and research problems
Try SPSS Statistics at no cost
Student and faculty version
See product documentation
Experience the next generation

SPSS 软件界面：

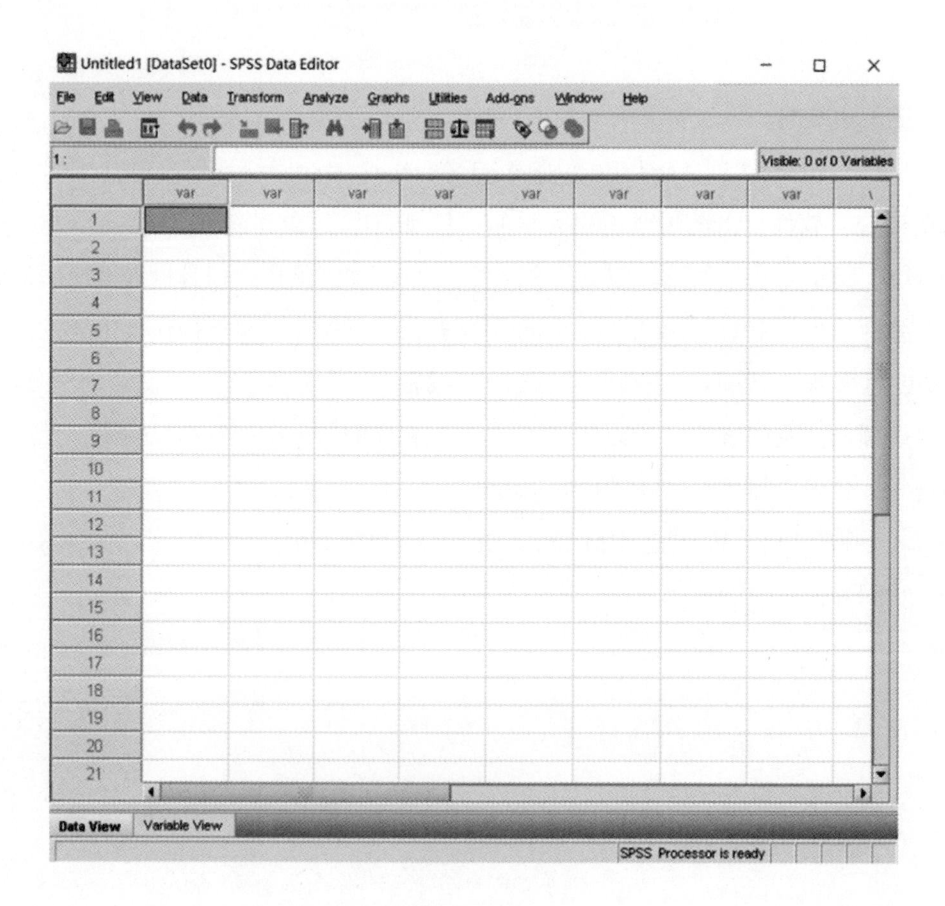
Untitled1 [DataSet0] - SPSS Data Editor
File Edit View Data Transform Analyze Graphs Utilities Add-ons Window Help
Visible: 0 of 0 Variables
var
Data View Variable View
SPSS Processor is ready

（四）Excel

严格说来，Excel 不是统计软件，但它的表格管理和统计图制作功能强大，容易操作。在日常工作中应用广泛，很多医院系统中的数据导出都可能是 Excel 形式。因此，它也是护理科研统计中常用的数据录入、数据管理、统计图表制作的基础软件。Excel 软件界面：

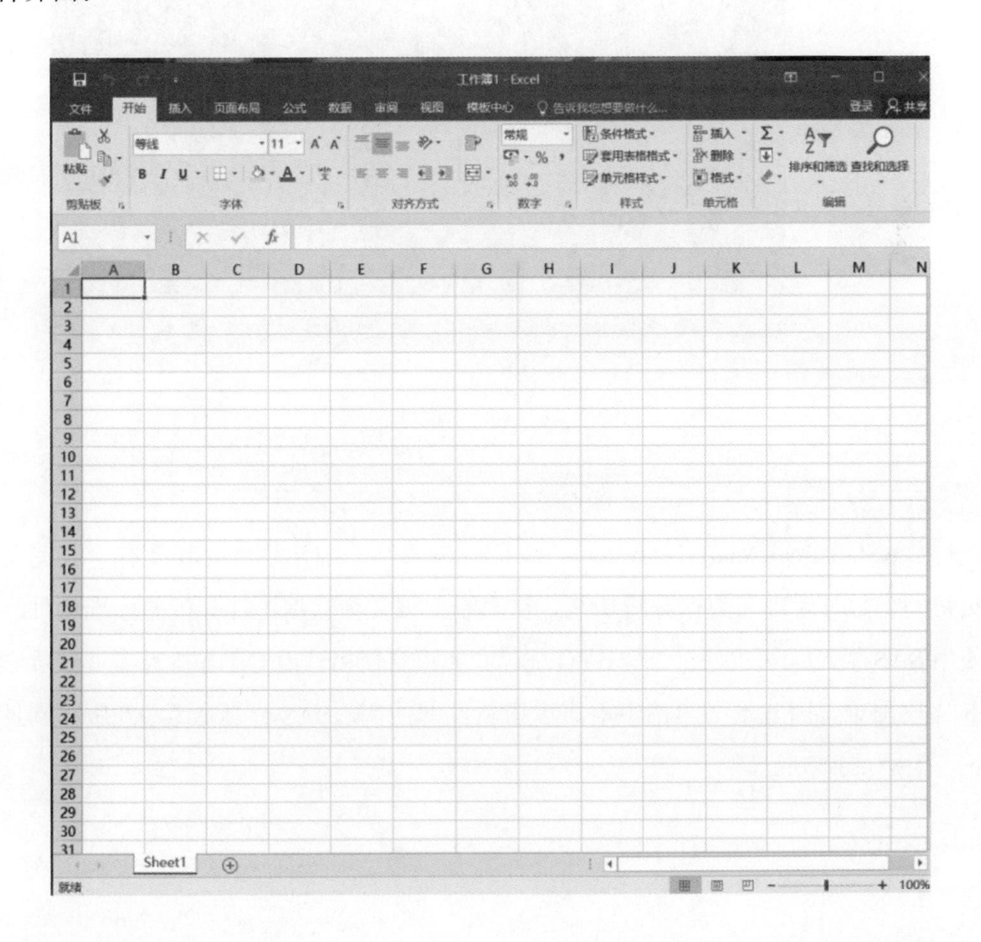

（五）Stata

Stata 软件小巧玲珑，但功能强大，应用广泛，但在我国用的不如 SPSS 那么普遍。它具有数据管理、统计和作图功能。除了菜单操作外，还具有程序语言功能，有余力的科研人员可以使用语言程序来实现统计功能。目前最新版本是 Stata 17.0。软件界面：

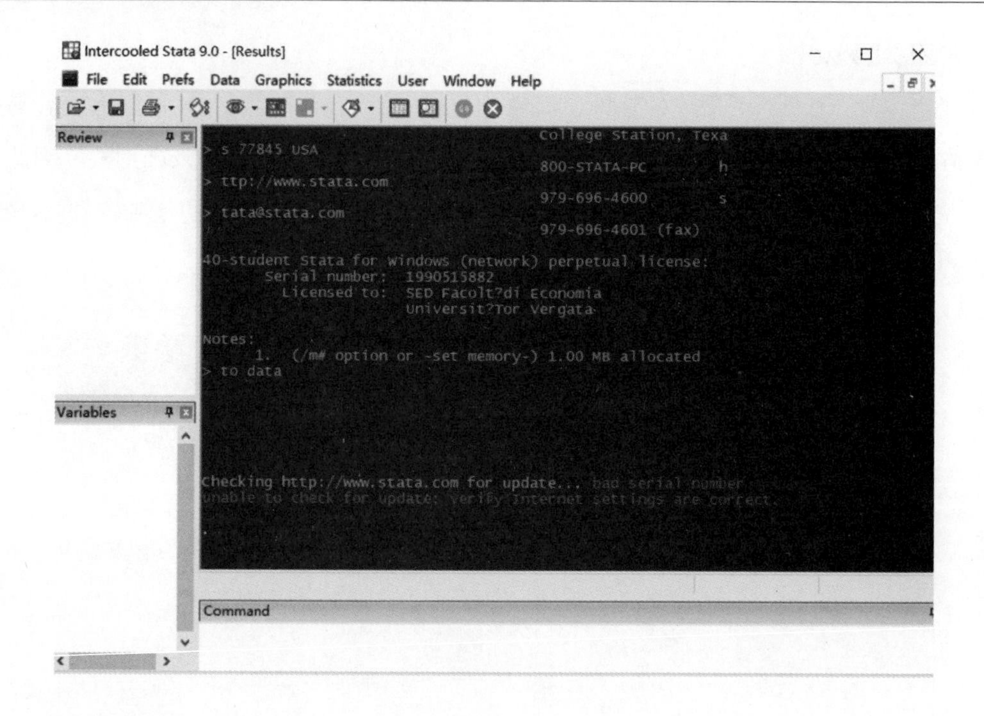

（六）SAS

SAS（Statistical Analysis System，统计分析系统）统计软件，其具有十分完备的数据访问、数据管理和数据分析功能，在国际上被誉为数据统计分析的标准软件。由于使用 SAS 需要编写程序，比较适合统计专业人员使用，而对于非统计专业人员学习 SAS 比较困难，因此本书案例中不演示该软件的使用。SAS 最新版为 9.0 版。网址：http：//www.sas.com/。

第2章 资料整理

一、数据录入

（一）EXCEL 数据录入

科研的原始资料，一部分来源于日常工作。日常工作的资料或少量的科研资料，我们通常会使用 Excel 进行资料录入，非常方便快捷。如何快速将日常工作资料转换成可统计分析的科研数据呢？下面就来具体讲解一下 Excel 的录入方法。

1. *调查表设计*　需要在设计调查表时，尽可能全面地收集拟分析的指标。如对科室的查核是护理的日常工作，查核时都要带着查核表来逐项的勾选。查核表是为了发现日常工作中存在的问题、不足，从而采取措施，不断进行质量改进的一个评估工具。在设计查核表时，内容要尽可能地完整，既要考虑到后期数据用于科研的可利用性，又不增加查核时的工作量。通常查核表包括时间、地点、人物、项目、检查结果等。

以对某院各科室的消毒情况查核为例，查核表见图 2-1，每项检查内容对应检查结果，合格记为 1，不合格记为 0。原始记录表在录入 Excel 前，需要对查核表进行编号，每张查核表对应一个唯一编号，如 1、2、3、4 等，是为了在数据出现错误时能快速找到原始记录表。

2. *建立 Excel 数据表*　Excel 分为行和列，水平的单元格称为“行”（图 2-2），垂直的单元格称为“列”（图 2-3）。一般将一张调查表录为一行，有多少张调查表，就有多少行；以项目作为列，如查核表编号、科室、查核日期等。首先，我们在第一行录入项目名称（图 2-4）。

3. *设置单元格格式*　为了方便后期数据统计，需要区分录入字符的类型，如数字型、文字型、日期型。右键点击第一行上方的字母，会出现这一列单元格格式的窗口，选择对应的字符类型（图 2-5）。如查核表编号这一列填写的是数字，那么在单元格格式的窗口里就选择“数值”，小数位数选择“0”（图 2-6）；查核日期，选择日期格式（图 2-7）；具体的查核内容的分值，选择数值，小数位数选择“0”（图 2-8）。

科室消毒情况查核表

科室：　　　　　　　　　　检查日期：　　　　　　　　　　年　月　日

序号	检查内容	合格	不合格	不合格原因
1	消毒液配制方法			
2	消毒液配制浓度			
3	紫外线灯使用			
4	紫外线灯监测			
5	共用仪器设备消毒频率			
6	共用仪器设备消毒方法			
7	共用仪器设备清洁度			
8	高频接触表面清洁消毒频率			
9	高频接触表面清洁消毒方法			
10	高频接触表面清洁度			
11	地面清洁消毒频率			
12	地面清洁消毒方法			
13	地面清洁度			
14	织物清洁消毒频率			
15	织物清洁消毒方法			
16	织物清洁度			
合计				

图 2-1　科室消毒情况查核表

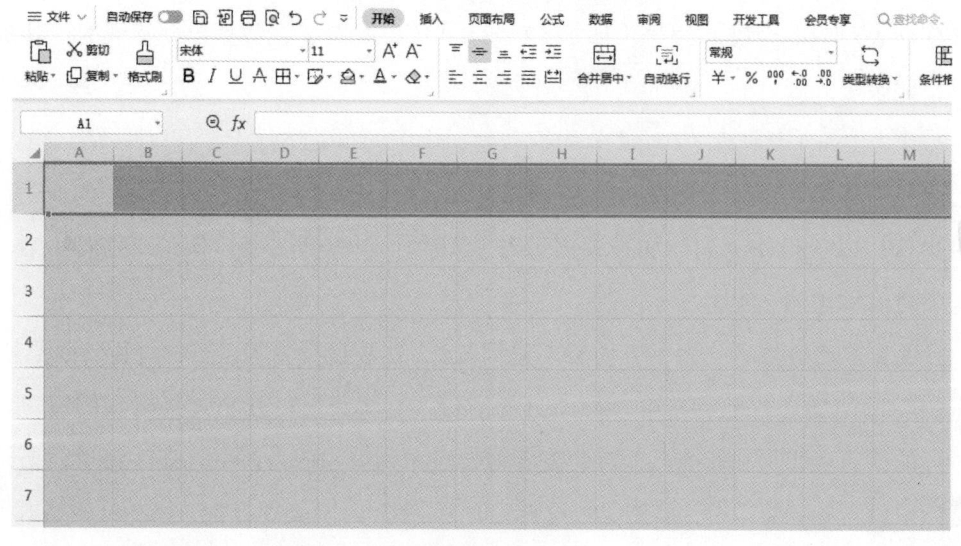

图 2-2　行

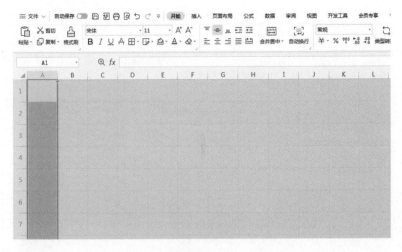

图 2-3 列

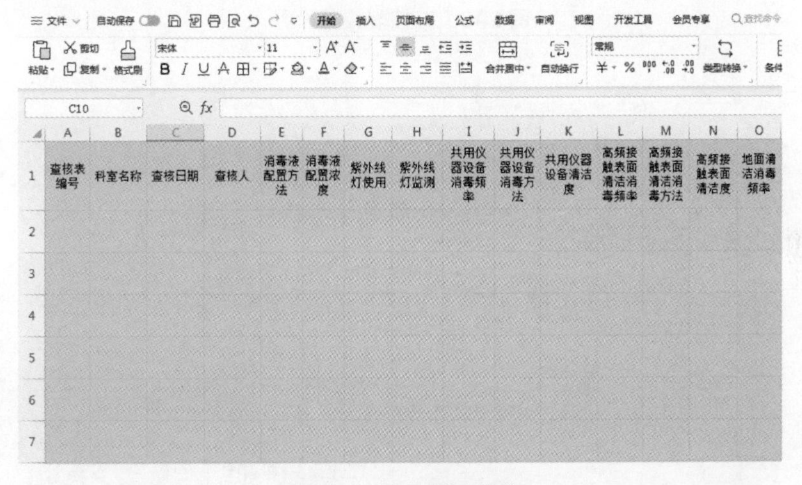

图 2-4 录入项目名称

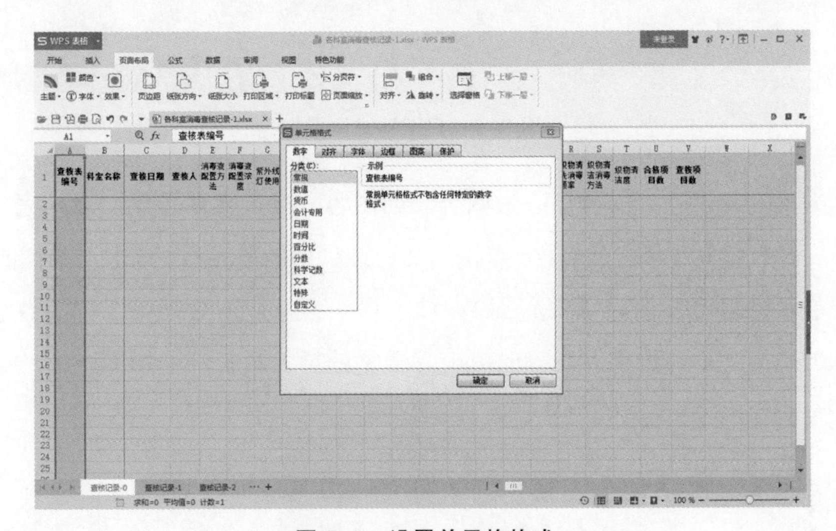

图 2-5 设置单元格格式

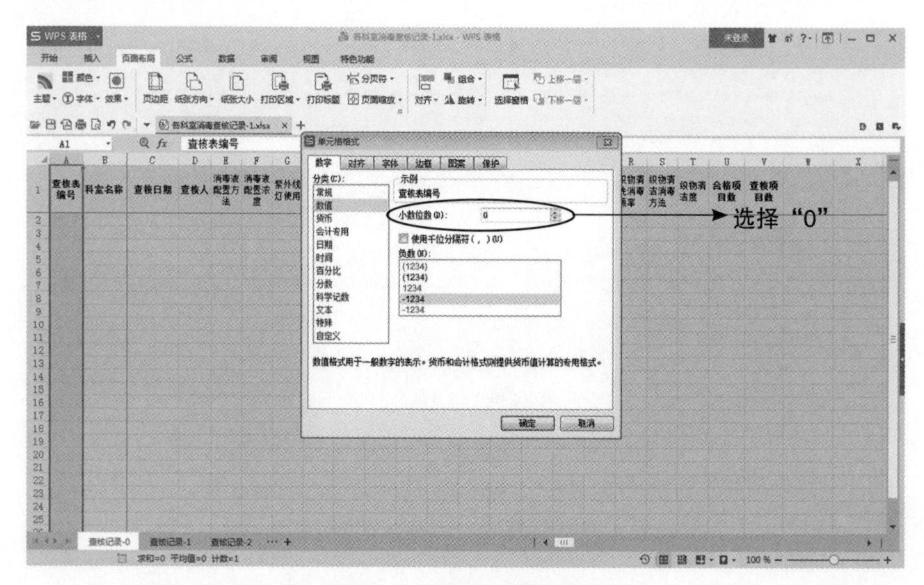

图 2–6 查核表编号设置

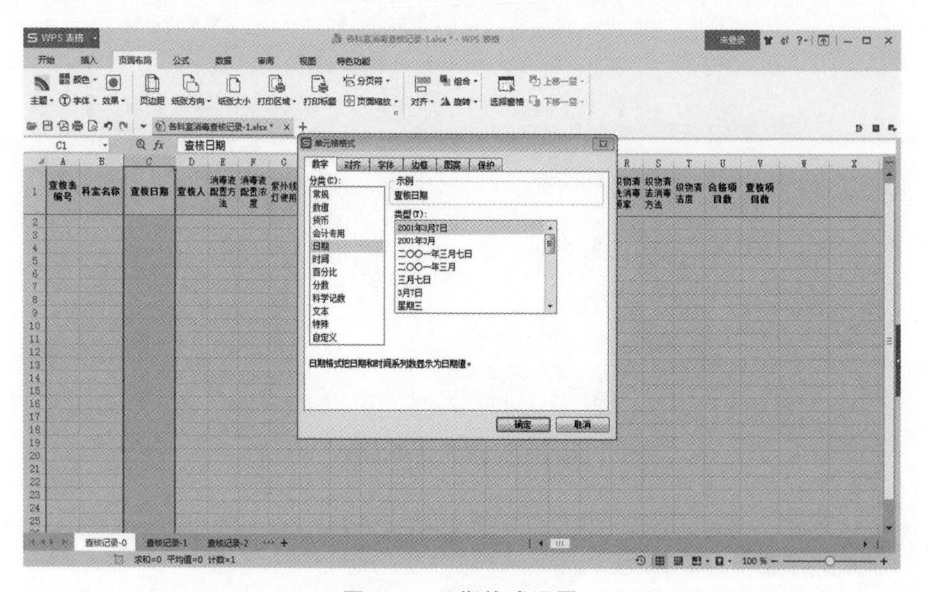

图 2–7 日期格式设置

4. 数据录入及计算　按照每一张调查表的内容，进行数据录入。录入完毕后，如需计算每一科室查核内容的合格数，点击第 2 行第 U 列的单元格，点击菜单栏的“求和”按钮，在单元格出现公式“=SUM（E2：T2）”，意思是第 E 列第 2 行的数字，逐项累加至第 T 列第 2 行的数字，所得的值就是合格的项目数合计，如图 2-9。SICU 的合格项目数为 14。

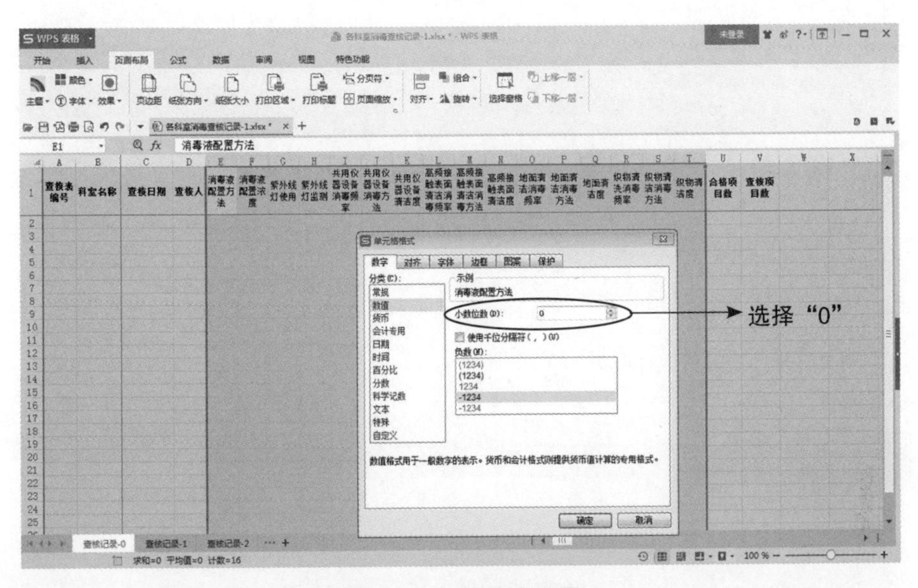

图 2-8 分值格式设置

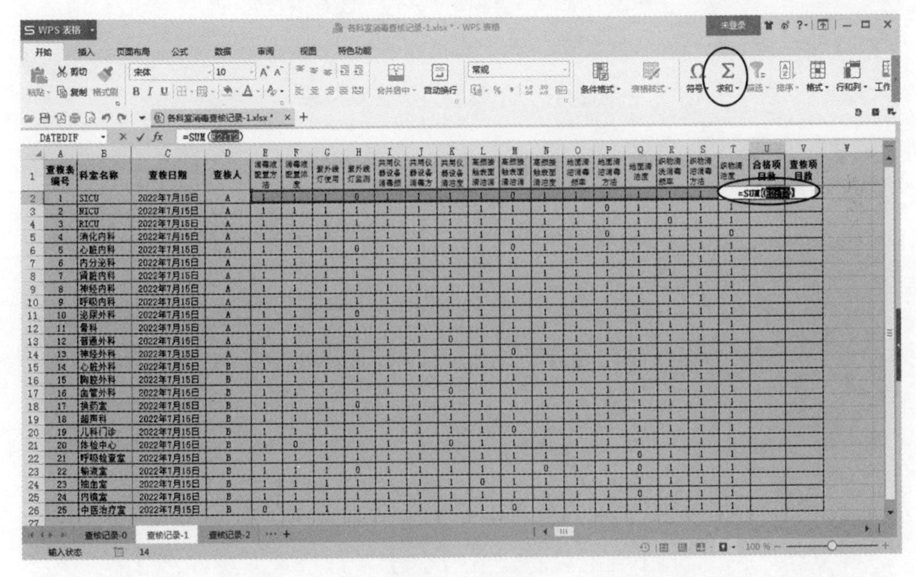

图 2-9 求和

计算完第一个科室的值后，其他科室的结果可以使用填充的方法，一键到位。具体步骤为：鼠标放在第一行数值的右下角，变为“十”字形时，双击左键，可以看到所有行的合格项目数自动填充完毕（图 2-10，图 2-11）。

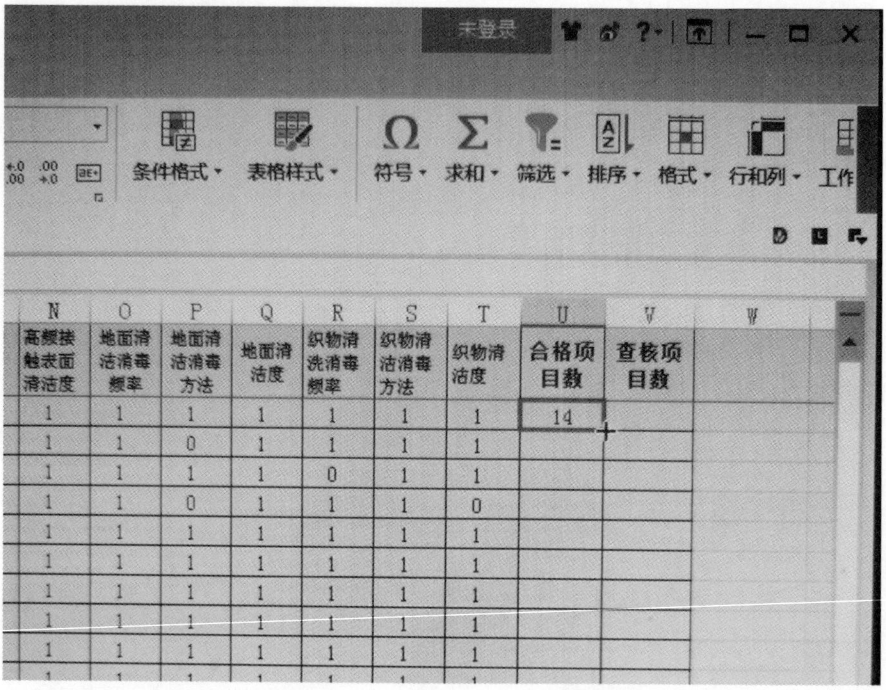

N	O	P	Q	R	S	T	U	V	W
高频接触表面清洁度	地面清洁消毒频率	地面清洁消毒方法	地面清洁度	织物清洗消毒频率	织物清洁消毒方法	织物清洁度	合格项目数	查核项目数	
1	1	1	1	1	1	1	14		
1	1	0	1	1	1	1			
1	1	1	1	0	1	1			
1	1	0	1	1	1	0			
1	1	1	1	1	1	1			
1	1	1	1	1	1	1			
1	1	1	1	1	1	1			
1	1	1	1	1	1	1			
1	1	1	1	1	1	1			

图 2-10 鼠标变为"十"字形

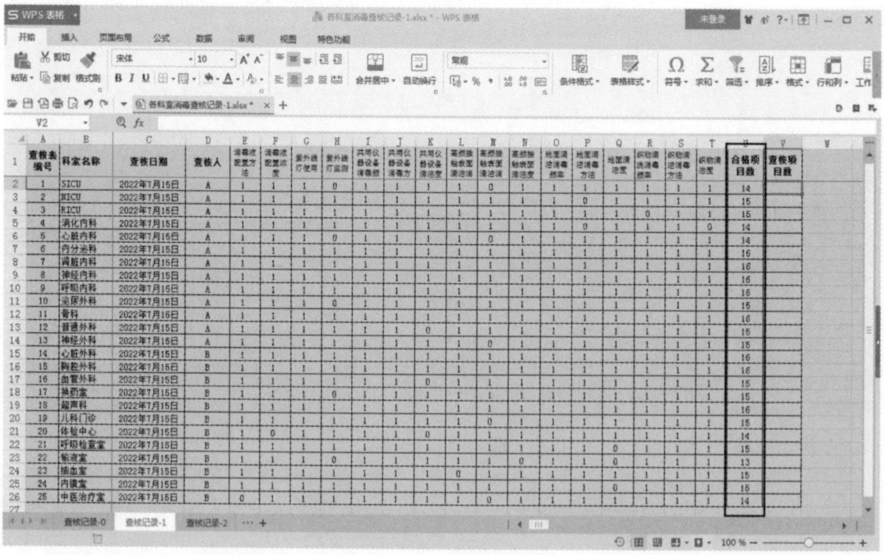

查核表编号	科室名称	查核日期	查核人	消毒液配置方法	消毒液配置浓度	紫外线灯使用	紫外线灯监测	共用仪器设备消毒频	共用仪器设备消毒方	共用仪器设备清洁度	高频接触表面清洁消	高频接触表面清洁消	高频接触表面清洁度	地面清洁消毒频率	地面清洁消毒方法	地面清洁度	织物清洗消毒频率	织物清洁消毒方法	织物清洁度	合格项目数	查核项目数
1	SICU	2022年7月15日	A	1	1	1	0	1	1	1	1	0	1	1	1	1	1	1	1	14	
2	NICU	2022年7月15日	A	1	1	1	1	1	1	1	1	1	1	1	0	1	1	1	1	15	
3	RICU	2022年7月15日	A	1	1	1	1	1	1	1	1	1	1	1	1	1	0	1	1	15	
4	消化内科	2022年7月15日	A	1	1	1	1	1	1	1	1	1	1	1	0	1	1	1	0	14	
5	心脏内科	2022年7月15日	A	1	1	1	0	1	1	1	1	0	1	1	1	1	1	1	1	14	
6	内分泌科	2022年7月15日	A	1	1	1	1	1	1	1	1	1	1	1	1	1	1	1	1	16	
7	肾脏内科	2022年7月15日	A	1	1	1	1	1	1	1	1	1	1	1	1	1	1	1	1	16	
8	神经内科	2022年7月15日	A	1	1	1	1	1	1	1	1	1	1	1	1	1	1	1	1	16	
9	呼吸内科	2022年7月15日	A	1	1	1	1	1	1	1	1	1	1	1	1	1	1	1	1	16	
10	泌尿外科	2022年7月15日	A	1	1	1	0	1	1	1	1	1	1	1	1	1	1	1	1	15	
11	骨科	2022年7月15日	A	1	1	1	1	1	1	1	1	1	1	1	1	1	1	1	1	16	
12	普通外科	2022年7月15日	A	1	1	1	1	1	1	0	1	1	1	1	1	1	1	1	1	15	
13	神经外科	2022年7月15日	A	1	1	1	1	1	1	1	1	0	1	1	1	1	1	1	1	15	
14	心脏外科	2022年7月15日	B	1	1	1	1	1	1	1	1	1	1	1	1	1	1	1	1	16	
15	胸腔外科	2022年7月15日	B	1	1	1	1	1	1	1	1	1	1	1	1	1	1	1	1	16	
16	血管外科	2022年7月15日	B	1	1	1	1	1	1	0	1	1	1	1	1	1	1	1	1	15	
17	换药室	2022年7月15日	B	1	1	1	0	1	1	1	1	1	1	1	1	1	1	1	1	15	
18	超声科	2022年7月15日	B	1	1	1	1	1	1	1	1	1	1	1	1	1	1	1	1	16	
19	儿科门诊	2022年7月15日	B	1	1	1	1	1	1	1	1	0	1	1	1	1	1	1	1	15	
20	体检中心	2022年7月15日	B	1	0	1	1	1	1	0	1	1	1	1	1	1	1	1	1	14	
21	呼吸检查室	2022年7月15日	B	1	1	1	1	1	1	1	1	1	1	1	1	0	1	1	1	15	
22	输液室	2022年7月15日	B	1	1	1	0	1	1	1	1	1	0	1	1	0	1	1	1	13	
23	抽血室	2022年7月15日	B	1	1	1	1	1	1	1	0	1	1	1	1	1	1	1	1	15	
24	内镜室	2022年7月15日	B	1	1	1	1	1	1	1	1	1	1	1	1	0	1	1	1	15	
25	中医治疗室	2022年7月15日	B	0	1	1	1	1	1	1	1	0	1	1	1	1	1	1	1	14	

图 2-11 自动填充

表格中"查核项目"数是每个科室的查核内容条数，因为每个科室调查内容均是一样的，都是 16，所以可以全部逐个输入 16。也有更快捷的方法：在第一行和第二行都输入 16，鼠标左键选中这两个单元格，鼠标放在右下角，变成"十字形"时，双击左键，可以看到在这一列中的单元格都自动填充 16（图 2-12，图 2-13）。

M	N	O	P	Q	R	S	T	U	V	W
高频接触表面清洁消	高频接触表面清洁度	地面清洁消毒频率	地面清洁消毒方法	地面清洁度	织物清洗消毒频率	织物清洁消毒方法	织物清洁度	合格项目数	查核项目数	
0	1	1	1	1	1	1	1	14	16	
1	1	1	0	1	1	1	1	15	16	
1	1	1	1	1	0	1	1	15		
1	1	1	0	1	1	1	0	14		
0	1	1	1	1	1	1	1	14		
1	1	1	1	1	1	1	1	16		
1	1	1	1	1	1	1	1	16		
1	1	1	1	1	1	1	1	16		
1	1	1	1	1	1	1	1	16		
1	1	1	1	1	1	1	1	15		
1	1	1	1	1	1	1	1	16		

图 2-12 鼠标变为“十”字形

查核表编号	科室名称	查核日期	查核人	消毒液配置方法	消毒液配置浓度	紫外线灯使用	紫外线灯监测	共用仪器设备消毒频	共用仪器设备消毒方	共用仪器设备清洁度	高频接触表面清洁消	高频接触表面清洁消	高频接触表面清洁度	地面清洁消毒频率	地面清洁消毒方法	地面清洁度	织物清洗消毒频率	织物清洁消毒方法	织物清洁度	合格项目数	查核项目数
1	SICU	2022年7月15日	A	1	1	1	0	1	1	1	1	0	1	1	1	1	1	1	1	14	16
2	NICU	2022年7月15日	A	1	1	1	1	1	1	1	1	1	1	1	0	1	1	1	1	15	16
3	RICU	2022年7月15日	A	1	1	1	1	1	1	1	1	1	1	1	1	1	0	1	1	15	16
4	消化内科	2022年7月15日	A	1	1	1	1	1	1	1	1	1	1	1	0	1	1	1	0	14	16
5	心脏内科	2022年7月15日	A	1	1	1	0	1	1	1	1	0	1	1	1	1	1	1	1	14	16
6	内分泌科	2022年7月15日	A	1	1	1	1	1	1	1	1	1	1	1	1	1	1	1	1	16	16
7	肾脏内科	2022年7月15日	A	1	1	1	1	1	1	1	1	1	1	1	1	1	1	1	1	16	16
8	神经内科	2022年7月15日	A	1	1	1	1	1	1	1	1	1	1	1	1	1	1	1	1	16	16
9	呼吸内科	2022年7月15日	A	1	1	1	1	1	1	1	1	1	1	1	1	1	1	1	1	16	16
10	泌尿外科	2022年7月15日	A	1	1	1	0	1	1	1	1	1	1	1	1	1	1	1	1	15	16
11	骨科	2022年7月15日	A	1	1	1	1	1	1	1	1	1	1	1	1	1	1	1	1	16	16
12	普通外科	2022年7月15日	A	1	1	1	1	1	1	0	1	1	1	1	1	1	1	1	1	15	16
13	神经外科	2022年7月15日	A	1	1	1	1	1	1	1	1	0	1	1	1	1	1	1	1	15	16
14	心脏外科	2022年7月15日	B	1	1	1	1	1	1	1	1	1	1	1	1	1	1	1	1	16	16
15	胸腔外科	2022年7月15日	B	1	1	1	1	1	1	1	1	1	1	1	1	1	1	1	1	16	16
16	血管外科	2022年7月15日	B	1	1	1	1	1	1	0	1	1	1	1	1	1	1	1	1	15	16
17	换药室	2022年7月15日	B	1	1	1	0	1	1	1	1	1	1	1	1	1	1	1	1	15	16
18	超声科	2022年7月15日	B	1	1	1	1	1	1	1	1	1	1	1	1	1	1	1	1	16	16
19	儿科门诊	2022年7月15日	B	1	1	1	1	1	1	1	1	0	1	1	1	1	1	1	1	15	16
20	体检中心	2022年7月15日	B	1	0	1	1	1	1	0	1	1	1	1	1	1	1	1	1	14	16
21	呼吸检查室	2022年7月15日	B	1	1	1	1	1	1	1	1	1	1	1	1	0	1	1	1	15	16
22	输液室	2022年7月15日	B	1	1	1	0	1	1	1	1	1	0	1	1	0	1	1	1	13	16
23	抽血室	2022年7月15日	B	1	1	1	1	1	1	1	0	1	1	1	1	1	1	1	1	15	16
24	内镜室	2022年7月15日	B	1	1	1	1	1	1	1	1	1	1	1	1	0	1	1	1	15	16
25	中医治疗室	2022年7月15日	B	0	1	1	1	1	1	1	1	0	1	1	1	1	1	1	1	14	16

图 2-13 自动填充

计算各科室的合格率：在 SICU 这一行合格率的单元格中，输入公式“=U2/V2*100”（图 2-14），回车后得出 SICU 的合格率（图 2-15）。同样，鼠标放在此单元格右下角，变成“十字形”后，双击鼠标左键，自动计算填充各科室的合格率（图 2-16）。

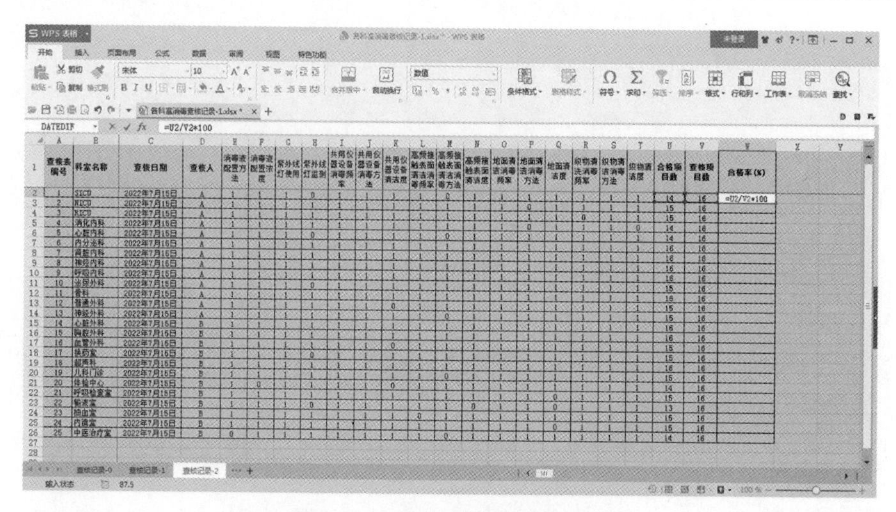

图 2-14　输入合格率计算公式

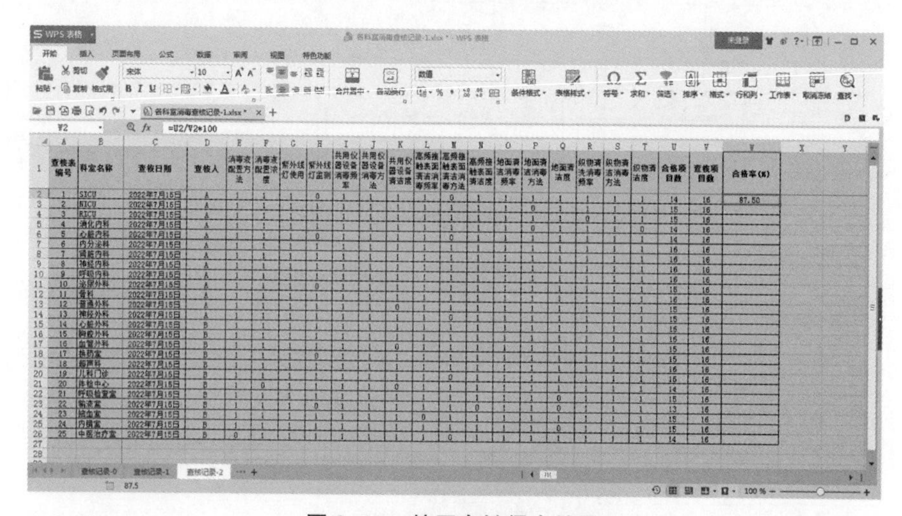

图 2-15　按回车键得出结果

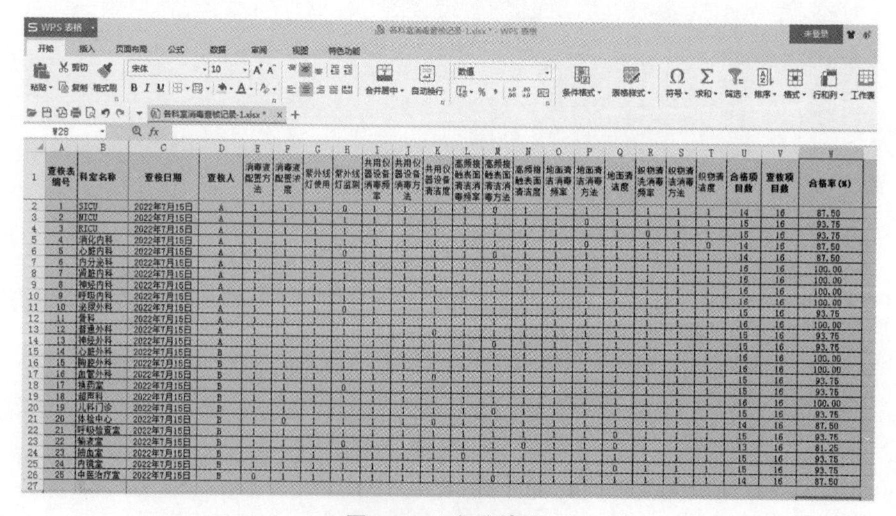

图 2-16　自动填充

【知识加油站】Excel 的列转变为行

从查核表录入为数据表时，一般查核项目为纵向排列，而我们需要的是横向的排列，除了手工逐项键入外，有没有快捷的方法呢？答案是“有”。我们可以直接复制这 16 行的查核内容（图 2–17），在数据表任选一个空白格，点击右键，选择“选择性粘贴”（图 2–18），选择性粘贴的对话框中点击“转置”，再点击“确定”（图 2–19），查核项目就由纵向排列转换成了横向排列（图 2–20），能极大节省手工录入时间。

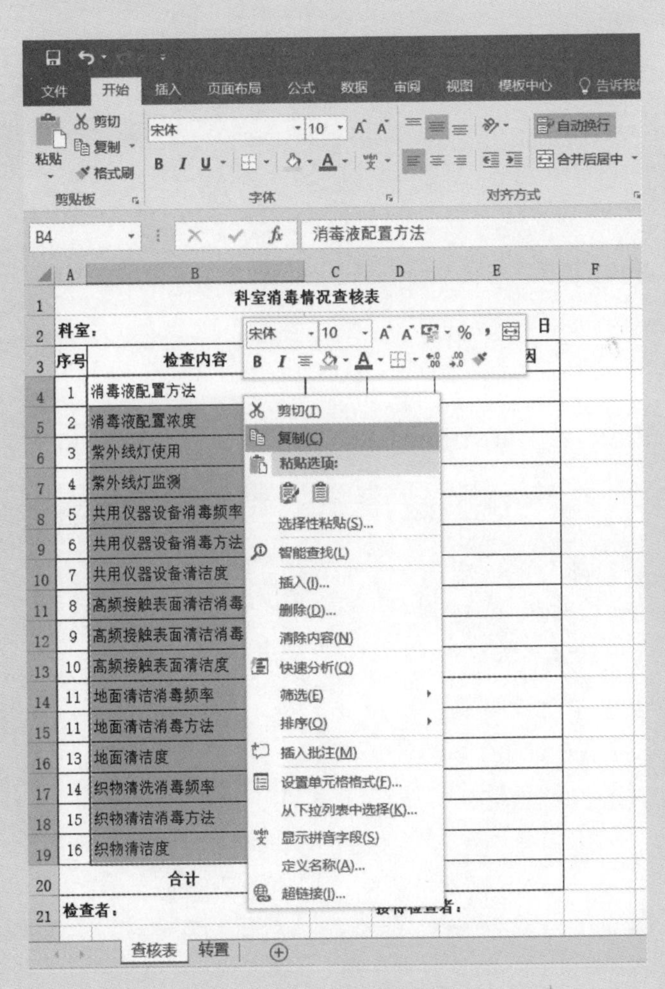

图 2–17 选中内容后复制

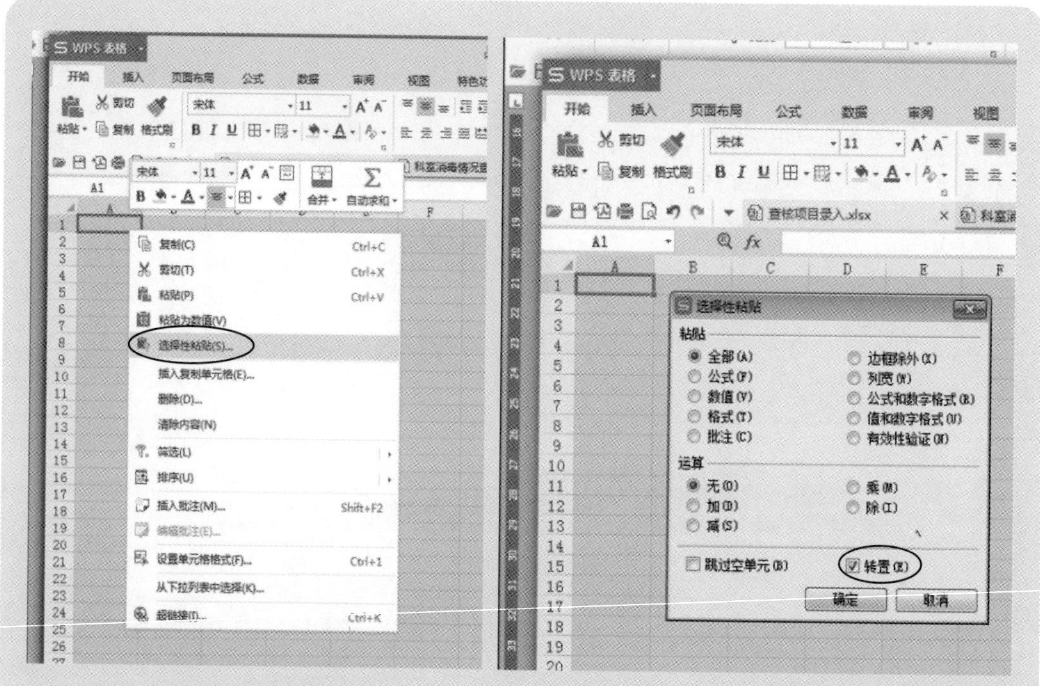

图 2-18 选择性粘贴

图 2-19 点击“转置”，再点“确定”

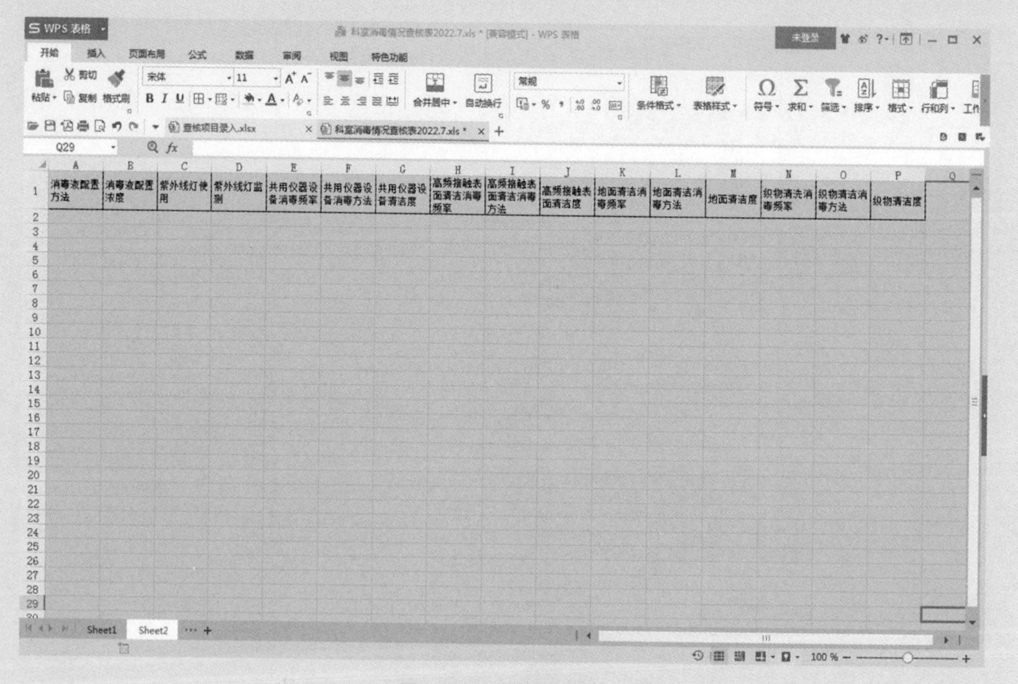

图 2-20 转换成功

【知识加油站】Excel 数据库中补充数据

在原始调查表录入后，为了丰富我们的研究结果，还需要给每个科室补充一些数据，怎么办？例如，在上述 Excel 数据中，想研究病区和门诊的消毒情况有没有差异，可以新增一列科室性质的项目。右键点击“E”列的字母“E”，点击插入（图 2-21），会出现一列空白的单元格（图 2-22）；在第一行输入“科室性质”，其他的单元格根据科室的性质输入“病区”或“门诊”（图 2-23）。

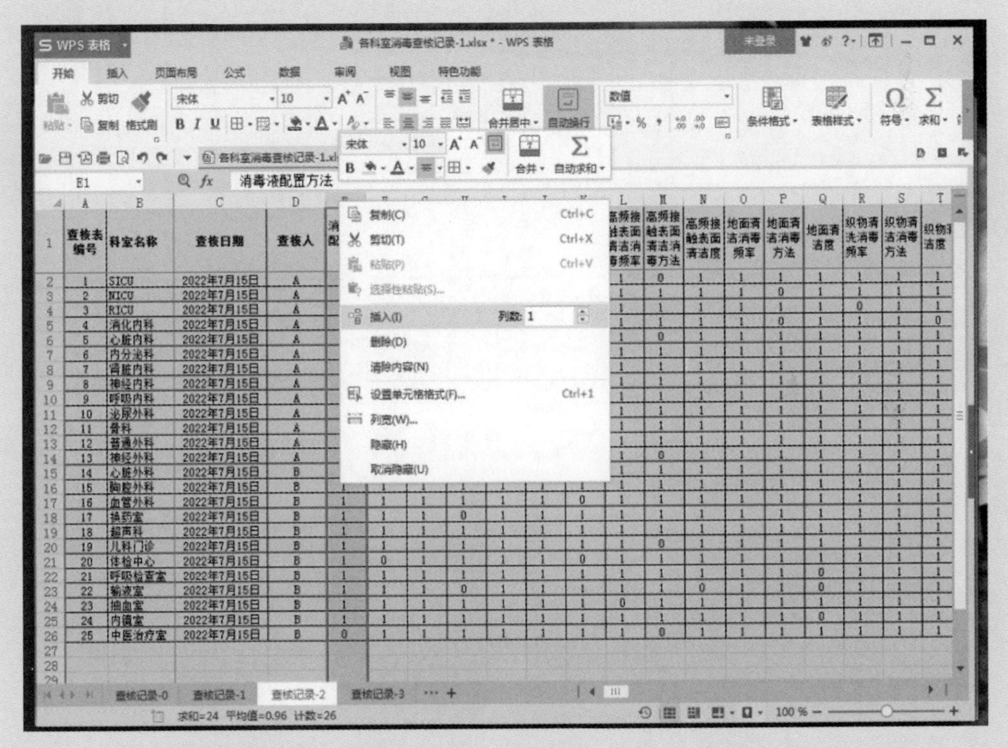

图 2-21　右键点击“E”列的字母“E”，点击插入

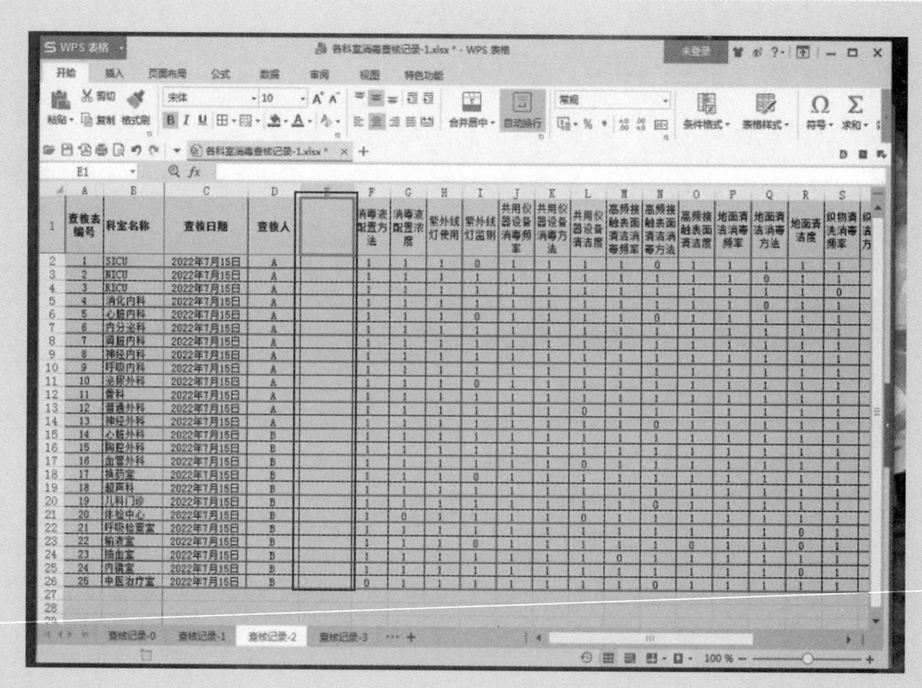

图 2-22　插入了一列空白单元格

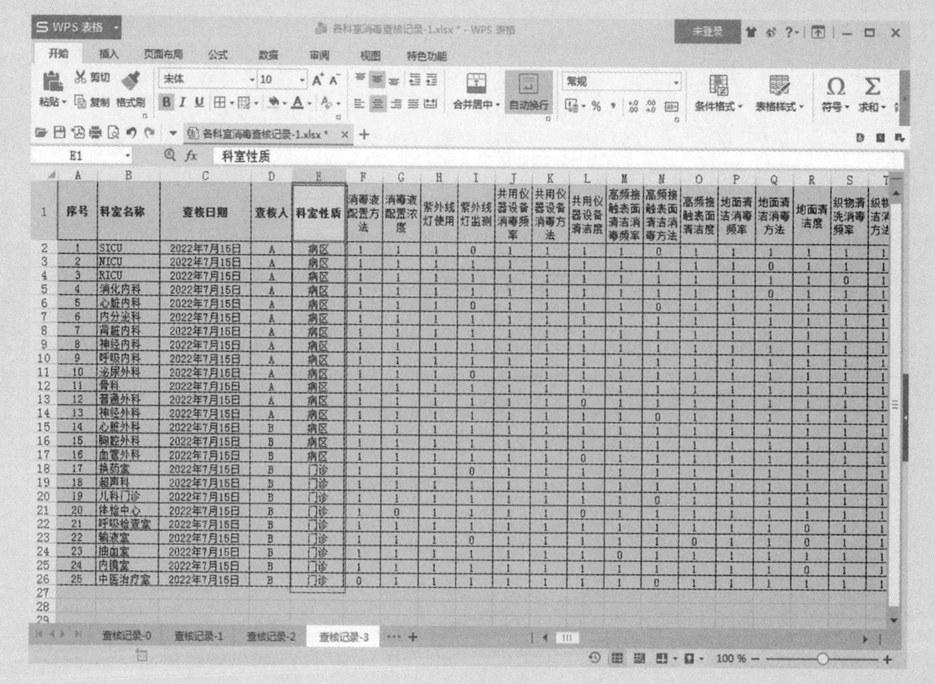

图 2-23　按需输入内容

（二）SPSS 数据录入

建立 SPSS 数据库有两种方式，一种是直接在 SPSS 中逐项录入数据；另一种是将其他软件的数据库导入 SPSS 中，例如日常工作中最常用的 Excel 表数据。

1. 直接录入法

（1）SPSS 软件界面介绍（以 SPSS 16.0 版本为例）。打开 SPSS 软件，会弹出三个窗口。

① SPSS 窗口，是快捷选择电脑中原有的 SPSS 数据库窗口，我们可以点击最下方的“cancel”按钮，取消这个窗口；或者勾选最下方的“Don’t show this dialogue in the future”，点击“OK”，以后再进入就不会显示这个对话框。

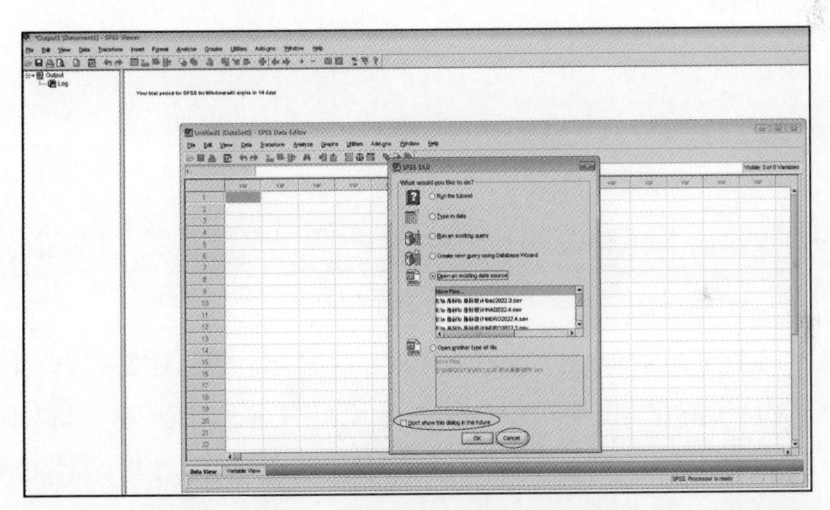

② “Output1”窗口，是做统计分析时，统计结果的展示窗口。在数据录入的时候暂时用不着，可以关掉。

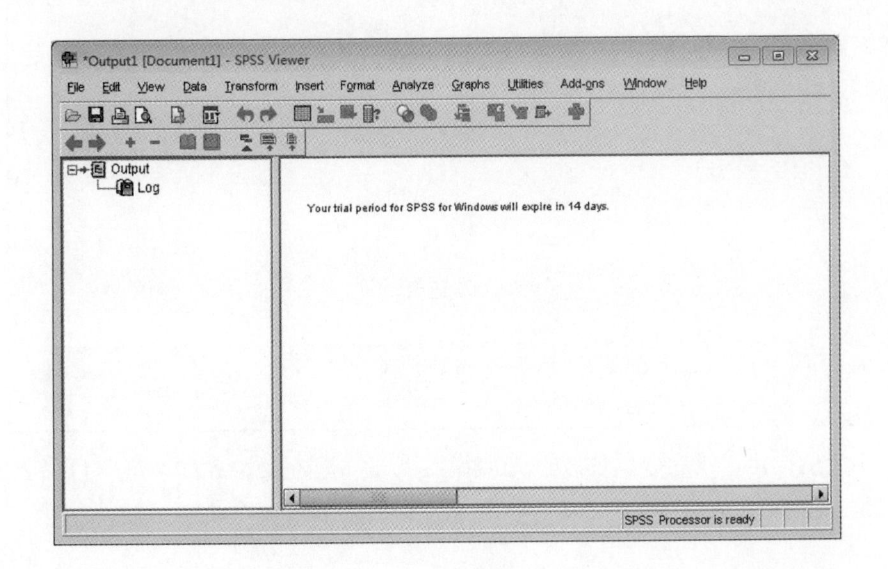

③“Untitled1-SPSS Data Editor”窗口，是数据编辑窗口，共有两个界面，“Date View”和“Variable View”，即数据界面和变量界面，在左下角进行切换。

数据界面是数据录入、整理和统计分析的界面。跟 Excel 一样，录入的数据以单个患者、科室、调查表为一行，称为个案或记录；一个调查项目为一列，在数据库中称为“变量”。变量名称显示在数据界面的最上方行“var”，如调查对象的性别、年龄，变量对应的具体值，称为“变量值”，录入在相应的单元格中。

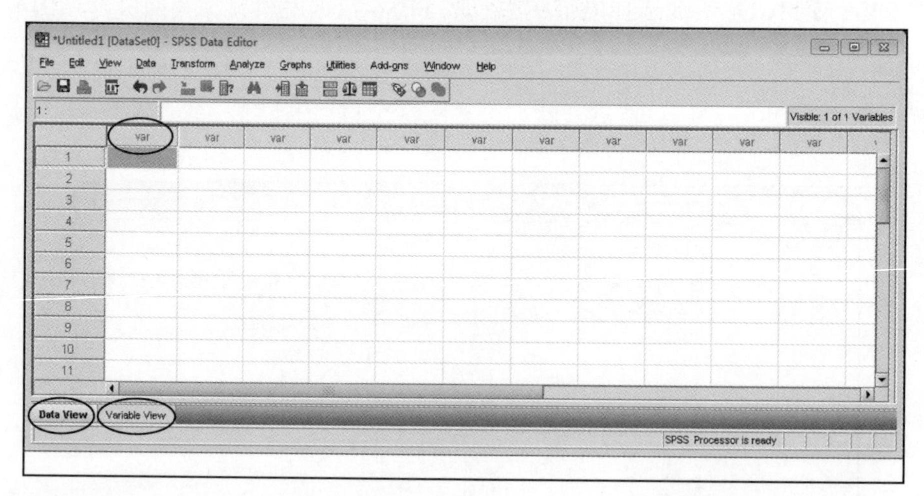

变量界面是设置变量的名称和属性的界面，共 10 项。通过对变量的设置，能有效提高数据统计分析的效率，以及再次打开数据库时或使其他人员能快速了解数据的含义。

变量界面的项目，从左到右依次是：变量名称、变量类型、变量宽度、小数位数、变量标签、变量值标签、缺失值、列宽、对齐方式、测度。

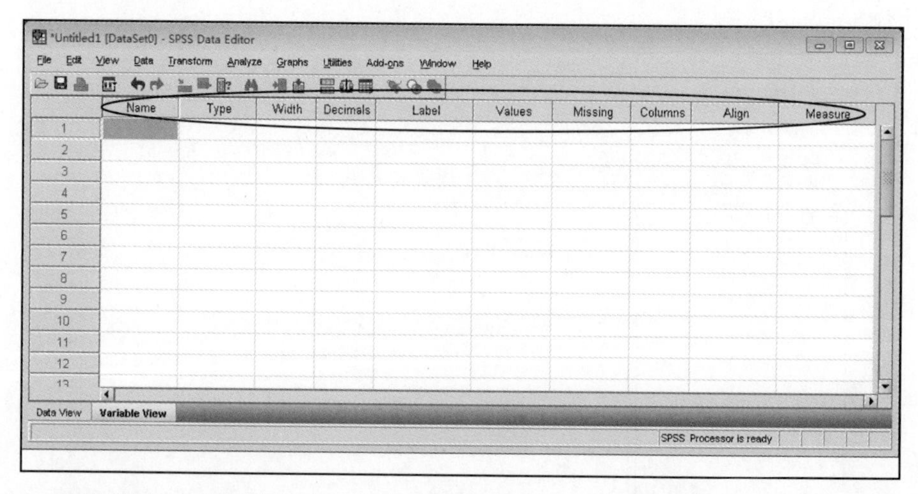

（2）变量设定。建立数据库，首先需设定变量。进入变量界面，每一行代表一个变量，包括名称及其数据的属性。下面以《消毒查核表》为例，讲解变量的设定。

第一个项目是问卷编码，变量名可以命名为 code，在第一行第一列的单元格输入变量名“code”（注意，SPSS 变量名最好是字母或字母数字组合，没有固定的名称，自己能看懂就行，尽量不用汉字）。

左键点击第一行第二列的单元格，出现“Variable type”对话框，设置变量的类型为数字，宽度默认 8【宽度指的是能输入的字符的长度，1 代表 1 个字符】，小数位数为 0。

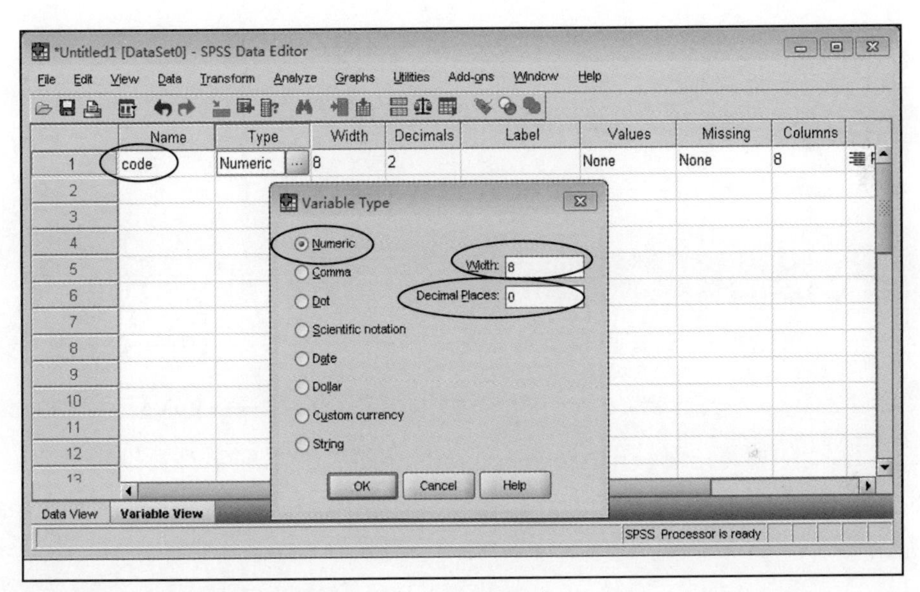

标签指的是变量的含义，输入中文“问卷编码”。

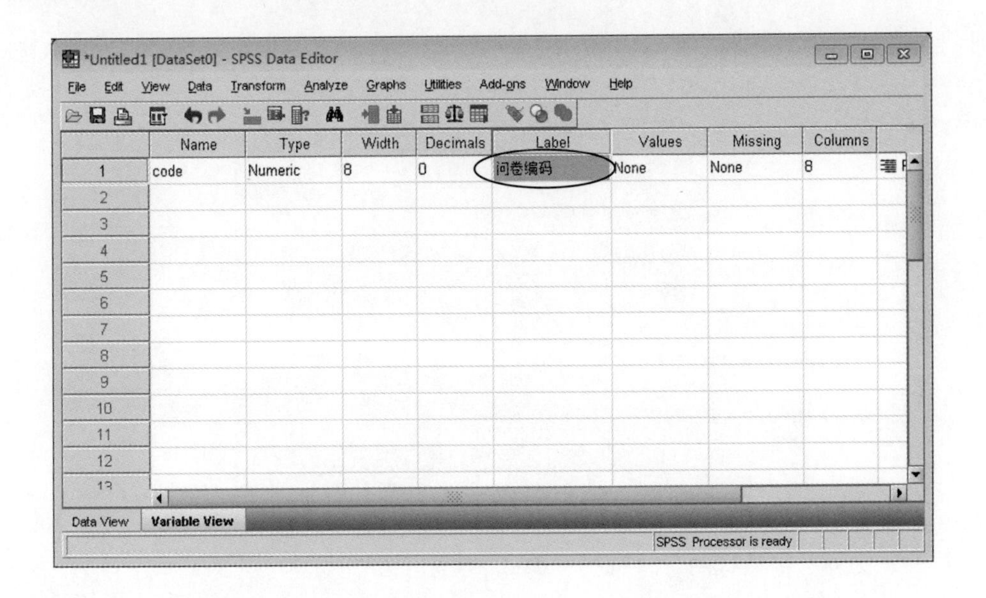

设定第一个变量"code"的基本属性完成后，点击数据界面，可以看到最上方的变量名显示为"code"。

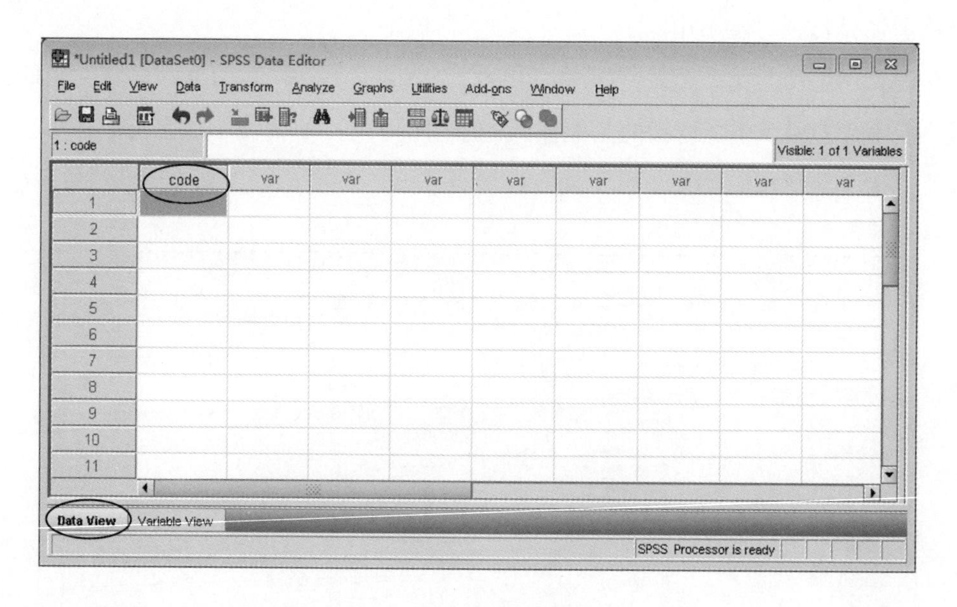

接着设置第二个变量"部门"，变量类型选择"string"——文本型，"Characters"文本长度设置为16（注意，1个汉字占用2个字符，文本的字符数设置要足够，确保输入的文本均能显示，如设置字符数不足，超出字符的文本不会显示，而是以黑点代替）。

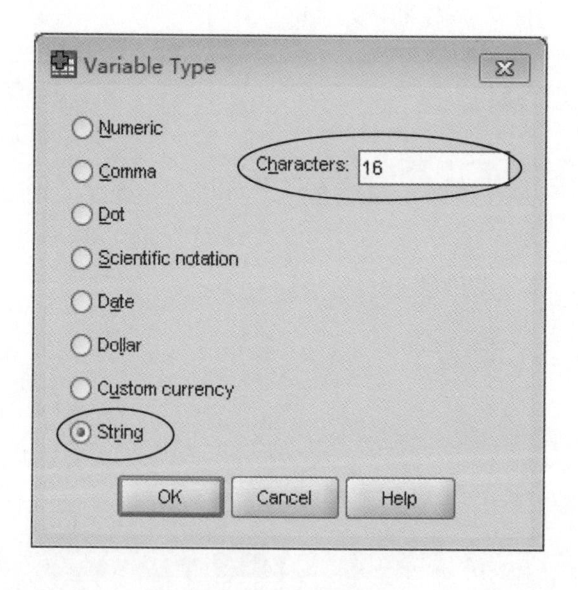

第三个变量"查核日期"，选择"date"类型。

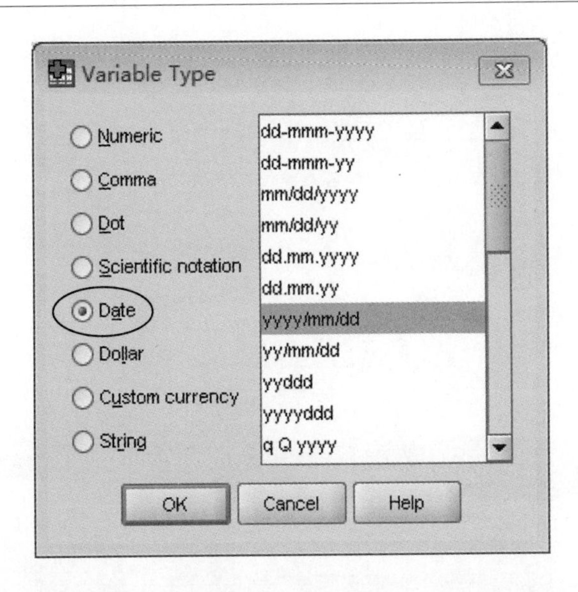

第五个变量“科室性质”，分为两类，即“病区”或“门诊”。在录入 SPSS 时，可以使用数字“1”或“2”来代替汉字，这样可以节省录入时间，方便统计。在结果统计时，为清楚知道数值的含义，可以在“values”中进行定义。点击“values”，出现“Value Labels”对话框，在第一个空格输入“1”，在第二个空格输入“病区”，点击“Add”，完成数字 1 的标签设置；同样设置数字 2 的标签“门诊”，点击“OK”。

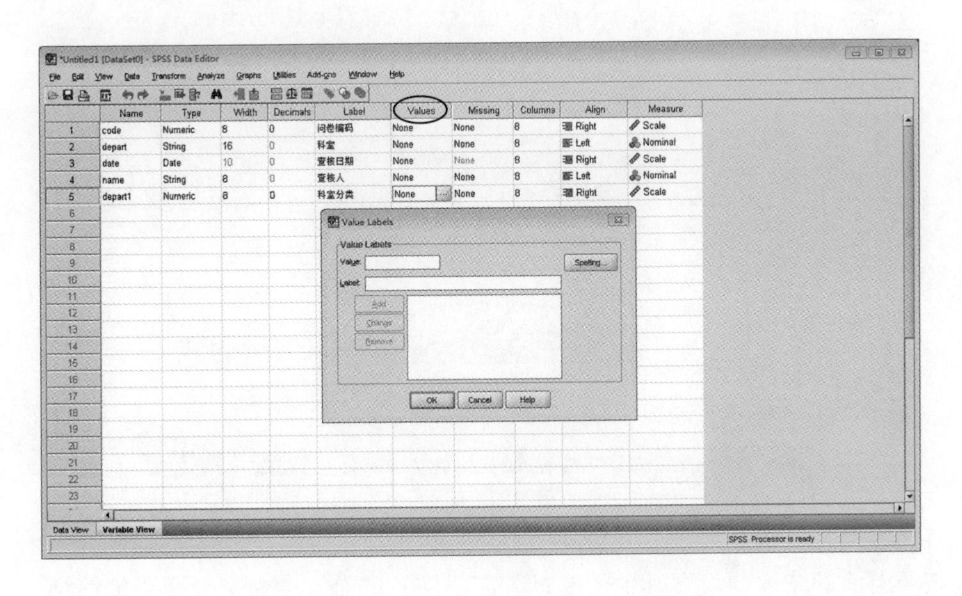

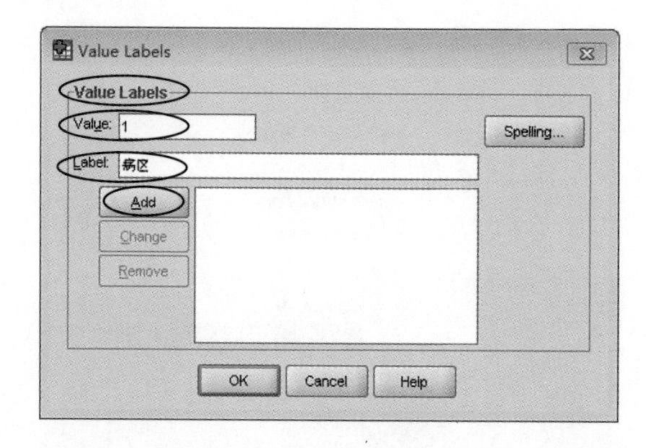

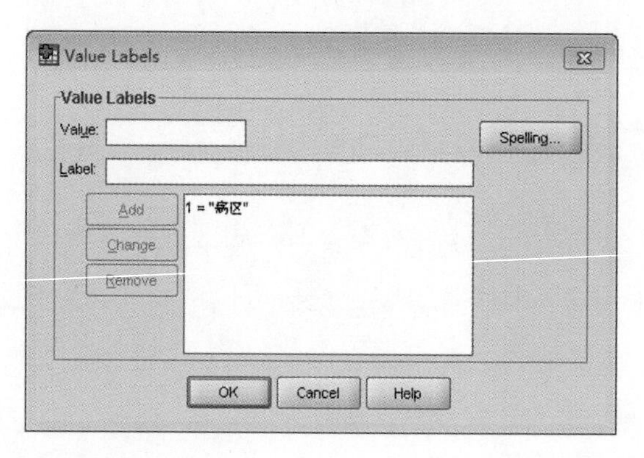

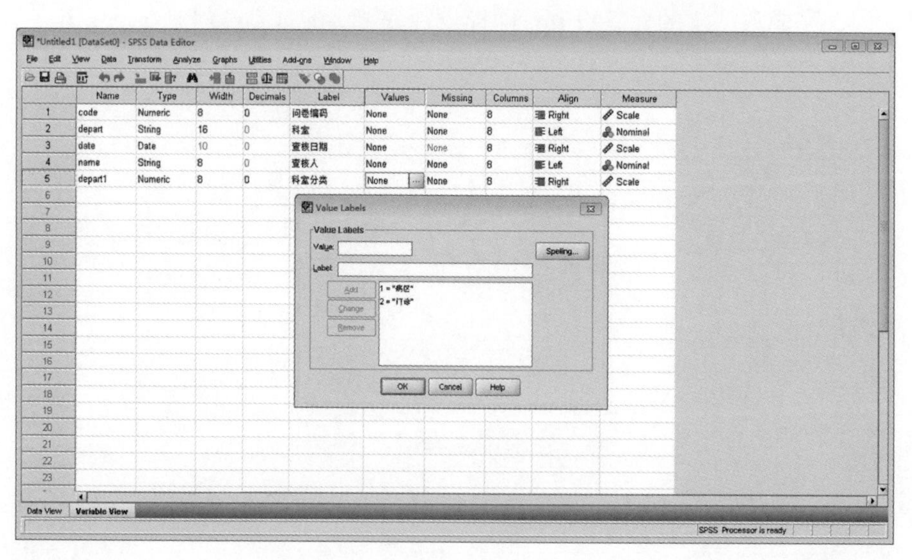

按照上面的步骤，设置其他的变量。需要注意的是，变量名要尽可能简洁，以字母开头，数字结尾。如本示例的查核内容这类变量，中文名称特别长，变量名可统一设置为 q1 ~ q16，并在标签中注明其含义。

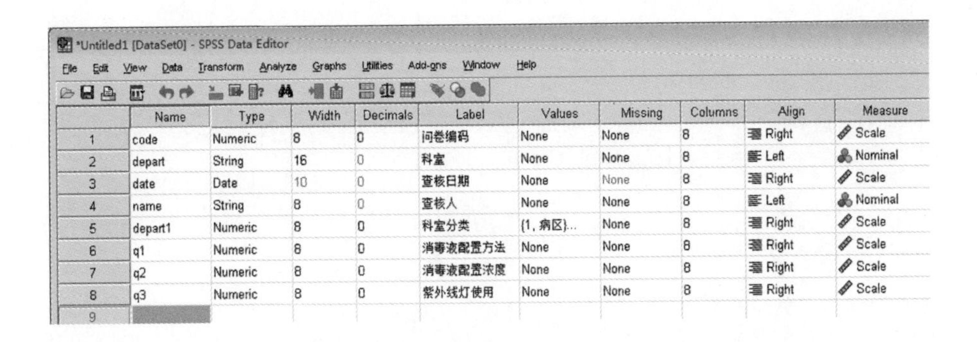

	Name	Type	Width	Decimals	Label	Values	Missing	Columns	Align	Measure
1	code	Numeric	8	0	问卷编码	None	None	8	Right	Scale
2	depart	String	16	0	科室	None	None	8	Left	Nominal
3	date	Date	10	0	查核日期	None	None	8	Right	Scale
4	name	String	8	0	查核人	None	None	8	Left	Nominal
5	depart1	Numeric	8	0	科室分类	{1, 病区}...	None	8	Right	Scale
6	q1	Numeric	8	0	消毒液配置方法	None	None	8	Right	Scale
7	q2	Numeric	8	0	消毒液配置浓度	None	None	8	Right	Scale
8	q3	Numeric	8	0	紫外线灯使用	None	None	8	Right	Scale
9										

【知识加油站】SPSS 常用的变量类型

字符型：由字符串组成，不能进行算数运算，属于文本数据类型，可以是中文字符、英文字符或非数字字符（非数值型）等；

数值型：自然数或度量单位，可以进行计量的数值数据；

日期型：表示日期或时间数据，可以进行算数运算。

（3）数据录入。变量名设置完成后，点击左下角“Data View”，进入数据界面，可以开始录入每张查核表的数据。

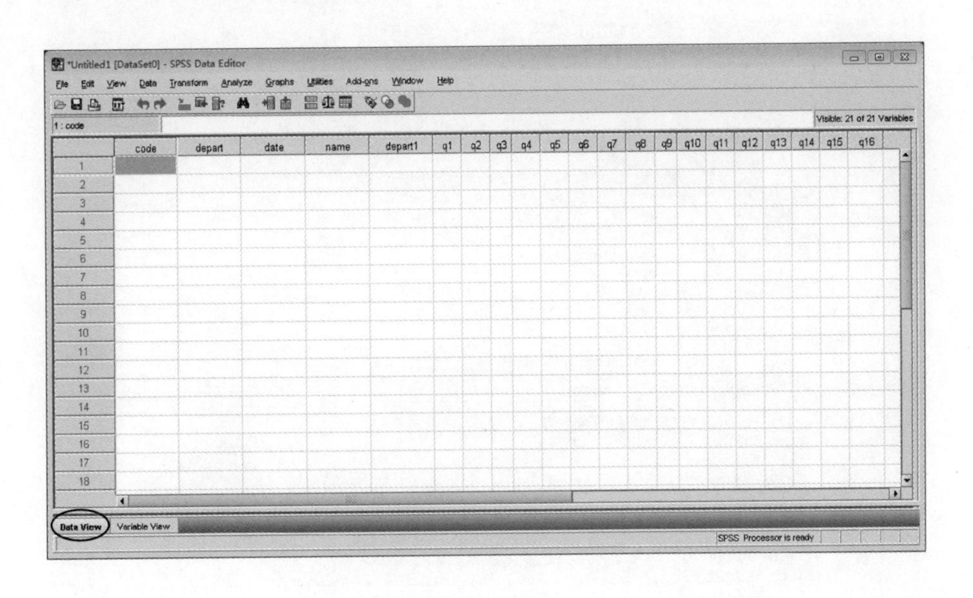

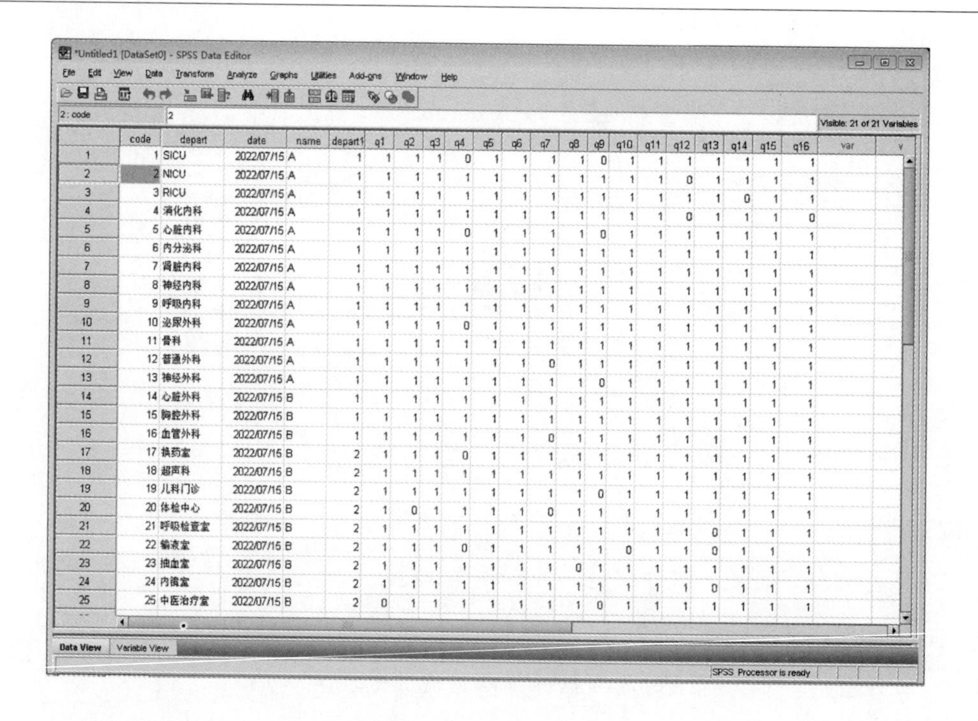

（4）数据保存。录入完毕后，点击菜单保存按钮，保存该数据库，文件名的后缀是 .sav。

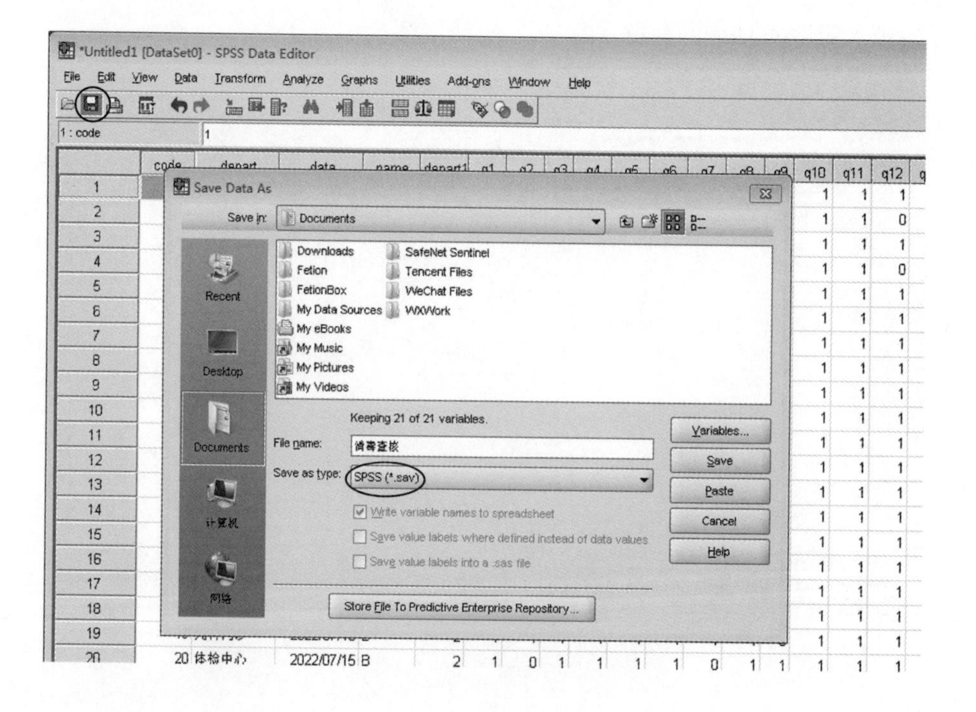

2.Excel 数据导入 SPSS

（1）数据导入。打开 SPSS 软件，点击数据编辑窗口菜单最左边的“打开”图标按钮，出现“Open data”的对话框；选择 Excel 数据库所在位置，注意文件类型选择 Excel；点击相应的 Excel 文件（低版本的 Excel 导入后兼容性更好，不易出错，建议导入后缀名为 xls 的文件），点击“open”；出现“Opening Excel Data Source”的对话框，如果 Excel 文件中有多页，需在 worksheet 选择拟导入的页面，点击“continue”，数据就导入 spss 里了。

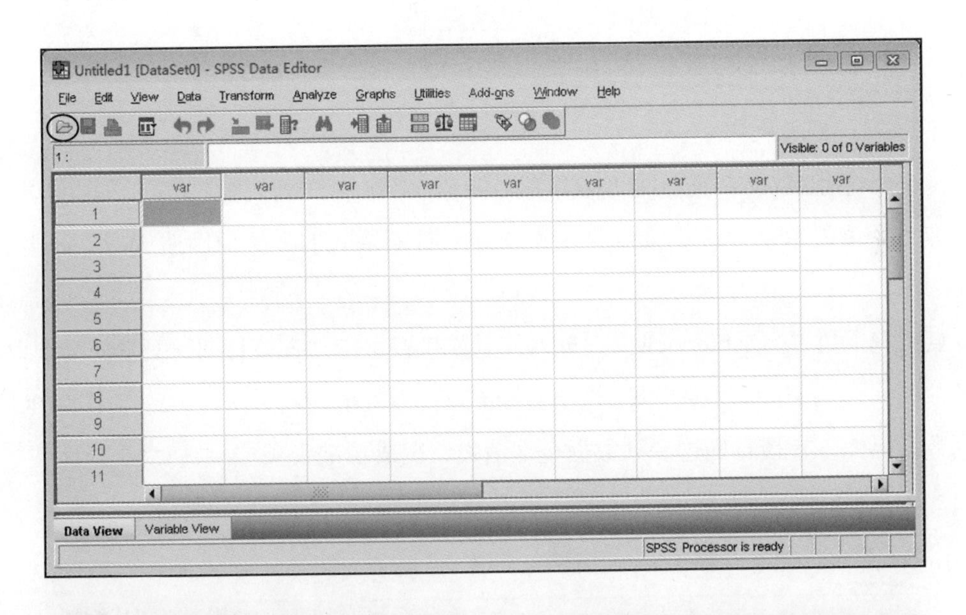

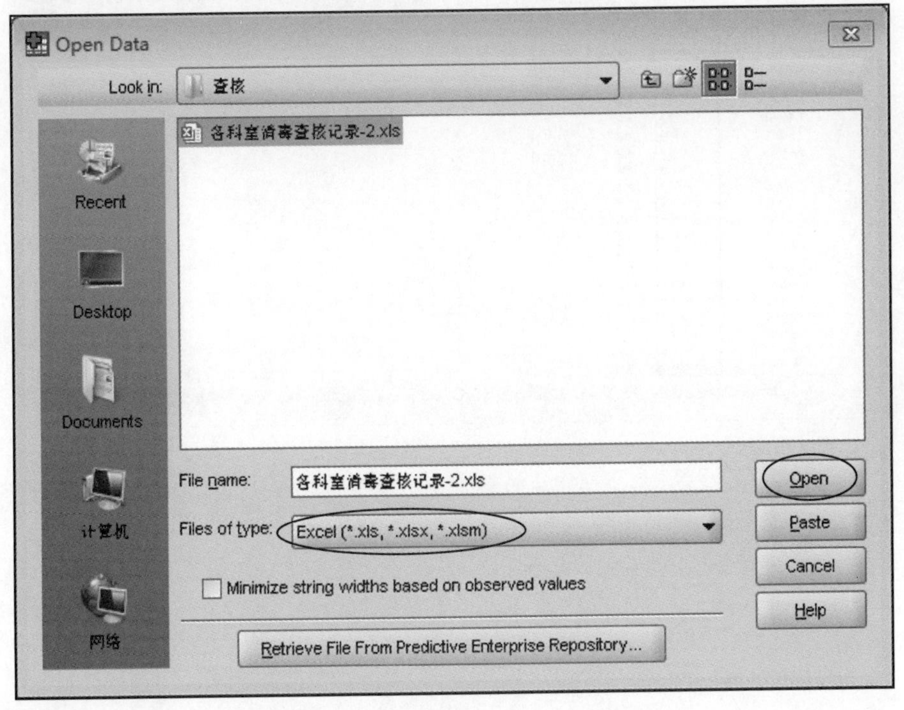

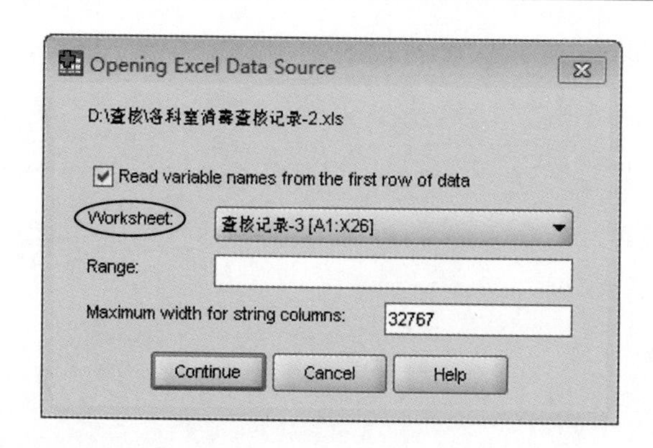

（2）日期型数据调整。导入数据后，发现 SPSS 第三列查核日期的数据有误，变成了非日期型的数字，这是 spss 无法正常导入日期格式的数据原因造成的，需要后期加工一下。

点击左下角“variable view”，进入变量窗口；点击“查核日期”变量的类型设置，选择“date”，再选择日期格式 “yyyy/mm/dd”（表示 年 / 月 / 日）；点击“OK”。回到数据界面，查核日期这一列数据全部消失，变成了缺失项 “.”。

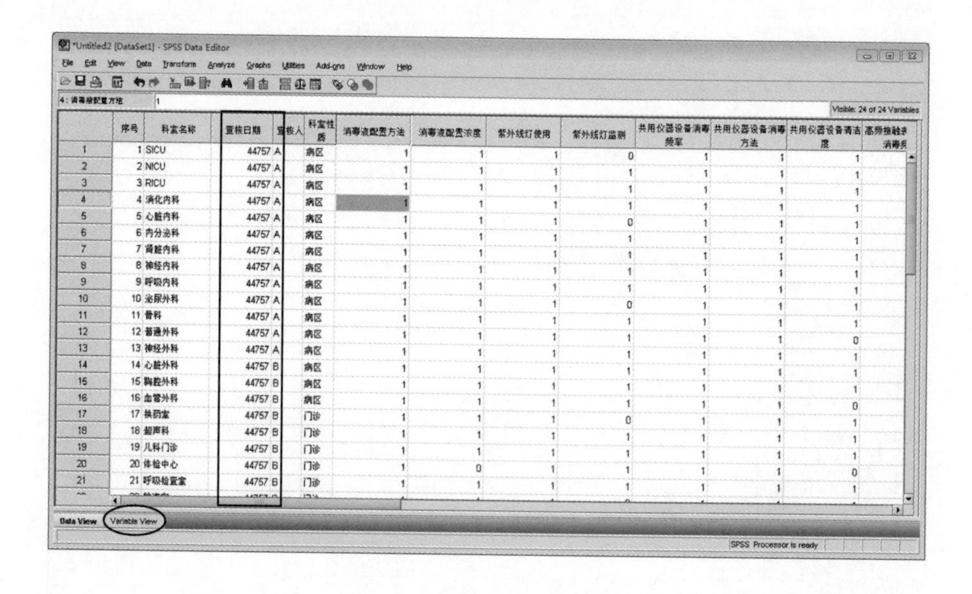

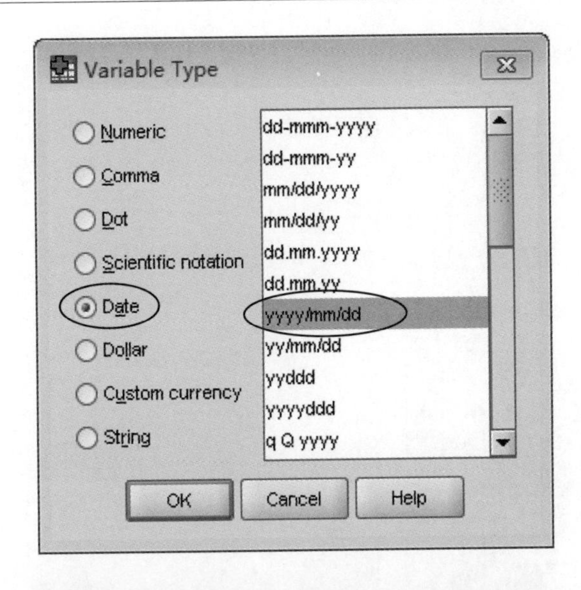

*Untitled2 [DataSet1] - SPSS Data Editor

File Edit View Data Transform Analyze Graphs Utilities Add-ons Window Help

4 : 消毒液配置方法 1

	序号	科室名称	查核日期	查核人	科室性质	消毒液配置方法	消毒液配置
1	1	SICU	.	A	病区	1	
2	2	NICU	.	A	病区	1	
3	3	RICU	.	A	病区	1	
4	4	消化内科	.	A	病区	1	
5	5	心脏内科	.	A	病区	1	
6	6	内分泌科	.	A	病区	1	
7	7	肾脏内科	.	A	病区	1	
8	8	神经内科	.	A	病区	1	
9	9	呼吸内科	.	A	病区	1	
10	10	泌尿外科	.	A	病区	1	
11	11	骨科	.	A	病区	1	
12	12	普通外科	.	A	病区	1	
13	13	神经外科	.	A	病区	1	
14	14	心脏外科	.	B	病区	1	
15	15	胸腔外科	.	B	病区	1	
16	16	血管外科	.	B	病区	1	
17	17	换药室	.	B	门诊	1	
18	18	超声科	.	B	门诊	1	
19	19	儿科门诊	.	B	门诊	1	
20	20	体检中心	.	B	门诊	1	
21	21	呼吸检查室	.	B	门诊	1	

Data View　Variable View

将 Excel 文件查核日期的格式设置为与 SPSS 一致的“年 / 月 / 日”，复制这一列数据，回到 SPSS 数据界面，在查核日期的第一行，点击右键，选择“paste”（粘贴），日期数据全部粘贴完成。

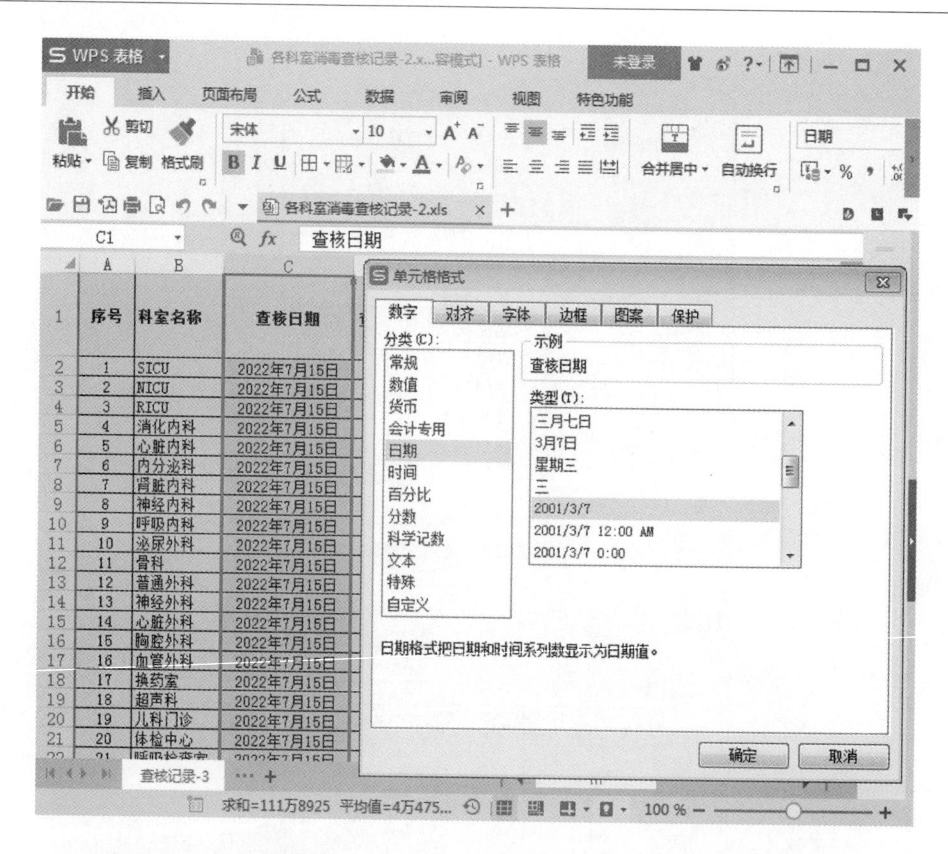

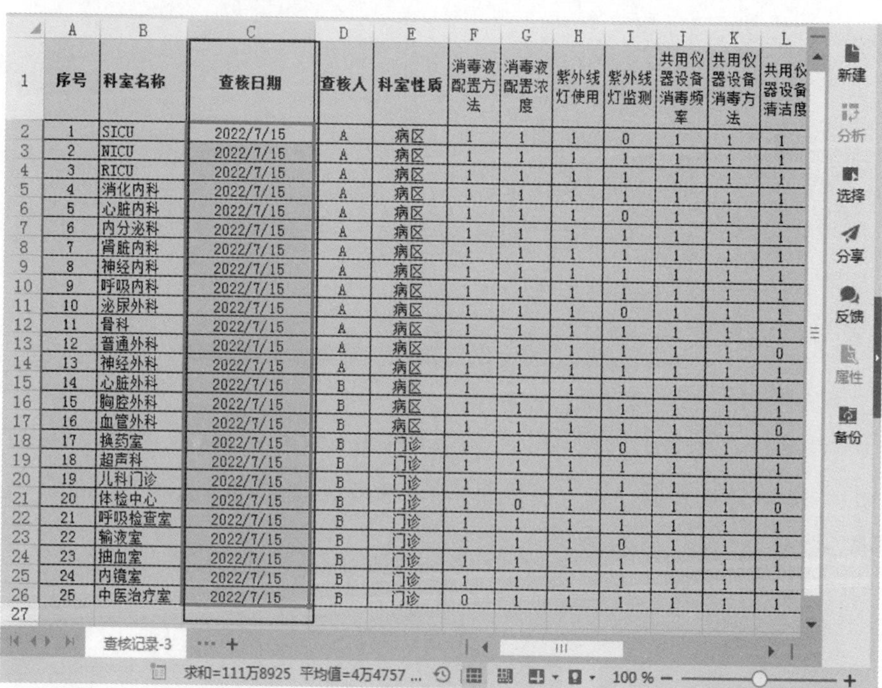

序号	科室名称	查核日期	查核人	科室性质	消毒液配置方法	消毒液配置浓度	紫外线灯使用	紫外线灯监测	共用仪器设备消毒频率	共用仪器设备消毒方法	共用仪器设备清洁度
1	SICU	2022/7/15	A	病区	1	1	1	0	1	1	1
2	NICU	2022/7/15	A	病区	1	1	1	1	1	1	1
3	RICU	2022/7/15	A	病区	1	1	1	1	1	1	1
4	消化内科	2022/7/15	A	病区	1	1	1	1	1	1	1
5	心脏内科	2022/7/15	A	病区	1	1	1	0	1	1	1
6	内分泌科	2022/7/15	A	病区	1	1	1	1	1	1	1
7	肾脏内科	2022/7/15	A	病区	1	1	1	1	1	1	1
8	神经内科	2022/7/15	A	病区	1	1	1	1	1	1	1
9	呼吸内科	2022/7/15	A	病区	1	1	1	1	1	1	1
10	泌尿外科	2022/7/15	A	病区	1	1	1	0	1	1	1
11	骨科	2022/7/15	A	病区	1	1	1	1	1	1	1
12	普通外科	2022/7/15	A	病区	1	1	1	1	1	1	0
13	神经外科	2022/7/15	A	病区	1	1	1	1	1	1	1
14	心脏外科	2022/7/15	B	病区	1	1	1	1	1	1	1
15	胸腔外科	2022/7/15	B	病区	1	1	1	1	1	1	1
16	血管外科	2022/7/15	B	病区	1	1	1	1	1	1	0
17	换药室	2022/7/15	B	门诊	1	1	1	0	1	1	1
18	超声科	2022/7/15	B	门诊	1	1	1	1	1	1	1
19	儿科门诊	2022/7/15	B	门诊	1	1	1	1	1	1	1
20	体检中心	2022/7/15	B	门诊	1	0	1	1	1	1	0
21	呼吸检查室	2022/7/15	B	门诊	1	1	1	1	1	1	1
22	输液室	2022/7/15	B	门诊	1	1	1	0	1	1	1
23	抽血室	2022/7/15	B	门诊	1	1	1	1	1	1	1
24	内镜室	2022/7/15	B	门诊	1	1	1	1	1	1	1
25	中医治疗室	2022/7/15	B	门诊	0	1	1	1	1	1	1

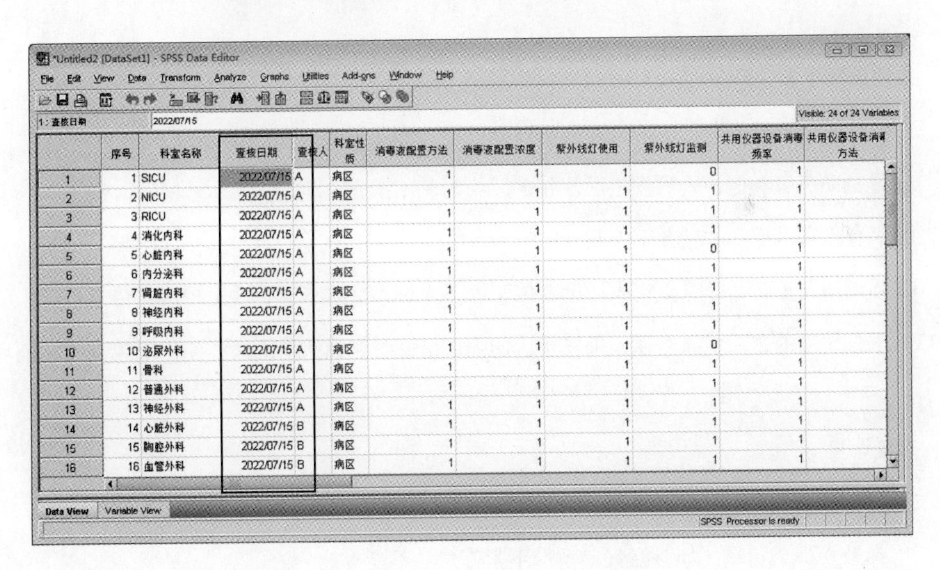

（三）EpiData 数据录入

调查表是科研数据收集的常用方法，对大量的纸质调查表进行数据录入，通常使用的是 EpiData 软件（本书以 EpiData 3.1 版本为例进行介绍）。例如，下图是对护理人员的调查问卷，需要使用 EpiData 进行数据录入及数据质量核查。

护理人员标准预防知信行调查问卷

问卷编号：□□□

科室名称：________________________

年龄：________岁

姓别：①男　②女

学历：□大专及以下　□本科　□研究生

职称：□未定级　□初级　□中级　□高级

人员类别：□本院　□进修生　□实习生　□研究生　□其他，请注明：______

参加工作日期：____年____月____日

本院入职日期：____年____月____日

知识调查（多选题）

1. 标准预防的基本特点，正确的是（ACD）

A. 是预防患者和医护人员发生医疗相关感染的基本措施

B. 医务人员需遵守，患者不需要遵守

C. 强调双向预防，即防止疾病从患者传至医务人员，又防止疾病从医护人员传至患者

D. 根据传播的主要传播途径，采取相应的隔离措施，包括接触隔离、空气隔离和飞沫隔离

态度调查

完全同意　同意　一般　不同意　完全不同意

1．未规范佩戴口罩（如有漏气、系带不紧等），不能有效防护。

行为调查

完全能做到　能做到　一般　不能做到　完全不能做到

1．揉眼睛前洗手或手消毒

调查日期：　年　月　日　　　　调查者：________

EpiData将数据录入及导出过程分为6步。首先需要建立调查表，第2步生成数据库，第3步建立核查文件，第4步录入数据，第5步数据库的管理，第6步导出数据。

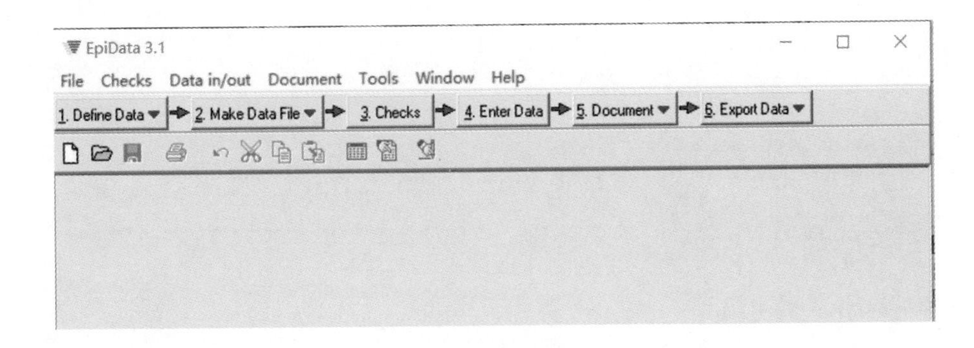

1. 建立 EpiData 调查表

（1）双击“EpiData.exe”程序，进入 EpiData 界面，出现欢迎界面，点击“关闭”。

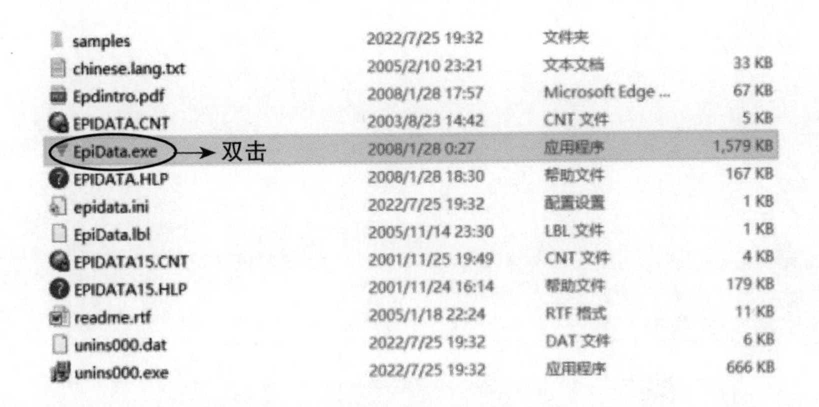

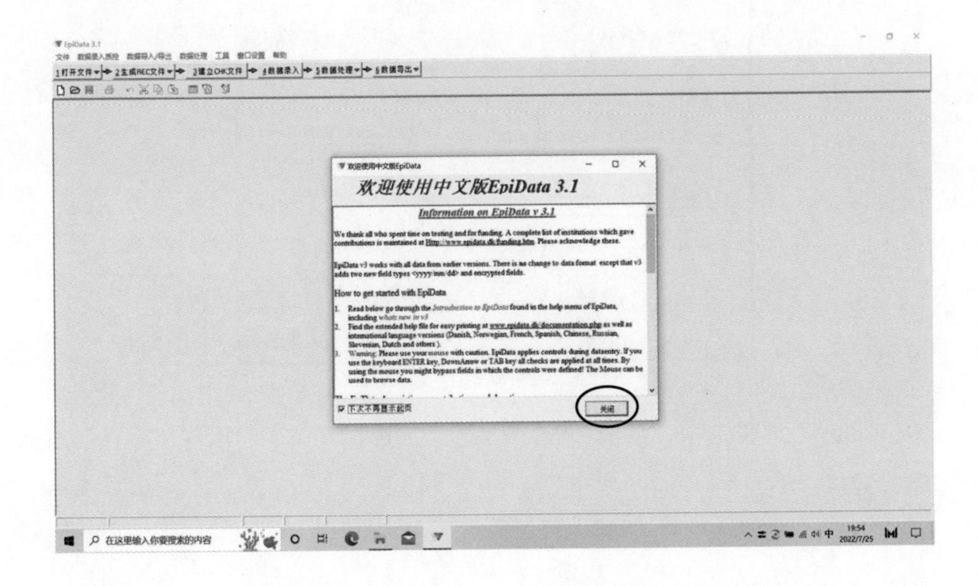

（2）设置选项。为避免后期使用出现乱码等问题，先做好软件设置。选择菜单栏“文件”—“选项”。在“高级设置”中，语言选择“English”，点击“确定”，可以看到界面全部变成了英文。

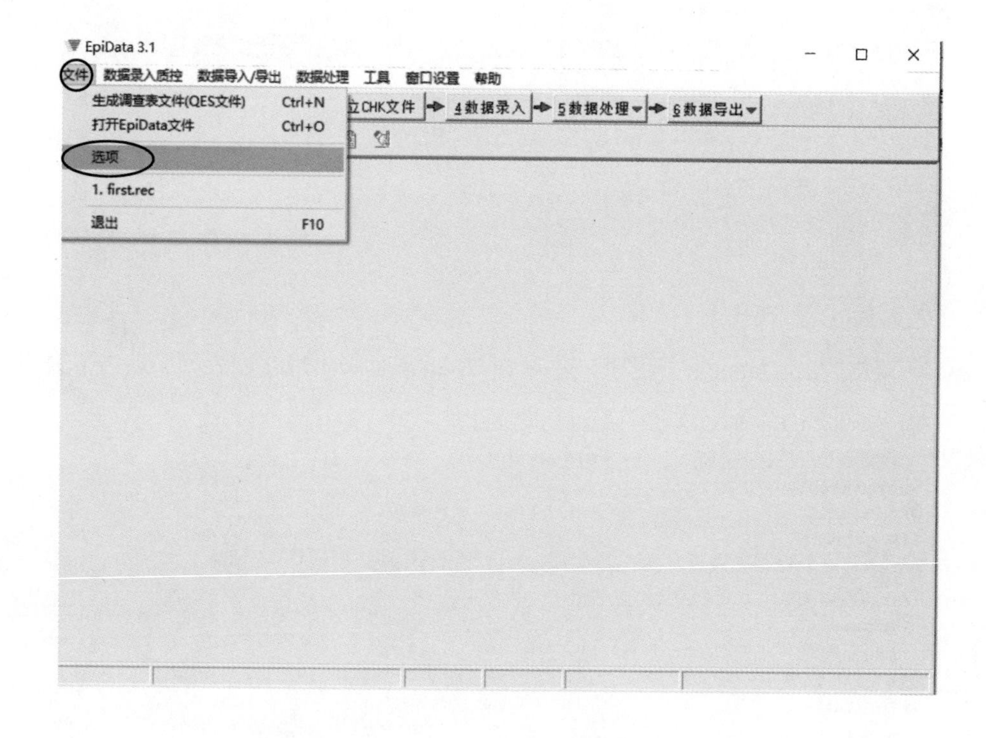

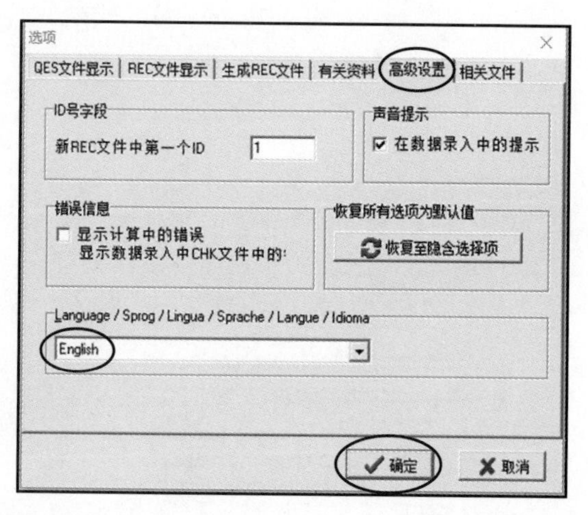

选择“Editor”编辑选项，点击“Select font”（选择字体），出现“字体”对话框，选择宋体、常规、小五号，点击“OK”。

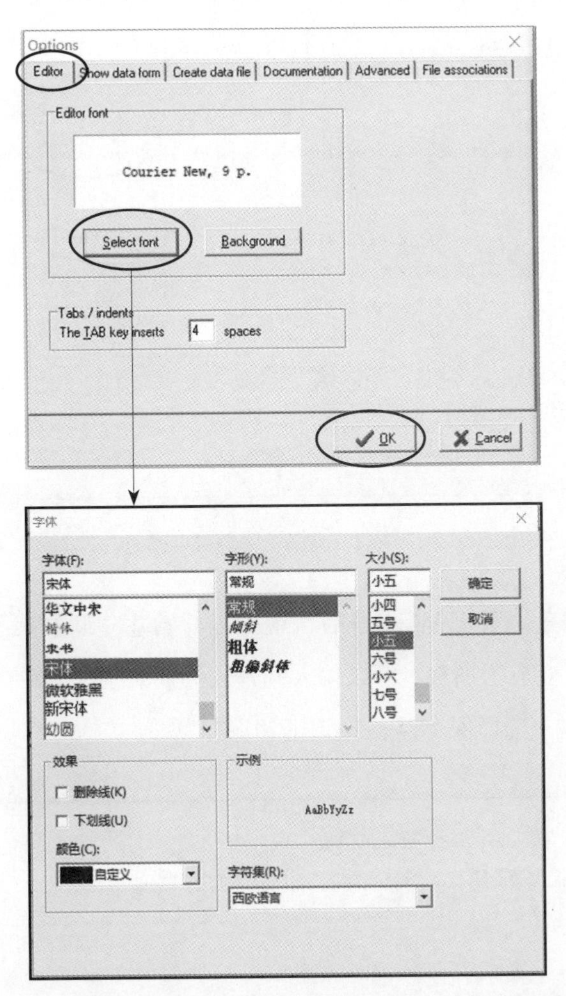

再选择“Create data file”选项，在对话框的左边，选择“Automatic field names”自动关联名称，点击“OK”。

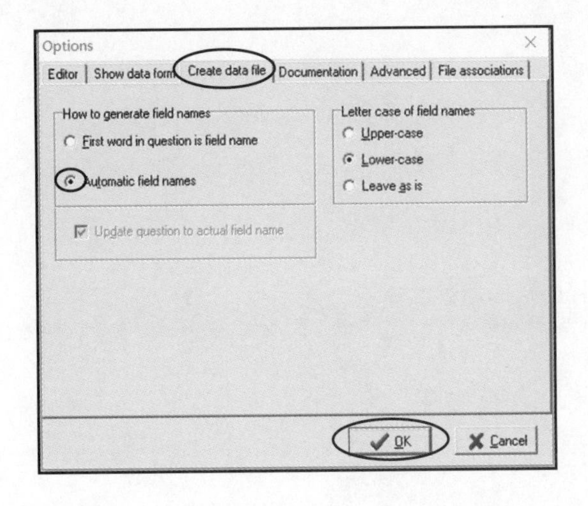

最后选择“File associations”，点击右边的“Associate file types”，再点击“OK”。

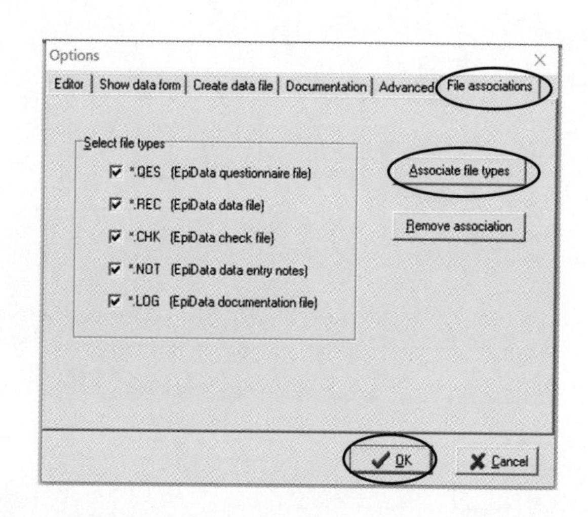

（3）建立调查表。程序设置完毕后，就可以开始建立调查表了。点击最左侧的新建图标，下方输入框变成了白底，可以输入调查表的模式。点击保存图标，输入文件名，此示例取名为“a1”，选择保存路径，点击“保存”。

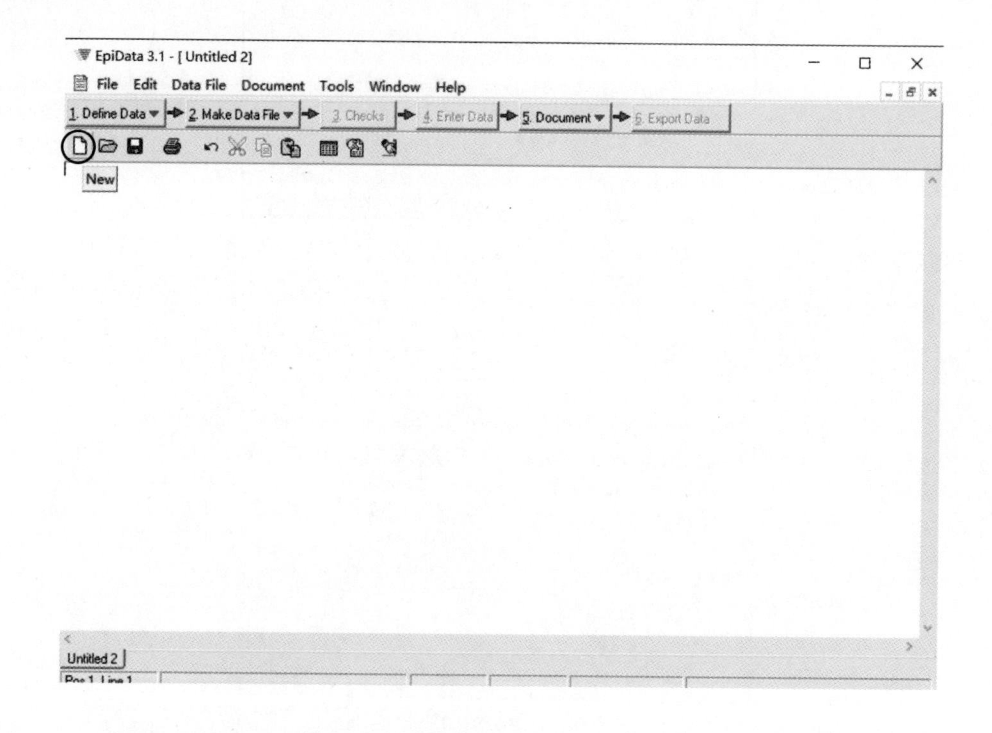

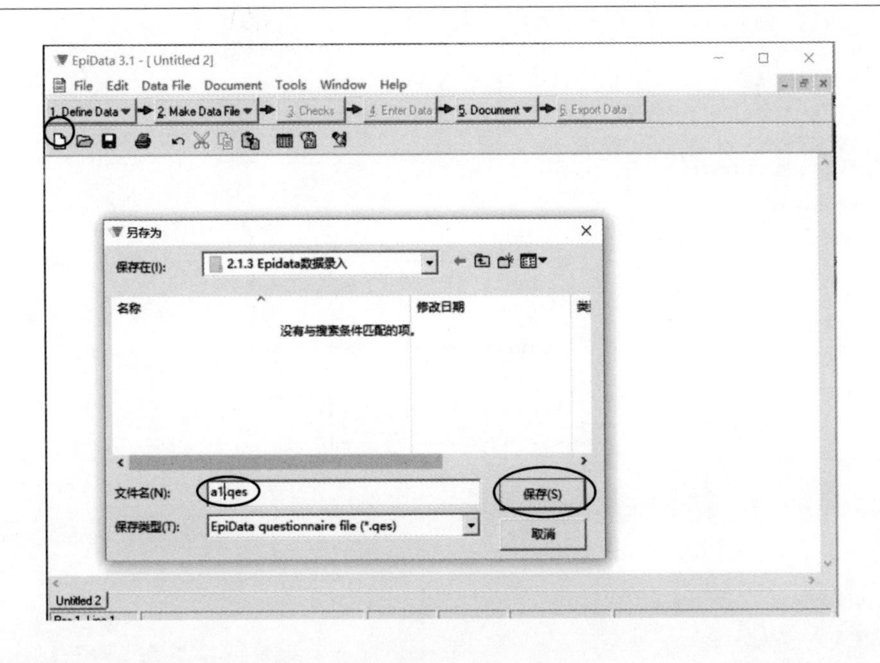

按照调查表的内容，首先输入调查问卷的题目。

接着输入问卷编号，问卷编号属于需要录入变量值中的一个变量，将问卷编号视为变量标签，需要取一个变量名，变量名使用“{ }”来表示，括号内写变量名，此示例命名为“code”。编号是数值型，点击右数第二个图标“Field pick list”，意思是变量类型编码，在弹出的界面中选择第一个数值型（Numeric），小数点前 3 位数字，小数点后 0 位数字，点击“Insert”。

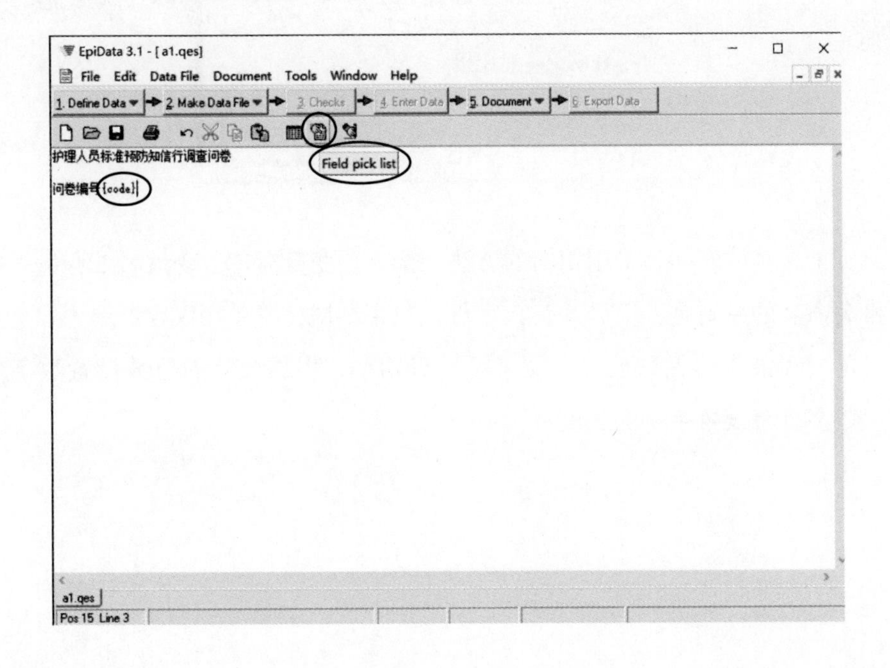

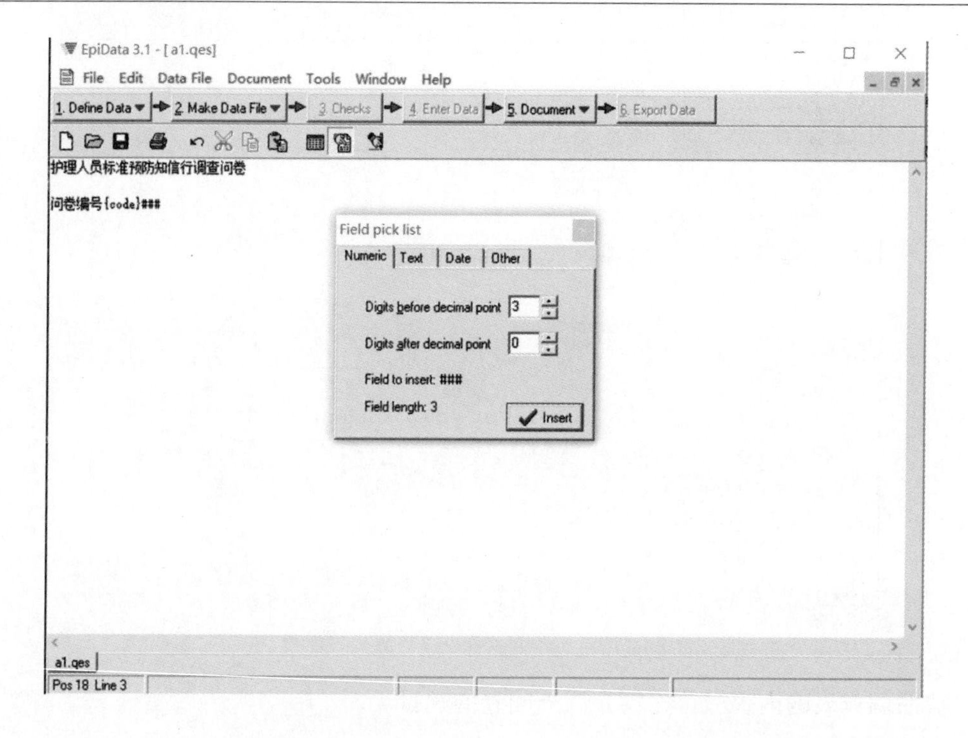

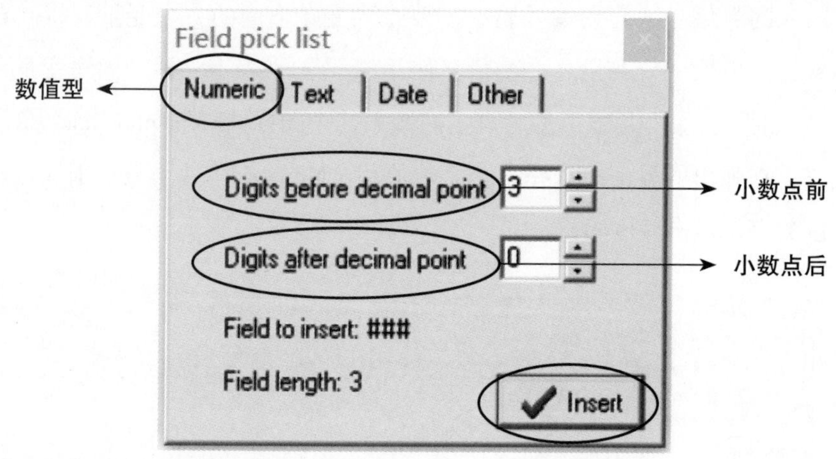

以此类推，其他的问题采用相同的方法，录入“变量标签{变量名}变量编码”。

变量名命名的原则是，字母开头，字母或数字结尾，不使用汉字。

变量的类型通常包括数值型、文字型、日期型，根据数字的位数设置数字位数，根据文字的多少来设置字符的长度。

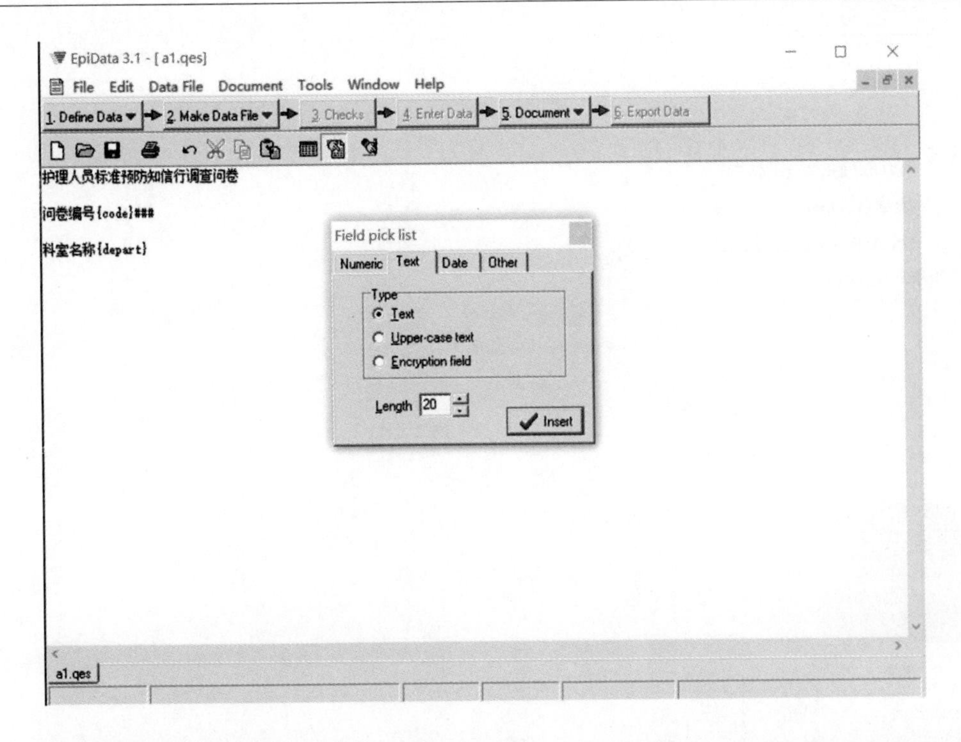
EpiData 3.1 - [a1.qes]
File Edit Data File Document Tools Window Help
1. Define Data
2. Make Data File
3. Checks
4. Enter Data
5. Document
6. Export Data
护理人员标准预防知信行调查问卷
问卷编号{code}###
科室名称{depart}
Field pick list
Numeric
Text
Date
Other
Type
Text
Upper-case text
Encryption field
Length 20
Insert
a1.qes

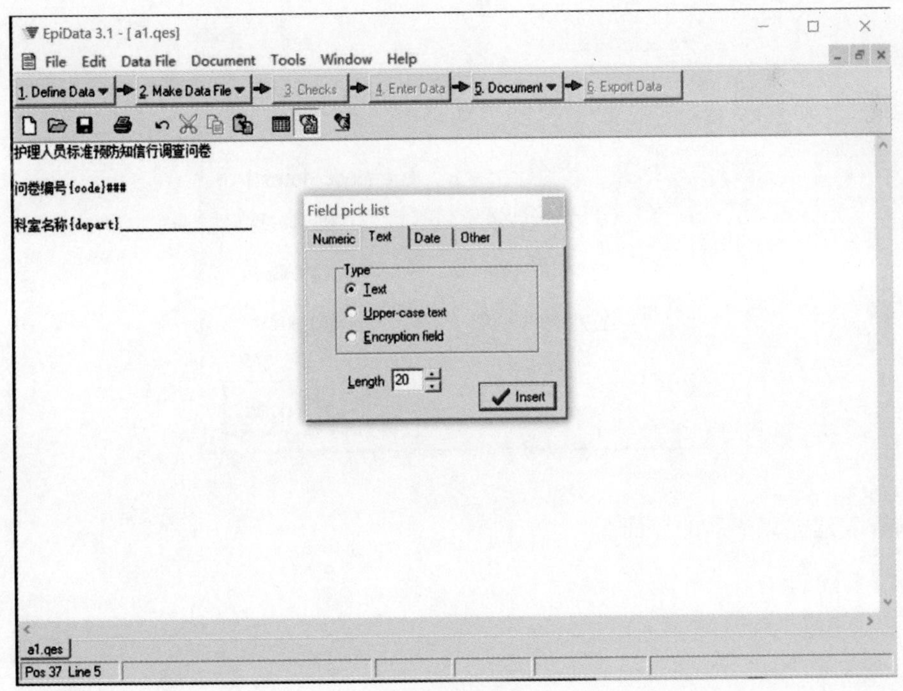
EpiData 3.1 - [a1.qes]
File Edit Data File Document Tools Window Help
1. Define Data
2. Make Data File
3. Checks
4. Enter Data
5. Document
6. Export Data
护理人员标准预防知信行调查问卷
问卷编号{code}###
科室名称{depart}____________________
Field pick list
Numeric
Text
Date
Other
Type
Text
Upper-case text
Encryption field
Length 20
Insert
a1.qes
Pos 37 Line 5

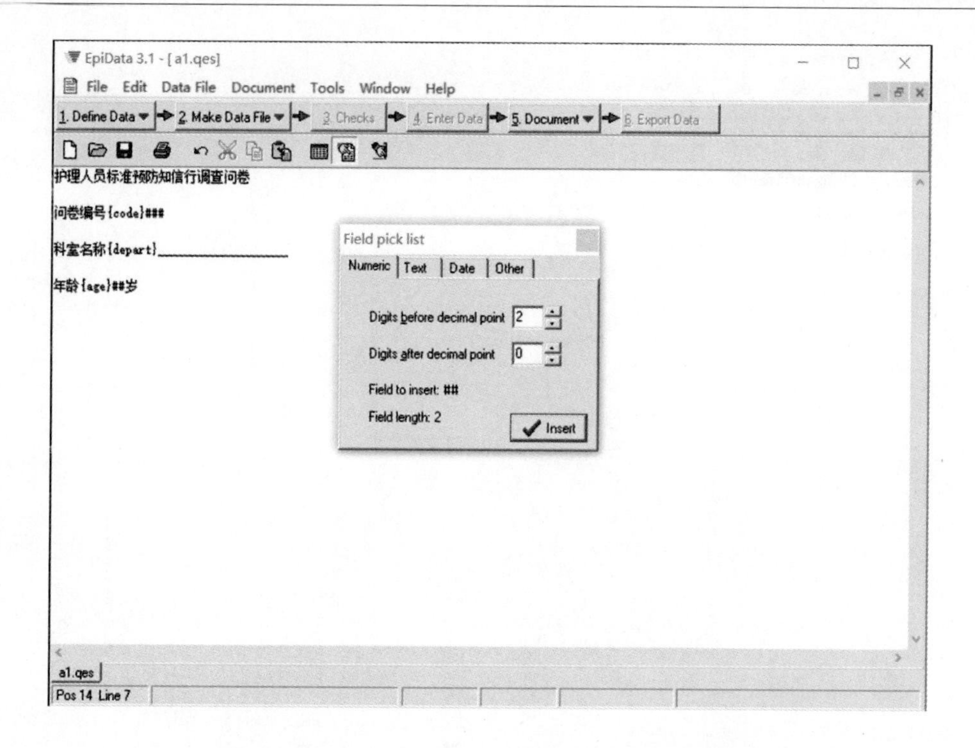

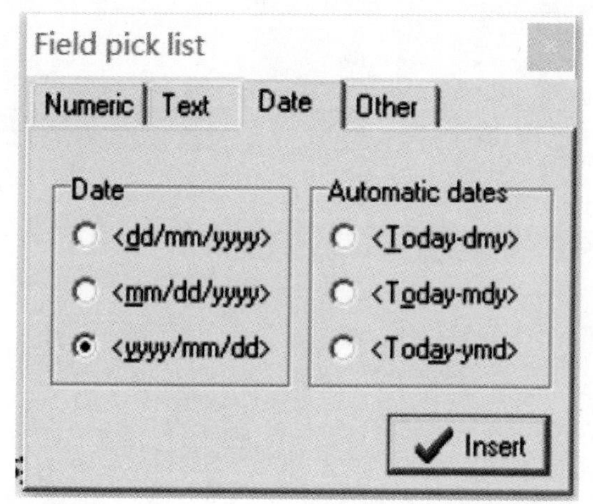

调查表建立完毕后的界面。

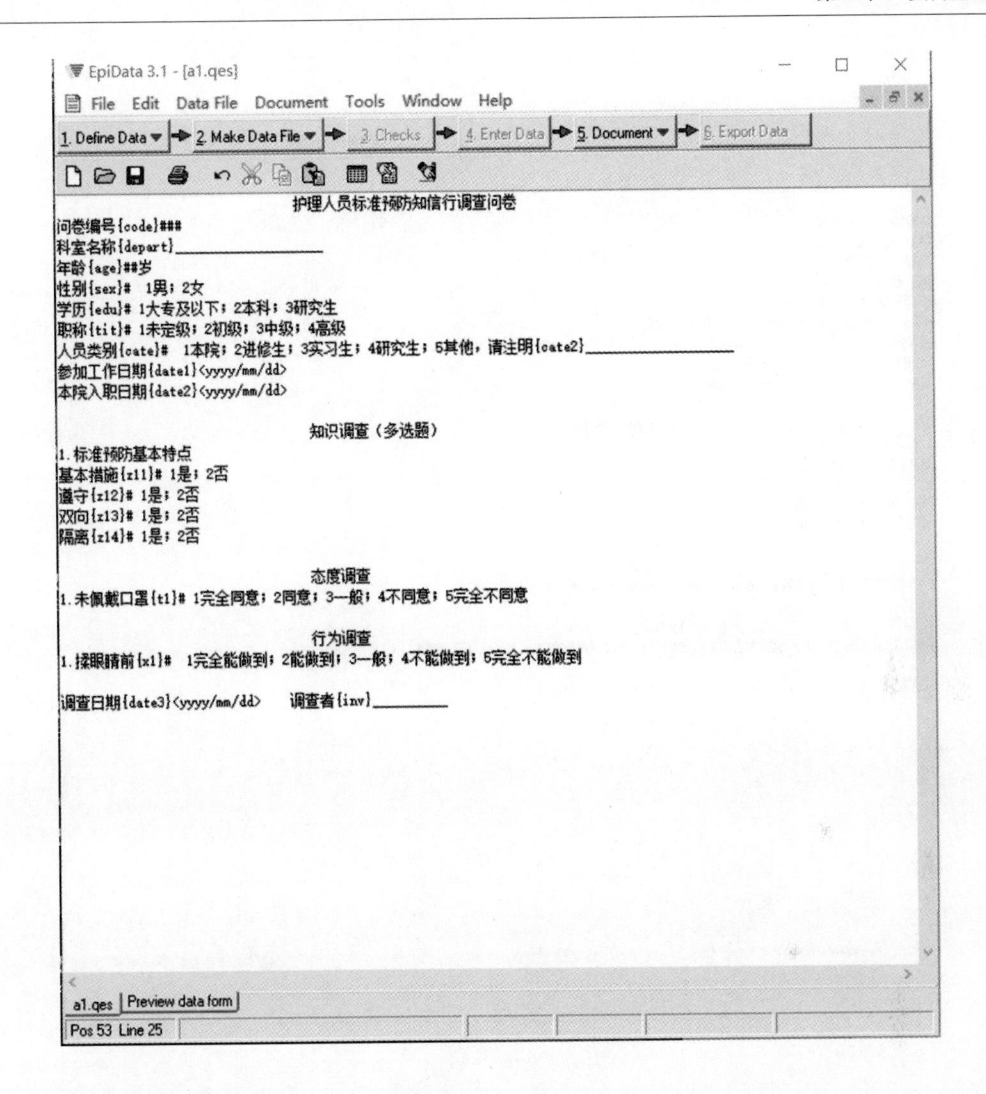

2. 生成数据库

调查表保存后，预览数据库的外观，点击“2 Make Data File” – “Preview Data Form”，需要录入数据的区域变成黄色的空格，预览时发现行间距、页面布局等不美观，可以进入 qes 界面调整，保存后再次预览。

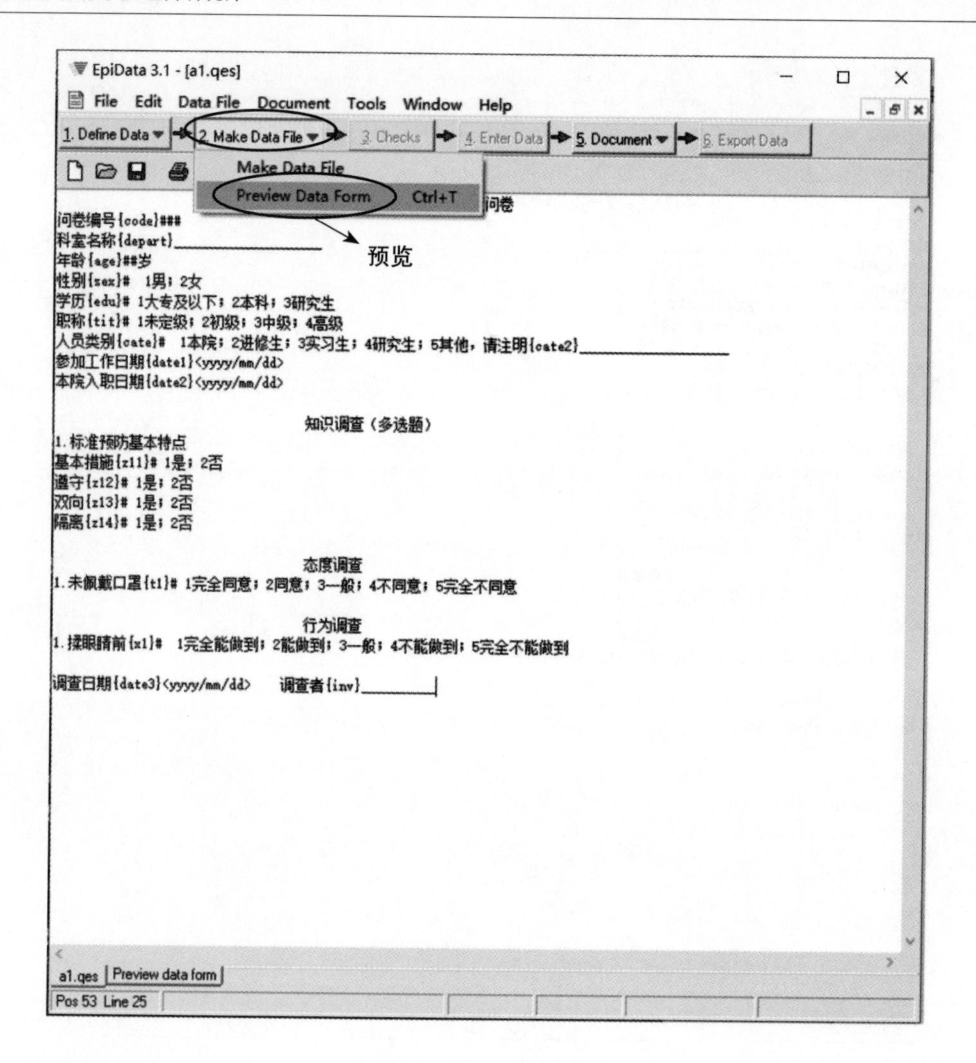
EpiData 3.1 - [a1.qes]
File Edit Data File Document Tools Window Help
1. Define Data
2. Make Data File
3. Checks
4. Enter Data
5. Document
6. Export Data
Make Data File
Preview Data Form Ctrl+T
预览
问卷
问卷编号{code}###
科室名称{depart}
年龄{age}##岁
性别{sex}# 1男；2女
学历{edu}# 1大专及以下；2本科；3研究生
职称{tit}# 1未定级；2初级；3中级；4高级
人员类别{cate}# 1本院；2进修生；3实习生；4研究生；5其他，请注明{cate2}
参加工作日期{date1}<yyyy/mm/dd>
本院入职日期{date2}<yyyy/mm/dd>
知识调查（多选题）
1.标准预防基本特点
基本措施{z11}# 1是；2否
遵守{z12}# 1是；2否
双向{z13}# 1是；2否
隔离{z14}# 1是；2否
态度调查
1.未佩戴口罩{t1}# 1完全同意；2同意；3一般；4不同意；5完全不同意
行为调查
1.揉眼睛前{x1}# 1完全能做到；2能做到；3一般；4不能做到；5完全不能做到
调查日期{date3}<yyyy/mm/dd> 调查者{inv}
a1.qes
Preview data form
Pos 53 Line 25

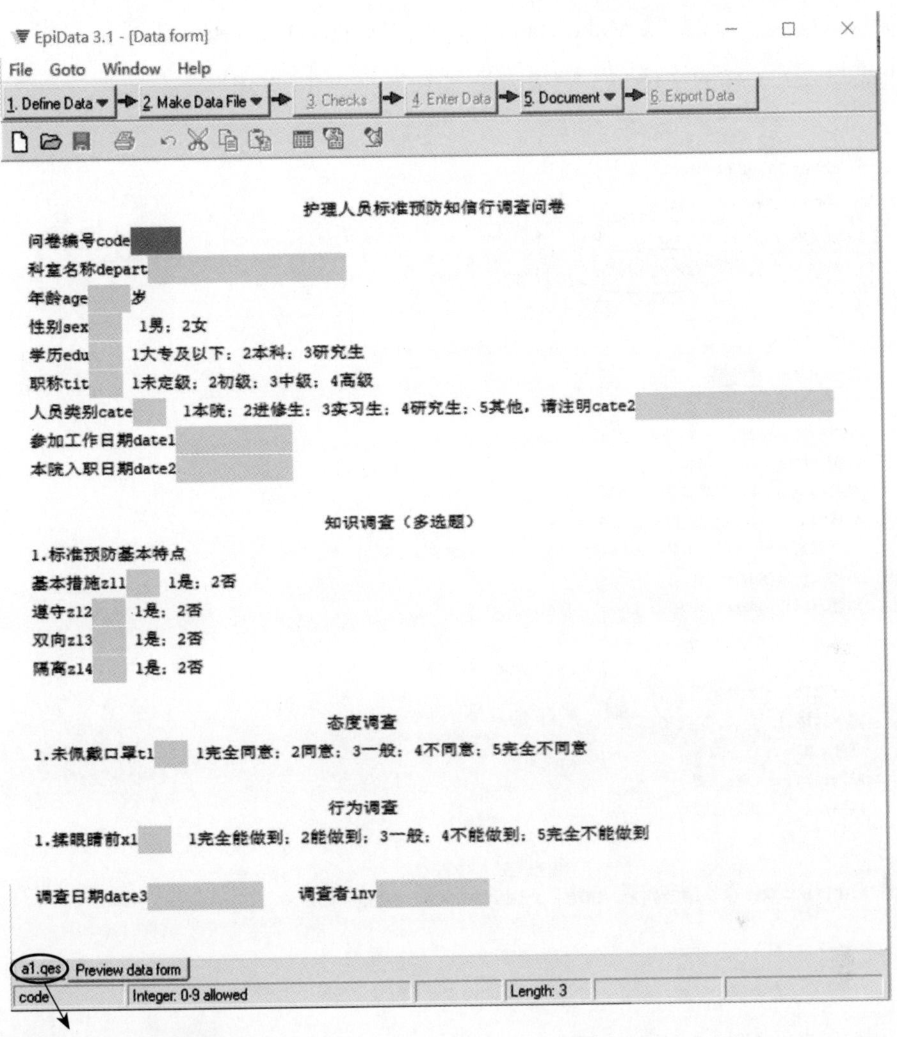
EpiData 3.1 - [Data form]
File Goto Window Help
1. Define Data
2. Make Data File
3. Checks
4. Enter Data
5. Document
6. Export Data
护理人员标准预防知信行调查问卷
问卷编号code
科室名称depart
年龄age 岁
性别sex 1男；2女
学历edu 1大专及以下；2本科；3研究生
职称tit 1未定级；2初级；3中级；4高级
人员类别cate 1本院；2进修生；3实习生；4研究生；5其他，请注明cate2
参加工作日期date1
本院入职日期date2
知识调查（多选题）
1.标准预防基本特点
基本措施zl1 1是；2否
遵守zl2 1是；2否
双向zl3 1是；2否
隔离zl4 1是；2否
态度调查
1.未佩戴口罩t1 1完全同意；2同意；3一般；4不同意；5完全不同意
行为调查
1.揉眼睛前x1 1完全能做到；2能做到；3一般；4不能做到；5完全不能做到
调查日期date3
调查者inv
a1.qes
Preview data form
code
Integer: 0-9 allowed
Length: 3

可进入 qes 界面调整

调整满意后，点击“2 Make Data File”–“Make Data File”生成数据库，点击后自动生成与 qes 一样的文件名，后缀名是“rec”，点击“OK”。

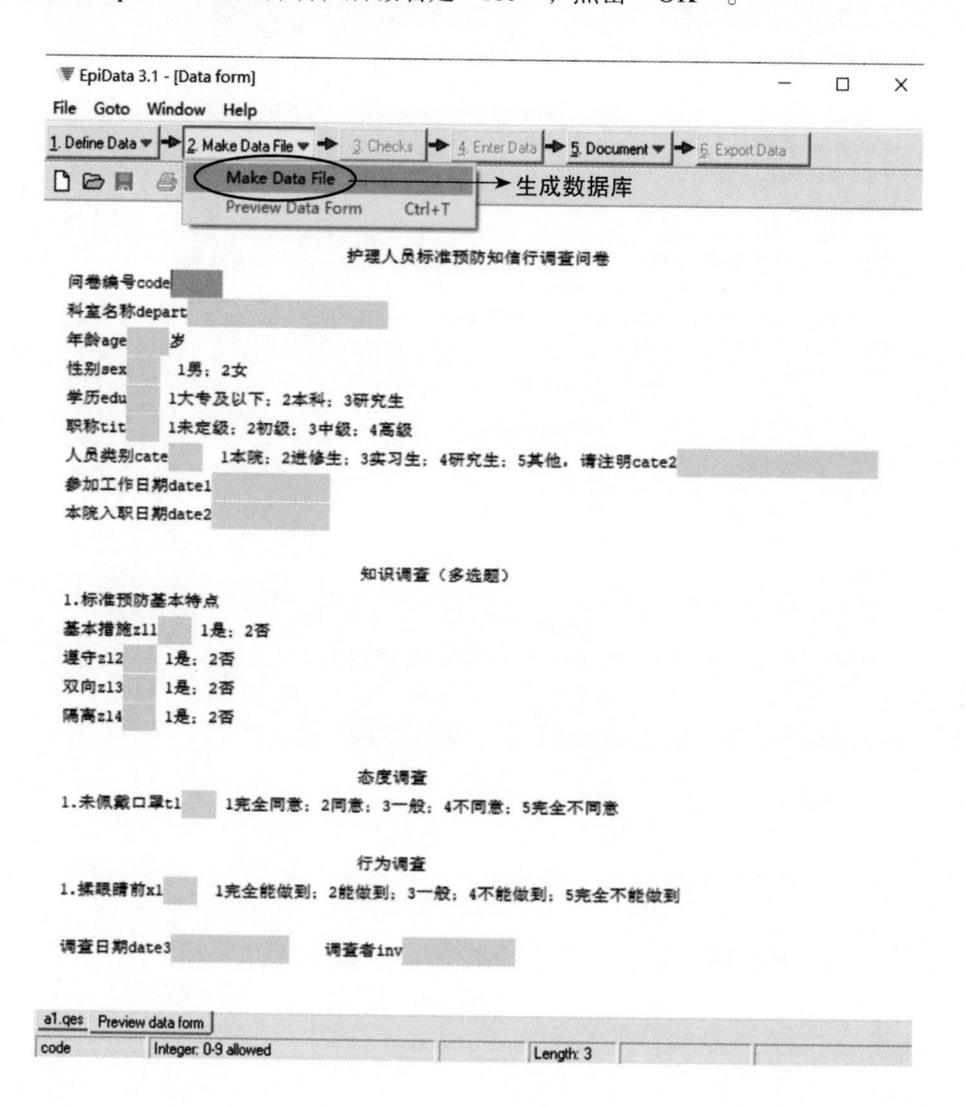

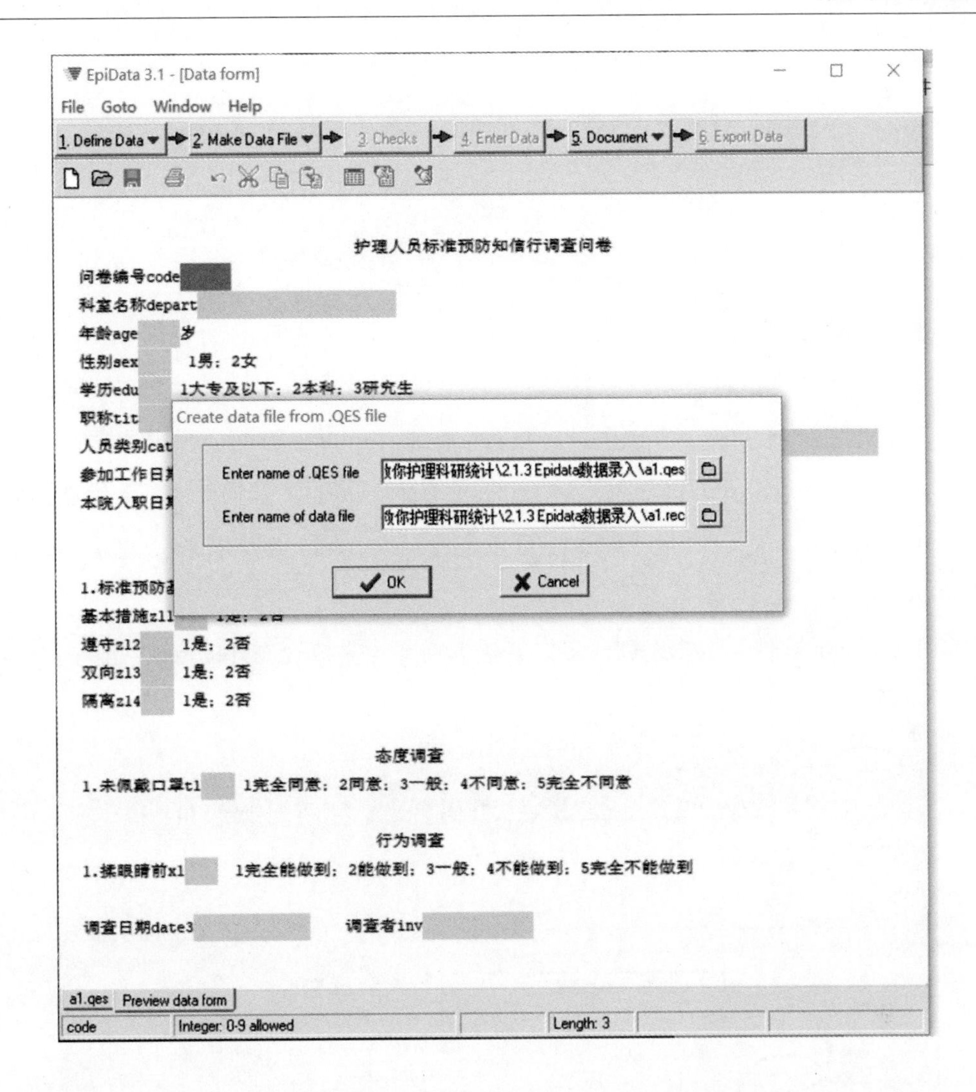

出现一个对文件描述的对话框，可以点击“Cancel”直接取消，也可以输入文件的标签，点击“OK”。

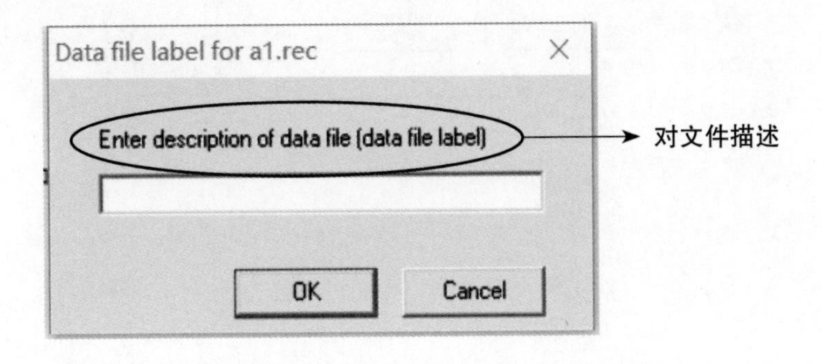

最后出现一个数据库生成成功的提示框，点击“OK”。

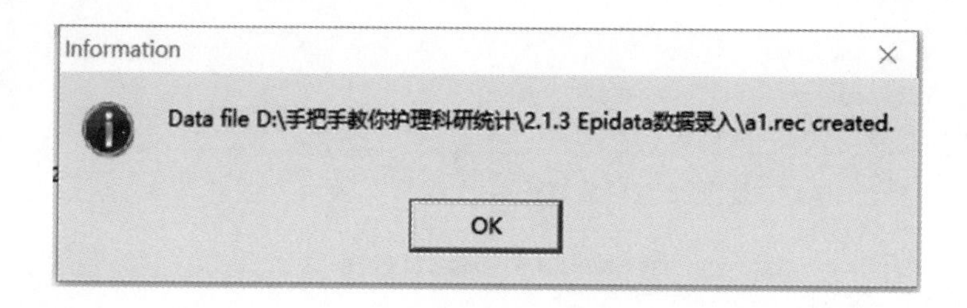

3. 建立核查文件

建立核查文件是指对录入的数据设置一定的限制范围防止录错。如“编号”允许录入 1 ~ 100 之间的数字，若数据录入员输入 102，epidate 界面会弹出错误提示框，提醒录入者检查。边录入、边核查，是 EpiData 有别于其他录入软件的一大优点，可以有效避免录入错误，进行质量控制；还可以方便录入，减少手工操作。建立核查文件的步骤如下：

打开 EpiData 软件，点击“Checks”，选择需要建立核查文件的 rec 数据库。

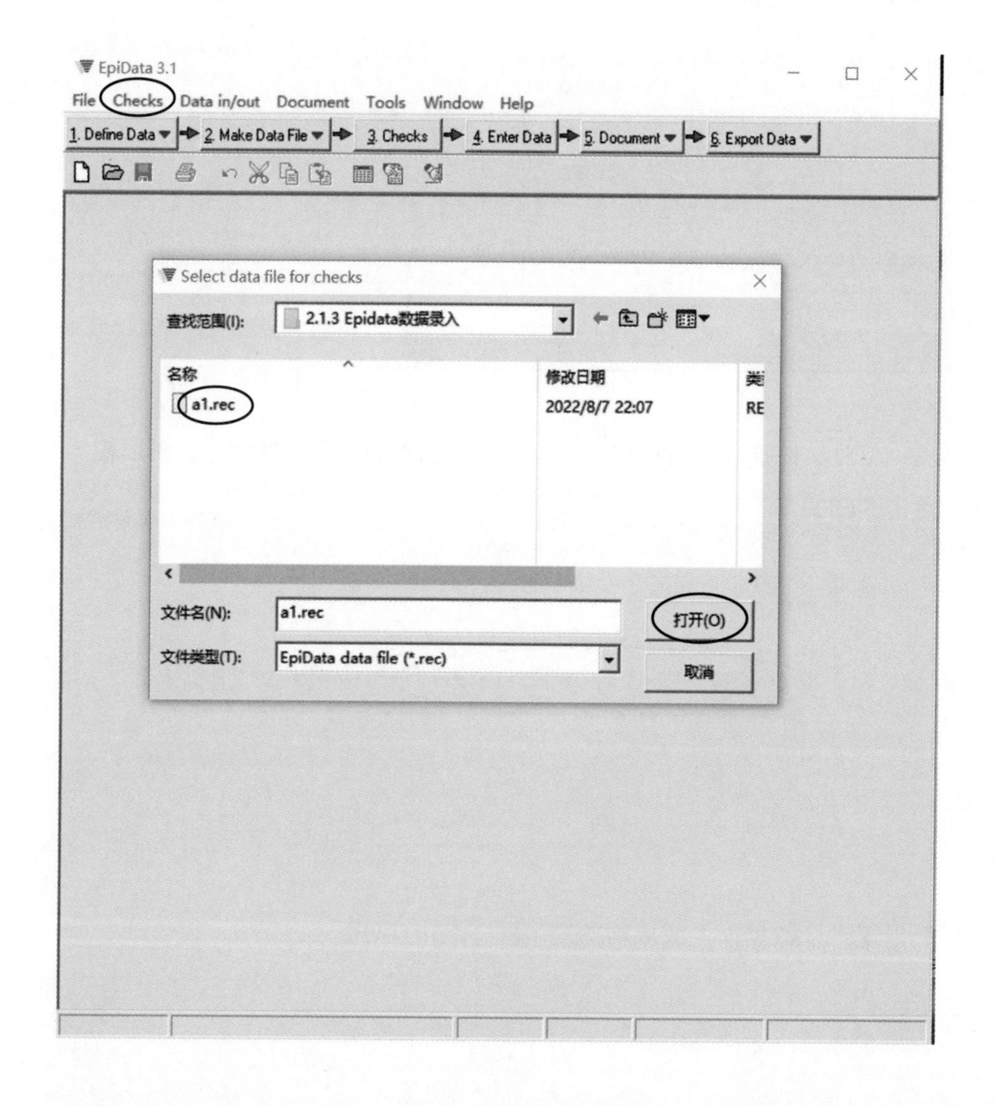

可以对每一个变量进行录入范围设置。标蓝色的数据框，是当前设置的变量值。可以设置：下面以其中五个变量的核查设置为例进行示范：变量值范围，是否跳转，是否必须录入，是否与前一条记录重复以及变量值标签。

（1）问卷编号：一共有 100 张问卷，录入数值范围设置在 1 ~ 100 之间，限制录入 > 100 的数。编号必须录入。每张问卷一个编号，因此不能与前一条记录重复，数值代表问卷编码，无需设置标签。

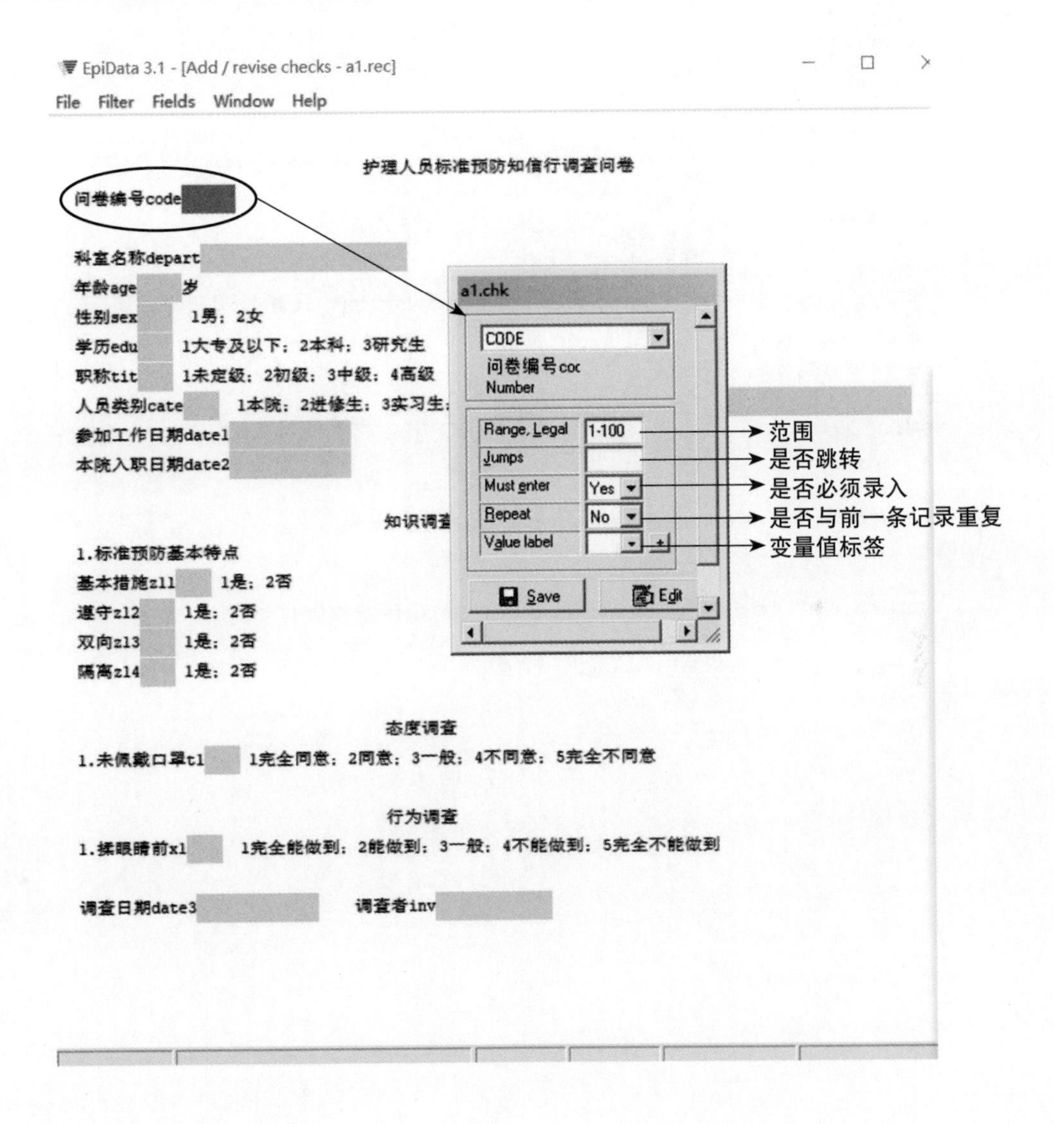

（2）性别：选项包括 1 男，2 女。因此录入范围设置为 1 和 2，1 和 2 中间用英文“,”隔开。必须录入，无需重复录入。变量值标签，设置为“1 男，2 女”。

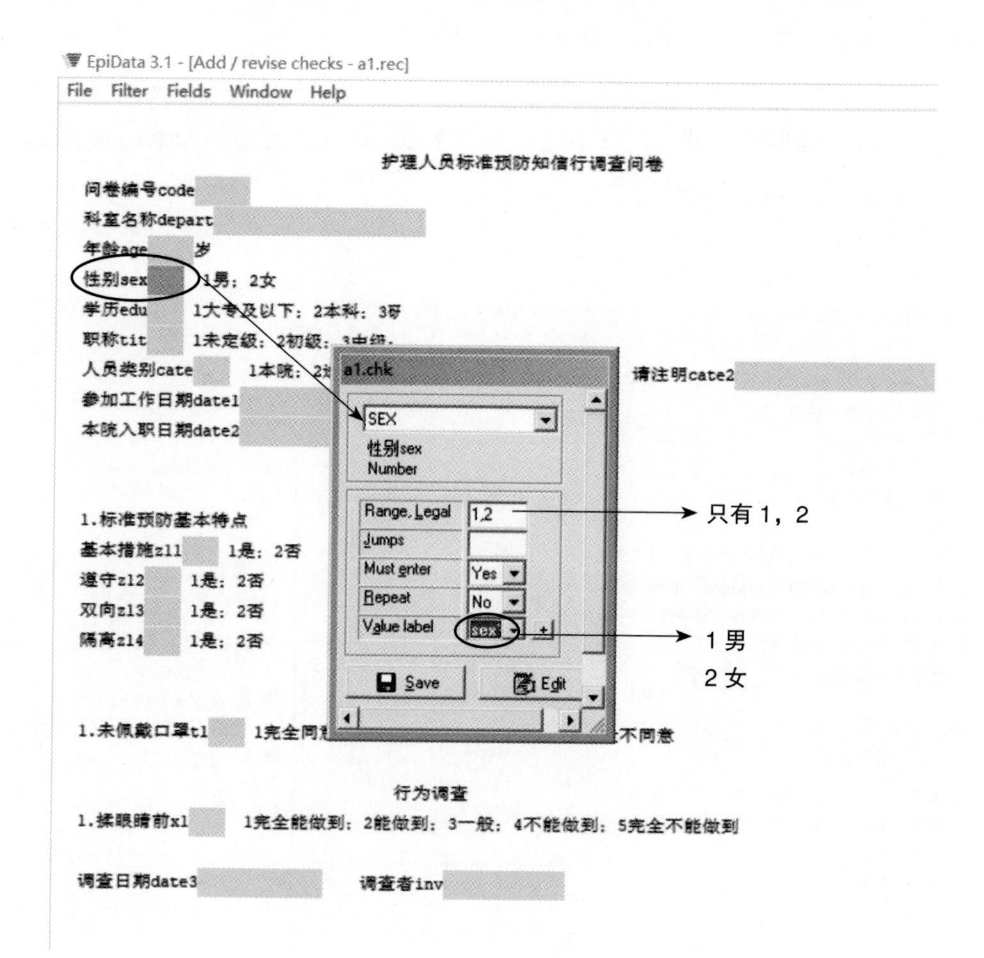

（3）人员类别：有五个选项。录入范围设置为 1、2、3、4、5，连续的数字之间用英文符号“-”连接，录入为“1 ~ 5”，跳转设置项，如选择 1、2、3、4、，忽略“cate 2”这一项直接跳至“date 1”这个变量，如选择 5，需填写“cate 2”变量。设置语句如图所示。“1 > date”，意思是输入 1 时，录入项直接跳至“date 1”变量。

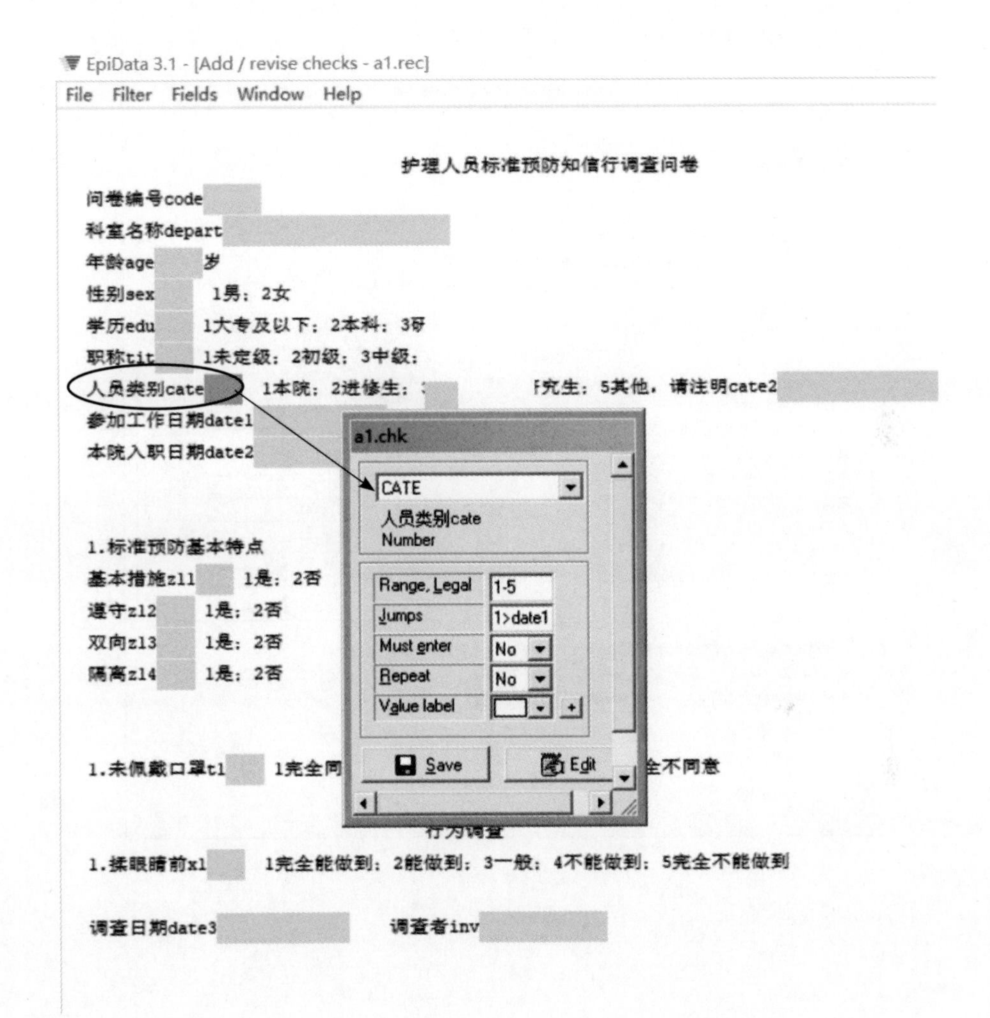

（4）调查者：问卷的调查者一般是同一个人或几个人，此变量设置为必须录入，与前一条记录重复。在录入时，这个变量值会自动显示上一条记录的调查者，不用重复录入，节省时间。

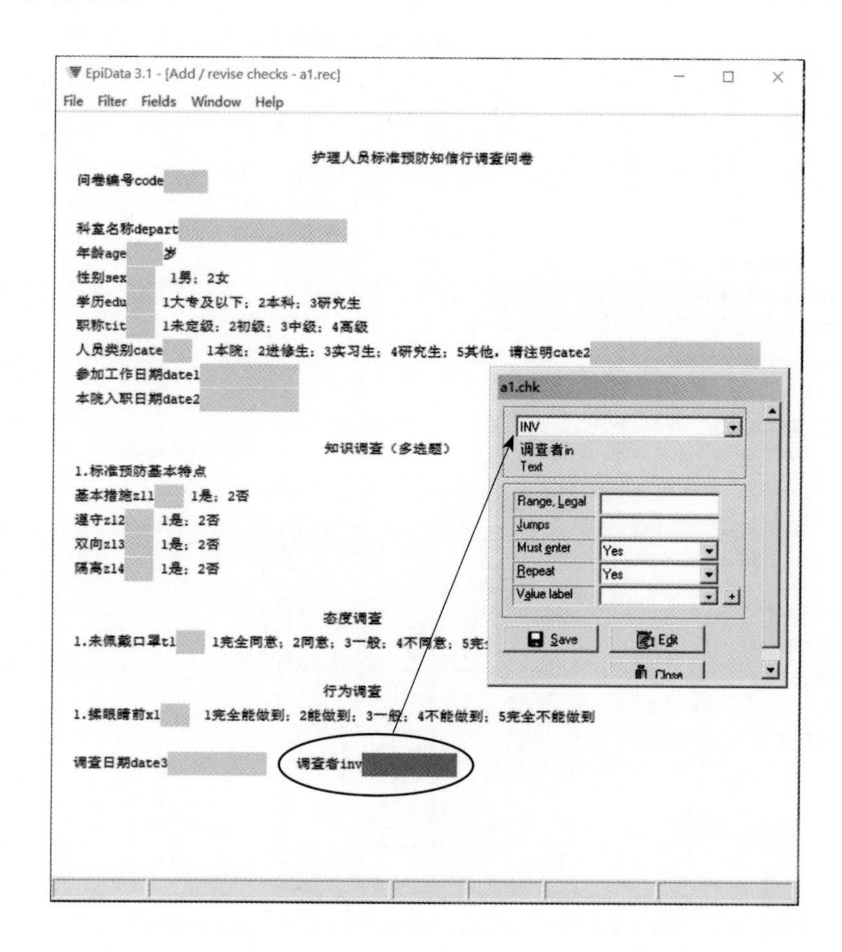

（5）唯一码设置：

为避免重复录入同一张调查表，可以设置唯一码，当录入相同的调查表时，系统可自动提示存在重复的表。

例如，将问卷编号设置为唯一码。①点击核查设置框的“Edit”。

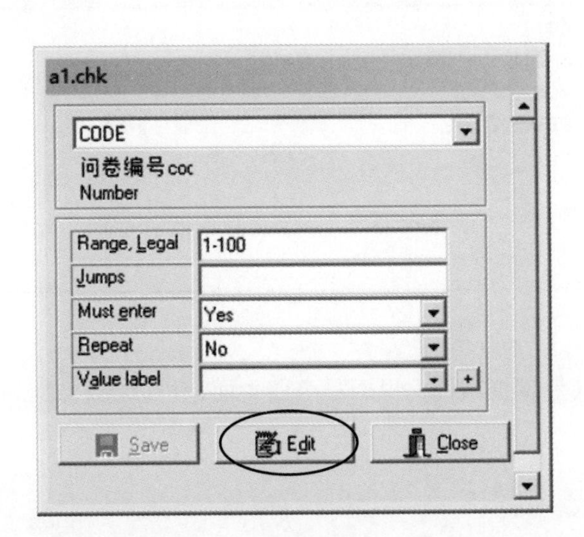

②出现“核查文件编辑”窗口，这是核查文件的语言程序。

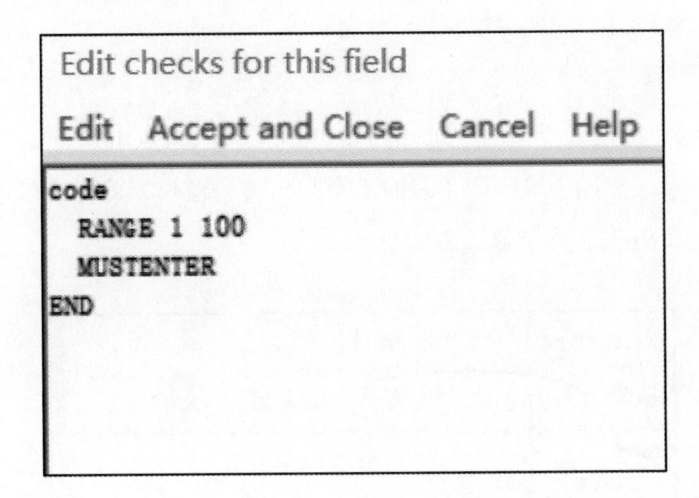

③在原有语句中，增加输入 KEY UNIQUE。

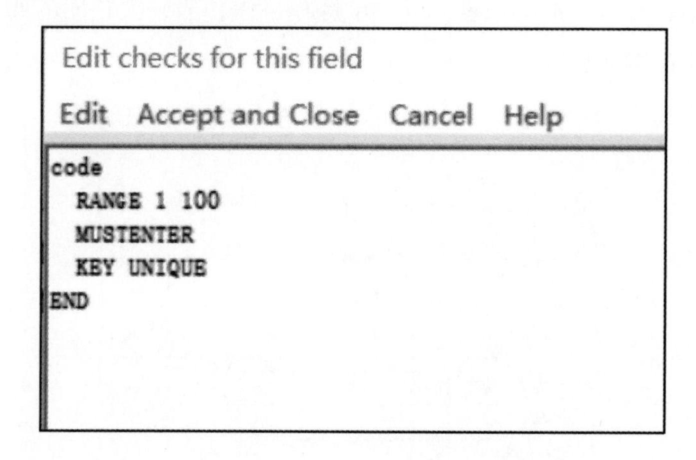

如原来未设置其他核查条件，里面是空白页面，可以输入

code

KEY UNIQUE

END

即“变量名

KEY UNIQUE

END”

④设置完毕，点击设置界面的“Accept and close”按钮，再点击“Close”保存核查文件。

当我们重复录入数据，唯一码重复时，会弹出警告窗口，此时可以选择“Yes”回到重复项，或者“No”，然后修改本编号。

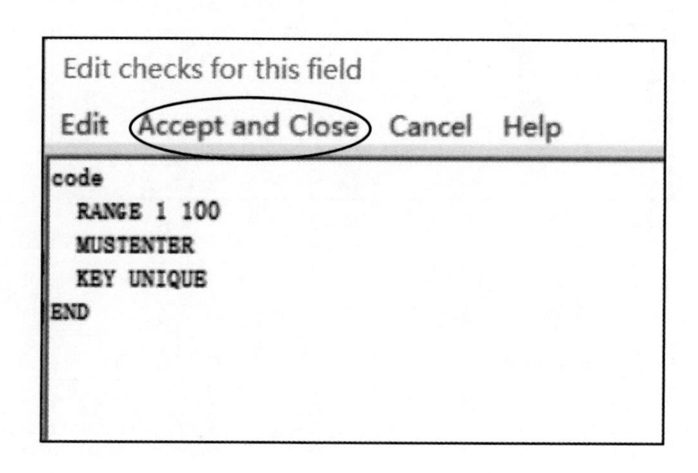

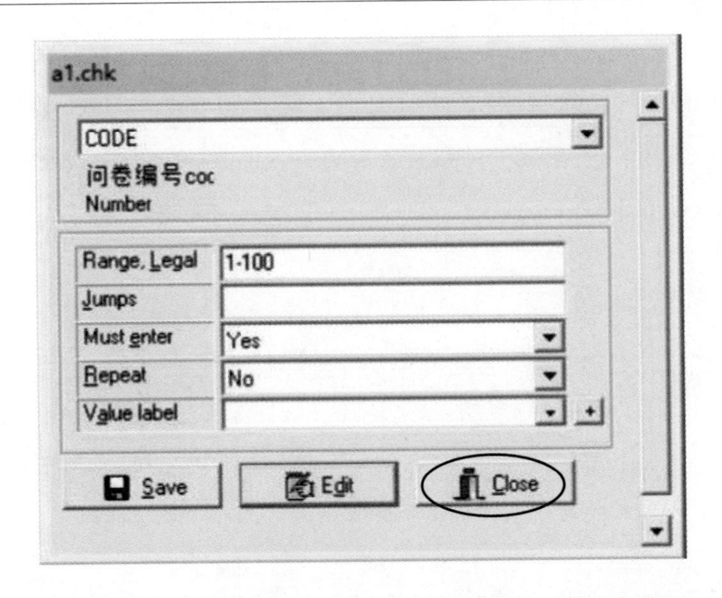
a1.chk
CODE
问卷编号coc
Number
Range, Legal
1-100
Jumps
Must enter
Yes
Repeat
No
Value label
Save
Edit
Close

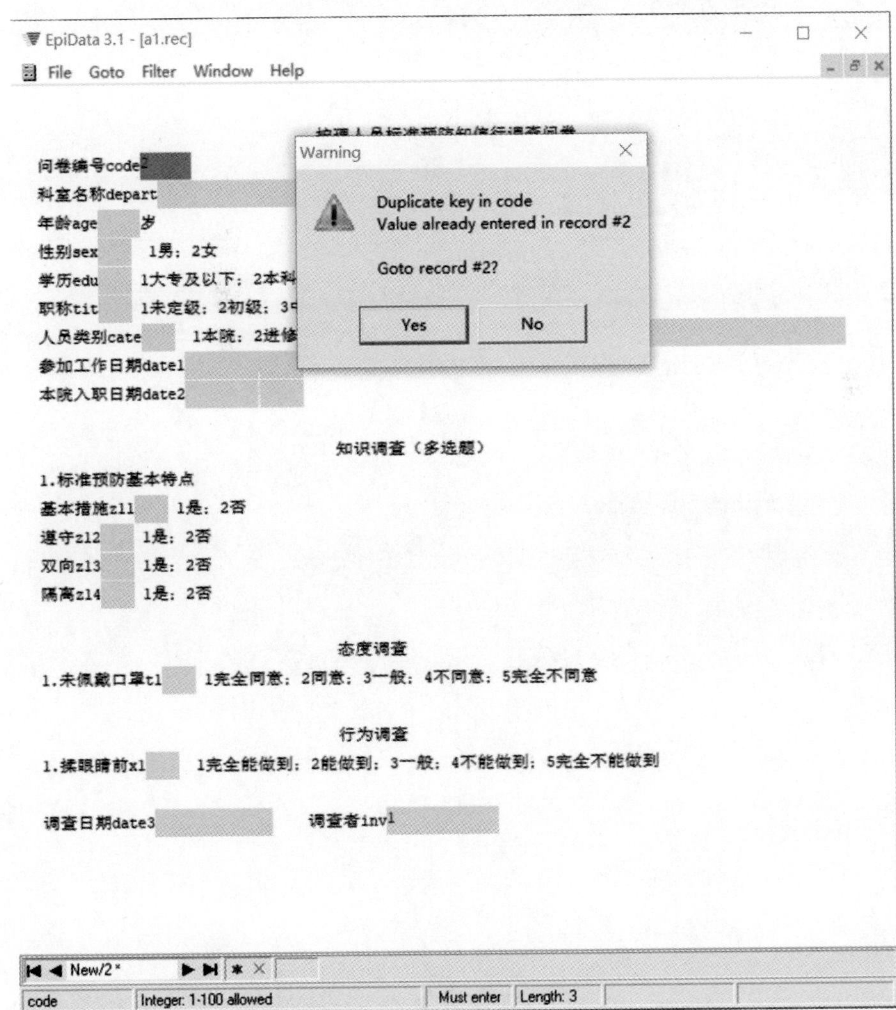
EpiData 3.1 - [a1.rec]
File Goto Filter Window Help
Warning
Duplicate key in code
Value already entered in record #2
Goto record #2?
Yes
No
问卷编号code
科室名称depart
年龄age 岁
性别sex 1男；2女
学历edu 1大专及以下；2本科
职称tit 1未定级；2初级；3
人员类别cate 1本院；2进修
参加工作日期date1
本院入职日期date2
知识调查（多选题）
1.标准预防基本特点
基本措施zl1 1是；2否
遵守zl2 1是；2否
双向zl3 1是；2否
隔离zl4 1是；2否
态度调查
1.未佩戴口罩t1 1完全同意；2同意；3一般；4不同意；5完全不同意
行为调查
1.揉眼睛前x1 1完全能做到；2能做到；3一般；4不能做到；5完全不能做到
调查日期date3
调查者inv
New/2*
code
Integer: 1-100 allowed
Must enter
Length: 3

4. 数据录入

打开 EpiData 软件，点击“4 Enter Data”，选择需要录入的 rec 数据库。按照调查表录入数。录入要点（1）录完一个变量会自动跳转至下一个变量，或使用键盘“Enter”键切换。录入完毕点击保存。

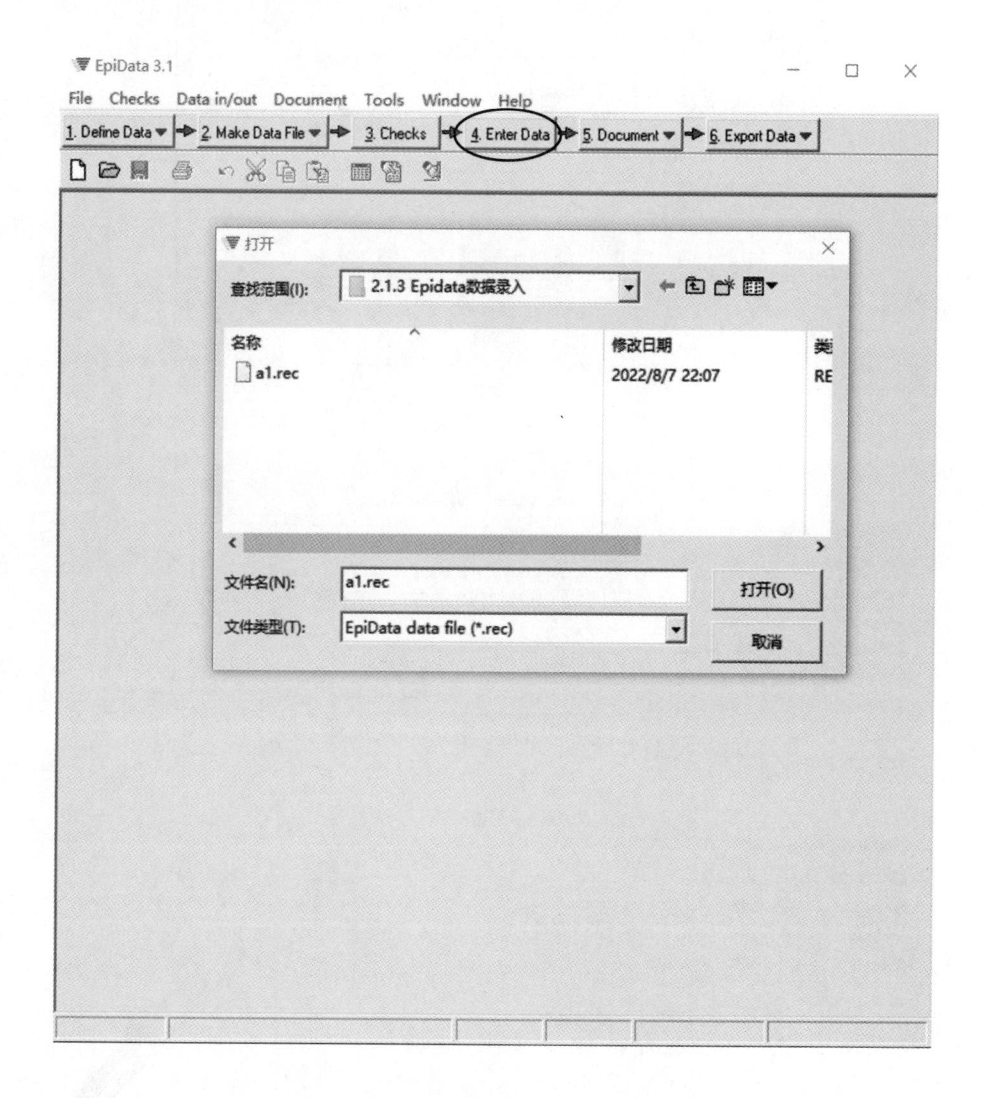

（2）当录入的变量值，超出核查文件设置的范围时，会弹出警示框。

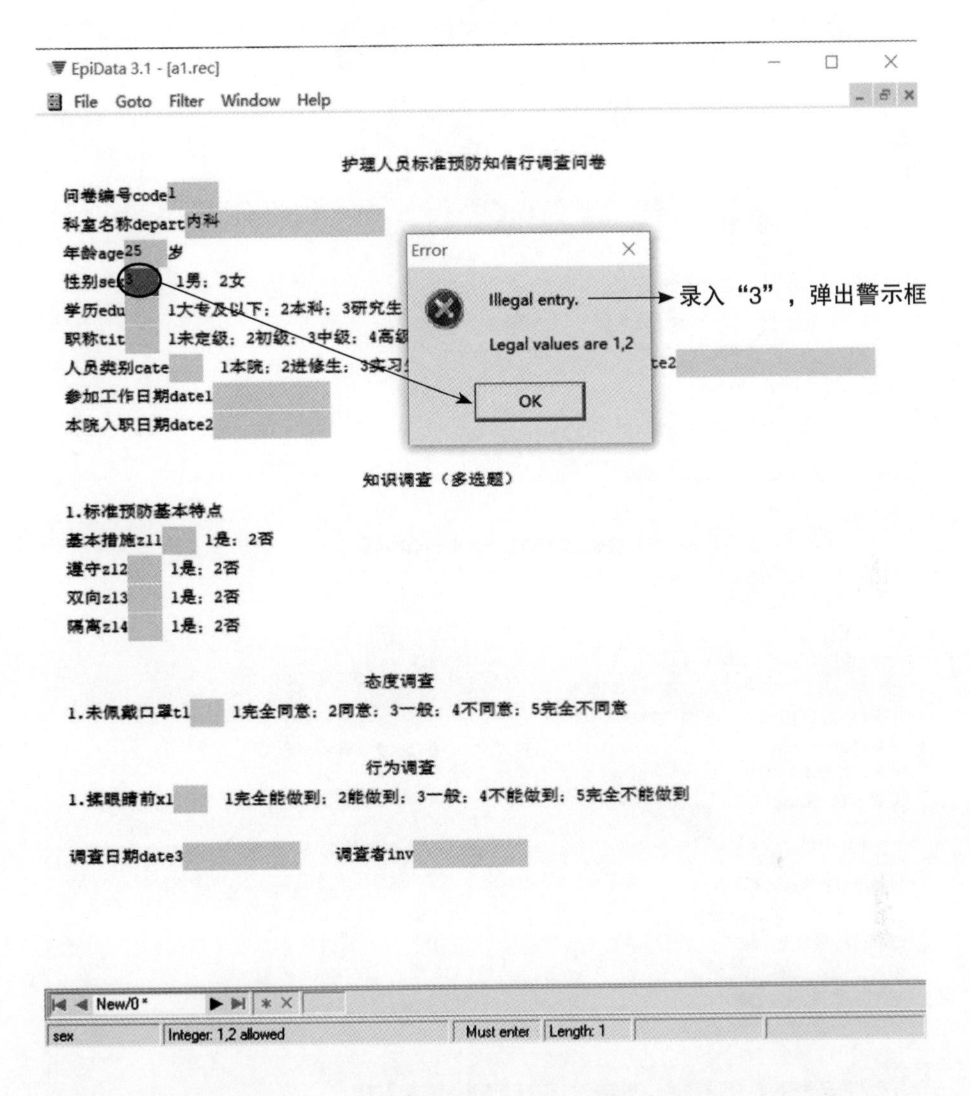

（3）输入日期型数据，可以按设置的日期格式连续输入数字，如“20220108”输入完毕点击回车，自动跳转成设置的日期格式。

参加工作日期date1 2012/03/14
本院入职日期date2 20220108

（4）录完一个调查表最后一个变量时，会弹出是否保存该条记录的对话框，点击“Yes”即可保存成功。可以看到左下角变成“New/1”，New 是当前界面的新记录，1 意思是已录入 1 条记录。

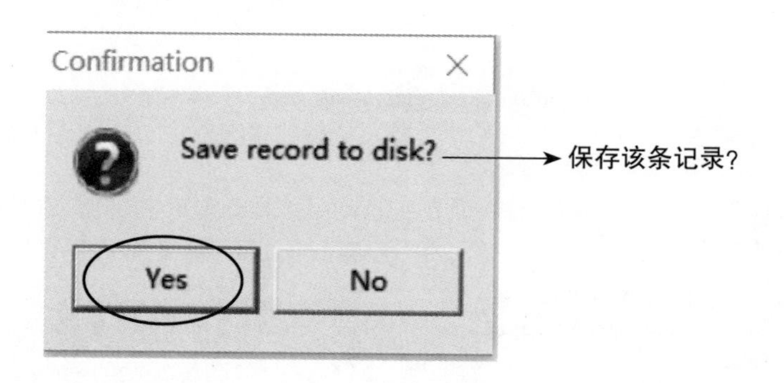

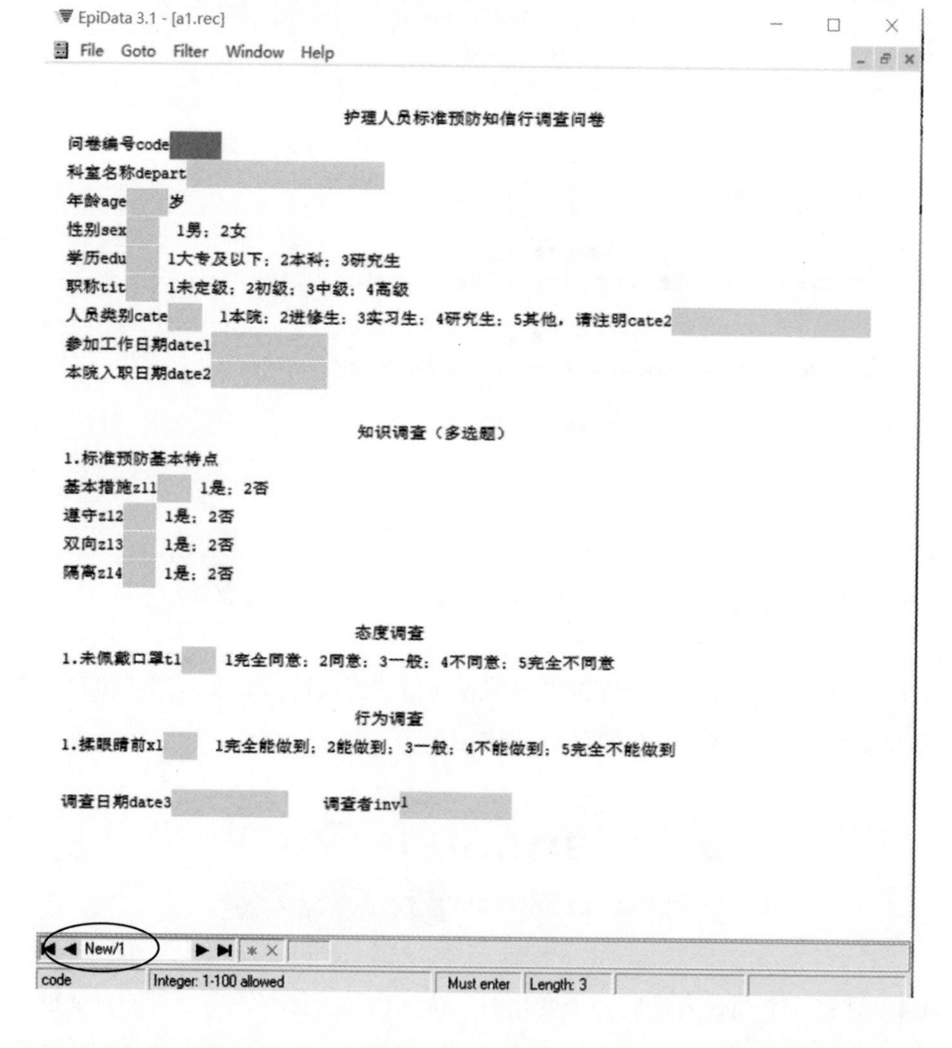

（5）需要查找已经录入的调查表，可以点击左下角的箭头前翻或后翻，或者点击菜单“Goto”—“Goto Record”，输入需要查看的编号。

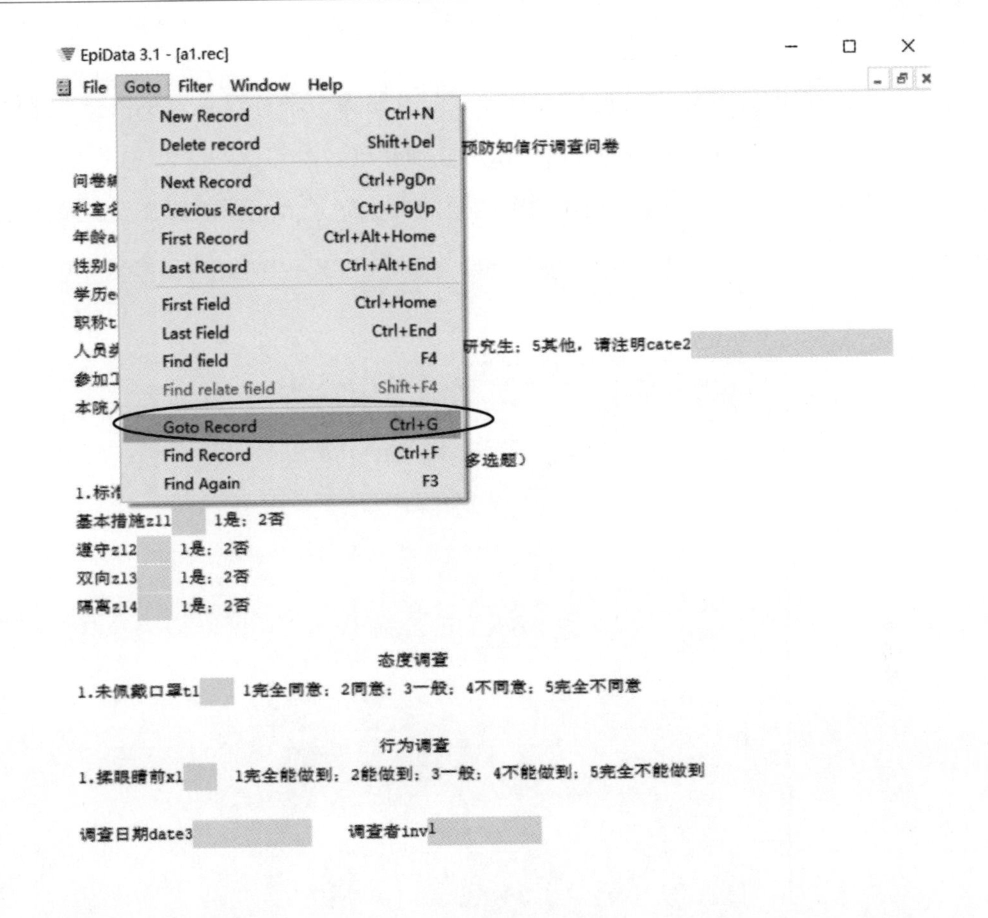

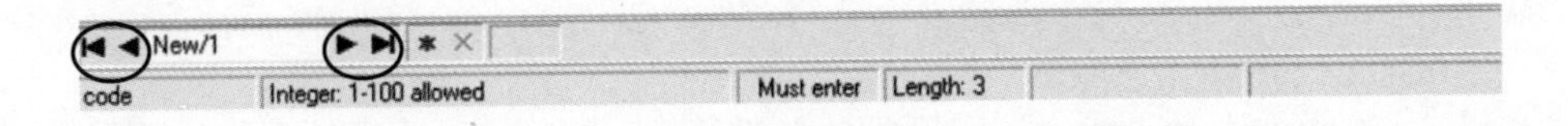

【知识加油站】平行双录入

是指调查问卷录入数据库的形式，由两名研究者分别录入两个相同的数据库，录入完毕对两份数据进行核查，减少数据错误，提高科研准确度。

具体过程：新建数据库，复制副本，由两名研究人员分别录入数据库及副本数据库，录入完毕使用数据库核查功能进行核查，核查出录入不一致的数据，研究者查阅调查问卷并修订数据库的数据。

可提供平行双录入的软件，最常用的是EpiData，有两种模式，一种是一名研究者录入完毕，另一名研究者再录入，边录入边核查；另一种是两名研究者分别录入，录完后再一并核查。

5. 数据库管理

包括变量的修改，数据库的追加或合并，记录删除，平行双录入及核查。此处重点讲解平行双录入及核查，有两种方法，以下分别介绍。

（1）平行双录入方法一：分别在两个相同的数据库录入相同的调查表，录入完毕对这两个数据库进行比较。①点击菜单“Tools”—“Copy Structure”，选择 rec 文件。

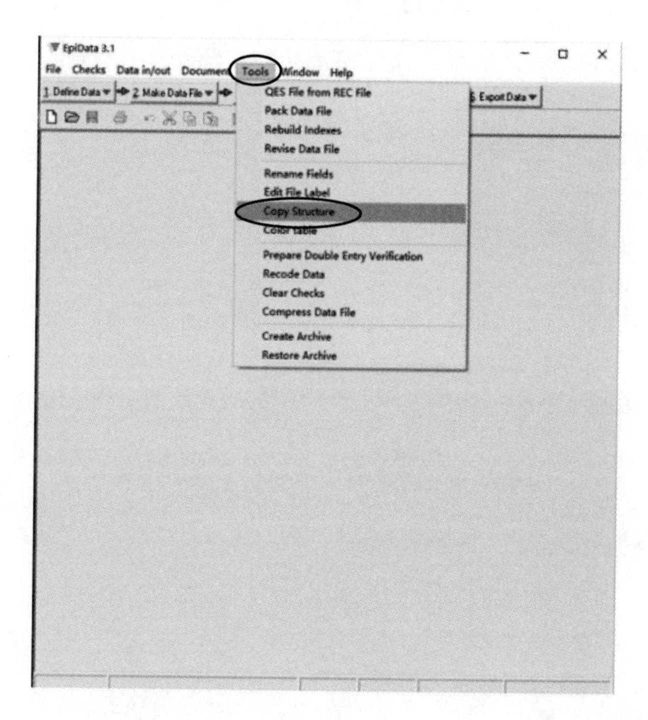

②弹出“Copy file structure”对话框，勾选下方“Copy check file”，点击“OK”。

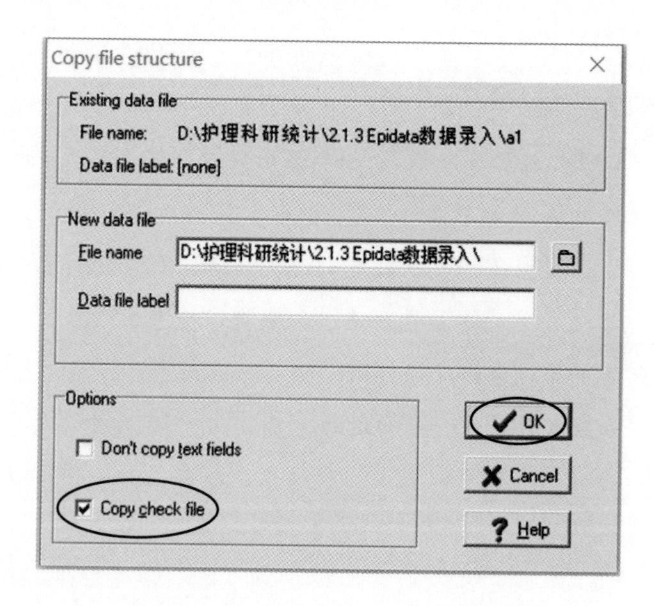

③点击“5.Document”—“Validate Duplicate Files”，出现“Validate Files”对话框，点击“OK”。

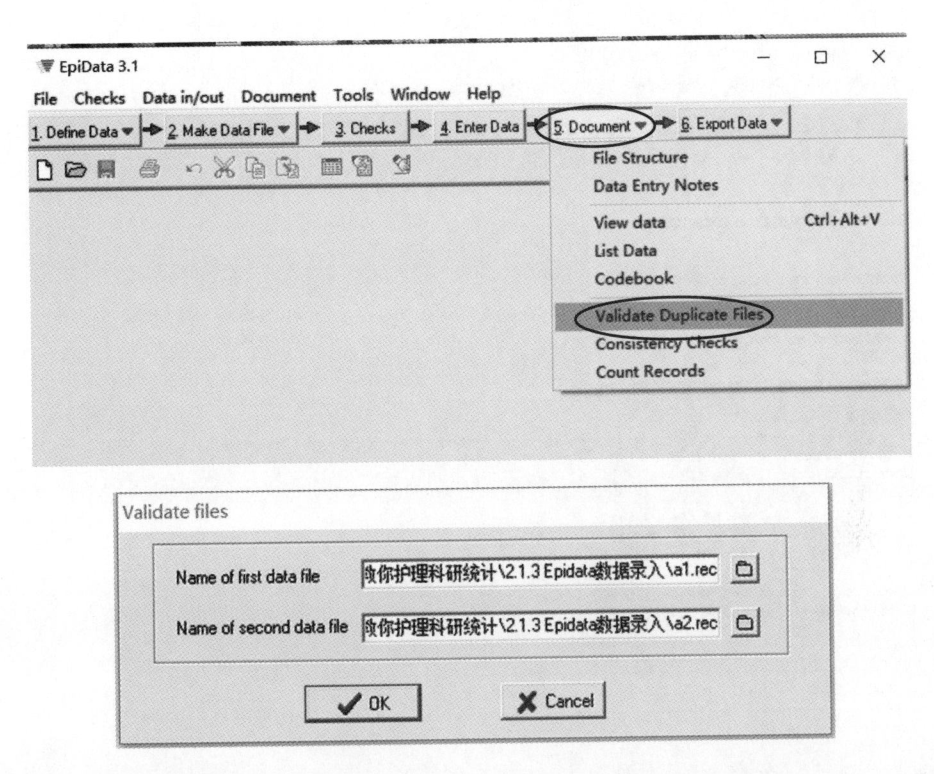

④左下角选择需要核查的变量，点击“OK”，生成“Validation Report”文件。

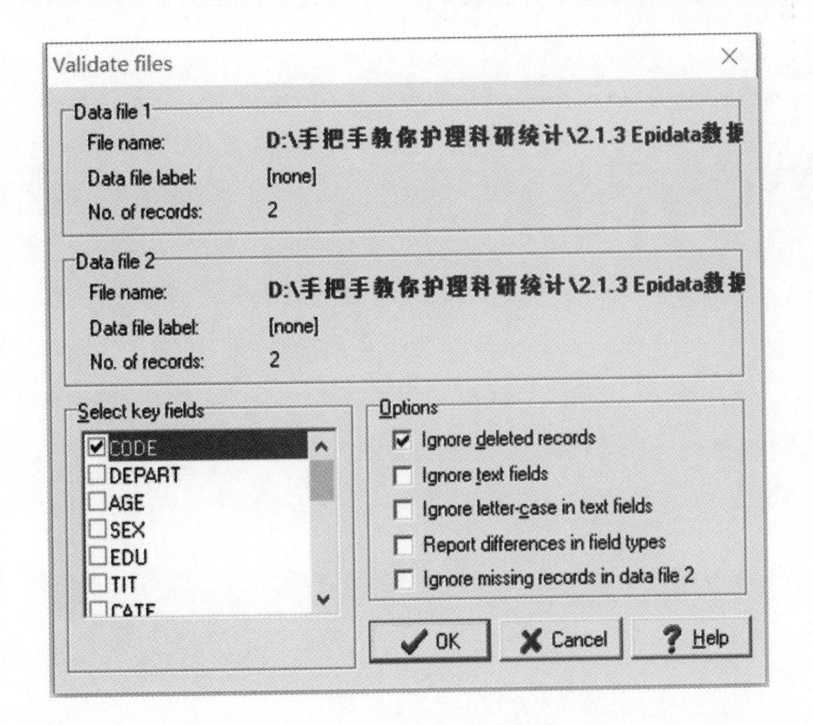

⑤根据文件内容，回看调查表，分别修改两个数据库，修改完毕再次进行核查，直至两个数据库完全一致。

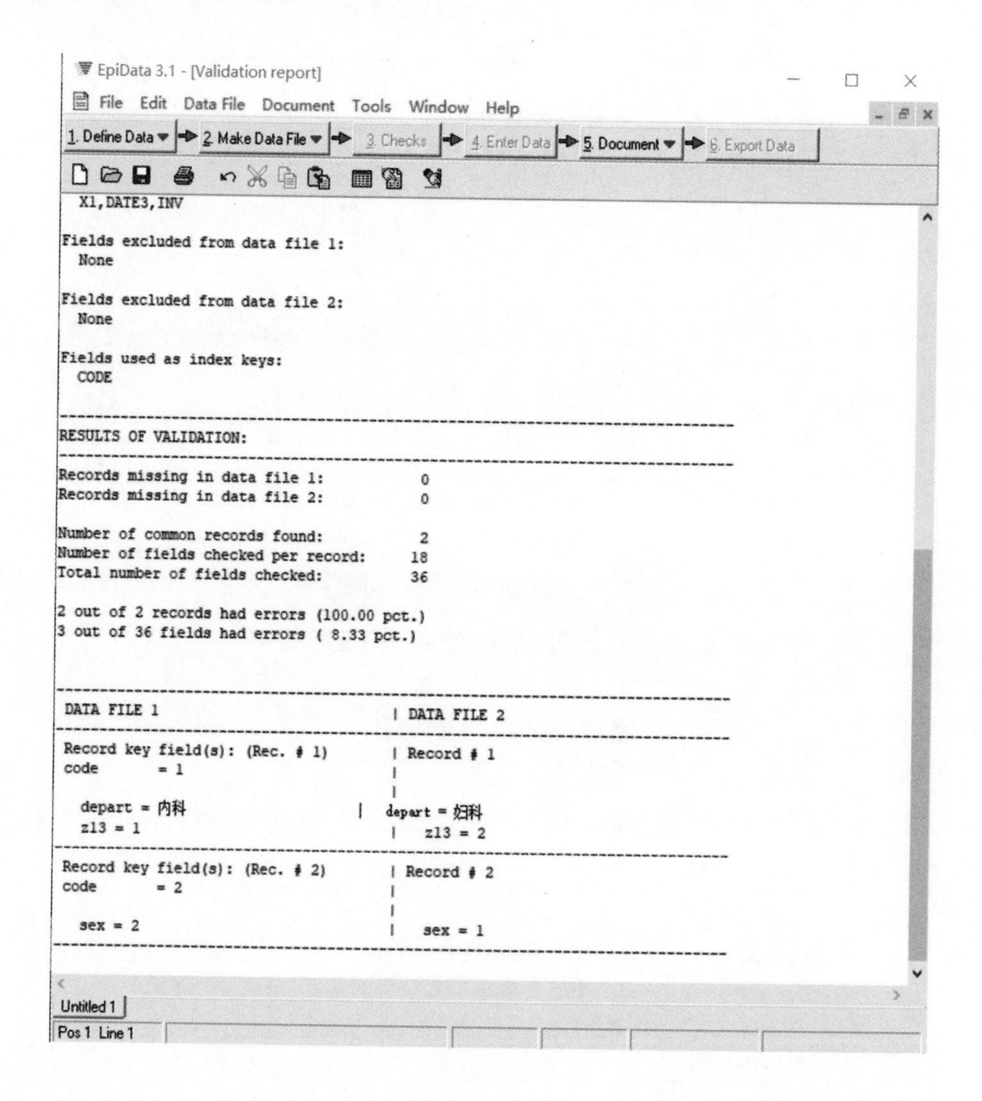

（2）平行双录入方法二：是完成第一遍数据库录入后，在第二遍录入数据时同时比对第一遍录入的数据。①点击菜单栏“Tools”—“Prepare Double Entry Verification”，选择需要双录入校对的第一个数据库。

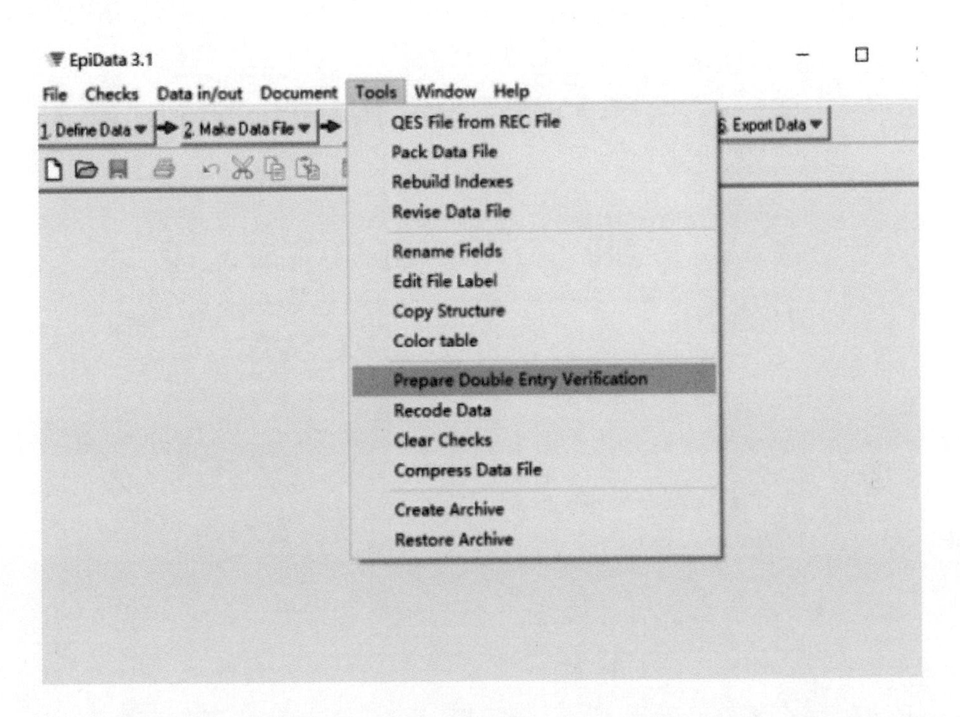

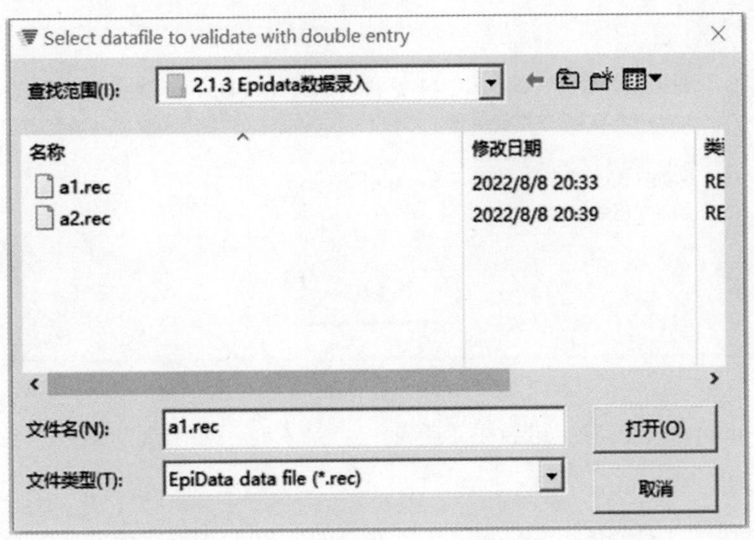

②出现新的空白数据库文件，后缀名是 _dbl.rec，这个数据库结构与原数据库一致，点击“OK”。

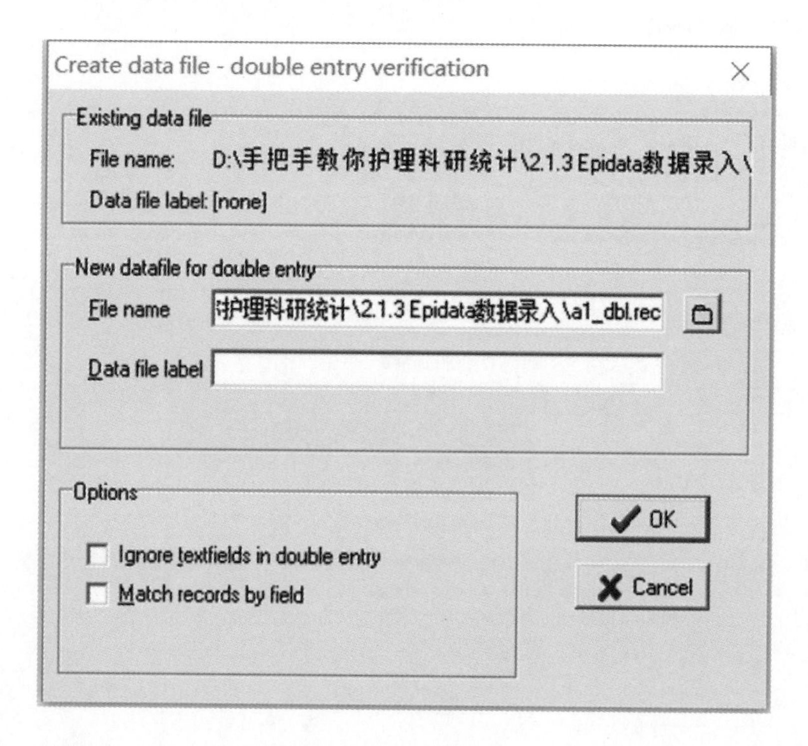

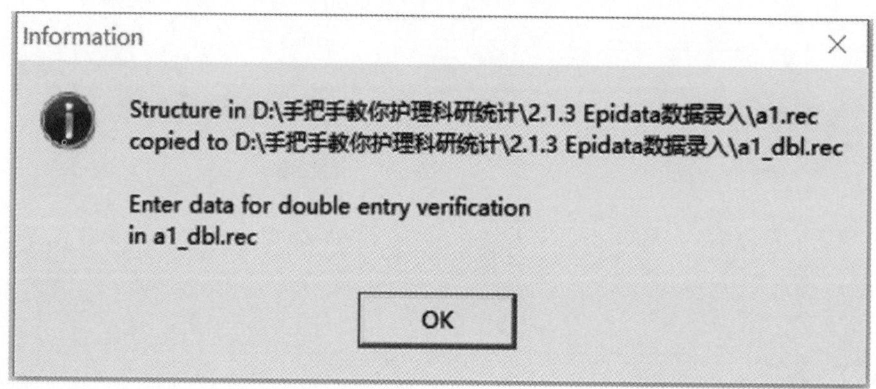

③打开 _dbl.rec 数据库，进行第二遍录入。录入时，如出现与第一个数据库不相同的数据，会弹出“Warning”警示框：“1 Edit”是修改当前的数值，“2 New”以新录入的数值为准，“3 Original”以第一个数据库的数值为准。这种方式的核查，不会更改第一个数据库的变量值。

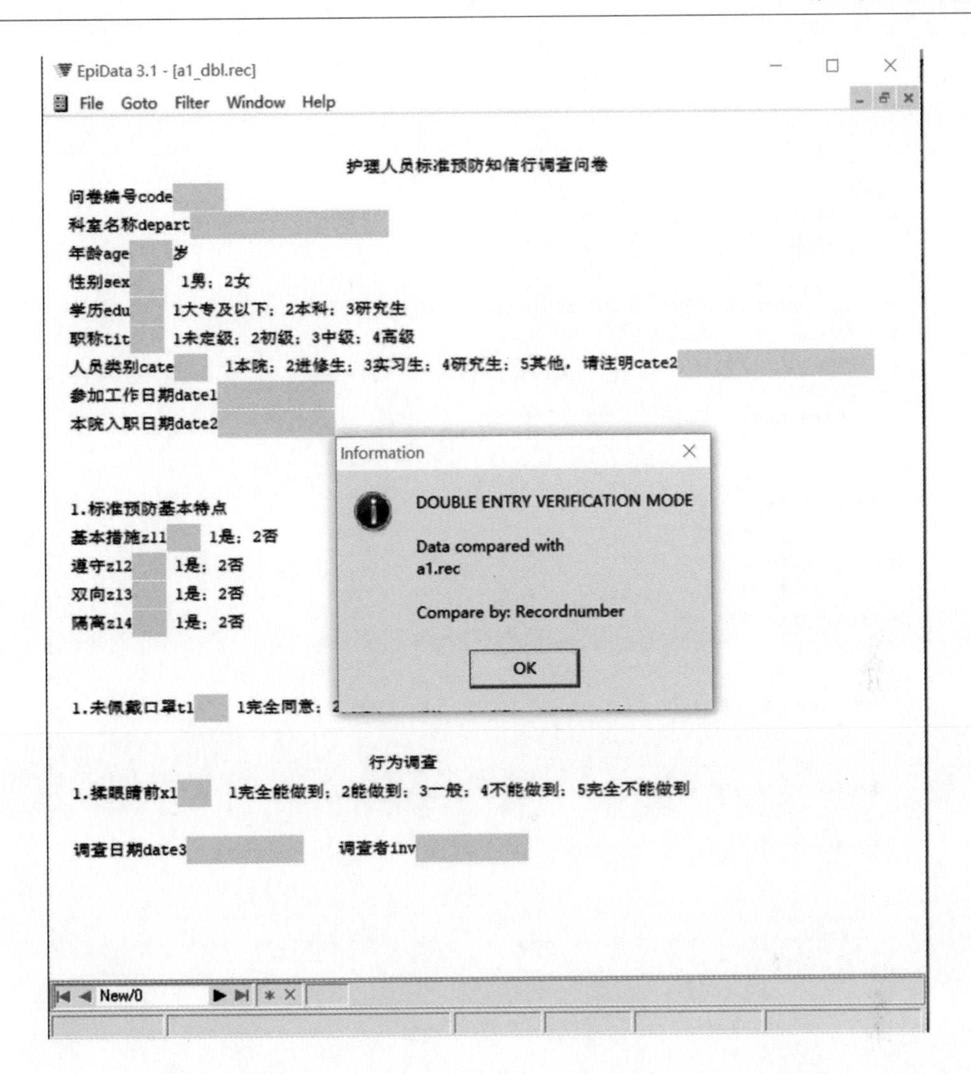
EpiData 3.1 - [a1_dbl.rec]
File Goto Filter Window Help
护理人员标准预防知信行调查问卷
问卷编号code
科室名称depart
年龄age 岁
性别sex 1男；2女
学历edu 1大专及以下；2本科；3研究生
职称tit 1未定级；2初级；3中级；4高级
人员类别cate 1本院；2进修生；3实习生；4研究生；5其他，请注明cate2
参加工作日期date1
本院入职日期date2
1.标准预防基本特点
基本措施zl1 1是；2否
遵守zl2 1是；2否
双向zl3 1是；2否
隔离zl4 1是；2否
1.未佩戴口罩t1 1完全同意；2
行为调查
1.揉眼睛前x1 1完全能做到；2能做到；3一般；4不能做到；5完全不能做到
调查日期date3
调查者inv
Information
DOUBLE ENTRY VERIFICATION MODE
Data compared with
a1.rec
Compare by: Recordnumber
OK
New/0

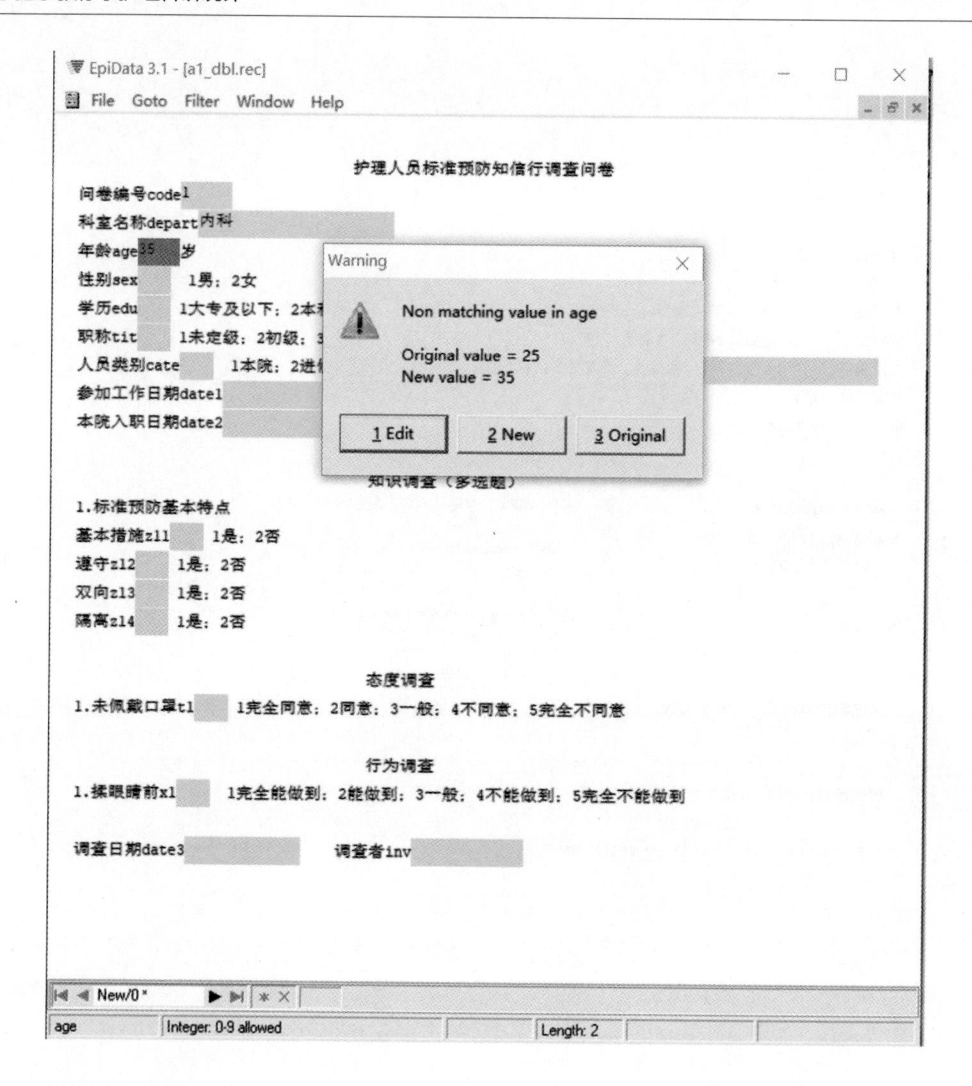

6. 数据导出

①点击“6.Export Data”—“SPSS”。

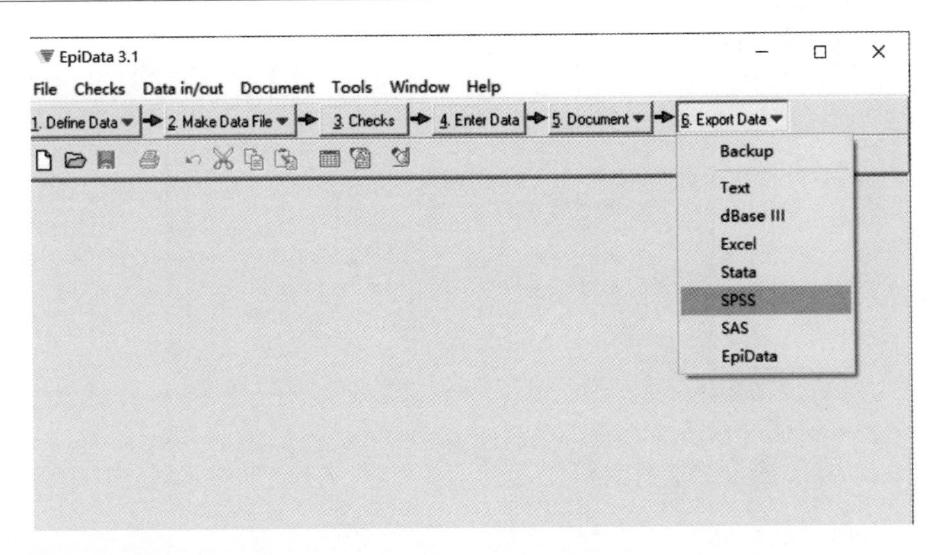

②选择需要导出的数据库，“al，rec“，点击”打开“。

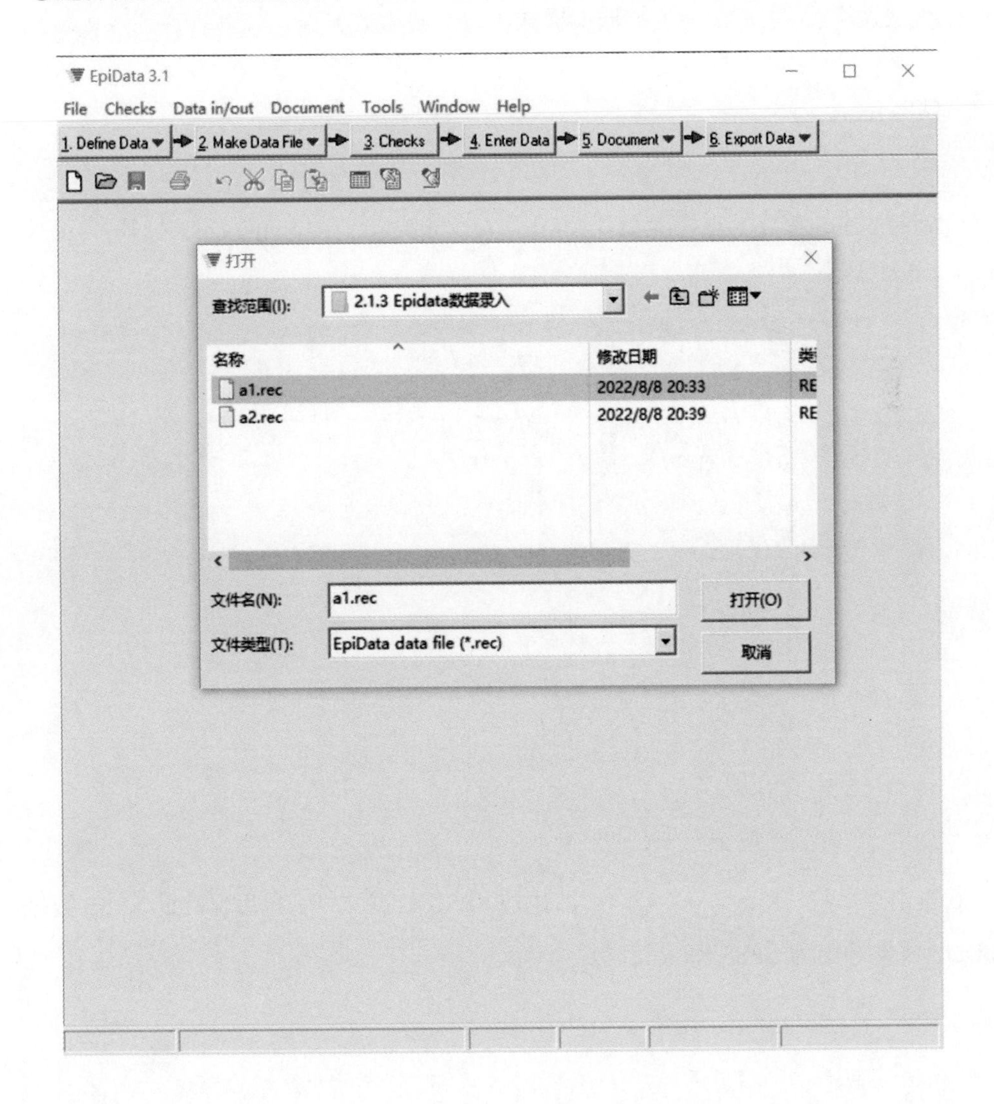

③再选择需要导出的变量，点击“OK”。

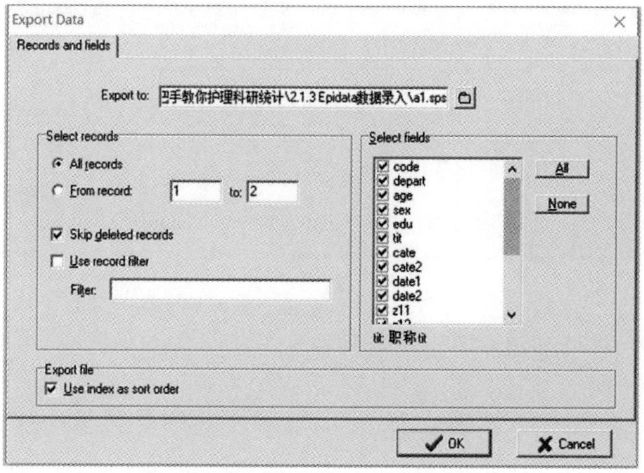

④生成两个文件：*.sps（数据库样式），*.txt（数据）。

⑤运行 SPSS 程序，点击菜单栏“File”—“Open”—“Syntax”，打开 *.sps 文件。

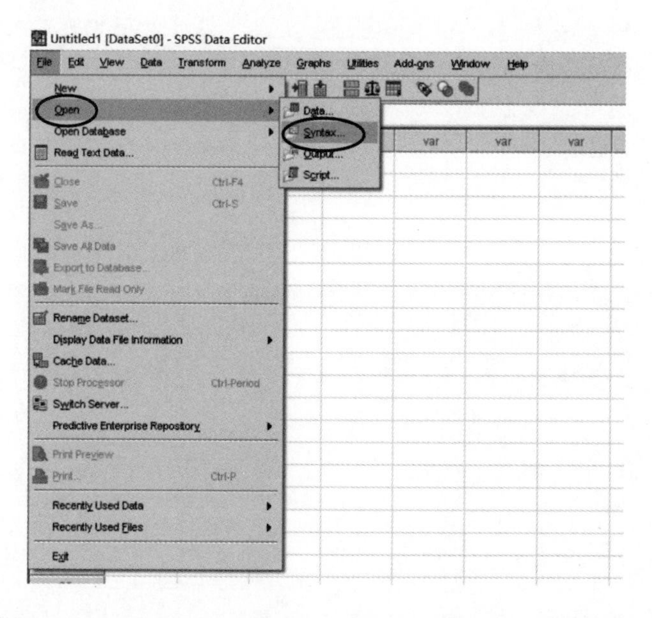

⑥点击菜单栏“Run”—“All”，即生成 SPSS 数据文件，最后保存此 SPSS 数据库。EpiData 数据导出为 SPSS 格式完成。

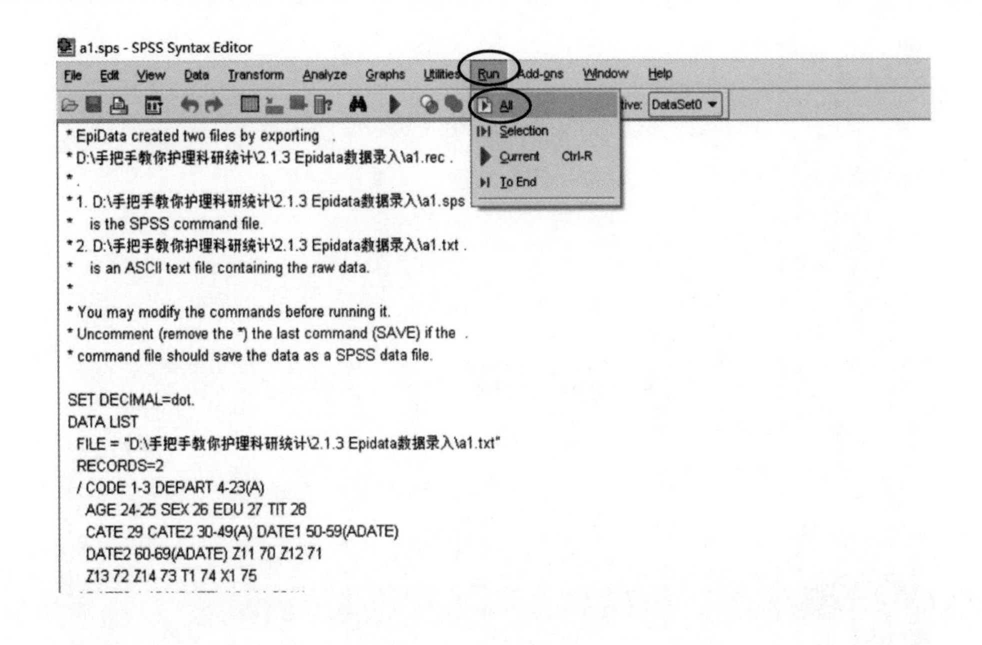
a1.sps - SPSS Syntax Editor
File Edit View Data Transform Analyze Graphs Utilities Run Add-ons Window Help
All
Selection
Current Ctrl-R
To End
DataSet0
* EpiData created two files by exporting .
* D:\手把手教你护理科研统计\2.1.3 Epidata数据录入\a1.rec .
* .
* 1. D:\手把手教你护理科研统计\2.1.3 Epidata数据录入\a1.sps
* is the SPSS command file.
* 2. D:\手把手教你护理科研统计\2.1.3 Epidata数据录入\a1.txt .
* is an ASCII text file containing the raw data.
*
* You may modify the commands before running it.
* Uncomment (remove the *) the last command (SAVE) if the .
* command file should save the data as a SPSS data file.
SET DECIMAL=dot.
DATA LIST
FILE = "D:\手把手教你护理科研统计\2.1.3 Epidata数据录入\a1.txt"
RECORDS=2
/ CODE 1-3 DEPART 4-23(A)
AGE 24-25 SEX 26 EDU 27 TIT 28
CATE 29 CATE2 30-49(A) DATE1 50-59(ADATE)
DATE2 60-69(ADATE) Z11 70 Z12 71
Z13 72 Z14 73 T1 74 X1 75

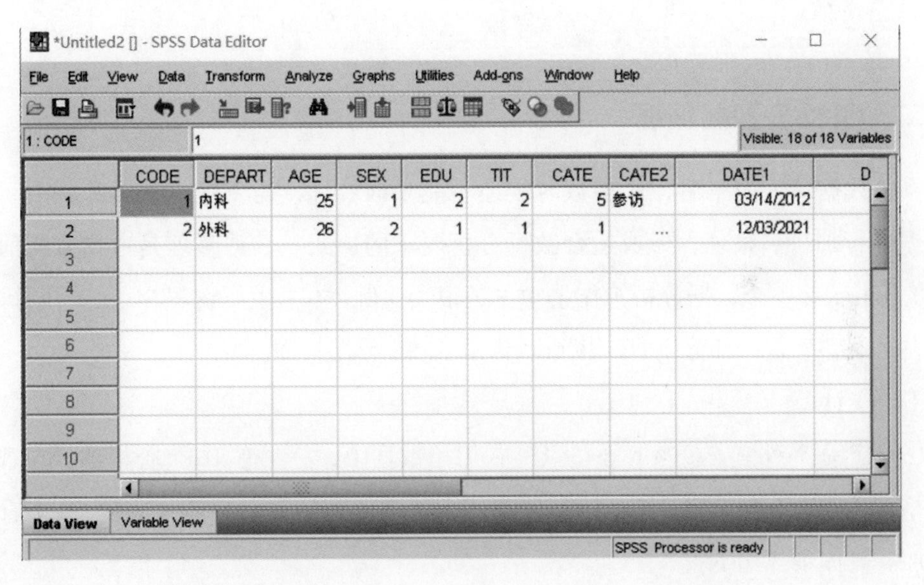
*Untitled2 [] - SPSS Data Editor
File Edit View Data Transform Analyze Graphs Utilities Add-ons Window Help
1 : CODE
1
Visible: 18 of 18 Variables
CODE DEPART AGE SEX EDU TIT CATE CATE2 DATE1 D
1 1 内科 25 1 2 2 5 参访 03/14/2012
2 2 外科 26 2 1 1 1 ... 12/03/2021
3
4
5
6
7
8
9
10
Data View
Variable View
SPSS Processor is ready

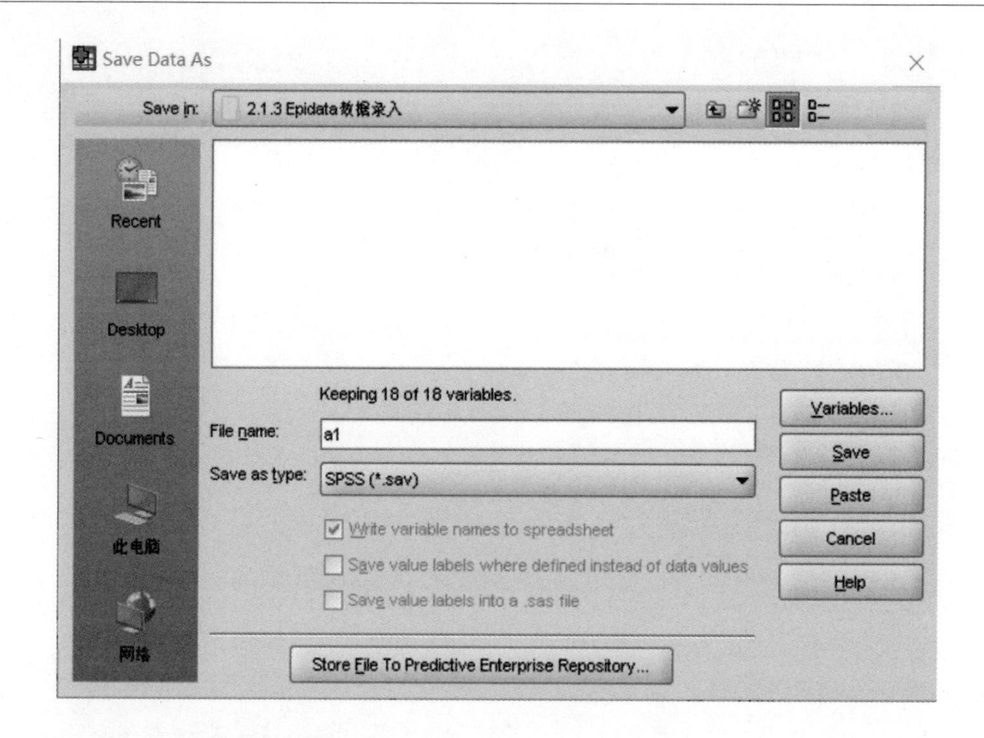

二、SPSS 数据整理

原始数据录入完毕后，大多数时候还不能立即统计，需要根据统计分析的目的，对数据进行加工、整理，形成适合数据分析要求的样式。数据整理是数据分析前必不可少的工作，在整个数据分析工作量中占了很大比例。本书主要讲解 SPSS 的统计分析，因此在数据整理这一部分内容，也重点讲解 SPSS 数据整理。

（一）计算

1. 计算每个科室查核项目合格数　在原始数据中，一共有 16 个查核项目，查核项目合格记为 1，不合格记为 0，如需计算每个科室的合格数，只需要将这 16 个查核项目相加。具体步骤如下：

（1）点击菜单栏“Transform”—“compute variable”，进入“compute variable”对话框。

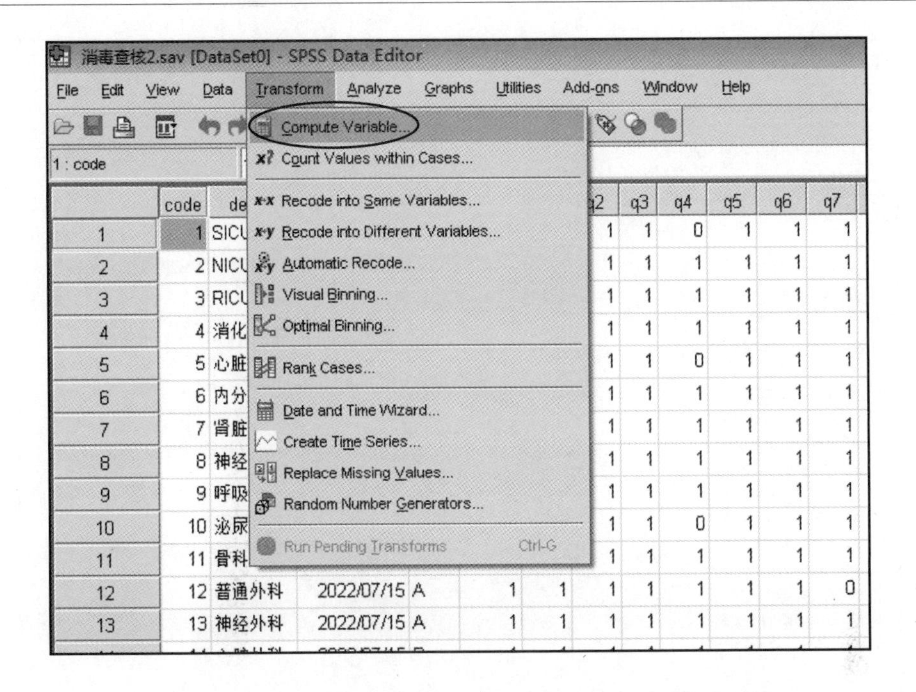

（2）在“Target Variable”下方空白格，输入计算后生成的变量名称，在此设为“total”。在右边“Numeric Expression”下方的空白格，输入计算的公式。左边选择变量“q1”，点击中间的箭头，将变量引入空白格，在下方选择运算符号“+”，依次类推，最终的算式如图。

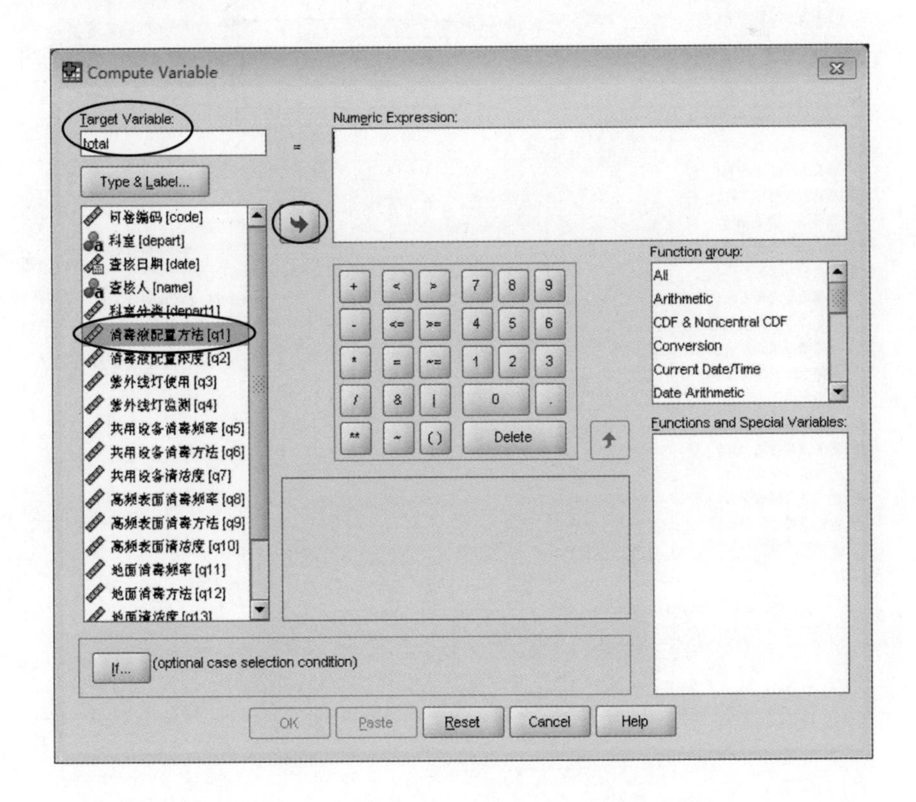

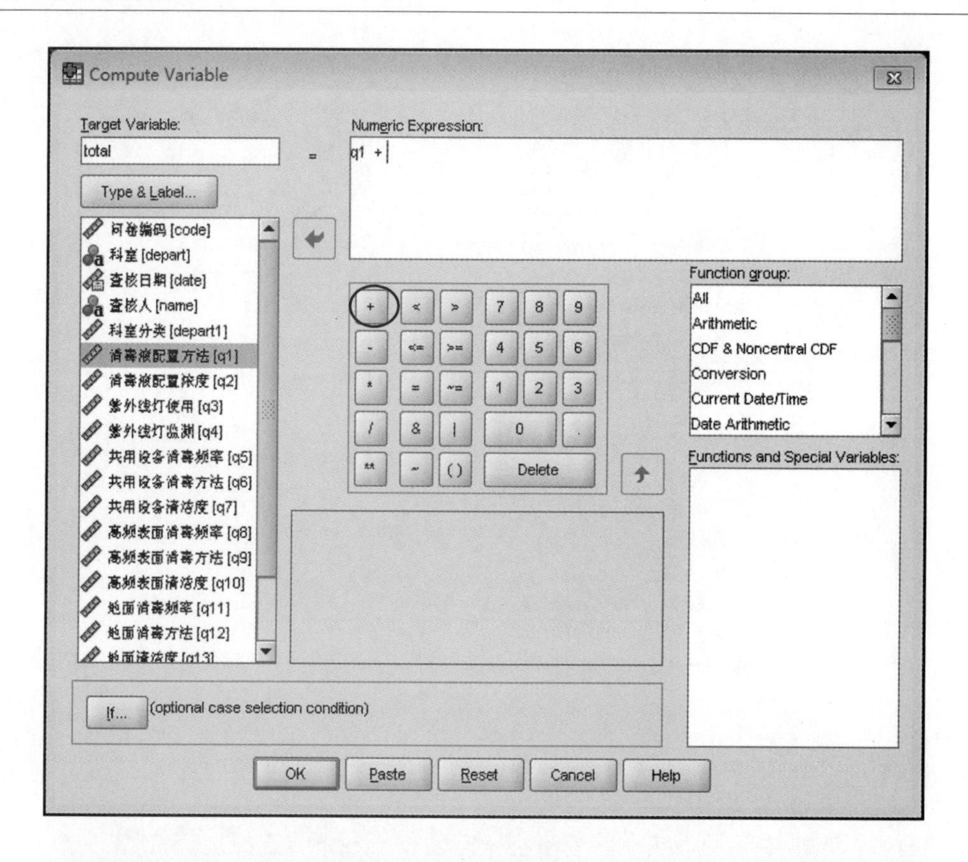
Compute Variable
Target Variable:
total
Numeric Expression:
q1 +
Type & Label...
问卷编码 [code]
科室 [depart]
查核日期 [date]
查核人 [name]
科室分类 [depart1]
消毒液配置方法 [q1]
消毒液配置浓度 [q2]
紫外线灯使用 [q3]
紫外线灯监测 [q4]
共用设备消毒频率 [q5]
共用设备消毒方法 [q6]
共用设备清洁度 [q7]
高频表面消毒频率 [q8]
高频表面消毒方法 [q9]
高频表面清洁度 [q10]
地面消毒频率 [q11]
地面消毒方法 [q12]
Function group:
All
Arithmetic
CDF & Noncentral CDF
Conversion
Current Date/Time
Date Arithmetic
Functions and Special Variables:
Delete
If...
(optional case selection condition)
OK
Paste
Reset
Cancel
Help

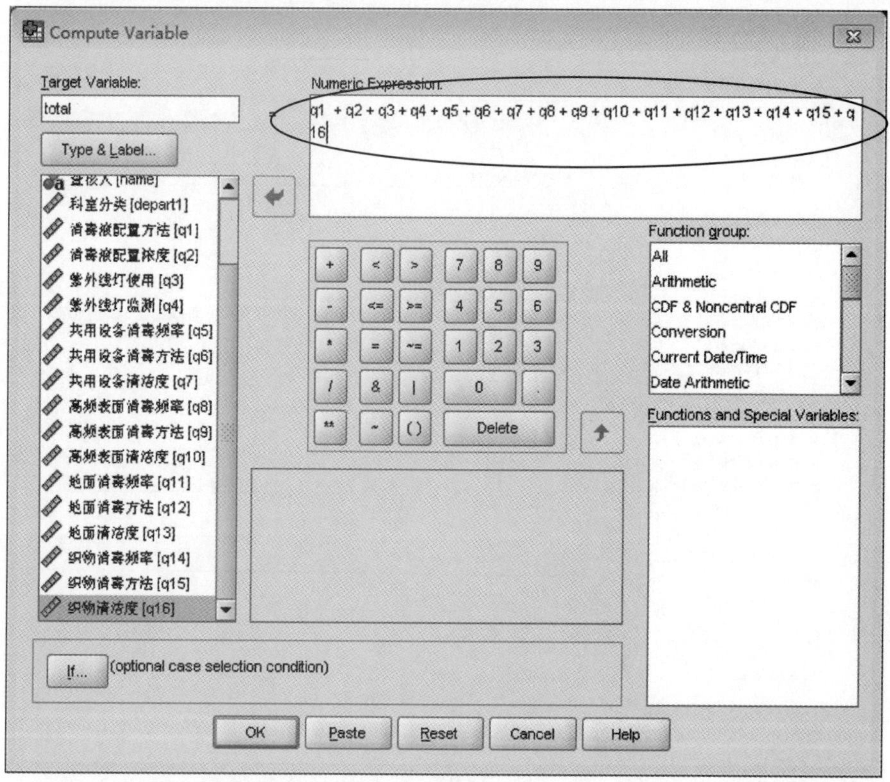
Compute Variable
Target Variable:
total
Numeric Expression:
q1 + q2 + q3 + q4 + q5 + q6 + q7 + q8 + q9 + q10 + q11 + q12 + q13 + q14 + q15 + q16
Type & Label...
科室分类 [depart1]
消毒液配置方法 [q1]
消毒液配置浓度 [q2]
紫外线灯使用 [q3]
紫外线灯监测 [q4]
共用设备消毒频率 [q5]
共用设备消毒方法 [q6]
共用设备清洁度 [q7]
高频表面消毒频率 [q8]
高频表面消毒方法 [q9]
高频表面清洁度 [q10]
地面消毒频率 [q11]
地面消毒方法 [q12]
地面清洁度 [q13]
织物消毒频率 [q14]
织物消毒方法 [q15]
织物清洁度 [q16]
Function group:
All
Arithmetic
CDF & Noncentral CDF
Conversion
Current Date/Time
Date Arithmetic
Functions and Special Variables:
Delete
If...
(optional case selection condition)
OK
Paste
Reset
Cancel
Help

（3）点击下方的“OK”后，数据界面最右边一列生成新的变量及数据。最后回到变量界面，设置这个生成的新变量的类型及标签。

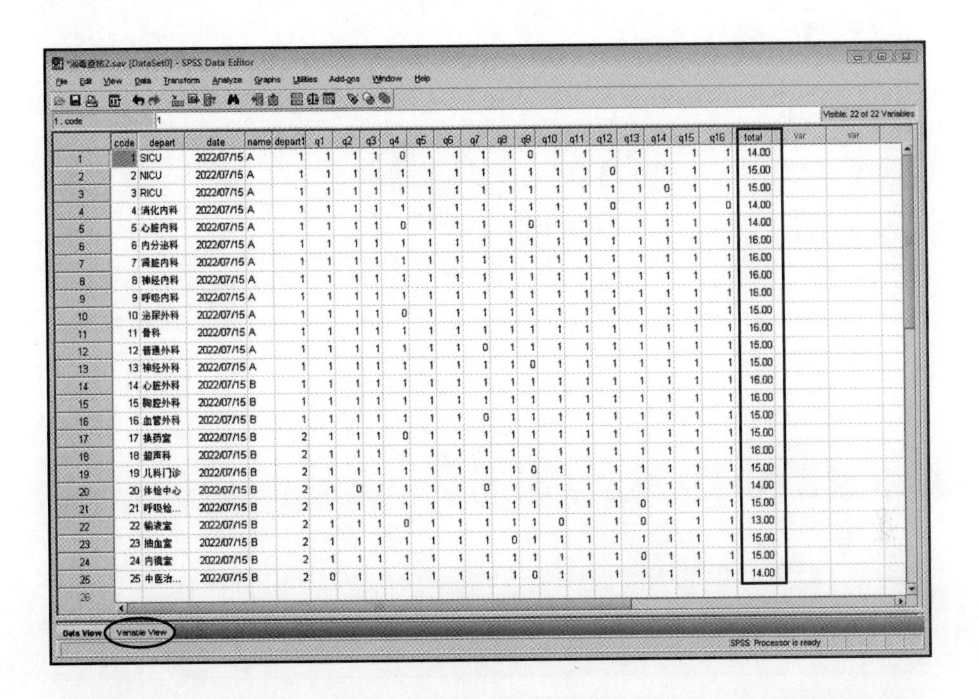

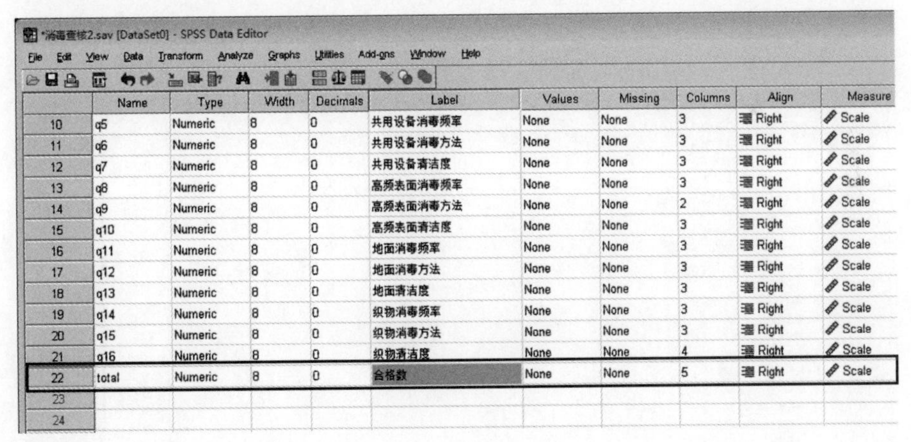

2. 计算每个科室的合格率　同样使用上述的方法，逐步计算生成新的变量。

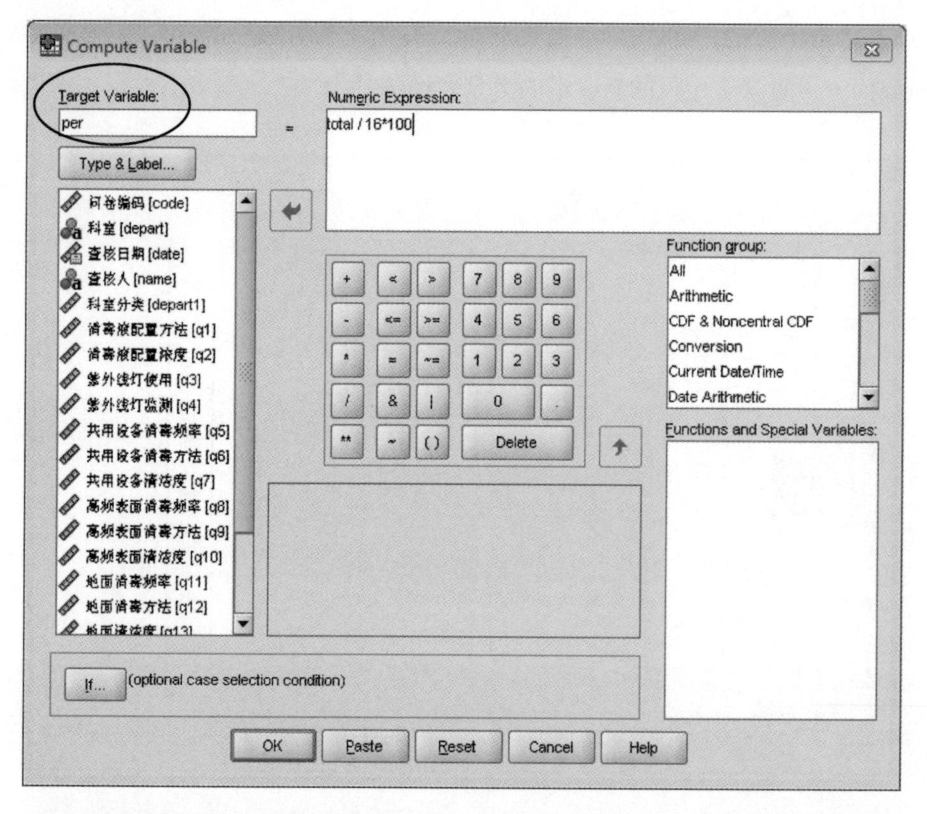

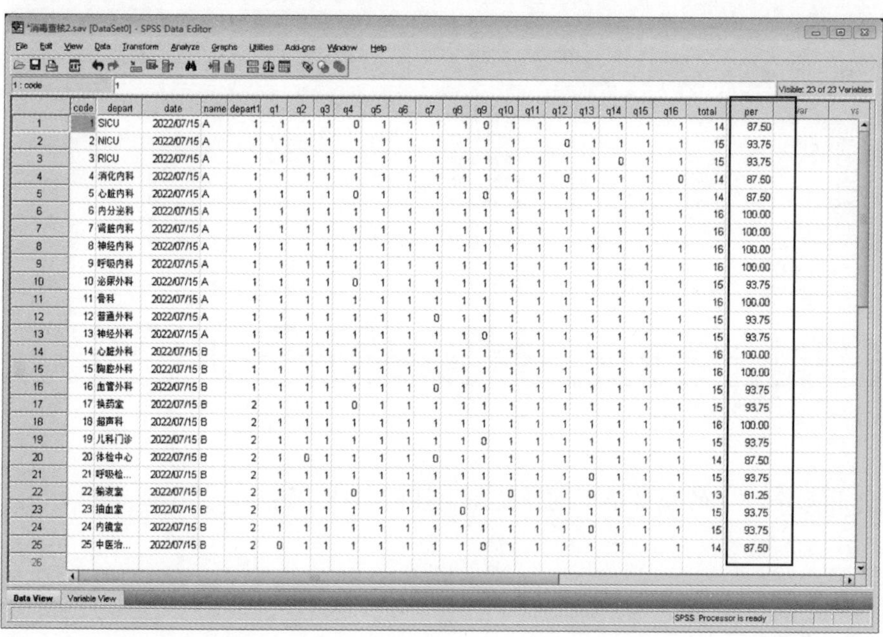

	code	depart	date	name	depart1	q1	q2	q3	q4	q5	q6	q7	q8	q9	q10	q11	q12	q13	q14	q15	q16	total	per
1	1	SICU	2022/07/15	A	1	1	1	1	0	1	1	1	1	0	1	1	1	1	1	1	1	14	87.50
2	2	NICU	2022/07/15	A	1	1	1	1	1	1	1	1	1	1	1	1	0	1	1	1	1	15	93.75
3	3	RICU	2022/07/15	A	1	1	1	1	1	1	1	1	1	1	1	1	1	1	0	1	1	15	93.75
4	4	消化内科	2022/07/15	A	1	1	1	1	1	1	1	1	1	1	1	1	0	1	1	1	0	14	87.50
5	5	心脏内科	2022/07/15	A	1	1	1	1	0	1	1	1	1	0	1	1	1	1	1	1	1	14	87.50
6	6	内分泌科	2022/07/15	A	1	1	1	1	1	1	1	1	1	1	1	1	1	1	1	1	1	16	100.00
7	7	肾脏内科	2022/07/15	A	1	1	1	1	1	1	1	1	1	1	1	1	1	1	1	1	1	16	100.00
8	8	神经内科	2022/07/15	A	1	1	1	1	1	1	1	1	1	1	1	1	1	1	1	1	1	16	100.00
9	9	呼吸内科	2022/07/15	A	1	1	1	1	1	1	1	1	1	1	1	1	1	1	1	1	1	16	100.00
10	10	泌尿外科	2022/07/15	A	1	1	1	1	0	1	1	1	1	1	1	1	1	1	1	1	1	15	93.75
11	11	骨科	2022/07/15	A	1	1	1	1	1	1	1	1	1	1	1	1	1	1	1	1	1	16	100.00
12	12	普通外科	2022/07/15	A	1	1	1	1	1	1	1	0	1	1	1	1	1	1	1	1	1	15	93.75
13	13	神经外科	2022/07/15	A	1	1	1	1	1	1	1	1	1	0	1	1	1	1	1	1	1	15	93.75
14	14	心脏外科	2022/07/15	B	1	1	1	1	1	1	1	1	1	1	1	1	1	1	1	1	1	16	100.00
15	15	胸腔外科	2022/07/15	B	1	1	1	1	1	1	1	1	1	1	1	1	1	1	1	1	1	16	100.00
16	16	血管外科	2022/07/15	B	1	1	1	1	1	1	1	0	1	1	1	1	1	1	1	1	1	15	93.75
17	17	换药室	2022/07/15	B	2	1	1	1	0	1	1	1	1	1	1	1	1	1	1	1	1	15	93.75
18	18	超声科	2022/07/15	B	2	1	1	1	1	1	1	1	1	1	1	1	1	1	1	1	1	16	100.00
19	19	儿科门诊	2022/07/15	B	2	1	1	1	1	1	1	1	1	0	1	1	1	1	1	1	1	15	93.75
20	20	体检中心	2022/07/15	B	2	1	0	1	1	1	1	0	1	1	1	1	1	1	1	1	1	14	87.50
21	21	呼吸检...	2022/07/15	B	2	1	1	1	1	1	1	1	1	1	1	1	1	0	1	1	1	15	93.75
22	22	输液室	2022/07/15	B	2	1	1	1	0	1	1	1	1	1	0	1	1	0	1	1	1	13	81.25
23	23	抽血室	2022/07/15	B	2	1	1	1	1	1	1	1	0	1	1	1	1	1	1	1	1	15	93.75
24	24	内镜室	2022/07/15	B	2	1	1	1	1	1	1	1	1	1	1	1	1	0	1	1	1	15	93.75
25	25	中医治...	2022/07/15	B	2	0	1	1	1	1	1	1	1	0	1	1	1	1	1	1	1	14	87.50
26																							

（二）变量转换

SPSS 的变量转换功能特别强大，可以将数据进行归类整理，便于统计。

本示例的各科室合格率在 80% ~ 100%，按照合格率多少设置合格的等级。100% 设置为 1，≥ 90% 且＜ 100%，设置为 2；≥ 80% 且＜ 90%，设置为 3；＜ 80%，设置为 4。步骤如下：

（1）点击菜单栏“Transform”，选择“Recode into Different Variables”。

（2）“Recode into Different Variables”对话框左边出现了数据库的所有变量，选择需要转换的变量“per”，点击中间的箭头，变量引入中间的空白格中。最右侧的“Output Variable”，在 Name 下方的空格中，输入生成的新变量名称，此处命名为 per1，Label 下方输入的是这个新变量的标签，输入“合格率分段”，点击“Change”，将输出的新变量名引入了中间的空白格。

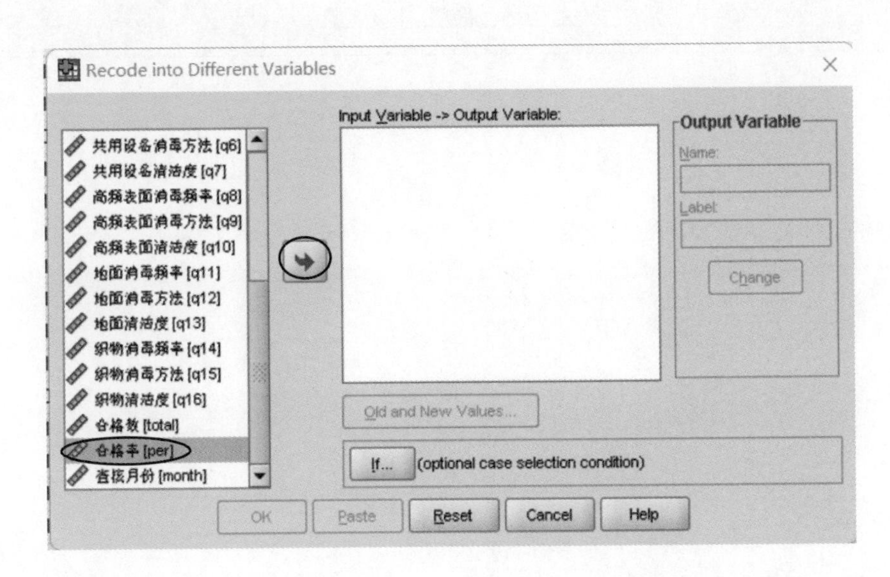

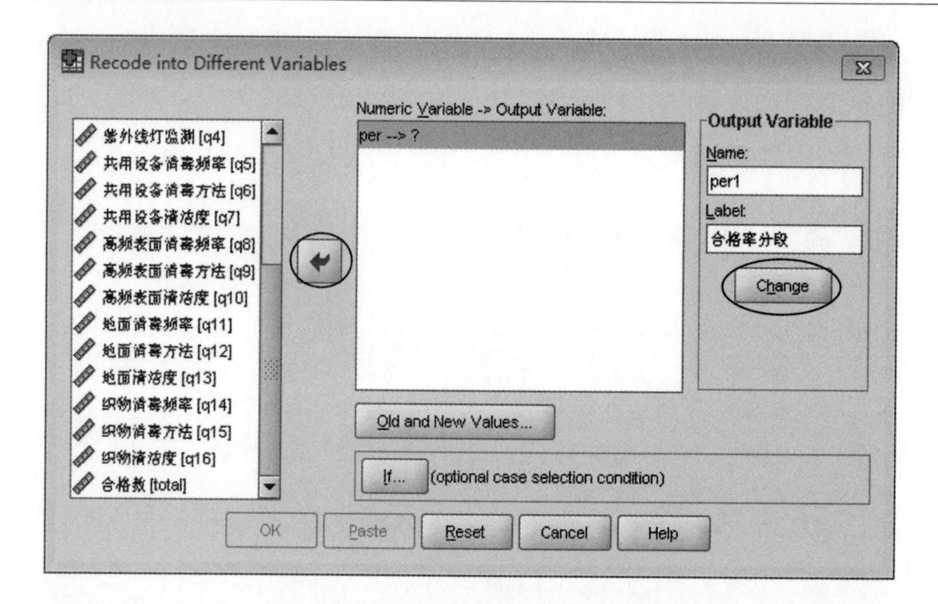
Recode into Different Variables
紫外线灯监测 [q4]
共用设备消毒频率 [q5]
共用设备消毒方法 [q6]
共用设备清洁度 [q7]
高频表面消毒频率 [q8]
高频表面消毒方法 [q9]
高频表面清洁度 [q10]
地面消毒频率 [q11]
地面消毒方法 [q12]
地面清洁度 [q13]
织物消毒频率 [q14]
织物消毒方法 [q15]
织物清洁度 [q16]
合格数 [total]
Numeric Variable -> Output Variable:
per --> ?
Output Variable
Name:
per1
Label:
合格率分段
Change
Old and New Values...
If...
(optional case selection condition)
OK
Paste
Reset
Cancel
Help

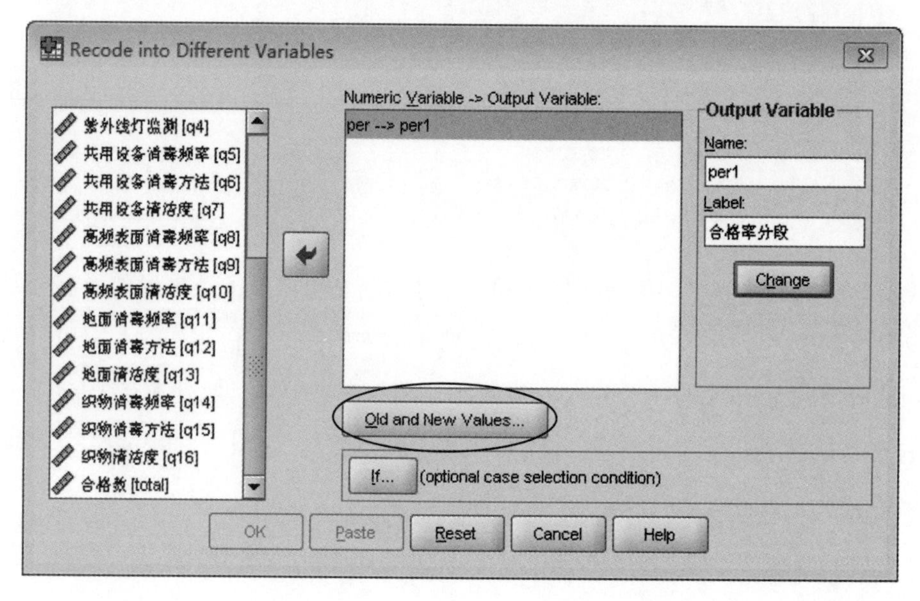
Recode into Different Variables
紫外线灯监测 [q4]
共用设备消毒频率 [q5]
共用设备消毒方法 [q6]
共用设备清洁度 [q7]
高频表面消毒频率 [q8]
高频表面消毒方法 [q9]
高频表面清洁度 [q10]
地面消毒频率 [q11]
地面消毒方法 [q12]
地面清洁度 [q13]
织物消毒频率 [q14]
织物消毒方法 [q15]
织物清洁度 [q16]
合格数 [total]
Numeric Variable -> Output Variable:
per --> per1
Output Variable
Name:
per1
Label:
合格率分段
Change
Old and New Values...
If...
(optional case selection condition)
OK
Paste
Reset
Cancel
Help

（3）点击“Old and New Values”，进入对话框，左侧“Old Value”是指原变量的值，右侧“New Value”是指转换后新变量的值。按照本示例的要求，左侧选择“value”，输入 100，右侧选择“Value”，输入 1，点击下方空白格左侧的“Add”，原变量的值和新变量的值同时引入了空白格中。

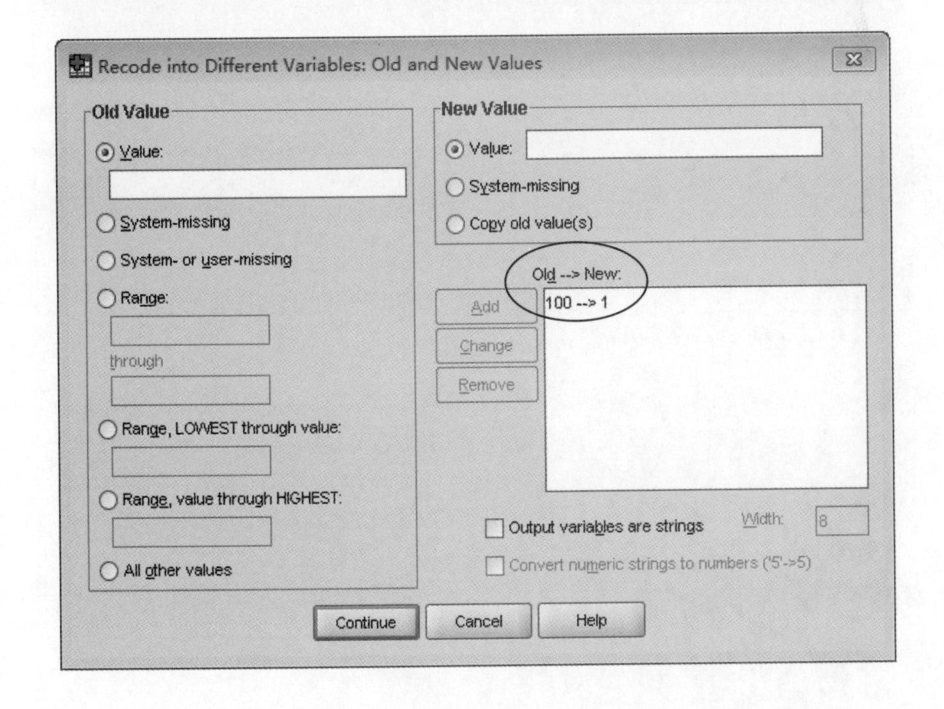

接着选择“Range”，分别输入 90，100，意思代表“≥ 90 且< 100”，新变量值输入 2，点击“Add”。

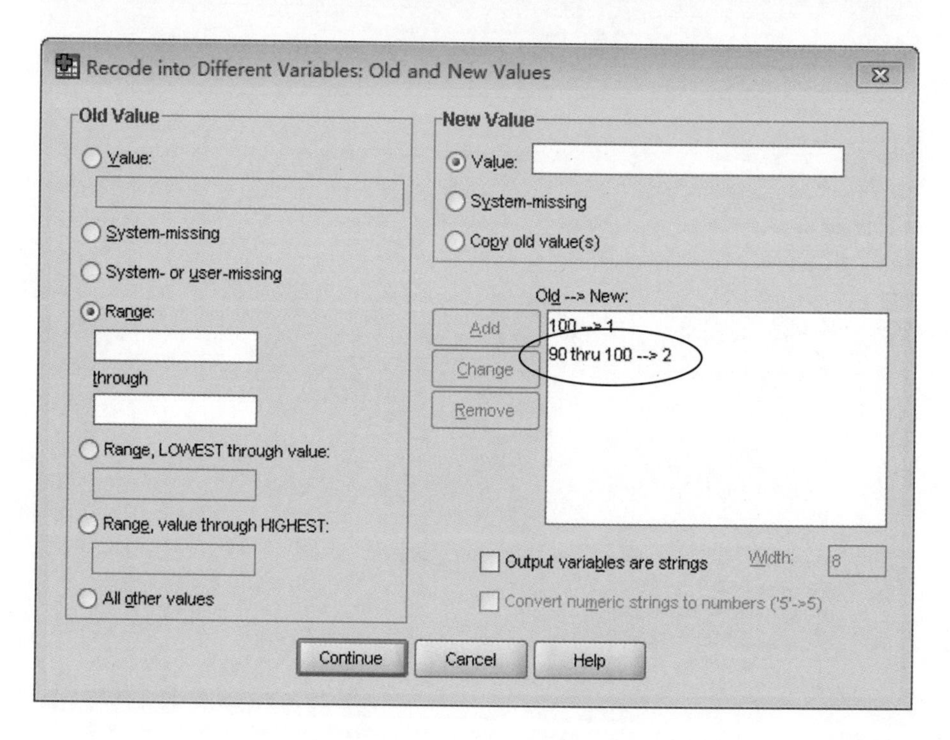

同理设置 80 ～ 90 段位。

80 ～ 100 的值均已设置完毕，那么剩余的值都是< 80，直接在“Old Value”选择“All other values”，就能代表剩余的其他数值，新变量值设置为 4，点击“Add”。

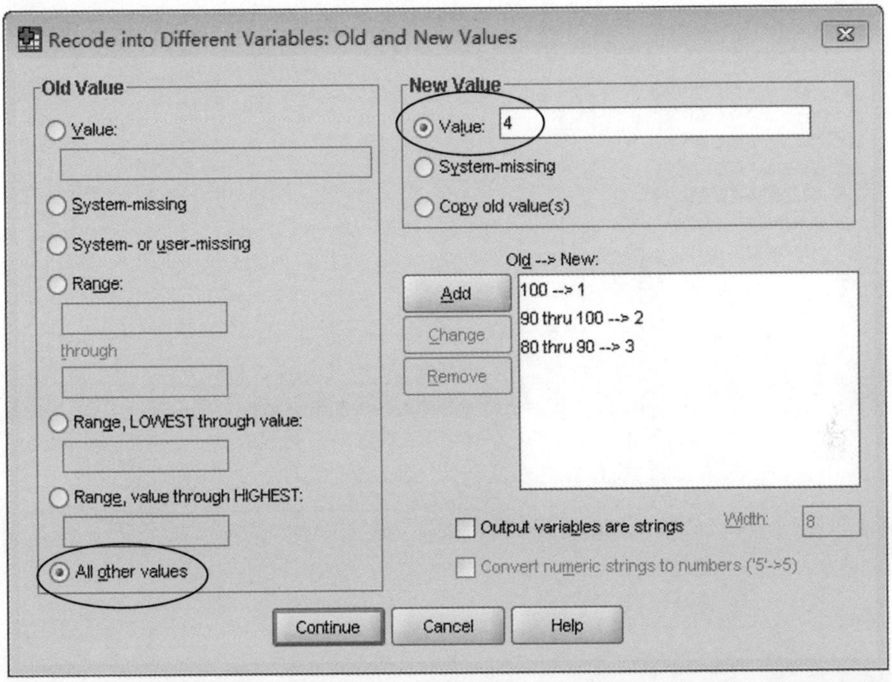

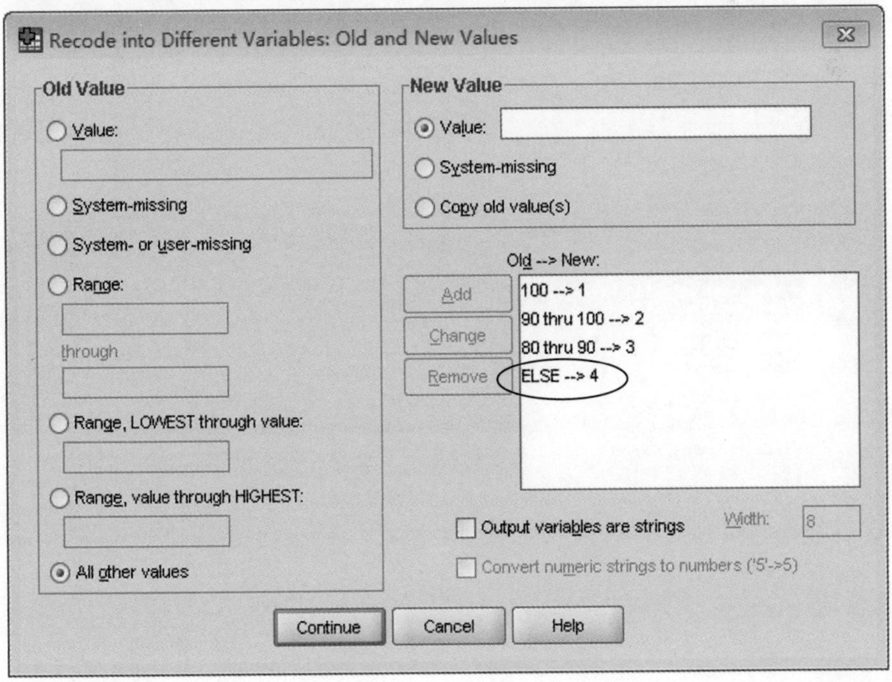

Recode into Different Variables: Old and New Values

Old Value
Value:
System-missing
System- or user-missing
Range:
through
Range, LOWEST through value:
Range, value through HIGHEST:
All other values

New Value
Value: 4
System-missing
Copy old value(s)

Old --> New:
Add
Change
Remove
100 --> 1
90 thru 100 --> 2
80 thru 90 --> 3

Output variables are strings
Width: 8
Convert numeric strings to numbers ('5'->5)

Continue
Cancel
Help

Recode into Different Variables: Old and New Values

Old Value
Value:
System-missing
System- or user-missing
Range:
through
Range, LOWEST through value:
Range, value through HIGHEST:
All other values

New Value
Value:
System-missing
Copy old value(s)

Old --> New:
Add
Change
Remove
100 --> 1
90 thru 100 --> 2
80 thru 90 --> 3
ELSE --> 4

Output variables are strings
Width: 8
Convert numeric strings to numbers ('5'->5)

Continue
Cancel
Help

（4）点击最下方的“Continue”，返回原来的对话框；再点击“OK”，回到数据界面。可以看到数据库最右侧新生成的变量“per1”。

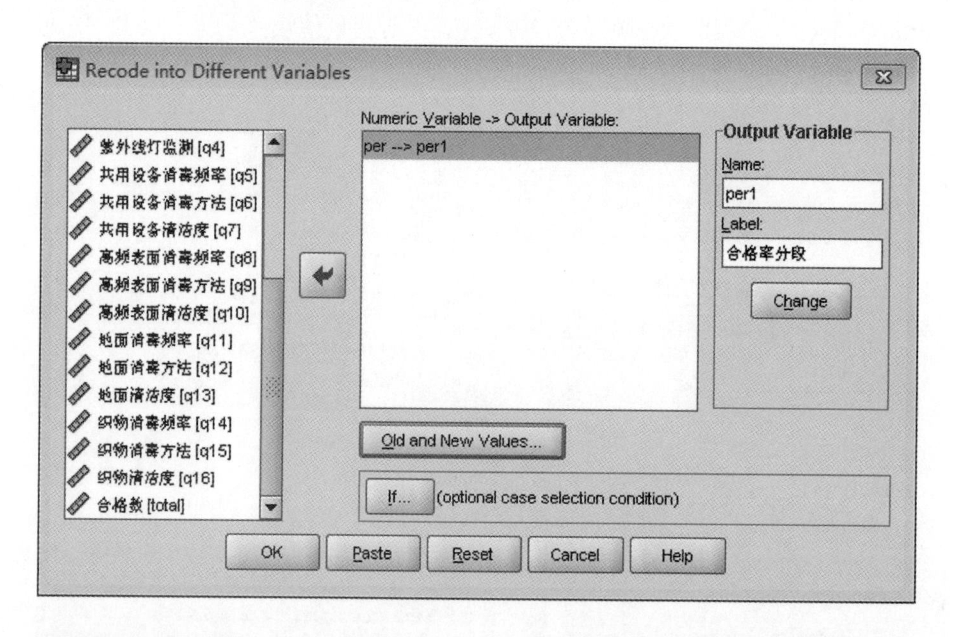

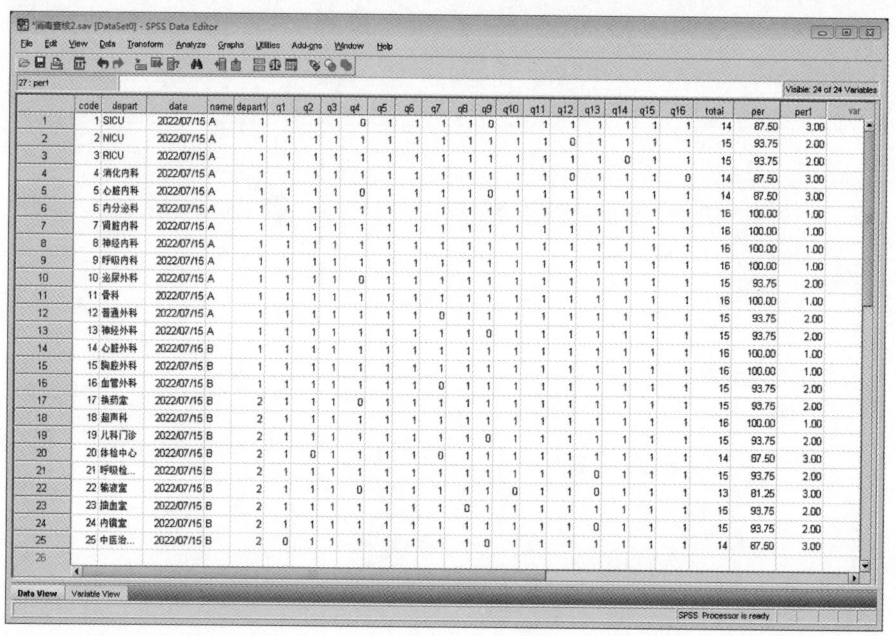

	code	depart	date	name	depart1	q1	q2	q3	q4	q5	q6	q7	q8	q9	q10	q11	q12	q13	q14	q15	q16	total	per	per1	var
1	1	SICU	2022/07/15	A	1	1	1	1	0	1	1	1	1	0	1	1	1	1	1	1	1	14	87.50	3.00	
2	2	NICU	2022/07/15	A	1	1	1	1	1	1	1	1	1	1	1	1	0	1	1	1	1	15	93.75	2.00	
3	3	RICU	2022/07/15	A	1	1	1	1	1	1	1	1	1	1	1	1	1	1	0	1	1	15	93.75	2.00	
4	4	消化内科	2022/07/15	A	1	1	1	1	1	1	1	1	1	1	1	1	0	1	1	1	0	14	87.50	3.00	
5	5	心脏内科	2022/07/15	A	1	1	1	1	0	1	1	1	1	0	1	1	1	1	1	1	1	14	87.50	3.00	
6	6	内分泌科	2022/07/15	A	1	1	1	1	1	1	1	1	1	1	1	1	1	1	1	1	1	16	100.00	1.00	
7	7	肾脏内科	2022/07/15	A	1	1	1	1	1	1	1	1	1	1	1	1	1	1	1	1	1	16	100.00	1.00	
8	8	神经内科	2022/07/15	A	1	1	1	1	1	1	1	1	1	1	1	1	1	1	1	1	1	16	100.00	1.00	
9	9	呼吸内科	2022/07/15	A	1	1	1	1	1	1	1	1	1	1	1	1	1	1	1	1	1	16	100.00	1.00	
10	10	泌尿外科	2022/07/15	A	1	1	1	1	0	1	1	1	1	1	1	1	1	1	1	1	1	15	93.75	2.00	
11	11	骨科	2022/07/15	A	1	1	1	1	1	1	1	1	1	1	1	1	1	1	1	1	1	16	100.00	1.00	
12	12	普通外科	2022/07/15	A	1	1	1	1	1	1	1	0	1	1	1	1	1	1	1	1	1	15	93.75	2.00	
13	13	神经外科	2022/07/15	A	1	1	1	1	1	1	1	1	1	0	1	1	1	1	1	1	1	15	93.75	2.00	
14	14	心脏外科	2022/07/15	B	1	1	1	1	1	1	1	1	1	1	1	1	1	1	1	1	1	16	100.00	1.00	
15	15	胸腔外科	2022/07/15	B	1	1	1	1	1	1	1	1	1	1	1	1	1	1	1	1	1	16	100.00	1.00	
16	16	血管外科	2022/07/15	B	1	1	1	1	1	1	1	0	1	1	1	1	1	1	1	1	1	15	93.75	2.00	
17	17	换药室	2022/07/15	B	2	1	1	1	0	1	1	1	1	1	1	1	1	1	1	1	1	15	93.75	2.00	
18	18	超声科	2022/07/15	B	2	1	1	1	1	1	1	1	1	1	1	1	1	1	1	1	1	16	100.00	1.00	
19	19	儿科门诊	2022/07/15	B	2	1	1	1	1	1	1	1	1	0	1	1	1	1	1	1	1	15	93.75	2.00	
20	20	体检中心	2022/07/15	B	2	1	0	1	1	1	1	0	1	1	1	1	1	1	1	1	1	14	87.50	3.00	
21	21	呼吸检...	2022/07/15	B	2	1	1	1	1	1	1	1	1	1	1	1	1	0	1	1	1	15	93.75	2.00	
22	22	输液室	2022/07/15	B	2	1	1	1	0	1	1	1	1	1	0	1	1	0	1	1	1	13	81.25	3.00	
23	23	抽血室	2022/07/15	B	2	1	1	1	1	1	1	1	0	1	1	1	1	1	1	1	1	15	93.75	2.00	
24	24	内镜室	2022/07/15	B	2	1	1	1	1	1	1	1	1	1	1	1	1	0	1	1	1	15	93.75	2.00	
25	25	中医治...	2022/07/15	B	2	0	1	1	1	1	1	1	1	0	1	1	1	1	1	1	1	14	87.50	3.00	
26																									

（三）日期和时间提取

在一些统计分析中，需要分析月份、季节等的影响因素。通常，原始数据是具体的年 / 月 / 日格式的日期，SPSS 可以从日期中直接提取需要的时间，具体步骤如下：

（1）选择菜单“Transform”—“Date and Time Wizard”。

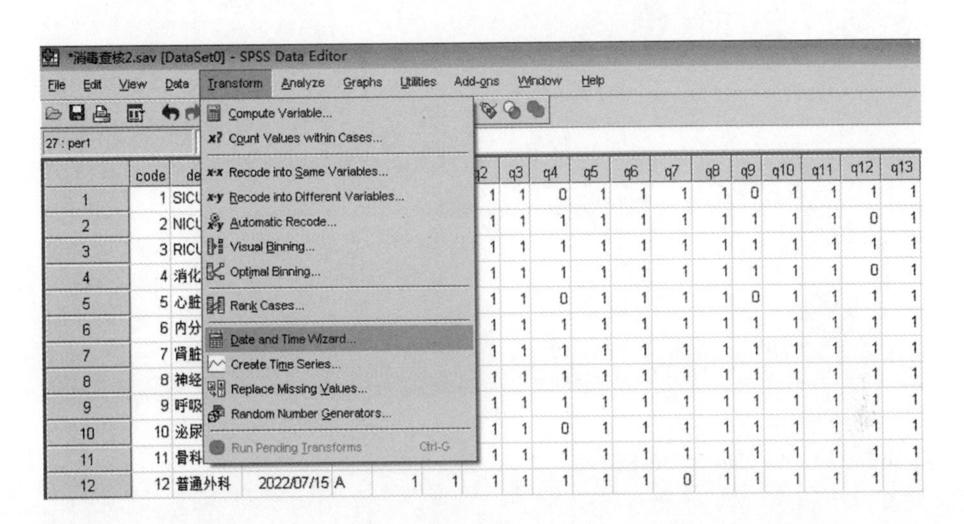

（2）在“Date and Time Wizard”对话框中，选择“Extract a part of a date or time variable”。

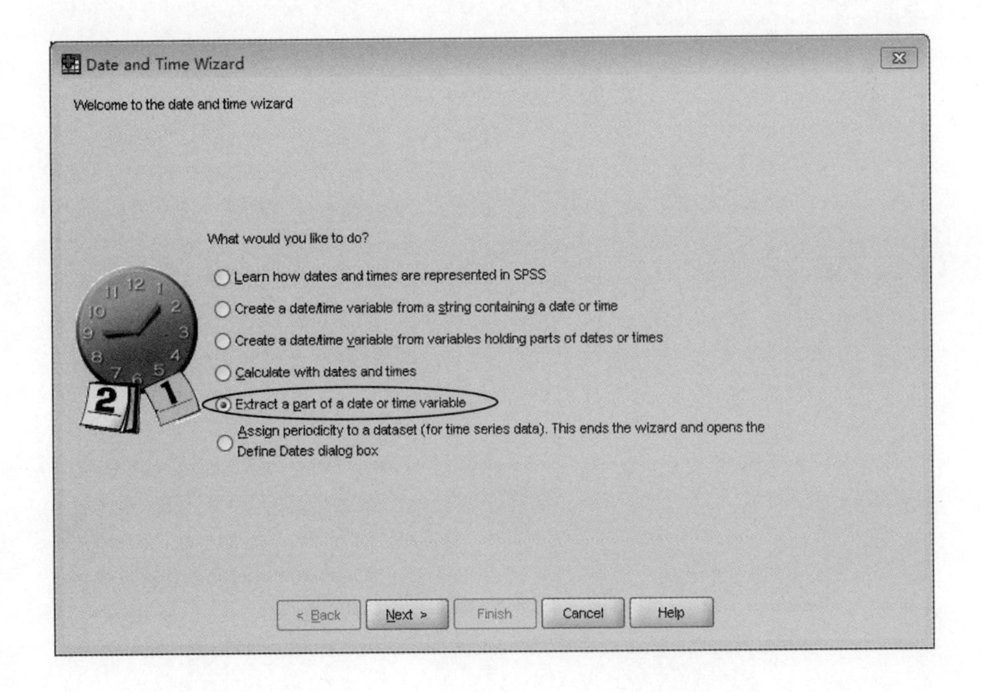

（3）点击“Next”，进入 Step 1 of 2。左边的变量框中，选择需要提取的日期变量，此处选择“date”，点击中间的箭头，查核日期这个变量进入右侧的空白格中；在“Unit to Extract”选择需要提取的时间，本示例选择“Months”，点击最下方的“Next”。

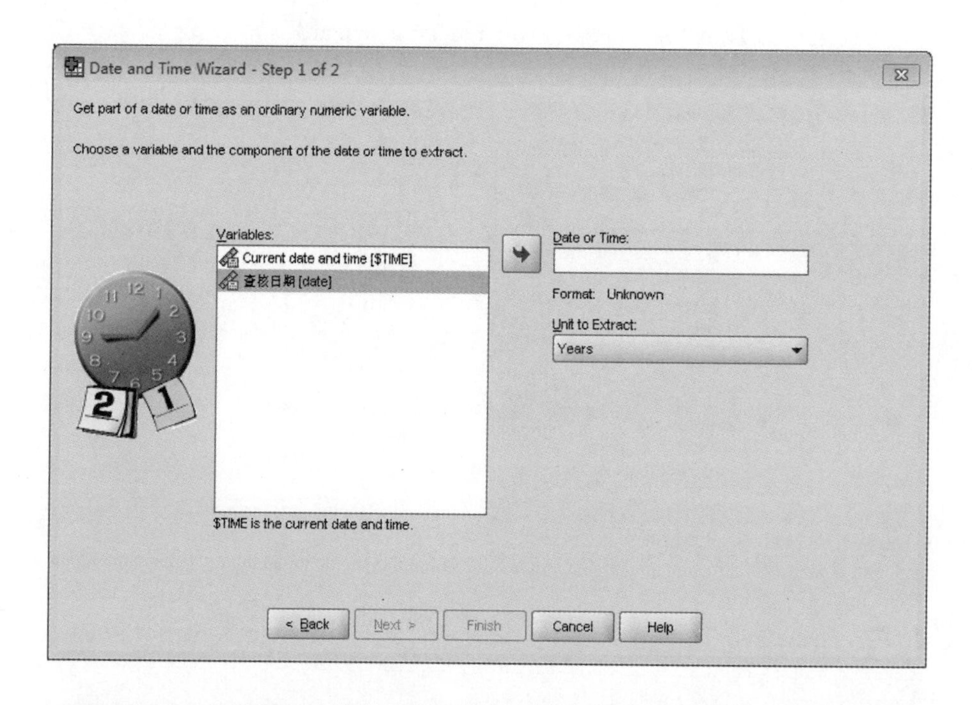

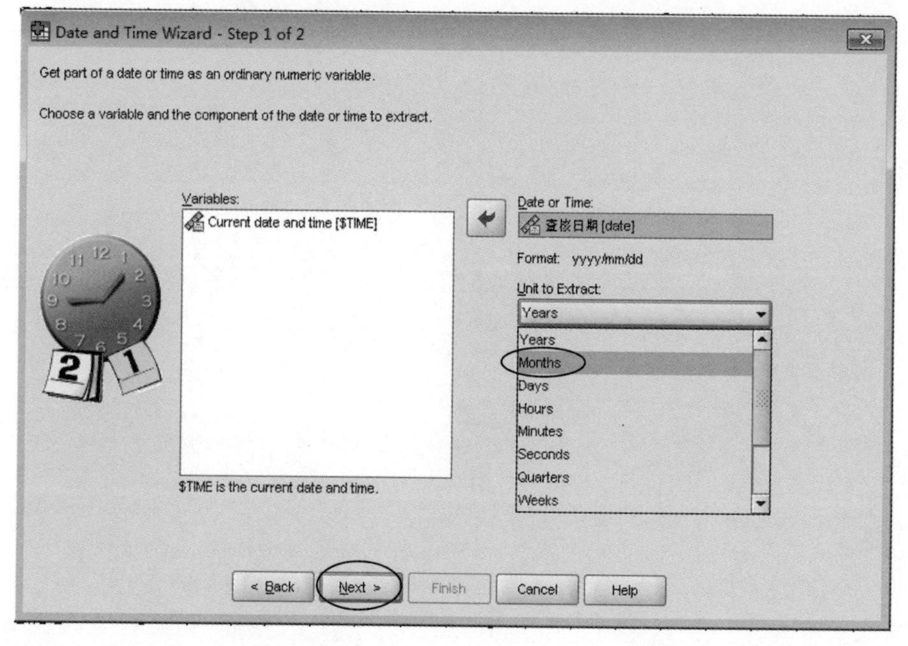

（4）进入“Step 2 of 2”，在“Result Variable”下方空格输入新生成变量的名称，此处命名为“month”；在“Variable Label”输入变量的标签“查核月份”；“Execution”

默认选择“create the variable now”；最后点击最下方的“Finish”。

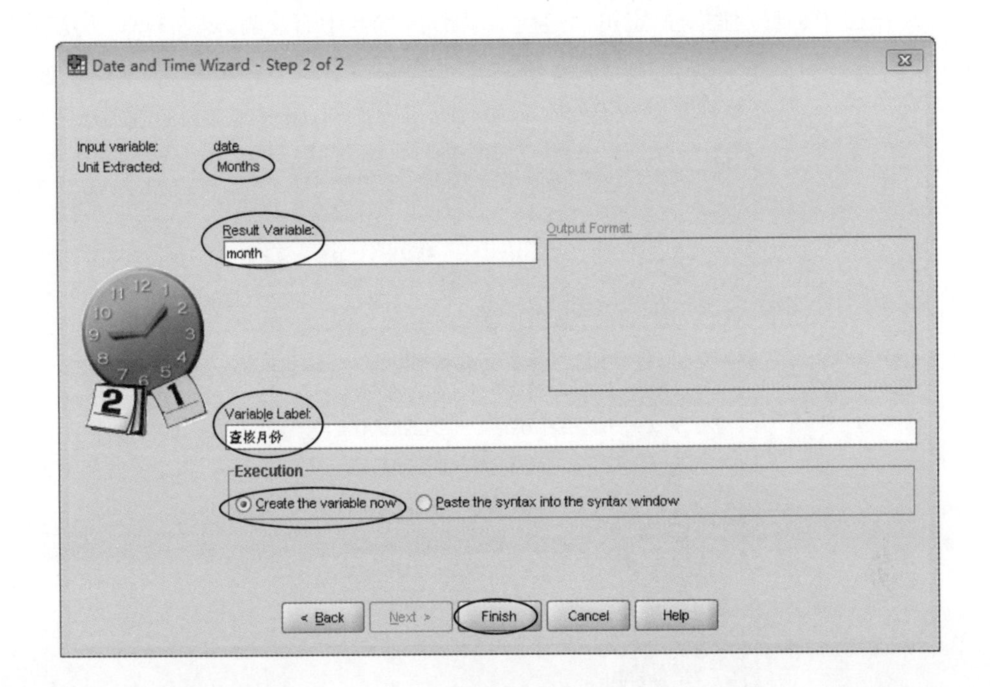

（5）自动回到数据界面，可以看到最右侧生成新变量“month”。除此之外，还可以按季度、按星期、按小时提取，我们根据研究的指标进行相应提取即可。

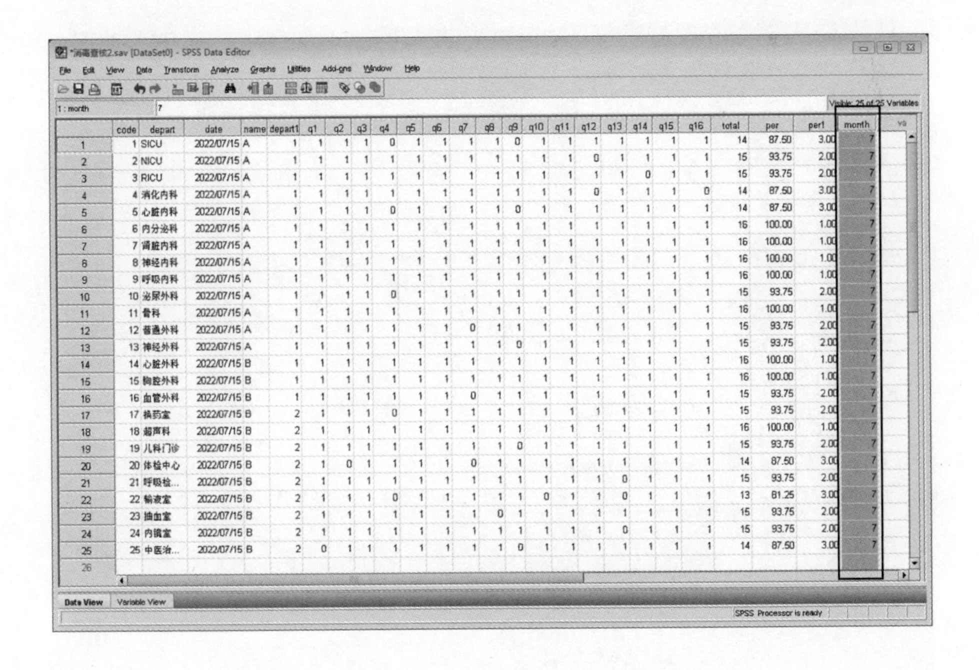

	code	depart	date	name	depart1	q1	q2	q3	q4	q5	q6	q7	q8	q9	q10	q11	q12	q13	q14	q15	q16	total	per	per1	month
1	1	SICU	2022/07/15	A	1	1	1	1	0	1	1	1	1	0	1	1	1	1	1	1	1	14	87.50	3.00	7
2	2	NICU	2022/07/15	A	1	1	1	1	1	1	1	1	1	1	1	1	0	1	1	1	1	15	93.75	2.00	7
3	3	RICU	2022/07/15	A	1	1	1	1	1	1	1	1	1	1	1	1	1	1	0	1	1	15	93.75	2.00	7
4	4	消化内科	2022/07/15	A	1	1	1	1	1	1	1	1	1	1	1	1	0	1	1	1	0	14	87.50	3.00	7
5	5	心脏内科	2022/07/15	A	1	1	1	1	0	1	1	1	1	0	1	1	1	1	1	1	1	14	87.50	3.00	7
6	6	内分泌科	2022/07/15	A	1	1	1	1	1	1	1	1	1	1	1	1	1	1	1	1	1	16	100.00	1.00	7
7	7	肾脏内科	2022/07/15	A	1	1	1	1	1	1	1	1	1	1	1	1	1	1	1	1	1	16	100.00	1.00	7
8	8	神经内科	2022/07/15	A	1	1	1	1	1	1	1	1	1	1	1	1	1	1	1	1	1	16	100.00	1.00	7
9	9	呼吸内科	2022/07/15	A	1	1	1	1	1	1	1	1	1	1	1	1	1	1	1	1	1	16	100.00	1.00	7
10	10	泌尿外科	2022/07/15	A	1	1	1	1	0	1	1	1	1	1	1	1	1	1	1	1	1	15	93.75	2.00	7
11	11	骨科	2022/07/15	A	1	1	1	1	1	1	1	1	1	1	1	1	1	1	1	1	1	16	100.00	1.00	7
12	12	普通外科	2022/07/15	A	1	1	1	1	1	1	1	0	1	1	1	1	1	1	1	1	1	15	93.75	2.00	7
13	13	神经外科	2022/07/15	A	1	1	1	1	1	1	1	1	1	0	1	1	1	1	1	1	1	15	93.75	2.00	7
14	14	心脏外科	2022/07/15	B	1	1	1	1	1	1	1	1	1	1	1	1	1	1	1	1	1	16	100.00	1.00	7
15	15	胸腔外科	2022/07/15	B	1	1	1	1	1	1	1	1	1	1	1	1	1	1	1	1	1	16	100.00	1.00	7
16	16	血管外科	2022/07/15	B	1	1	1	1	1	1	1	0	1	1	1	1	1	1	1	1	1	15	93.75	2.00	7
17	17	换药室	2022/07/15	B	2	1	1	1	0	1	1	1	1	1	1	1	1	1	1	1	1	15	93.75	2.00	7
18	18	超声科	2022/07/15	B	2	1	1	1	1	1	1	1	1	1	1	1	1	1	1	1	1	16	100.00	1.00	7
19	19	儿科门诊	2022/07/15	B	2	1	1	1	1	1	1	1	1	0	1	1	1	1	1	1	1	15	93.75	2.00	7
20	20	体检中心	2022/07/15	B	2	1	0	1	1	1	1	0	1	1	1	1	1	1	1	1	1	14	87.50	3.00	7
21	21	呼吸检...	2022/07/15	B	2	1	1	1	1	1	1	1	1	1	1	1	1	0	1	1	1	15	93.75	2.00	7
22	22	输液室	2022/07/15	B	2	1	1	1	0	1	1	1	1	1	0	1	1	0	1	1	1	13	81.25	3.00	7
23	23	抽血室	2022/07/15	B	2	1	1	1	1	1	1	1	0	1	1	1	1	1	1	1	1	15	93.75	2.00	7
24	24	内镜室	2022/07/15	B	2	1	1	1	1	1	1	1	1	1	1	1	1	0	1	1	1	15	93.75	2.00	7
25	25	中医治...	2022/07/15	B	2	0	1	1	1	1	1	1	1	0	1	1	1	1	1	1	1	14	87.50	3.00	7
26																									

（四）时间计算

SPSS 数据中，日期型变量也可以进行计算，如数据中有患者入院日期、出院日期，可以计算出患者的住院天数。具体步骤如下：

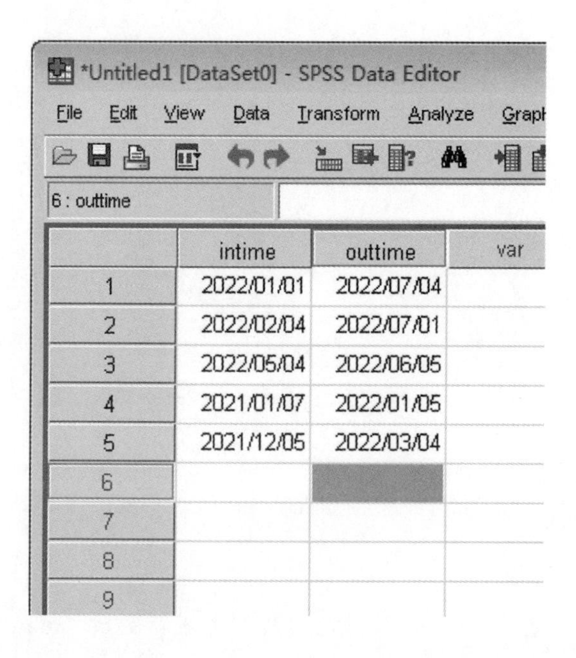

（1）在菜单中选择“Transform”—“Date and Time Wizard”，在“Date and Time Wizard”对话框中，选择第四项“Calculate with dates and times”，点击“Next”。

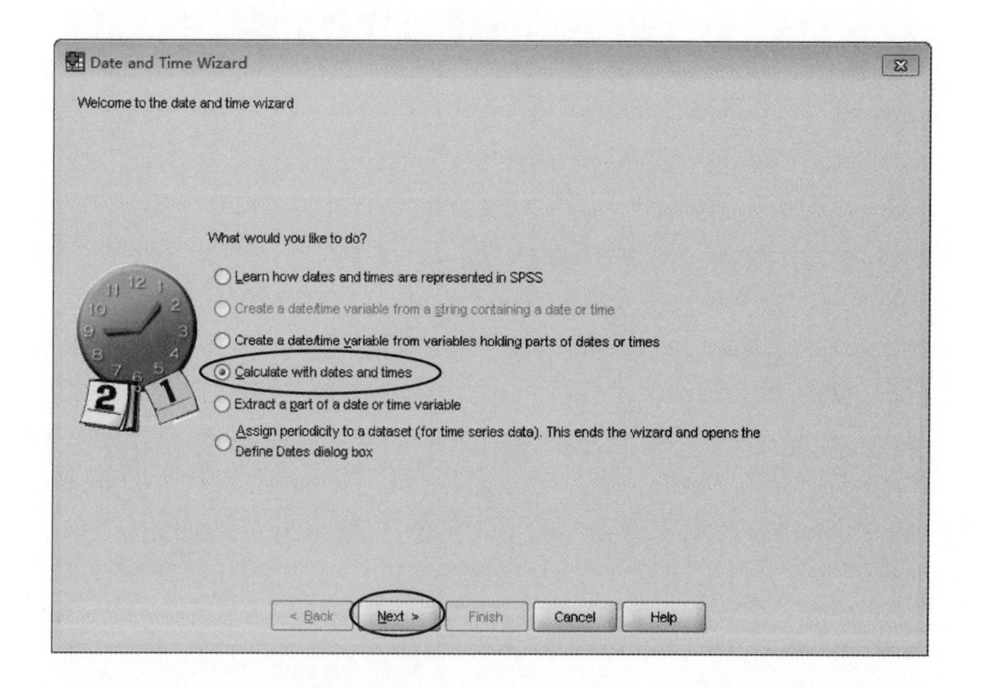

（2）进入“Step 1 of 3”，选择第二项“Calculate the number of time units between two dates”，点击“Next”。

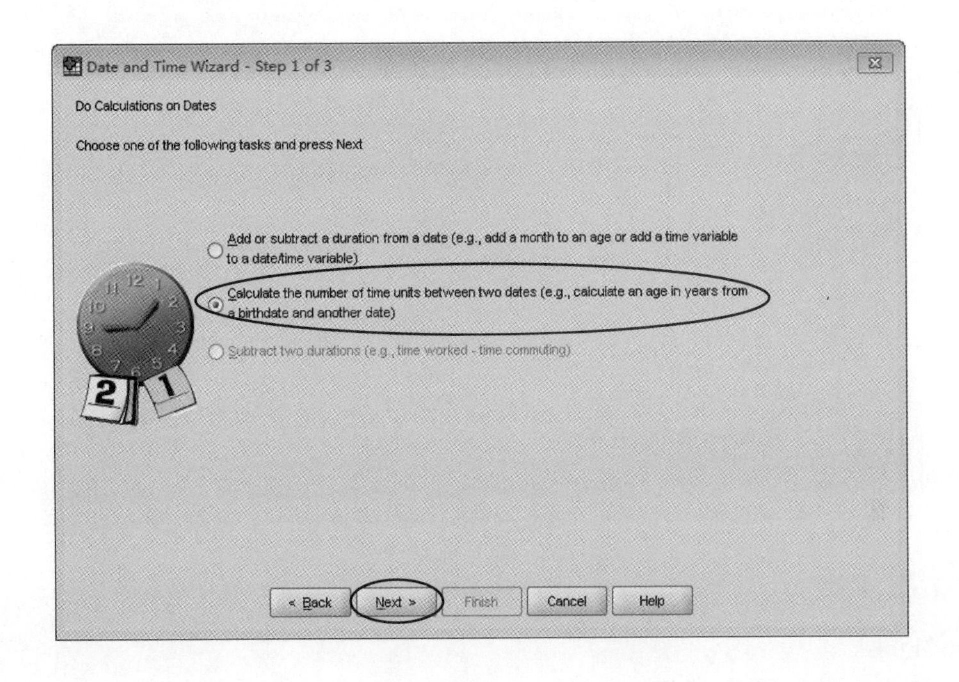

（3）进入“Step 2 of 3”，右侧有两个空格，分别是 Date1 以及 minus Date2，将出院日期变量选择进入 Date1，入院日期变量选择进入 Date2，意思就是出院日期减去入院日期；再在下方的“Unit”栏，选择日期相减后生成的变量单位：年、月、日等，本示例选择“Days”即日数，点击“Next”。

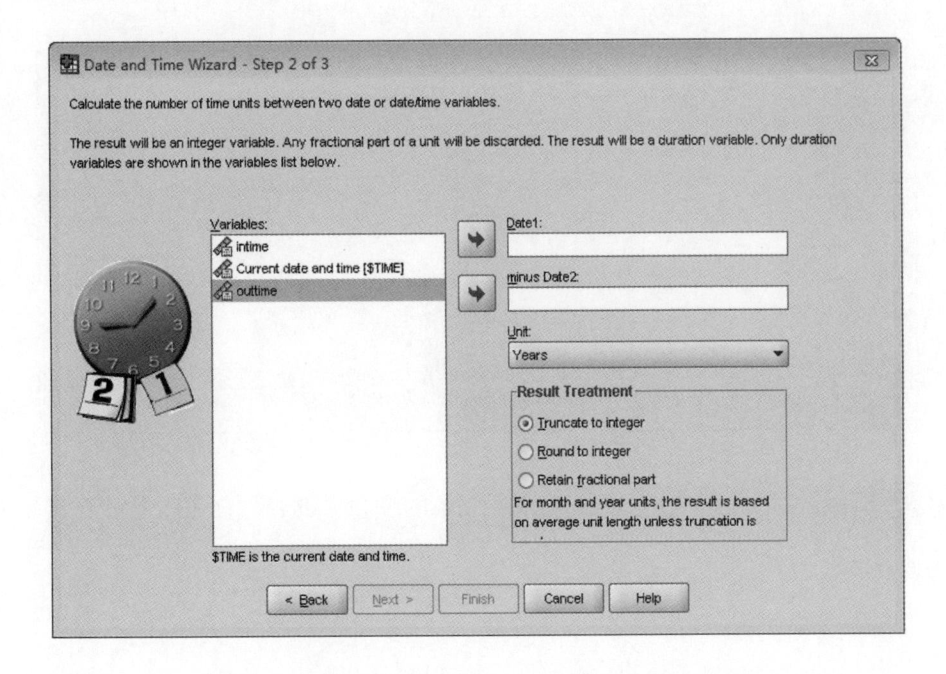

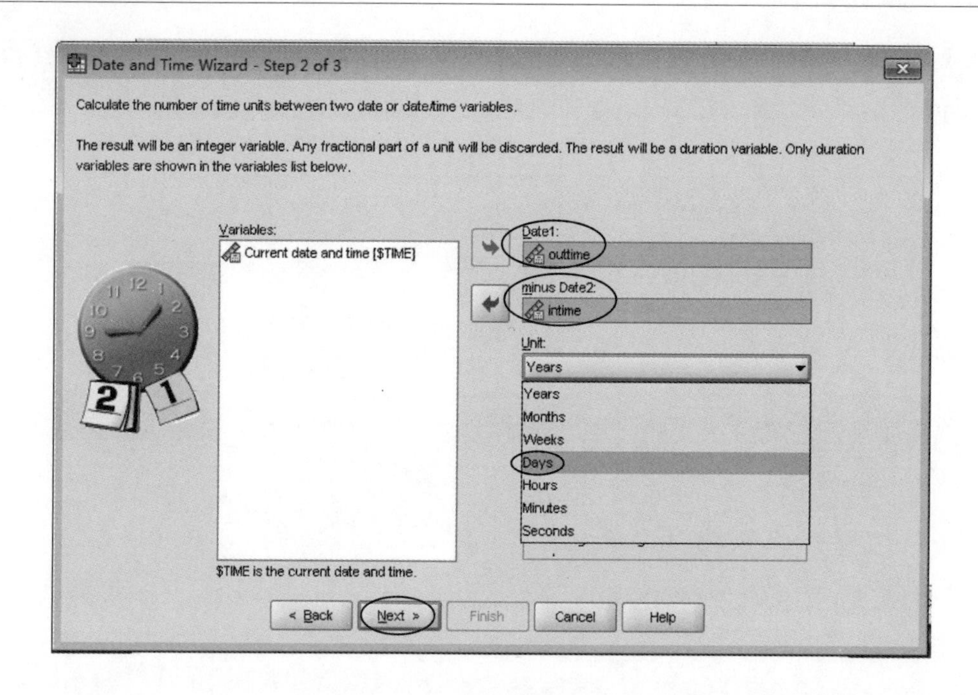

（4）进入“Step 3 of 3”，输入生成新变量的名称“days”及其标签“住院天数”，点击“Finish”。

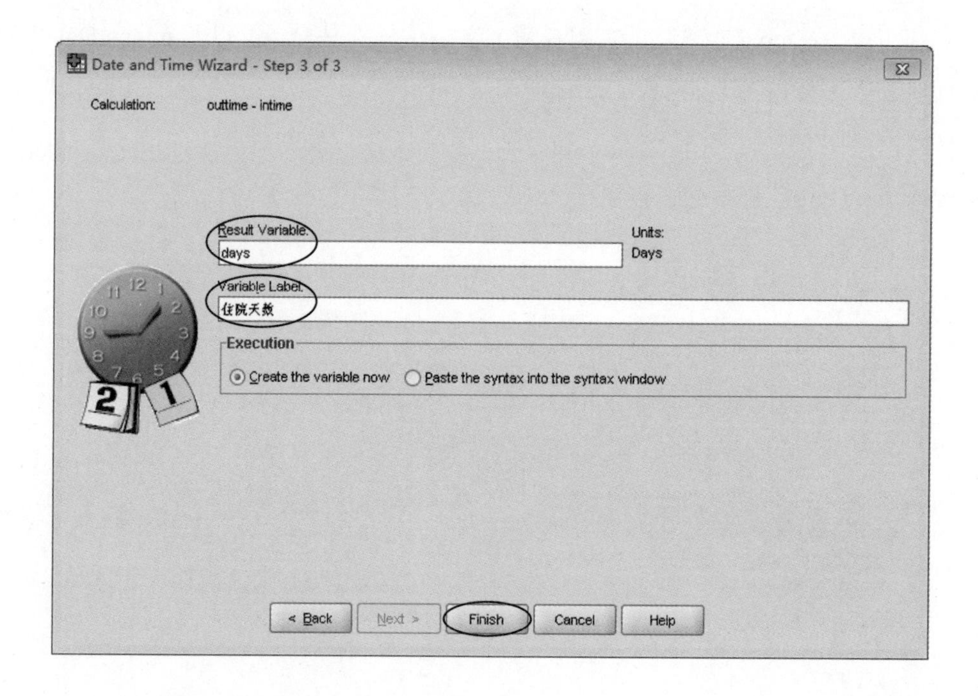

（5）返回数据界面，数据库最右侧生成新的变量“days”，也就是计算出来的住院天数。

*Untitled1 [DataSet0] - SPSS Data Editor

File Edit View Data Transform Analyze Graphs

1 : intime 2022/01/01

	intime	outtime	days
1	2022/01/01	2022/07/04	184
2	2022/02/04	2022/07/01	147
3	2022/05/04	2022/06/05	32
4	2021/01/07	2022/01/05	363
5	2021/12/05	2022/03/04	89
6			

（五）数据排序

SPSS 数据库中的个案，一般是按照编号排序，还可以按照某个变量排序。如消毒查核数据库，拟按合格率由低到高对个案进行排序，有两种方法。

方法一：点击菜单栏的“Data”，选择 Sort case，进入“Sort cases”对话框；在左边选择拟排序的变量“Per”，点击中间的箭头，可以看到变量“Per”进入右边的空白格中；下方的“Sort Order”（排序次序）中有两个选项，“Ascending”是指升序，“Descending”是指降序；最后点击“OK”，可以看到数据界面的个案已经按照变量“Per”进行了由低到高的排序。

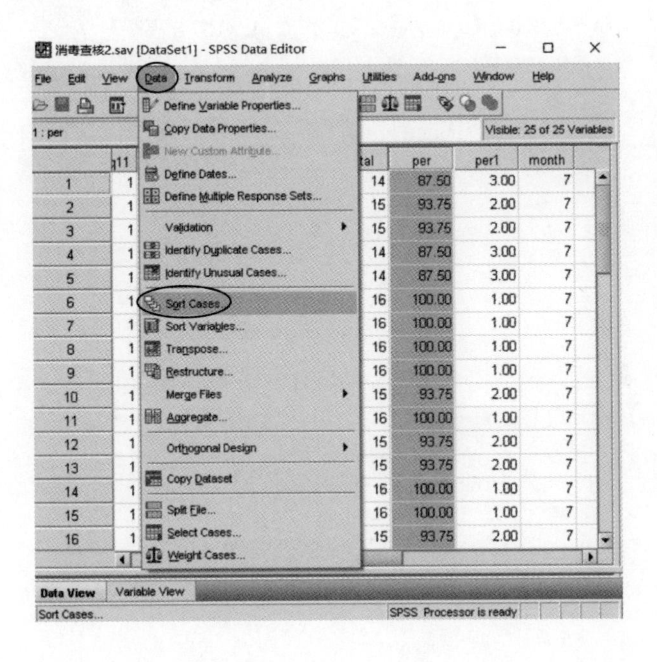

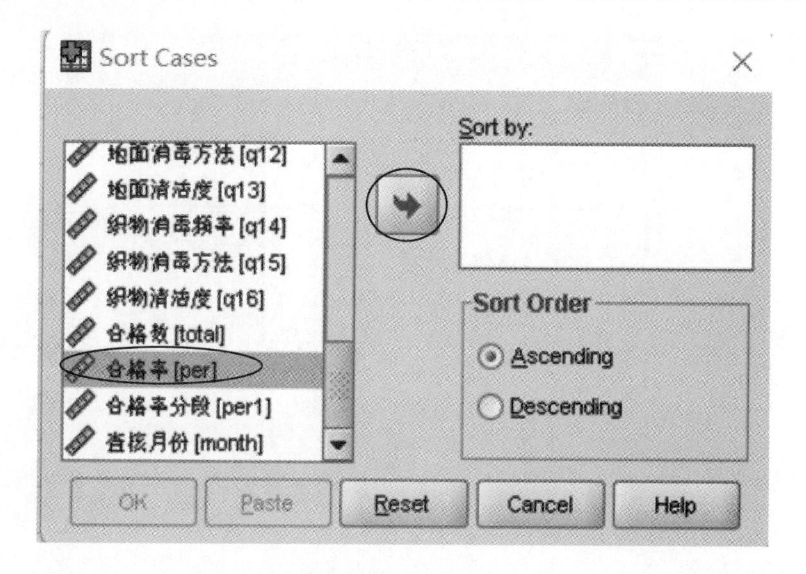
Sort Cases
Sort by:
地面消毒方法 [q12]
地面清洁度 [q13]
织物消毒频率 [q14]
织物消毒方法 [q15]
织物清洁度 [q16]
合格数 [total]
合格率 [per]
合格率分段 [per1]
查核月份 [month]
Sort Order
Ascending
Descending
OK
Paste
Reset
Cancel
Help

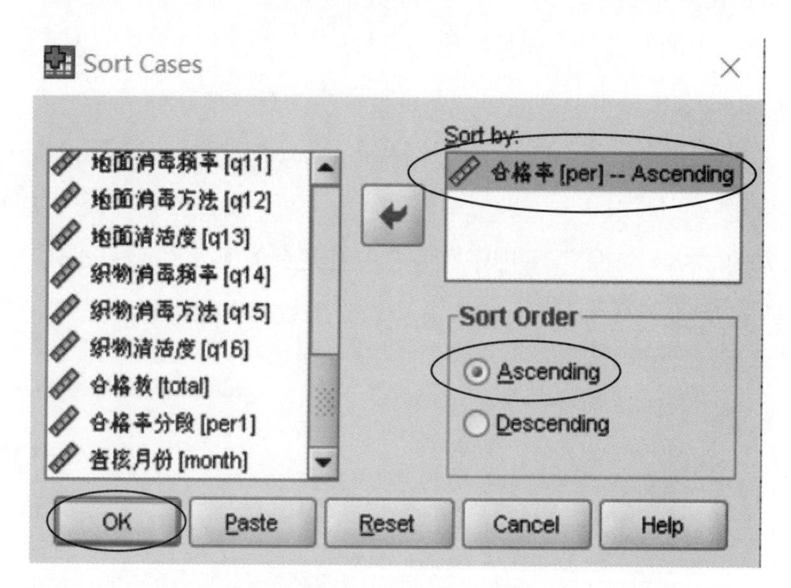
Sort Cases
Sort by:
合格率 [per] -- Ascending
地面消毒频率 [q11]
地面消毒方法 [q12]
地面清洁度 [q13]
织物消毒频率 [q14]
织物消毒方法 [q15]
织物清洁度 [q16]
合格数 [total]
合格率分段 [per1]
查核月份 [month]
Sort Order
Ascending
Descending
OK
Paste
Reset
Cancel
Help

*消毒查核2.sav [DataSet1] - SPSS Data Editor

File Edit View Data Transform Analyze Graphs Utilities Add-ons Window Help

1 : code 22 Visible: 25 of 25 Variables

	q11	q12	q13	q14	q15	q16	total	per	per1	month
1	1	1	0	1	1	1	13	81.25	3.00	7
2	1	1	1	1	1	1	14	87.50	3.00	7
3	1	0	1	1	1	0	14	87.50	3.00	7
4	1	1	1	1	1	1	14	87.50	3.00	7
5	1	1	1	1	1	1	14	87.50	3.00	7
6	1	1	1	1	1	1	14	87.50	3.00	7
7	1	0	1	1	1	1	15	93.75	2.00	7
8	1	1	1	0	1	1	15	93.75	2.00	7
9	1	1	1	1	1	1	15	93.75	2.00	7
10	1	1	1	1	1	1	15	93.75	2.00	7
11	1	1	1	1	1	1	15	93.75	2.00	7
12	1	1	1	1	1	1	15	93.75	2.00	7
13	1	1	1	1	1	1	15	93.75	2.00	7
14	1	1	1	1	1	1	15	93.75	2.00	7
15	1	1	0	1	1	1	15	93.75	2.00	7
16	1	1	1	1	1	1	15	93.75	2.00	7

Data View Variable View SPSS Processor is ready

方法二：在数据界面，右键点击变量“Per”，出现弹窗，点击“Sort Ascending”，即可。

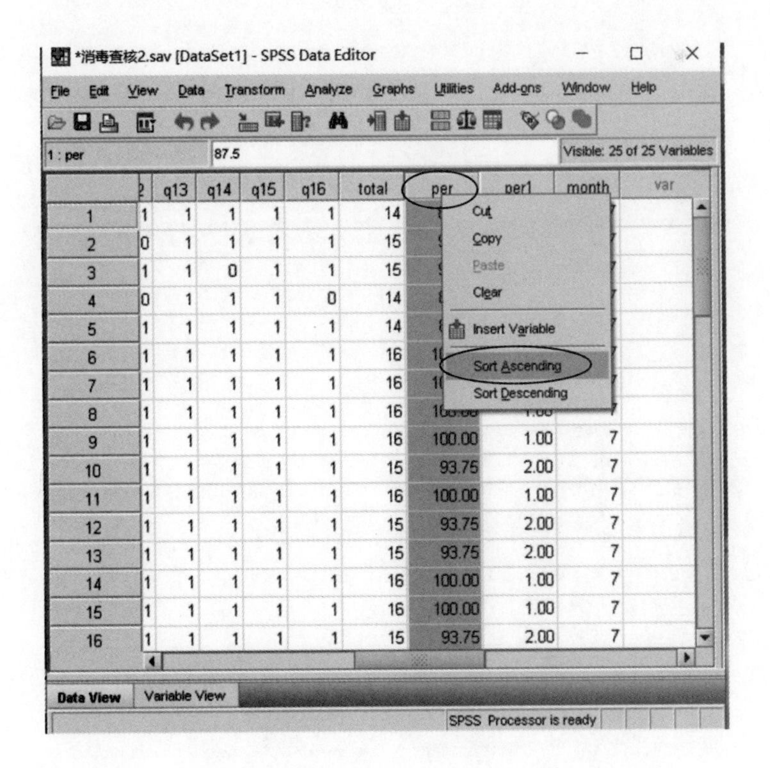

（六）部分数据删除

1. 个案删除　在数据库中，如果要删除某个或某几个个案，右键选中个案前面的序号，出现弹窗，点击“Cut”，删除对应的个案。

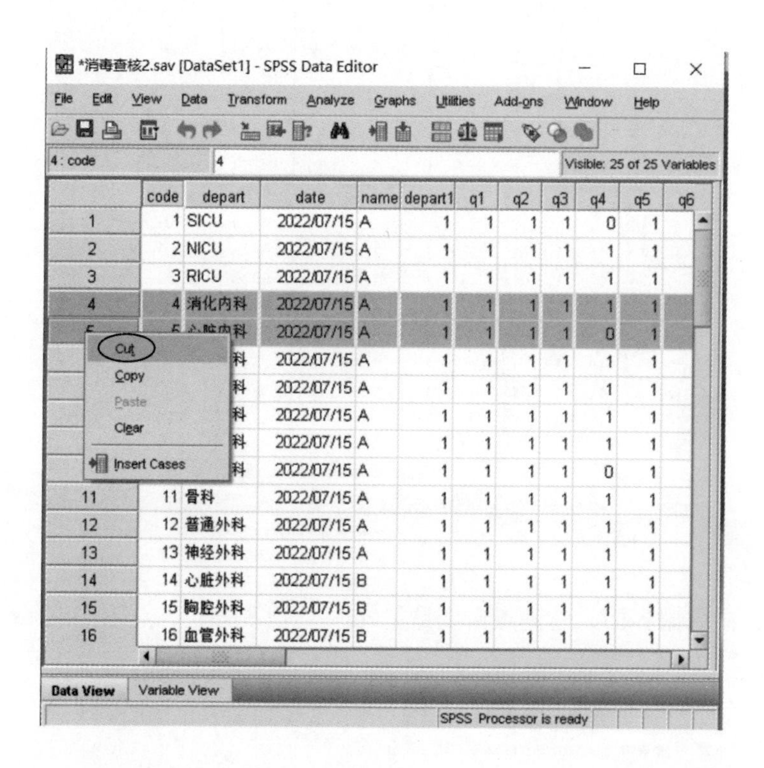

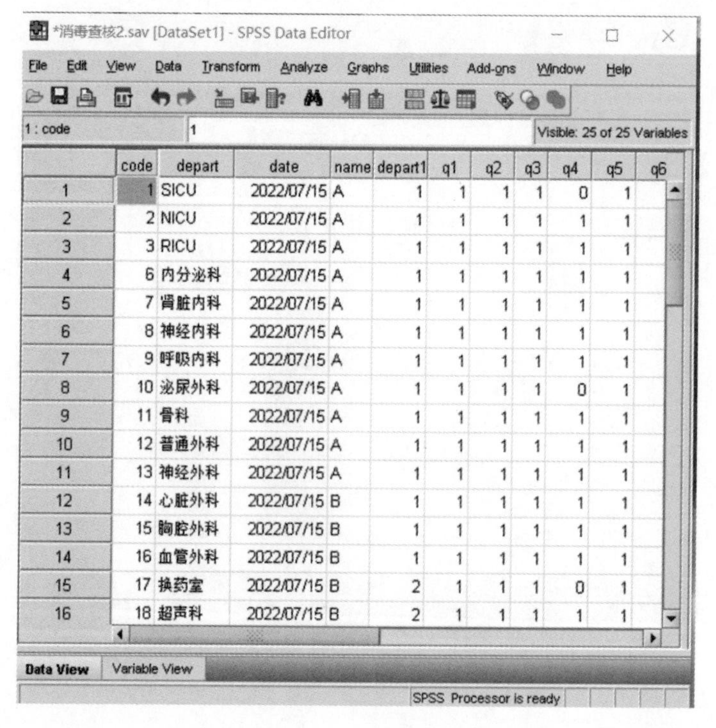

2. 变量删除　如果要删除某个变量，同样选中变量名称，点击右键，出现弹窗，点击“Cut”，删除对应的变量。

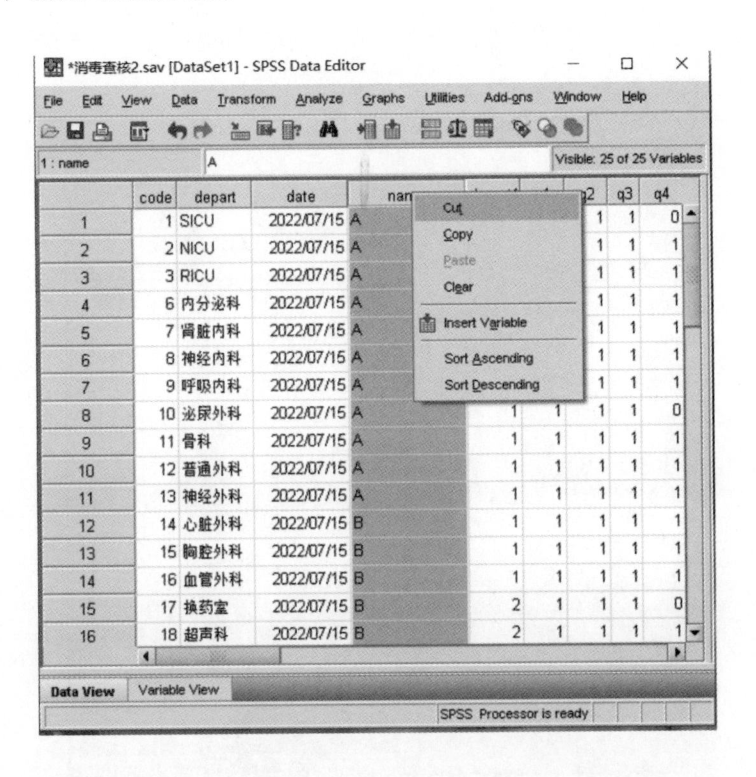

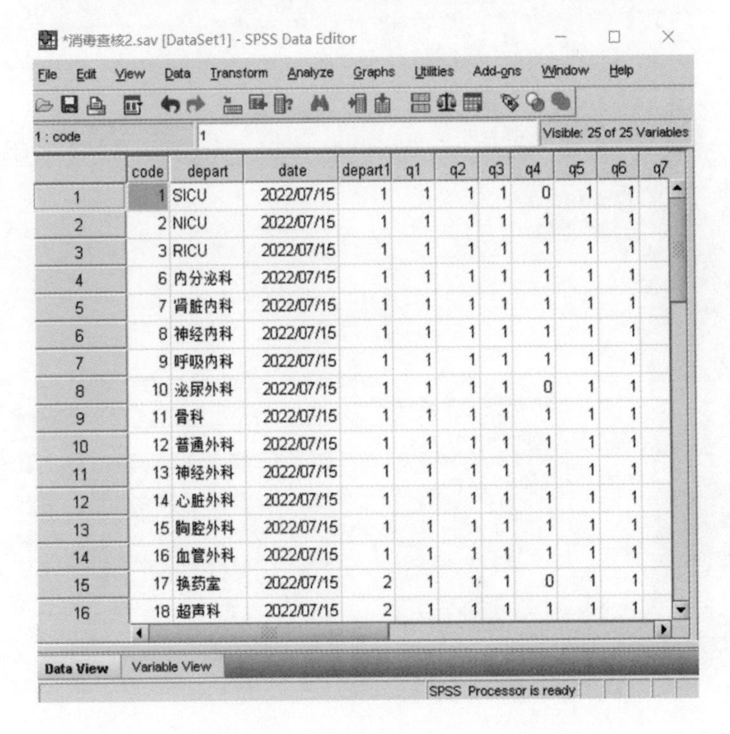

（七）数据文件另存为

新编辑的数据库，建议另存为一个新的 SPSS 数据库，而不是直接保存。这样原始数据库也能保留下来，再需要时方便查找。点击菜单栏的“File”，选择“Save As”，输入新数据库名称，点击“Save”。

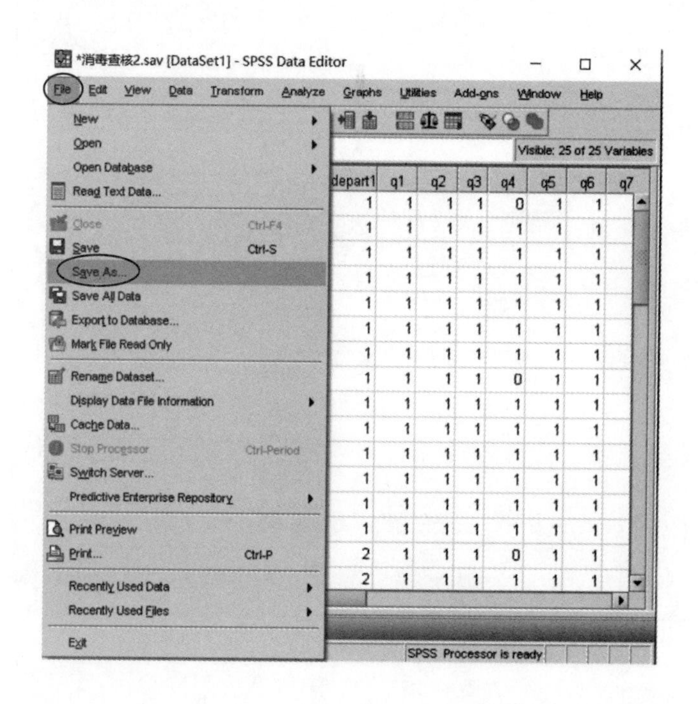

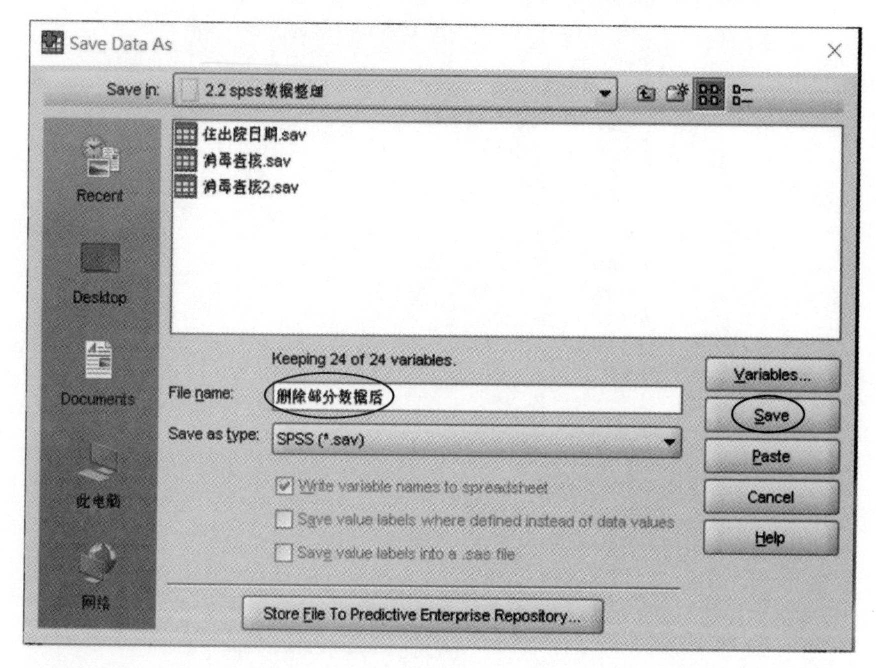

（八）数据文件合并

如果一项调查由两个人分别录入 SPSS，会有两个数据库，在统计分析时需要整合到一个 SPSS 数据库，除了复制粘贴外，有没有其他的方法呢？答案是“有”。在两个 SPSS 数据库合并的时候，有两种模式，一种是变量不变、增加个案；另一种是个案不变、增加变量。

1. 增加个案　如两个 SPSS 数据库，变量相同，个案不同。

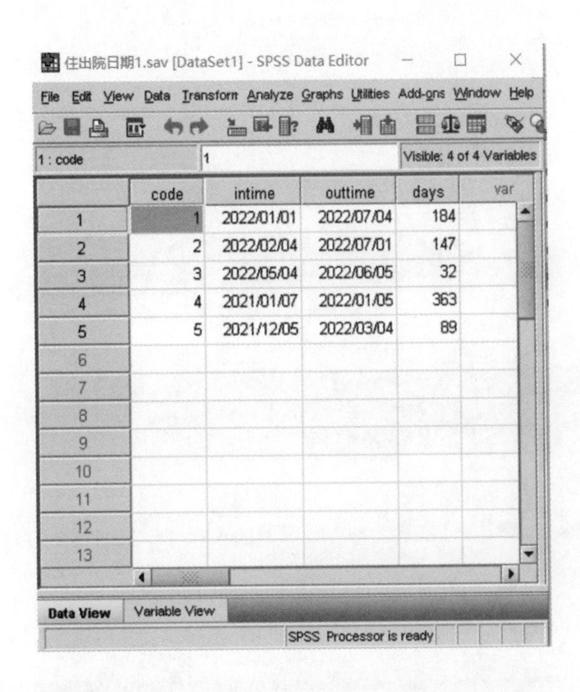

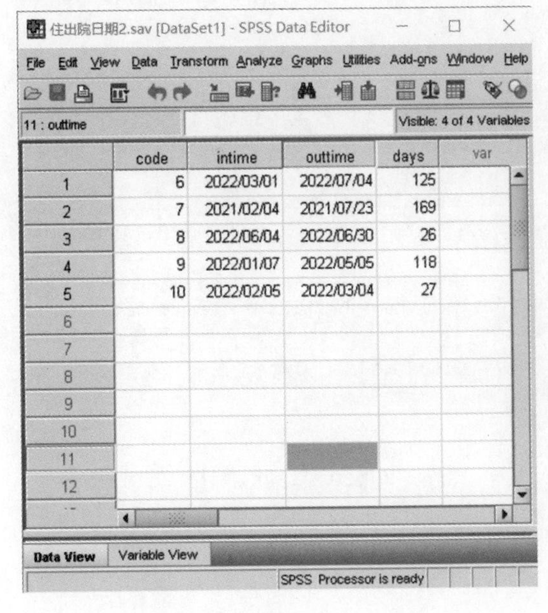

把第一个数据文件作为基础数据库，点击菜单栏的“Data”，选择“Merge Files”—“Add Cases”。

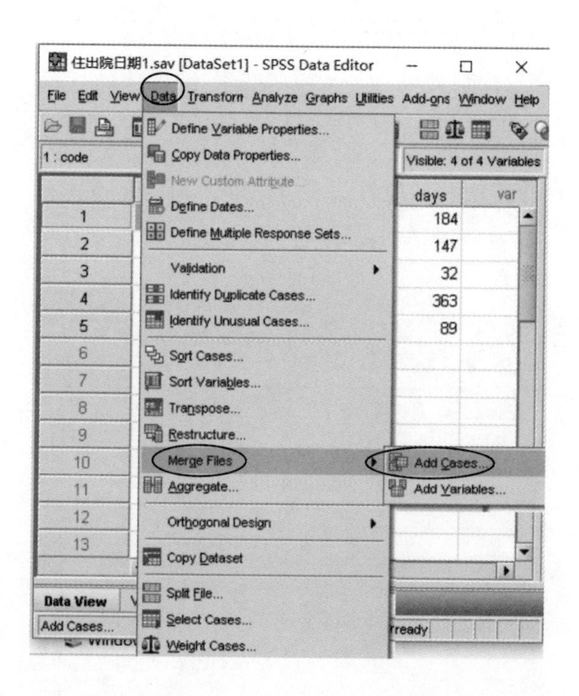

出现“Add Cases to **”对话框，点击“Browse”，选择要增加的数据文件。

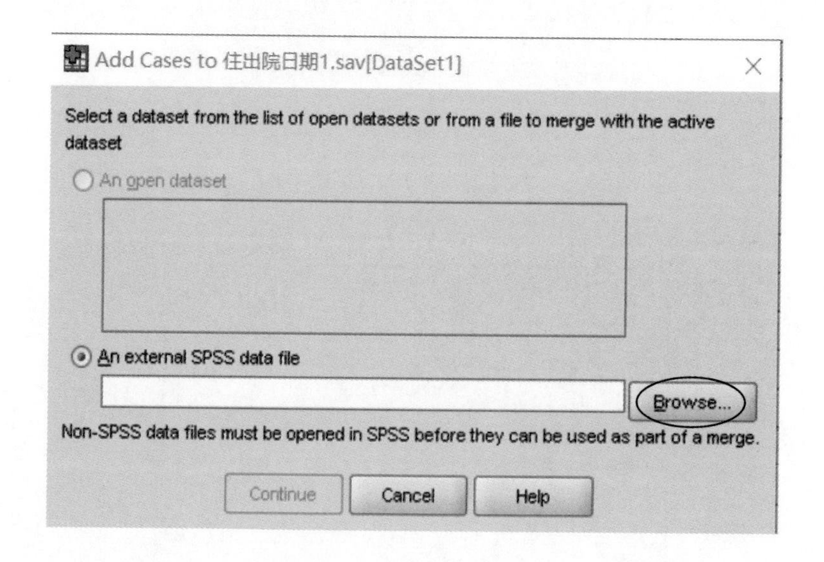

选中另一个数据文件，点击“Open”，再点击“Continue”。

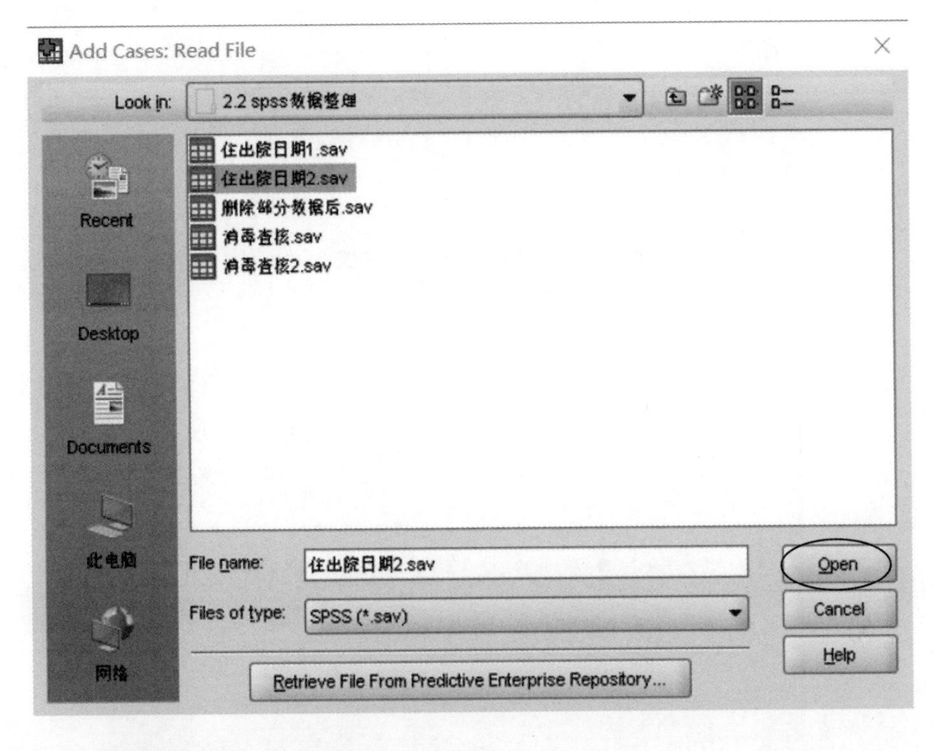

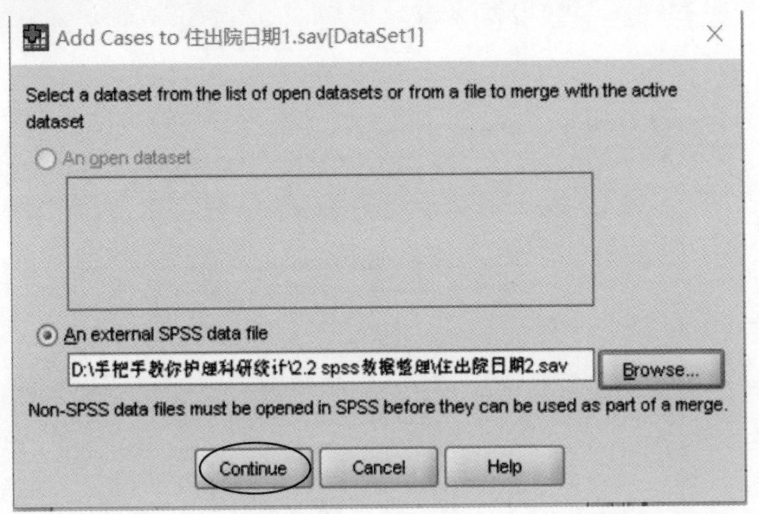

右边空白格的变量，是合并后新数据库的变量，可以看到两个数据库的变量均在里面，点击“OK”，新生成的数据库就是两个数据库个案合并后的数据库。

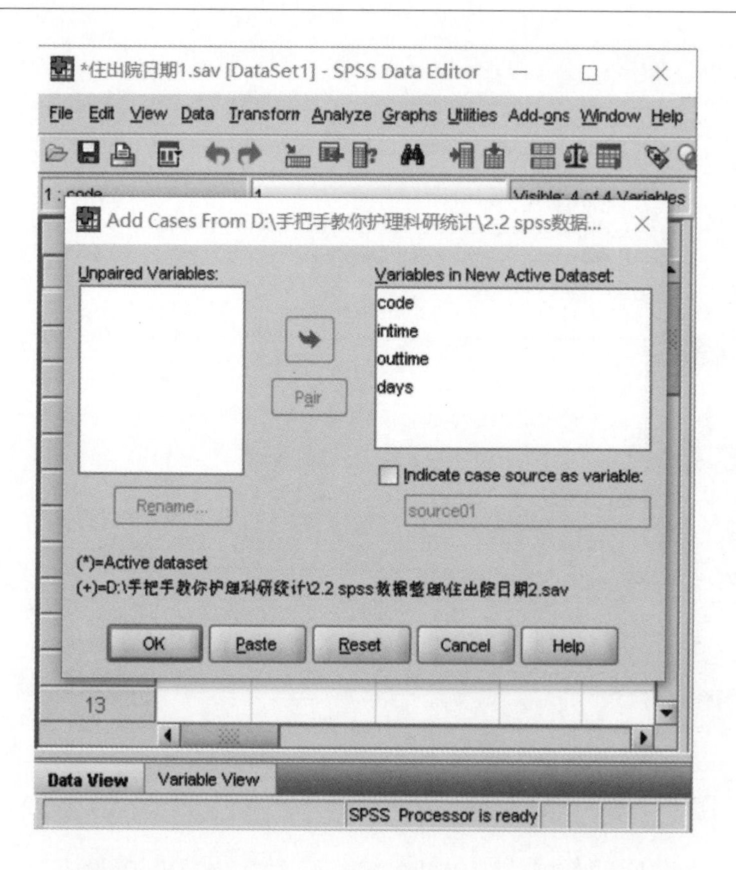

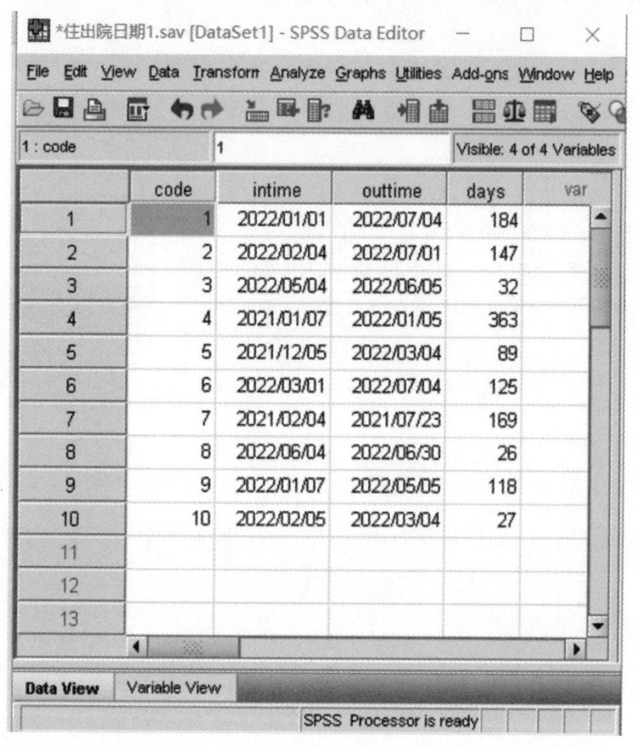

	code	intime	outtime	days	var
1	1	2022/01/01	2022/07/04	184	
2	2	2022/02/04	2022/07/01	147	
3	3	2022/05/04	2022/06/05	32	
4	4	2021/01/07	2022/01/05	363	
5	5	2021/12/05	2022/03/04	89	
6	6	2022/03/01	2022/07/04	125	
7	7	2021/02/04	2021/07/23	169	
8	8	2022/06/04	2022/06/30	26	
9	9	2022/01/07	2022/05/05	118	
10	10	2022/02/05	2022/03/04	27	
11					
12					
13					

2. 增加变量　两个数据库个案相同，变量不同。首先，两个数据库均要按照个案的唯一识别码进行排序。本示例个案的唯一识别码是变量“Code”，因此，两个数据库均按照“Code”的升序进行排序。

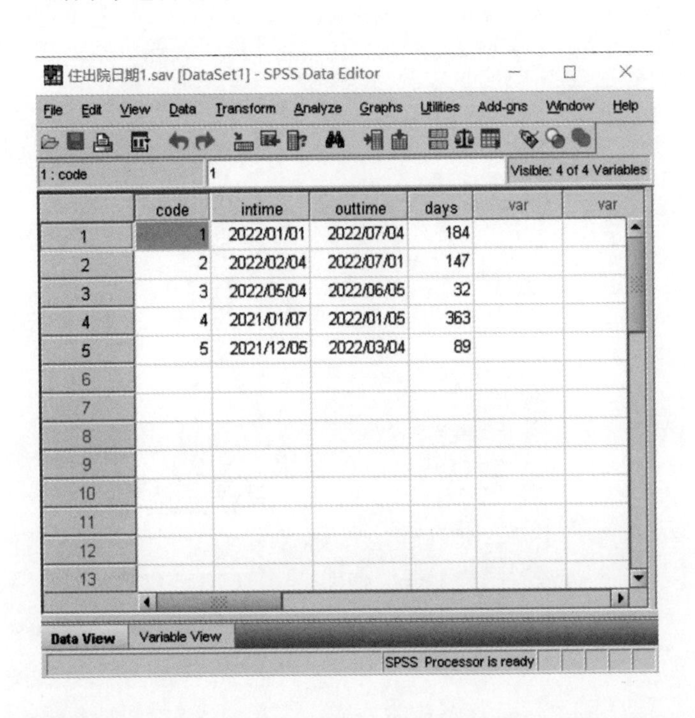

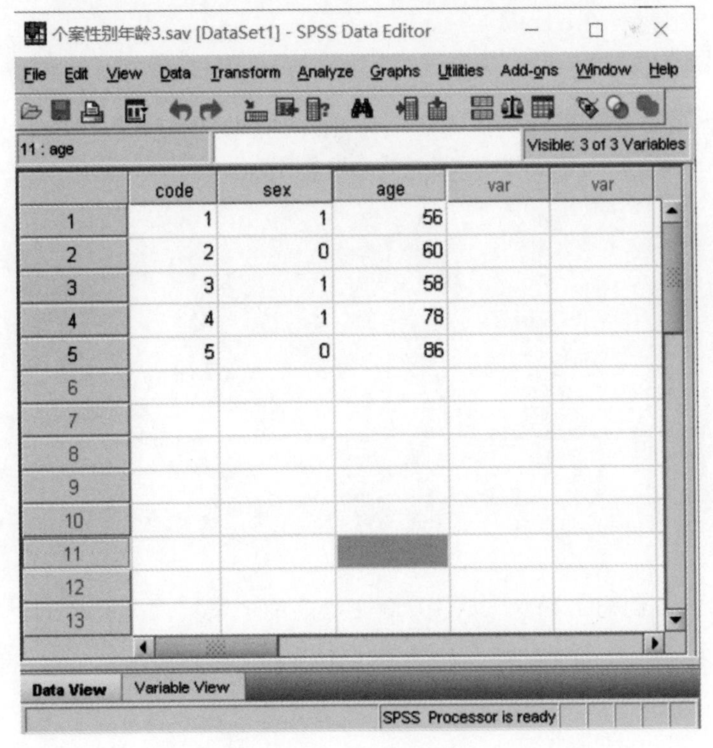

以上述第一个数据库为基础，点击菜单栏的“Data”，选择“Merge Files”—“Add Variables”，在 Browse 中选择需要合并的数据库，点击“Continue”。

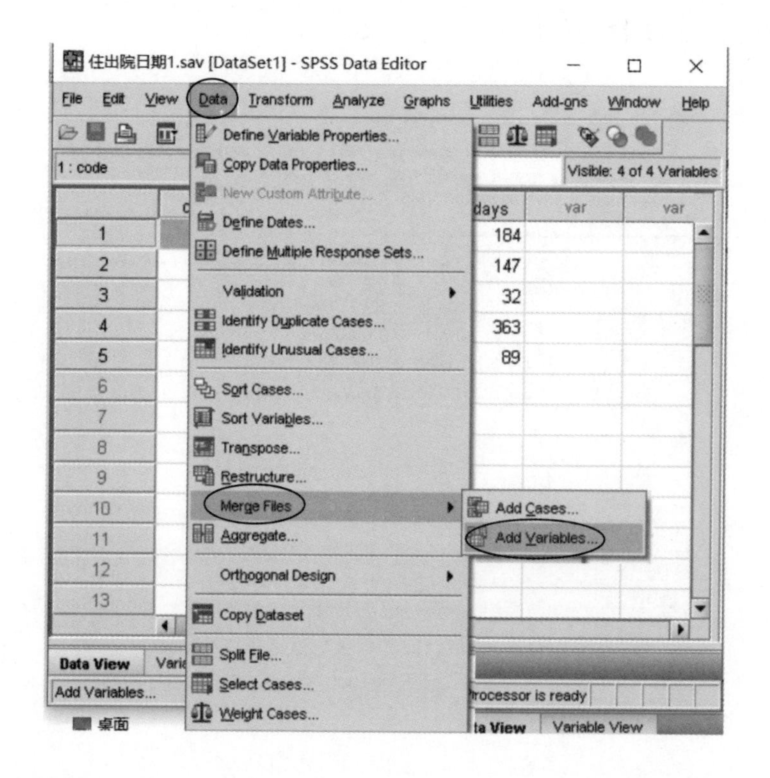

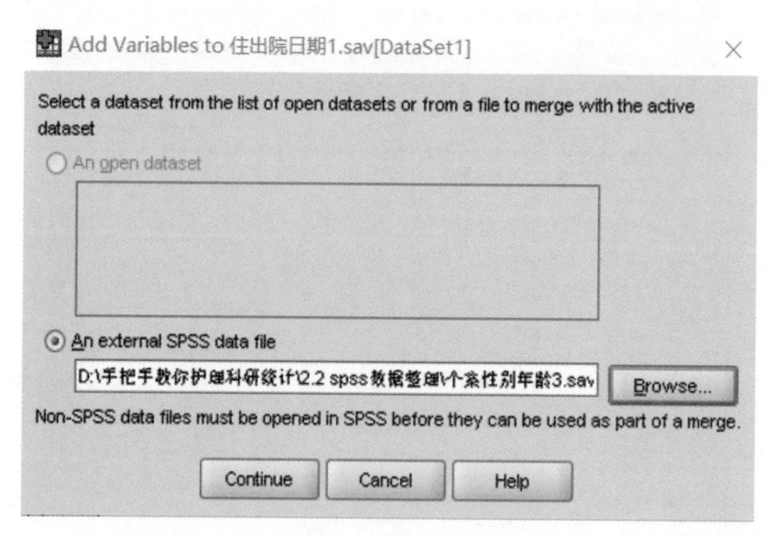

左下角显示“排序的文件，按照关键变量匹配个案”，下面有三个选项，“两个文件均提供个案”“外部文件被匹配”“工作数据文件被匹配”。本示例的两个文件的个案相同，均是 1 ~ 5，选择任何一种匹配方式都可以。右下方“Key Variables”，是指要匹配的关键变量，本示例将“code”选进去，点击“OK”。

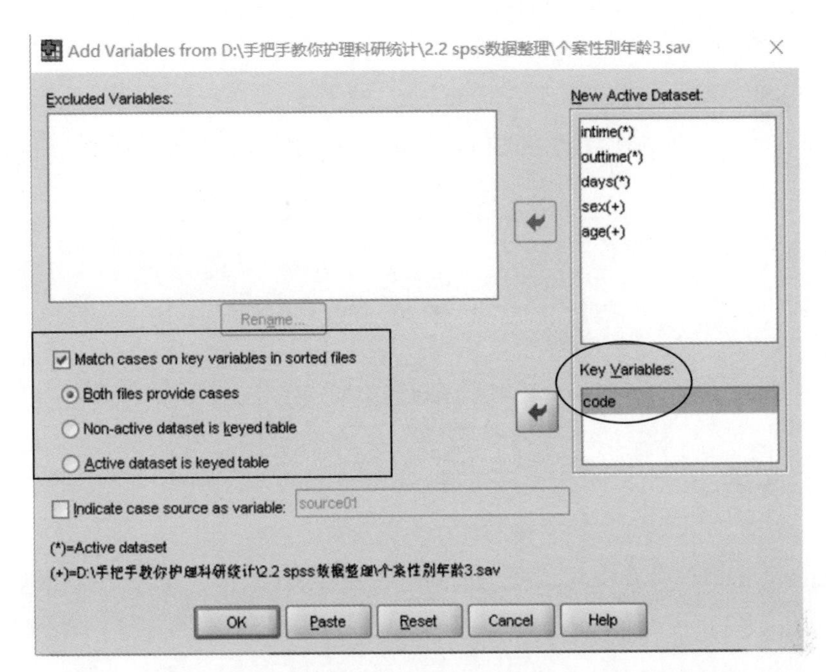

出现警示弹窗“警告：如果数据未按照关键变量的升序进行排序，就不能按照关键变量匹配”，点击“OK”，变量合并完成。

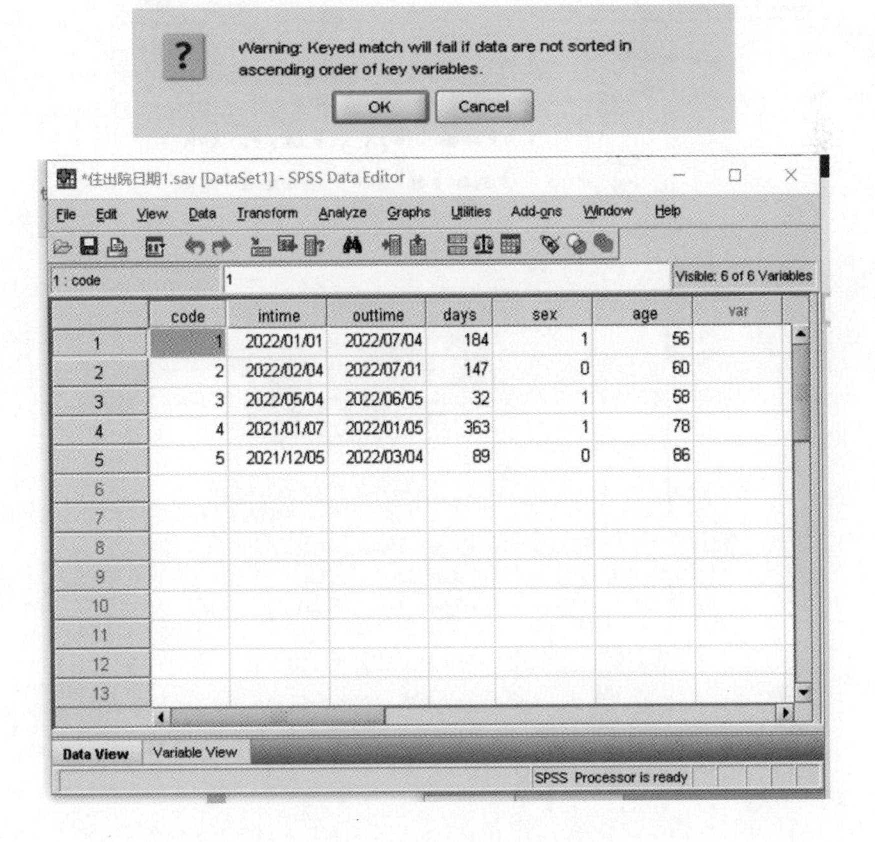

（九）关闭 SPSS

使用 SPSS 结束后，点击窗口右上角“╳”关闭时，弹出是否继续关闭的对话框，如果数据库有改动，要确认是否已经保存最新的数据库，再点击“Yes”，随即关闭。

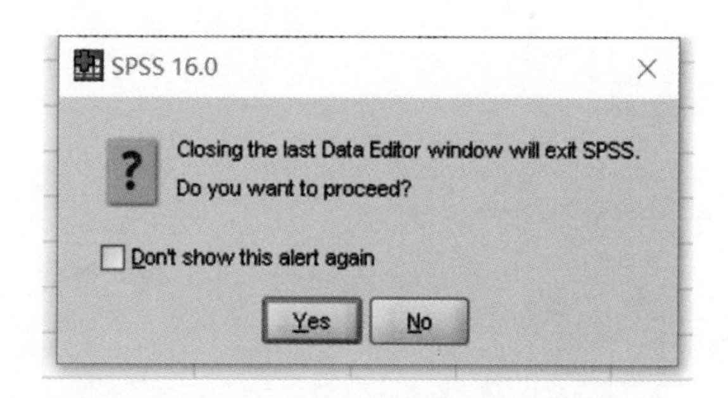

“Output”窗口也会弹出对话框，询问是否保存统计结果。因为在数据整理阶段，没有统计结果，因此不需要保存，点击“No”。

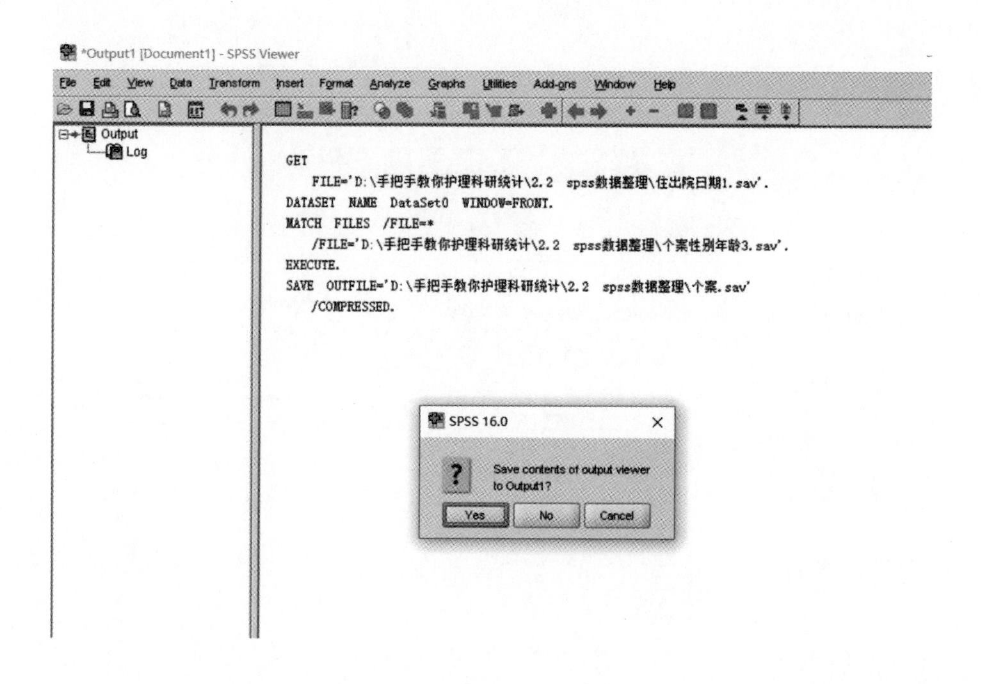

第3章 描述性研究

描述性研究是利用常规护理监测记录或专门调查收集的数据资料，按照不同时间、地区和人群（三间）进行分组，描述护理问题、事件、现象等在三间的分布特征，并进行比较分析，进而获得问题线索，提出问题假设。描述性研究是揭露问题与影响因素的因果关系中最基础的步骤，以观察为主要手段，不采取干预措施，不设立对照组，包括现况研究、病例报告、个案研究等。本章节主要讲述最常用的现况研究的统计方法。

1. 现况研究是通过收集、描述特定时间（或期间）和特定范围内人群中的护理问题、事件、现象及相关因素的分布情况，为进一步的研究提供线索和原因假设。通常是收集特定时间断面上的状态，又称为横断面研究。

2. 研究类型包括普查和抽样调查。普查是指全面的调查，将特定的时间点、特定的全部人群作为研究对象，可以全面掌握目标人群的健康状况，无误差，但耗时耗力。抽样调查是通过随机抽样的方法，选取特定时间点有代表性的人群进行调查，节省人力、物力和时间，但程序较普查复杂，不适用于现患率低的疾病。

3. 现况研究的结果可信度高，不同组别间可比性强，一次可收集分析多个因素，是探索护理问题产生原因的基础工作，但难以明确影响因素和护理问题的时序关系。

一、某市男护士执业环境现状及其影响因素分析

（一）选题设计

运用现况调查研究，了解某市的男护士执业环境评分情况，以及分析影响执业环境评分的影响因素。

（二）研究对象

某市男护士。

（三）资料收集

设计调查问卷，包括一般资料及执业环境测量表。选用方便抽样的方法，对某市三级、二级医院使用问卷星下发调查问卷，自愿填写，共收集 145 份问卷。

（四）资料分析与统计

1. 数据录入　问卷星的调查数据导出为 Excel 格式，初步核查后，导入 SPSS。数据变量包括：年龄、学历、月收入、医院级别、职称，是否结婚，执业环境总体评分。

	age	xueli	gongzi	grade	zhicheng	hunyin	score
1	19	大专	4500	2	初级	是	89
2	19	大专	4500	2	初级	是	89
3	19	大专	4500	2	初级	是	89
4	19	大专	4500	2	初级	是	89
5	36	大专	4500	2	初级	是	89
6	19	中专	3000	3	初级	是	87
7	19	中专	3000	3	初级	是	87
8	19	中专	3000	3	初级	是	87
9	19	中专	3000	3	初级	是	87
10	19	中专	3000	3	初级	是	87
11	19	中专	3000	3	初级	是	87
12	19	大专	4500	3	初级	是	89
13	24	本科	14000	3	初级	是	82
14	24	本科	14000	3	初级	是	82
15	24	本科	14000	3	初级	是	82
16	24	大专	10000	2	初级	是	82
17	24	大专	10000	2	初级	是	82
18	24	大专	10000	2	初级	是	82
19	38	大专	3500	2	初级	是	72

2. 数据整理　点击“Transform”—“Recode into Different Variables”功能进行数据转换。连续性变量，包括年龄、月收入，按一定的范围进行分段，年龄按照 25 岁以下，25 ~ 35 岁，35 岁及以上分为 3 段；月收入按照 5000 元以下，5000 ~ 1 万元，1 万元以上，分为 3 段；文字型数据，包括学历、职称、是否结婚，转换成数字，如初级职称赋值 1，中级职称赋值 2，高级职称赋值 3。整理后的数据表详见下图。

	age	xueli	gongzi	grade	zhicheng	hunyin	score	age1	xueli1	gongzi1	zhicheng1	hunyin1
1	26	中专	2500	2	初级	否	64	2	1	1	1	2
2	27	中专	2500	2	初级	否	64	2	1	1	1	2
3	28	中专	2500	2	初级	否	64	2	1	1	1	2
4	34	中专	2500	2	初级	否	64	2	1	1	1	2
5	40	中专	2500	2	初级	否	64	3	1	1	1	2
6	26	中专	2500	2	初级	否	64	2	1	1	1	2
7	27	中专	2500	2	初级	否	64	2	1	1	1	2
8	28	中专	2500	2	初级	否	64	2	1	1	1	2
9	34	中专	2500	2	初级	否	64	2	1	1	1	2
10	40	中专	2500	2	初级	否	64	3	1	1	1	2
11	19	中专	3000	3	初级	是	87	1	1	1	1	1
12	19	中专	3000	3	初级	是	87	1	1	1	1	1
13	19	中专	3000	3	初级	是	87	1	1	1	1	1
14	19	中专	3000	3	初级	是	87	1	1	1	1	1
15	19	中专	3000	3	初级	是	87	1	1	1	1	1
16	19	中专	3000	3	初级	是	87	1	1	1	1	1
17	34	硕士及以上	3000	2	初级	否	82	2	4	1	1	2
18	34	硕士及以上	3000	2	初级	否	82	2	4	1	1	2
19	34	硕士及以上	3000	2	高级	否	82	2	4	1	3	2
20	34	硕士及以上	3000	2	高级	否	82	2	4	1	3	2
21	34	硕士及以上	3000	2	高级	否	82	2	4	1	3	2
22	34	硕士及以上	3000	2	高级	否	82	2	4	1	3	2
23	34	硕士及以上	3000	2	高级	否	82	2	4	1	3	2
24	34	硕士及以上	3000	2	高级	否	82	2	4	1	3	2

3. 数据统计及结果展示

（1）执业环境评分现况。执业环境评分属于连续性变量，首先需分析评分的分布情况。如呈正态分布，使用均数及标准差表示均值及离散度；如不符合正态分布，使用中位数、四分位数表示均值及离散度。

正态性检验

【统计步骤】

①选择“Analyze”—“Descriptive Statistics”—“Explore”。

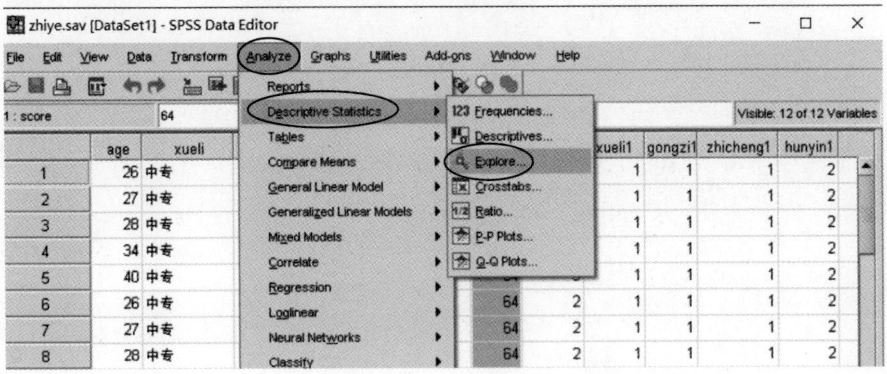

②在 Explore 窗口，选择需要正态性检验的变量，置入 Dependent list。

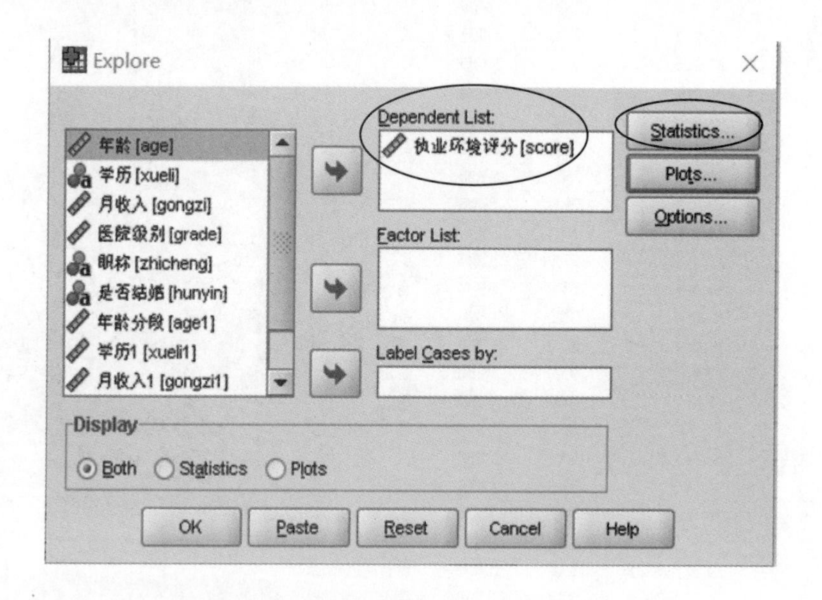

③点击“Statistics”进行设置，勾选描述性统计、百分位数两个选项，点击“Continue”。

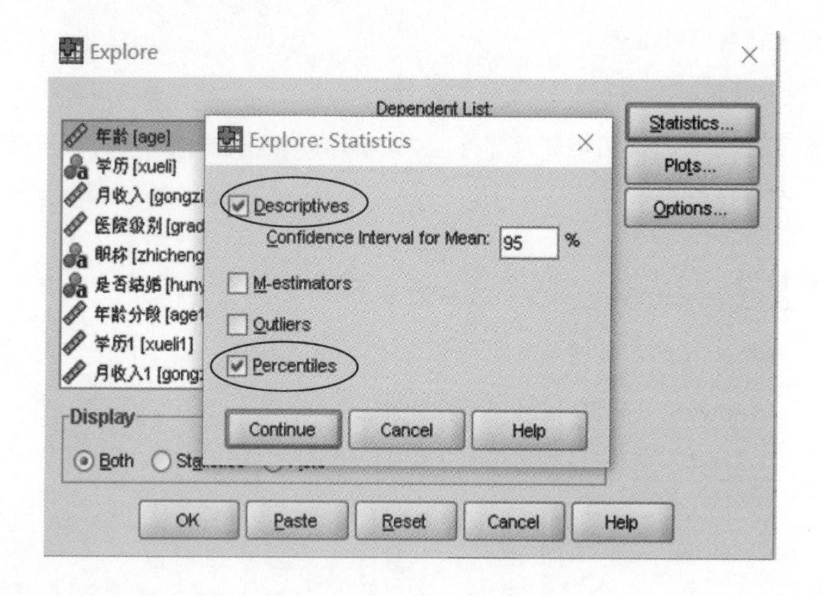

④回主窗口点击“Plots”进行设置，勾选“Normality plots with tests（正态图形及正态性检验）”，点击“Continue”，再点击“OK”。

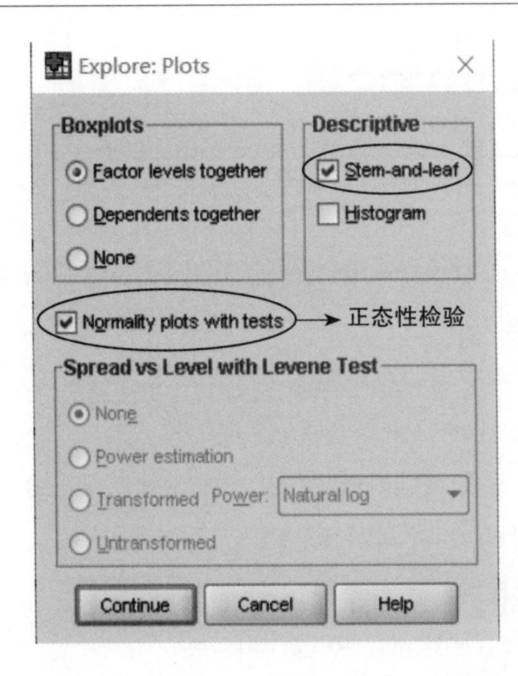

【结果显示】

Case Processing Summary

	Cases					
	Valid		Missing		Total	
	N	Percent	N	Percent	N	Percent
执业环境评分	145	100.0%	0	.0%	145	100.0%

Descriptives

			Statistic	Std. Error
执业环境评分	Mean		84.94	.743
	95% Confidence Interval for Mean	Lower Bound	83.48	
		Upper Bound	86.41	
	5% Trimmed Mean		85.27	
	Median		84.00	
	Variance		80.094	
	Std. Deviation		8.950	
	Minimum		64	
	Maximum		100	
	Range		36	
	Interquartile Range		10	
	Skewness		-.384	.201
	Kurtosis		.359	.400

Percentiles

		Percentiles						
		5	10	25	50	75	90	95
Weighted Average (Definition 1)	执业环境评分	64.00	72.00	80.00	84.00	90.50	99.00	100.00
Tukey's Hinges	执业环境评分			80.00	84.00	89.00		

Tests of Normality

	Kolmogorov-Smirnov[a]			Shapiro-Wilk		
	Statistic	df	Sig.	Statistic	df	Sig.
执业环境评分	.150	145	.000	.933	145	.000

最后一项表格“Tests of Normality”是正态性检验的结果，P 值均为 $0.000 < 0.05$，表示不符合正态性趋势。因此该数据需要按中位数、四分位数来进行结果汇报。

【结果表述】该市男护士职业环境平均得分为 84 分（80.0 ~ 90.5 分）。

（2）不同特征男护士的执业环境评分情况比较。欲分析不同年龄段、收入水平、学历、医院等级、职称，是否结婚的男护士职业环境评分之间是否有差别，首先使用数据拆分，中位数统计的功能，得出每一个特征的评分中位数，再使用非参数检验的方法，分析是否存在统计学差异。

例如，不同年龄段的评分是否存在统计学差异？

【统计步骤一】①文件拆分，选择年龄分段。

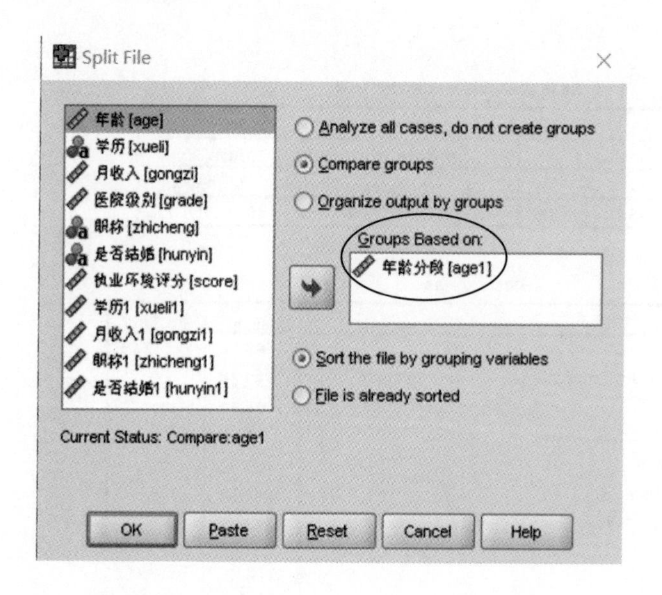

②“分析”–“描述性统计”–“频率”，选择职业环境评分。

③设置 Statistics，勾选“Quartiles（百分位数）”及“Median（中位数）”。

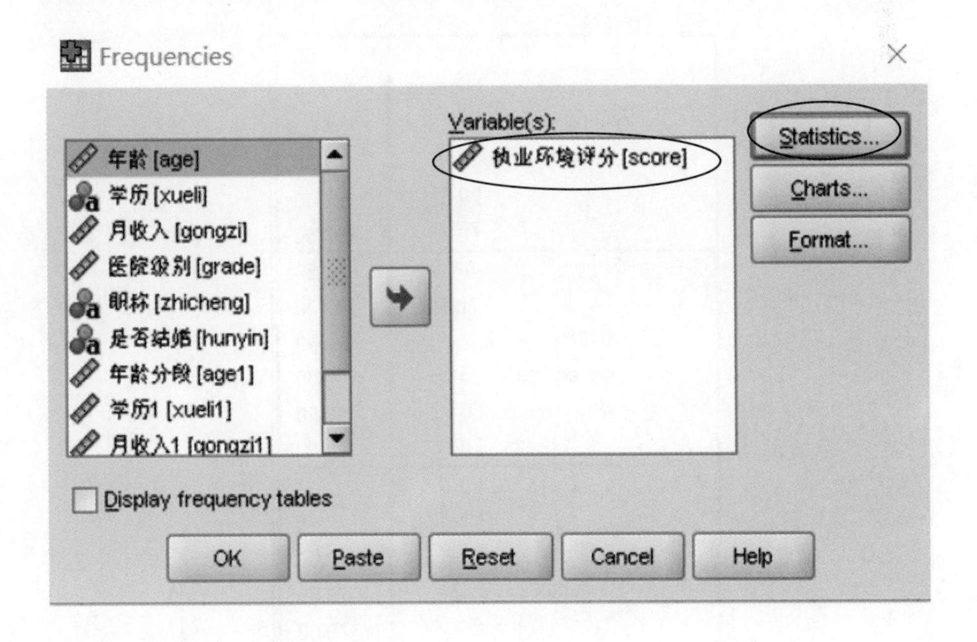

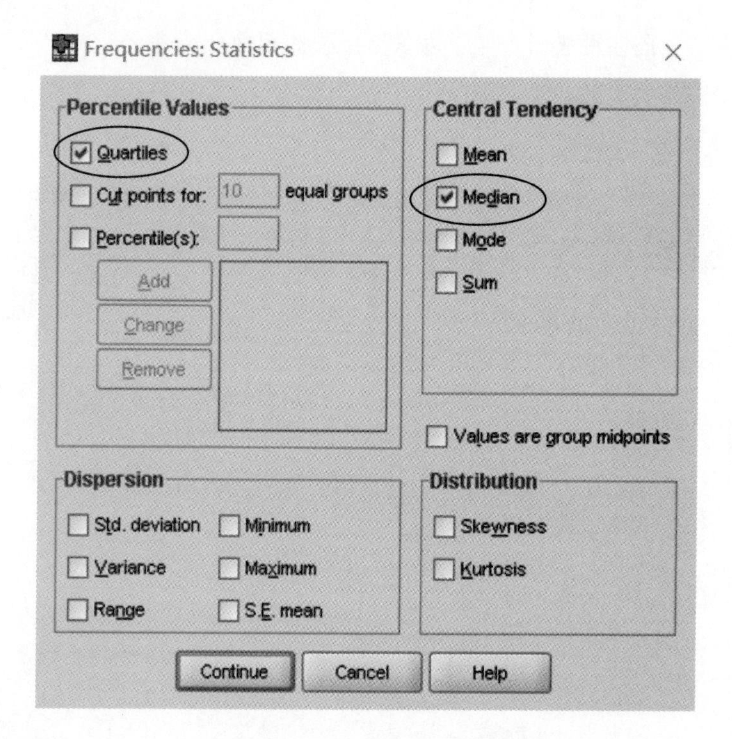

【结果显示】

Statistics

执业环境评分

1	N	Valid	60
		Missing	0
	Median		87.00
	Percentiles	25	82.00
		50	87.00
		75	88.50
2	N	Valid	58
		Missing	0
	Median		83.00
	Percentiles	25	82.00
		50	83.00
		75	93.00
3	N	Valid	27
		Missing	0
	Median		79.00
	Percentiles	25	72.00
		50	79.00
		75	93.00

上图显示的是 3 个年龄段的执业环境评分的中位数及四分位数。

3 个年龄段的执业环境评分属于多组数据，并且不是正态分布，差异比较选用多个独立样本非参数检验。

【统计步骤二】①撤销文件拆分的命令。②选择“Analyze（分析）”—“Nonparametric Tests|（非参数检验）”—“K Independent Samples（K 个独立样本）”。

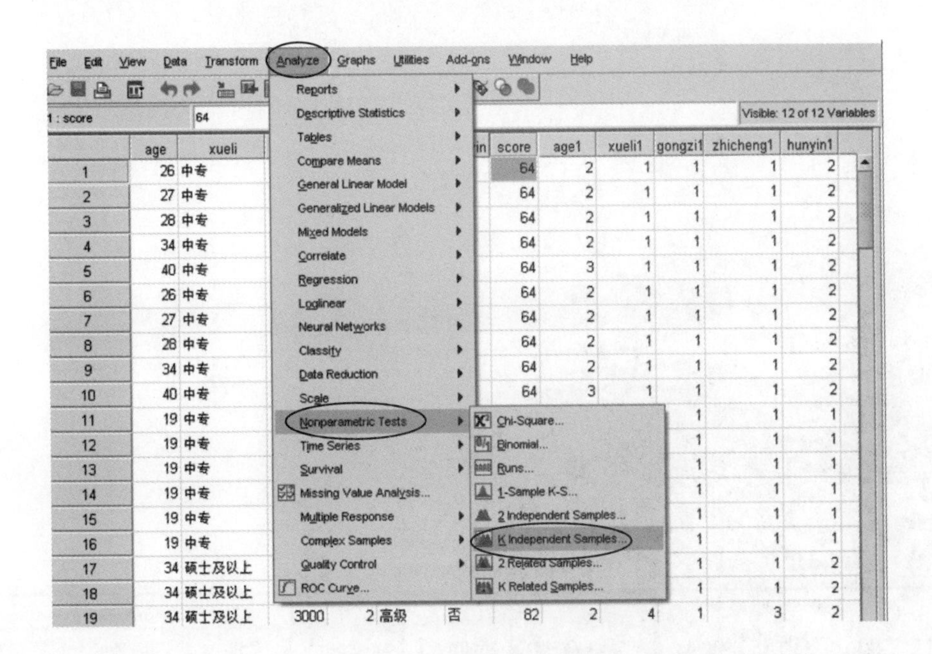

③在多个独立样本检验的窗口中，检验变量处选择“执业环境评分”，分组变量选择“年龄段”。

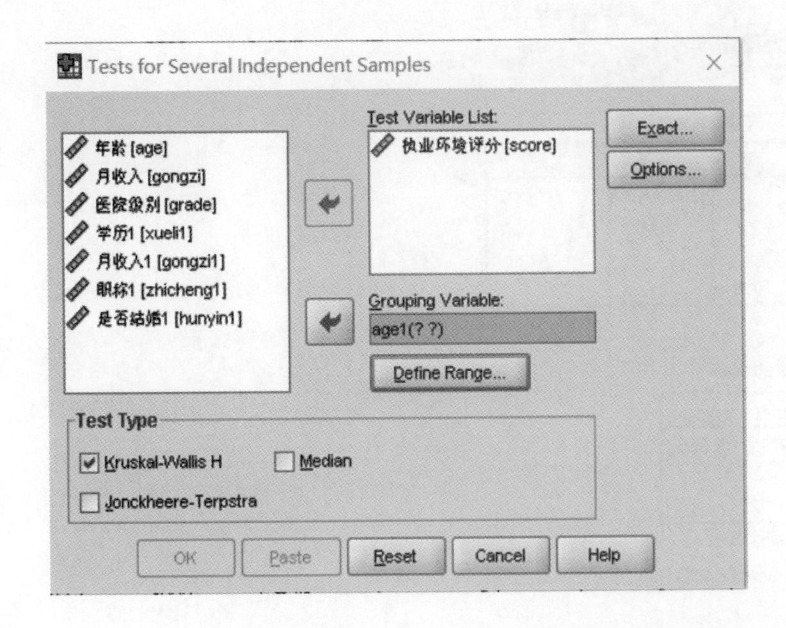

④点击“Define Range”，填写组别最小值及最大值。

Several Independent Samples: Defin...

Range for Grouping Variable

Minimum: 1

Maximum: 3

Continue Cancel Help

【结果显示】

Descriptive Statistics

	N	Mean	Std. Deviation	Minimum	Maximum	Percentiles		
						25th	50th (Median)	75th
执业环境评分	145	84.94	8.950	64	100	80.00	84.00	90.50
年龄分段	145	1.77	.743	1	3	1.00	2.00	2.00

Kruskal-Wallis

Ranks

	年…	N	Mean Rank
执业环境评分	1	60	78.40
	2	58	74.86
	3	27	57.00
	Total	145	

Test Statistics[a,b]

	执业环境评分
Chi-Square	5.065
df	2
Asymp. Sig.	.079

a. Kruskal Wallis Test

b. Grouping Variable: 年龄分段

第三个表格“Test Statistics“展示的是三组别非参数检验结果，卡方值为 5.065，P 值为 0.079。

对于只有两个分组的变量，如是否结婚，就选用两个独立样本的非参数检验方法。

【统计步骤】①选择“Analyze（分析）”—“Nonparametric Tests（非参数检验）”—“Two- Independent Samples（两个独立样本检验）”；②在弹出对话框中，选择检验变量、分组变量至相应位置；最下方的检验类型 Test Type，勾选 “Mann–Whitney U”。

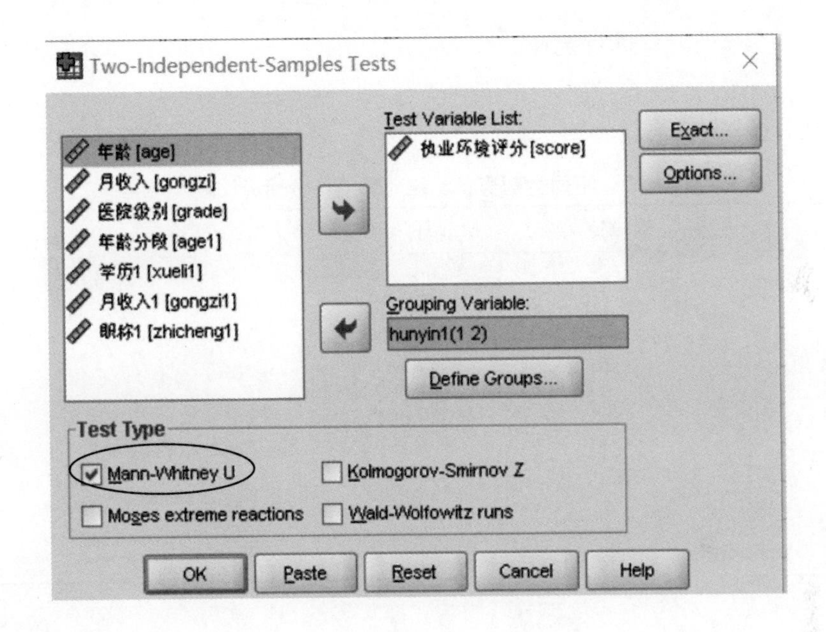

【结果显示】

Descriptive Statistics

	N	Mean	Std. Deviation	Minimum	Maximum	Percentiles		
						25th	50th (Median)	75th
执业环境评分	145	84.94	8.950	64	100	80.00	84.00	90.50
是否结婚1	145	1.57	.496	1	2	1.00	2.00	2.00

Mann-Whitney

Ranks

	是...	N	Mean Rank	Sum of Ranks
执业环境评分	1	62	73.61	4564.00
	2	83	72.54	6021.00
	Total	145		

Test Statistics[a]

	执业环境评分
Mann-Whitney U	2535.000
Wilcoxon W	6021.000
Z	-.152
Asymp. Sig. (2-tailed)	.879

a. Grouping Variable: 是否结婚1

最下方的表格“Test Statistics”显示非参数检验的结果，Z 值 =–0.152，P=0.879。同理，对其他的变量进行统计。

【结果表述】

表　不同类别男护士执业环境评分情况比较

项目	人数	构成比（%）	执业环境评分 [M（$P25$，$P75$）]	Z/χ^2 值	P 值
年龄				5.065	0.079
＜25 岁	60	41.38	87.00（82.00 ～ 88.50）		
25 ～ 35 岁	58	40.00	83.00（82.00 ～ 93.00）		
≥35 岁	27	18.62	79.00（72.00 ～ 93.00）		
是否结婚				–0.152	0.879
是	62	42.76	87.00（82.00 ～ 89.00）		
否	83	57.24	83.00（80.00 ～ 93.00）		

（3）执业环境影响因素的多因素分析。单因素分析发现的是独立的因素对执业环境的影响。这些因素之间可能存在相互影响，欲筛选真正的影响因素，需消除这些影响，因此，可以使用回归分析进一步开展多因素分析。因变量“执业环境评分”是数值变量，自变量有数值变量，如年龄、月收入，也有分类变量，这种情况可以选用多元线性回归分析。

在做多元线性回归分析前，需要根据自变量的类型，进行相应的检验或设置哑变量。如果自变量是连续型数值变量，需绘制散点图，探讨自变量和因变量是否存在线性趋势的关系；如果自变量为二分类或者无序多分类变量，无需绘制散点图，但需设置哑变量。二分类变量的数值设置为 0 及 1，多分类变量，如职称（初级，中级，高级），需要设置 3 个哑变量，变量名称命名为 zhicheng_1，zhicheng_2，zhicheng_3，变量值初级设置为 0、0、0，中级设置为 0、1、0，高级设置为 0、0、1。

zhiye.sav [DataSet1] - SPSS Data Editor

File Edit View Data Transform Analyze Graphs Utilities Add-ons Window Help

1 : age 19 Visible: 22 of 22 Variables

	unyin1	xueli_1	xueli_2	xueli_3	xueli_4	zhicheng_1	zhicheng_2	zhicheng_3	hunyin_1
1	1	0.00	0.00	0.00	0.00	0.00	0.00	0.00	0.00
2	2	0.00	0.00	0.00	0.00	0.00	1.00	0.00	1.00
3	2	0.00	0.00	0.00	0.00	0.00	0.00	1.00	1.00
4	1	0.00	1.00	0.00	0.00	0.00	0.00	0.00	0.00
5	2	0.00	0.00	1.00	0.00	0.00	1.00	0.00	1.00
6	1	0.00	0.00	0.00	1.00	0.00	0.00	1.00	0.00
7	1	0.00	0.00	0.00	0.00	0.00	0.00	0.00	0.00
8	1	0.00	0.00	0.00	0.00	0.00	0.00	0.00	0.00
9	1	0.00	0.00	0.00	0.00	0.00	0.00	0.00	0.00
10	1	0.00	0.00	0.00	0.00	0.00	0.00	0.00	0.00
11	1	0.00	0.00	0.00	0.00	0.00	0.00	0.00	0.00
12	1	0.00	0.00	0.00	0.00	0.00	0.00	0.00	0.00
13	1	0.00	0.00	0.00	0.00	0.00	0.00	0.00	0.00
14	1	0.00	0.00	0.00	0.00	0.00	0.00	0.00	0.00
15	1	0.00	0.00	0.00	0.00	0.00	0.00	0.00	0.00
16	1	0.00	0.00	0.00	0.00	0.00	0.00	0.00	0.00

Data View Variable View SPSS Processor is ready

多元线性回归

【统计步骤】①选择“Analyze（分析）”—“Regression（回归）”—“Linear（线性回归）”；②在线性回归窗口中，因变量选择“执业环境评分”，自变量选择“需统计的变量”，连续型数值变量可以直接放进去，分类变量需将哑变量全部放入。③检验方法选择“Enter”。

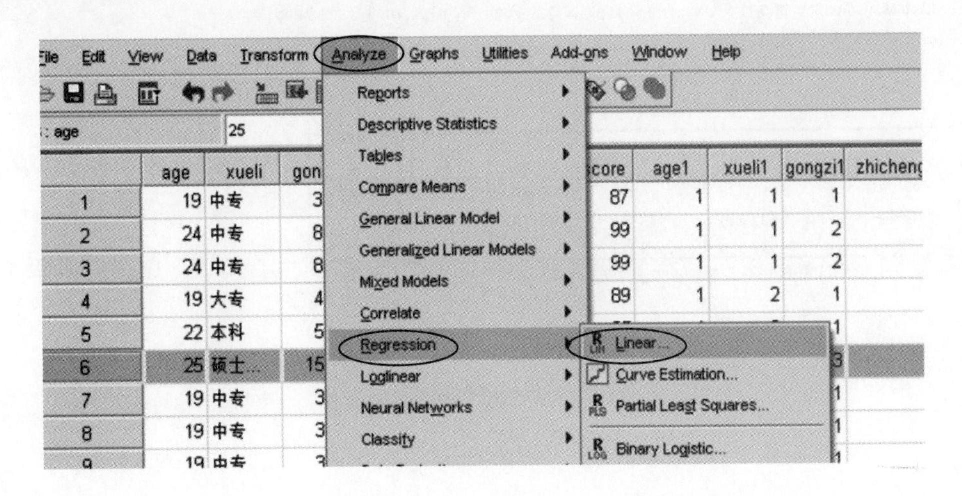

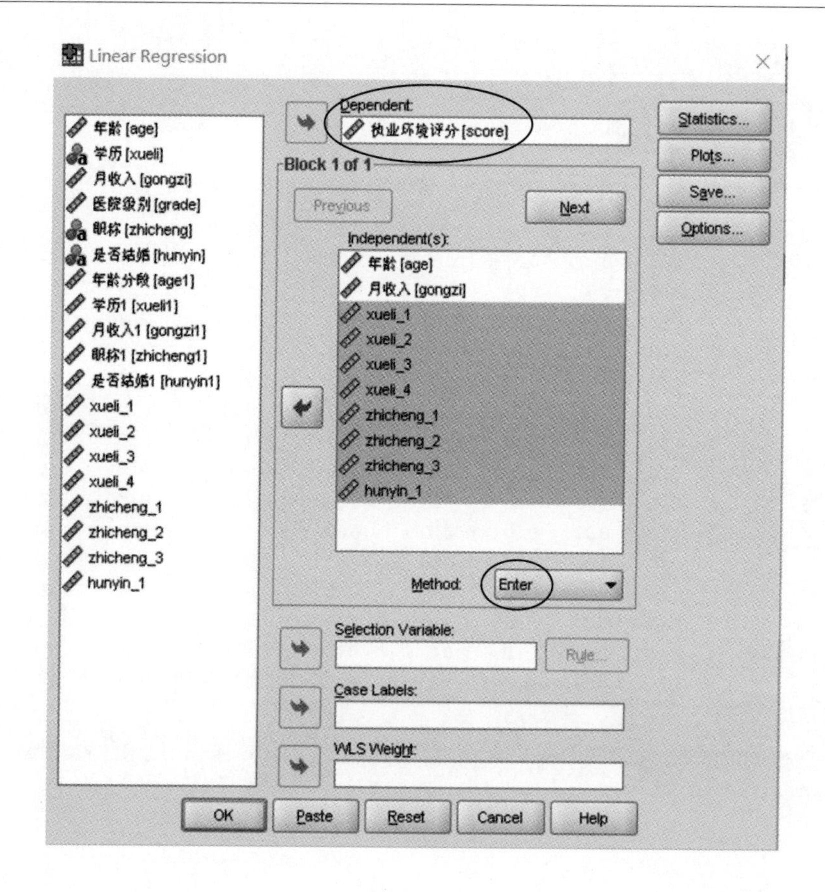

【结果显示】

Model Summary[b]

Model	R	R Square	Adjusted R Square	Std. Error of the Estimate	Change Statistics				
					R Square Change	F Change	df1	df2	Sig. F Change
1	.666[a]	.443	.410	6.872	.443	13.530	8	136	.000

a. Predictors: (Constant), hunyin_1, zhicheng_3, xueli_3, 年龄, xueli_4, 月收入, xueli_2, zhicheng_2

b. Dependent Variable: 执业环境评分

ANOVA[b]

Model		Sum of Squares	df	Mean Square	F	Sig.
1	Regression	5111.323	8	638.915	13.530	.000[a]
	Residual	6422.235	136	47.222		
	Total	11533.559	144			

a. Predictors: (Constant), hunyin_1, zhicheng_3, xueli_3, 年龄, xueli_4, 月收入, xueli_2, zhicheng_2

b. Dependent Variable: 执业环境评分

Coefficients^a

Model		Unstandardized Coefficients		Standardized Coefficients	t	Sig.	95% Confidence Interval for B	
		B	Std. Error	Beta			Lower Bound	Upper Bound
1	(Constant)	87.056	3.145		27.680	.000	80.837	93.276
	年龄	-.468	.111	-.329	-4.201	.000	-.688	-.247
	月收入	.001	.000	.367	4.776	.000	.001	.001
	xueli_2	4.113	1.821	.205	2.259	.025	.512	7.714
	xueli_3	-5.402	2.370	-.217	-2.280	.024	-10.088	-.716
	xueli_4	-3.790	2.061	-.182	-1.839	.068	-7.866	.286
	zhicheng_2	10.522	1.783	.558	5.901	.000	6.996	14.048
	zhicheng_3	5.625	1.934	.249	2.908	.004	1.800	9.449
	hunyin_1	2.791	1.487	.155	1.877	.063	-.150	5.731

a. Dependent Variable: 执业环境评分

第一项结果显示，模型的调整决定系数 R^2 为 0.410，回归模型 F 值为 13.530，P 值为 0.000；第三项结果显示，各自变量的回归系数、t 值及 P 值，除婚姻状况外，其余自变量 P 值 $<$ 0.05。

【结果表述】

表　男护士执业环境影响因素的多元回归分析结果

自变量	非标准化回归系数	标准误	t	P	F	调整 R^2
常数项	87.056	3.145	27.680	0.000	13.530	0.410
年龄	−0.468	0.111	−4.201	0.000		
月收入	0.001	0.000	4.776	0.000		
学历						
大专	4.113	1，821	2.259	0.025		
本科	−5.402	2.370	−2.280	0.024		
硕士及以上	−3.790	2.061	−1.839	0.068		
职称						
中级	10.522	1.783	5.901	0.000		
高级	5.625	1.934	2.908	0.004		
婚姻状况	2.791	1.487	1.877	0.063		

采用多元线性回归分析结果显示，回归方程显著，F=13.530，P=0.000。其中，年龄增加、本科学历显著负向影响执业环境评分；月收入升高、大专学历、中高级职称显著正向影响执业环境评分，但月收入升高影响程度较小；硕士及以上学历、婚姻状况对执业环境影响无统计学差异。

【知识加油站】统计学的基本概念

1. 总体（population）：根据研究目的而确定的同质的全部研究对象。

2. 样本（sample）：从总体中随机抽取的部分研究对象。

3. 样本量（sample size）：样本中包含的观察单位数。

4. 变量（variable）：观察单位的某项特征。

5. 变量值（value of variable）：对某变量的测量值。

6. 资料 / 数据（data）：变量值的集合。

7. 统计指标（statistical indicators）：反映总体现象数量特征的概念和具体数值。指标由指标名称和指标数值两个基本要素构成。

8. 统计量（statistic）：样本的统计指标。

9. 参数（parameter）：总体的统计指标。

10. 统计描述（statistical description）：对资料的数量特征和分布规律进行测定和描述，通常使用统计指标来表述，或制作统计图、统计表。

11. 统计推断（statistical inference）：又称为参数估计（estimation of parameter），由样本统计指标来推断总体指标。由样本差异来推断总体之间是否可能存在差异，称为假设检验（hypothesis test）。

12. 概率（probability）：描述随机事件发生可能性大小的度量，常用 P 表示。P 值的范围在 0 和 1 之间，$P \leqslant 0.05$ 的随机事件通常称作小概率事件，即发生的可能性很小，统计学上认为一次抽样是不可能发生的。

二、某院护士感染性职业暴露特点的调查研究

（一）选题设计

运用回顾性调查研究，了解某院感染性职业暴露特点，找出职业暴露高风险点，针对性的制定职业安全防护措施。

（二）研究对象

某院 2010–2013 年发生职业暴露的护士。

（三）资料收集

设计职业暴露登记表，主要内容有性别、年龄、工龄、职称、暴露类型、暴露场所、暴露时间等。护士在工作中发生职业暴露后，立即填写该登记表，便于研究人员对这

些调查资料进行回顾性分析。

（四）资料分析与统计

1. 数据录入　将收集到的登记表资料录入至 Excel 表，导入 SPSS 进行统计分析。

	sex	age	worktime	exptime	week	zhicheng	blfs	blcs	rqzl	shyy	gryqk	ssbw
1	女	23	4	2010/1/10	六	初级	锐器伤	病房	输液器针头	其他医务人员	不知道	右中指
2	男	28	24	2010/2/7	二	中级	锐器伤	手术室	备皮刀	自己	乙肝	右中指
3	男	32	264	2010/3/2	二	中级	锐器伤	手术室	缝合针	自己	乙肝	右手指
4	女	23	24	2010/3/27	六	初级	锐器伤	病房	头皮针	自己、病人	梅毒	右手小拇指
5	男	34	240	2010/4/4	一	中级	锐器伤	手术室	缝合针	其他医务人员	乙肝	手指
6	女	25	48	2010/4/8	五	初级	锐器伤	手术室	缝合针	自己	乙肝	左手
7	女	24	8	2010/8/4	六	初级	体液暴露	病房	引流液	是	乙肝	乙肝
8	男	36	12	2010/9/16	三	中级	锐器伤	手术室	腹腔镜戳卡	其他医务人员	乙肝	右手食指
9	女	26	24	2010/9/16	三	初级	锐器伤	手术室	导管丝	自己	乙肝	右手中指
10	男	32	132	2010/9/18	二	中级	锐器伤	手术室	缝合针	自己	梅毒	左手食指指腹
11	男	46	24	2010/9/22	四	中级	锐器伤	病房	注射器针头	其他医务人员	乙肝	手掌
12	女	23	12	2010/9/23	五	初级	锐器伤	病房	血糖针	自己	乙肝	右手大拇指
13	女	22	3	2010/9/23	五	初级	锐器伤	急诊	输液器针头	自己	丙肝	右手食指
14	女	23	3	2010/12/8	五	初级	锐器伤	手术室	手术器械	其他医务人员	全无	右手大拇指
15	女	26	24	2010/12/15	四	初级	锐器伤	门诊	手术器械	其他医务人员	乙肝	左手无名指指尖
16	女	25	8	2011/1/16	二	初级	锐器伤	病房	头皮针	自己	不知道	右手小鱼际
17	女	23	24	2011/2/13	二	初级	锐器伤	病房	头皮针	自己	乙肝	右手中指
18	女	31	2	2011/2/15	二	中级	锐器伤	病房	输液器针头	病人	乙肝	左手手掌
19	女	23	4	2011/2/16	五	初级	锐器伤	病房	头皮针	自己	全无	右手大拇指
20	女	22	4	2011/8/18	日	初级	锐器伤	病房	血糖针	自己	不知道	左手食指
21	女	29	24	2011/9/6	二	中级	锐器伤	手术室	玻璃	自己	无	左手大拇指

2. 数据整理　检查数据有无缺项、漏项，若有需重新查看登记表，进行补充或者按缺失数据处理。从职业暴露发生的日期中提取暴露发生的年份，以利于统计各年度例数。

年份提取

【统计步骤】①选择“Transform”—“Date and Time Wizard”。

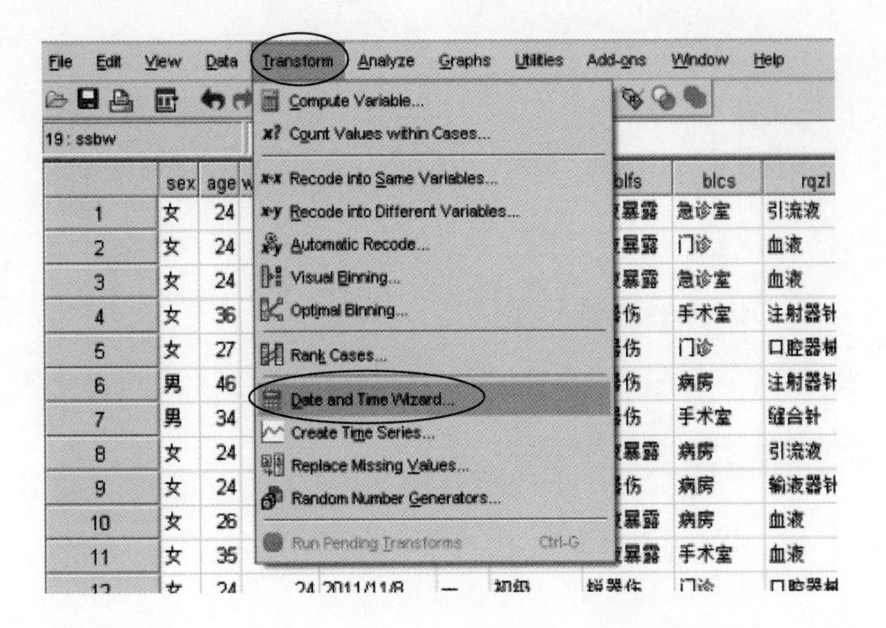

②选择“提取部分日期”。

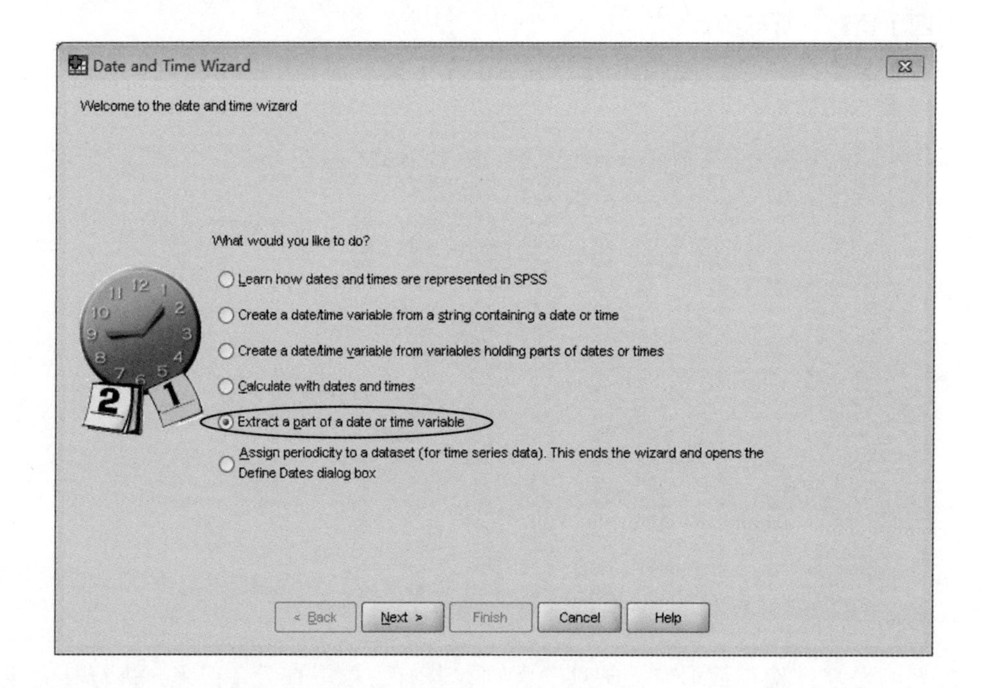

③选择变量“职业暴露日期”。

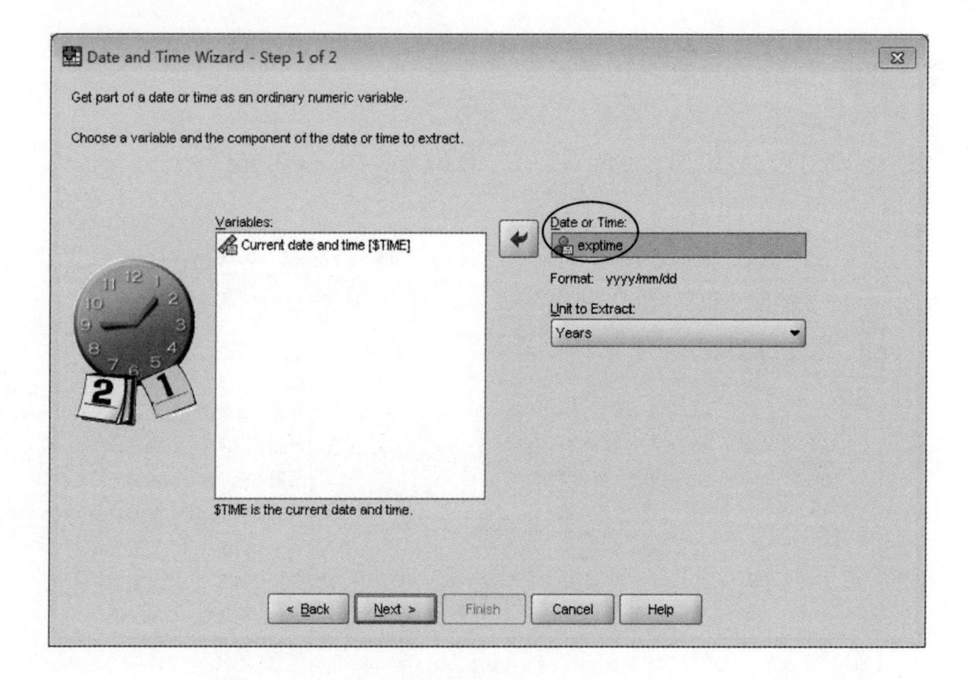

④输入新生成变量的名称“year”。回到数据界面，可以看到新生成的变量“year”。

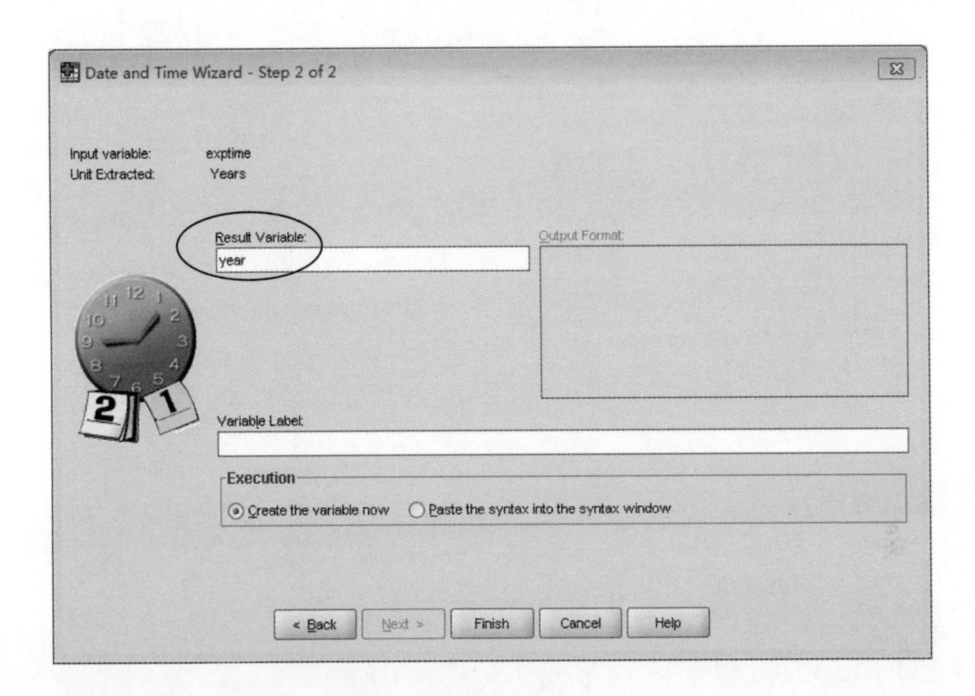

	sex	age	worktime	exptime	week	zhicheng	blfs	blcs	rqzl	shyy	gryqk	ssbw	year
1	女	24	30	2011/12/13	五	初级	体液暴露	急诊室	引流液	不知道	丙肝	手指	2011
2	女	24	24	2011/12/16	二	初级	体液暴露	门诊	血液	是	不知道	不知道	2011
3	女	24	24	2012/02/17	四	初级	体液暴露	急诊室	血液	不知道	不知道	不知道	2012
4	女	36	132	2011/10/13	二	中级	锐器伤	手术室	注射器针头	自己	乙肝	大腿	2011
5	女	27	84	2012/02/24	二	中级	锐器伤	门诊	口腔器械	自己	未知	拇指	2012
6	男	46	24	2010/09/22	四	中级	锐器伤	病房	注射器针头	其他医务人员	乙肝	手掌	2010
7	男	34	240	2010/04/04	一	中级	锐器伤	手术室	缝合针	其他医务人员	乙肝	手指	2010
8	女	24	8	2010/08/04	六	初级	体液暴露	病房	引流液	是	乙肝	手指	2010
9	女	24	24	2012/04/19	五	初级	锐器伤	病房	输液器针头	自己	乙肝	手指尖	2012
10	女	26	5	2011/09/20	四	初级	体液暴露	病房	血液	自己	乙肝	乙肝	2011
11	女	35	96	2012/05/15	四	中级	体液暴露	手术室	血液	是	乙肝	乙肝	2012
12	女	24	24	2011/11/08	一	初级	锐器伤	门诊	口腔器械	自己	全无	右手	2011
13	女	23	12	2010/09/23	五	初级	锐器伤	病房	血糖针	自己	乙肝	右手大拇指	2010
14	女	23	3	2010/12/08	五	初级	锐器伤	手术室	手术器械	其他医务人员	全无	右手大拇指	2010
15	女	23	4	2011/02/16	五	初级	锐器伤	病房	头皮针	自己	全无	右手大拇指	2011
16	女	24	36	2012/06/20	四	初级	锐器伤	门诊	口腔器械	自己	不知道	右手大拇指	2012
17	女	25	24	2012/06/30	五	初级	锐器伤	病区	注射器针头	自己	未知	右手大拇指	2012
18	女	36	156	2012/05/09	四	中级	锐器伤	手术室	注射器针头	自己	乙肝	右手拇指	2012
19	男	36	12	2010/09/16	二	中级	锐器伤	手术室	腹腔镜戳卡	其他医务人员	乙肝	右手食指	2010

3. 数据统计及结果展示

（1）职业暴露发生总例数、类型。

【统计步骤】①选择“Analyze”—“Frequencies”；②选择“职业暴露类型”变量；③勾选左下方“Display frequency tables”。

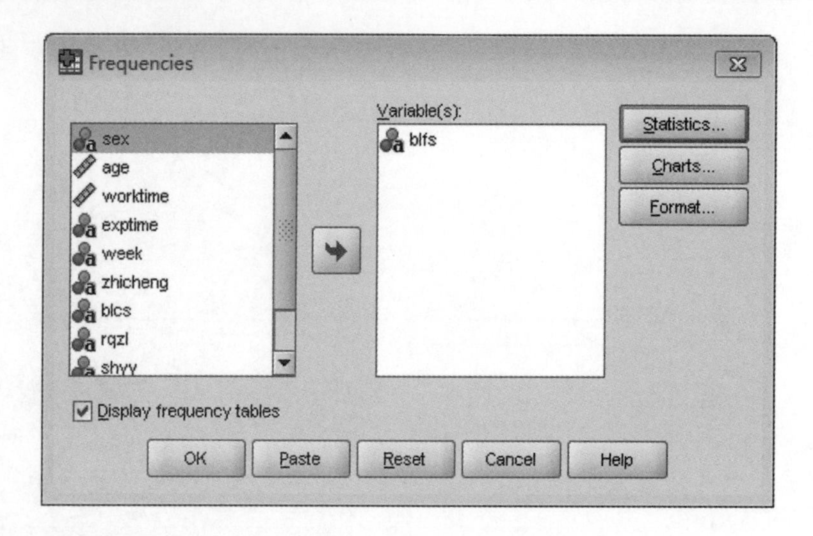

【结果显示】

Statistics

blfs

N	Valid	59
	Missing	0

blfs

		Frequency	Percent	Valid Percent	Cumulative Percent
Valid	锐器伤	52	88.1	88.1	88.1
	体液暴露	7	11.9	11.9	100.0
	Total	59	100.0	100.0	

【结果表述】

2010 ~ 2012年，我院医务人员共发生59起感染性职业暴露事件，其中锐器伤52例，占88.1%，血液、体液暴露7例，占11.9%。

（2）三间分布情况：描述职业暴露发生的时间、人群、地点的分布情况。分类变量使用构成比表示；数值变量使用均数、标准差或者中位数、四分位数表示。

分类变量构成比

【统计步骤】①选择“Analyze”—“Frequencies”；②选择分类变量，包括性别、星期、职称、暴露场所、年份；③勾选左下方—“Display frequency tables”。

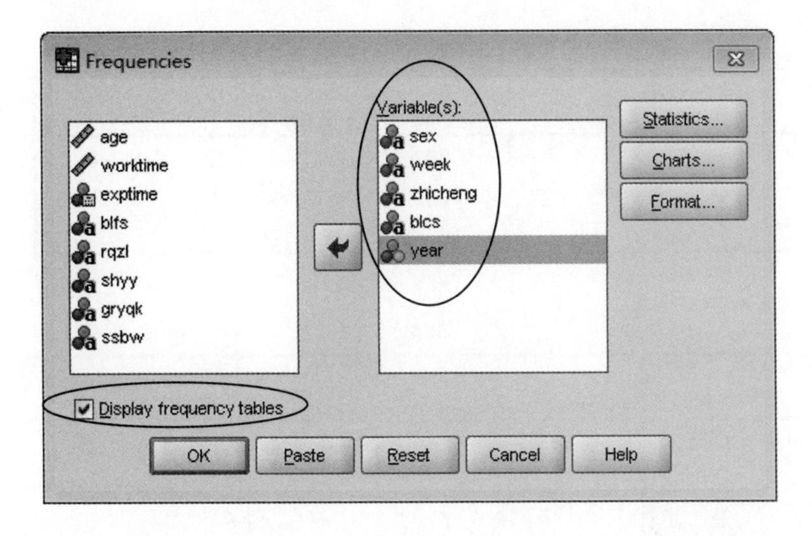

【结果显示】

sex

		Frequency	Percent	Valid Percent	Cumulative Percent
Valid	男	6	10.2	10.2	10.2
	女	53	89.8	89.8	100.0
	Total	59	100.0	100.0	

week

		Frequency	Percent	Valid Percent	Cumulative Percent
Valid	二	15	25.4	25.4	25.4
	六	8	13.6	13.6	39.0
	日	2	3.4	3.4	42.4
	三	5	8.5	8.5	50.8
	四	10	16.9	16.9	67.8
	五	13	22.0	22.0	89.8
	一	6	10.2	10.2	100.0
	Total	59	100.0	100.0	

zhicheng

		Frequency	Percent	Valid Percent	Cumulative Percent
Valid	初级	39	66.1	66.1	66.1
	中级	20	33.9	33.9	100.0
	Total	59	100.0	100.0	

blcs

		Frequency	Percent	Valid Percent	Cumulative Percent
Valid	病房	26	44.1	44.1	44.1
	产房	1	1.7	1.7	45.8
	急诊室	8	13.6	13.6	59.3
	门诊	7	11.9	11.9	71.2
	手术室	17	28.8	28.8	100.0
	Total	59	100.0	100.0	

year

		Frequency	Percent	Valid Percent	Cumulative Percent
Valid	2010	15	25.4	25.4	25.4
	2011	21	35.6	35.6	61.0
	2012	23	39.0	39.0	100.0
	Total	59	100.0	100.0	

数值变量均数

【统计步骤】①“Analyze”—“Descriptive Statistics”—“Explore”。

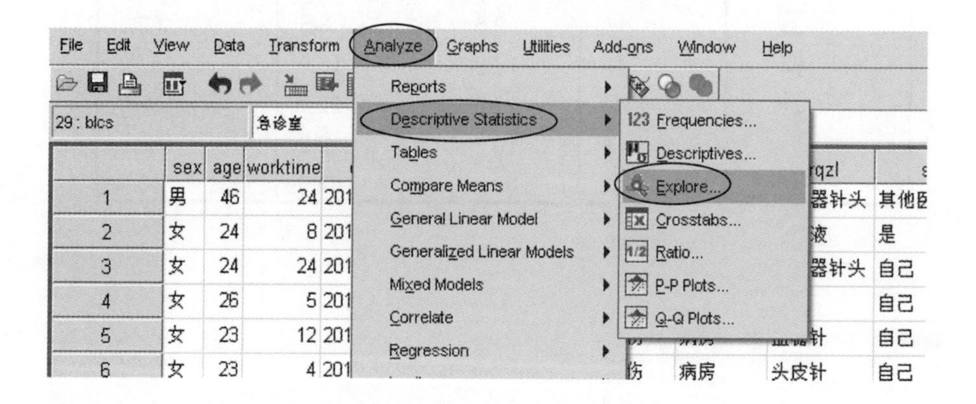

②选择变量“年龄”和“工作时限”，移入“Dependent list”空白格中。

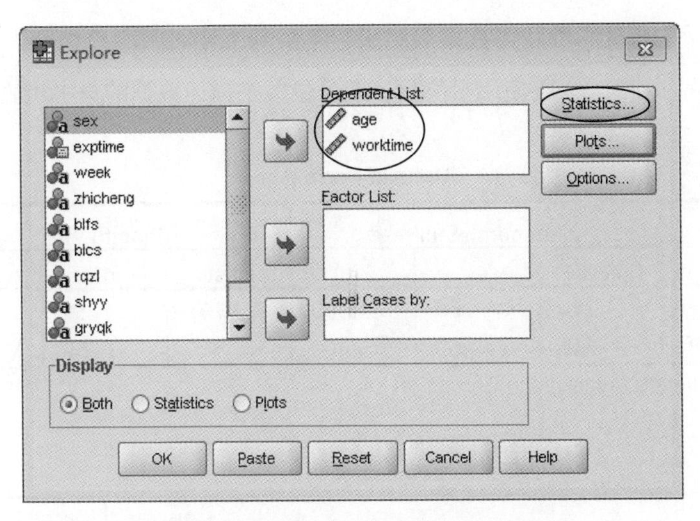

③点击“Statistics”，勾选“Descriptives”和“Percentiles”。

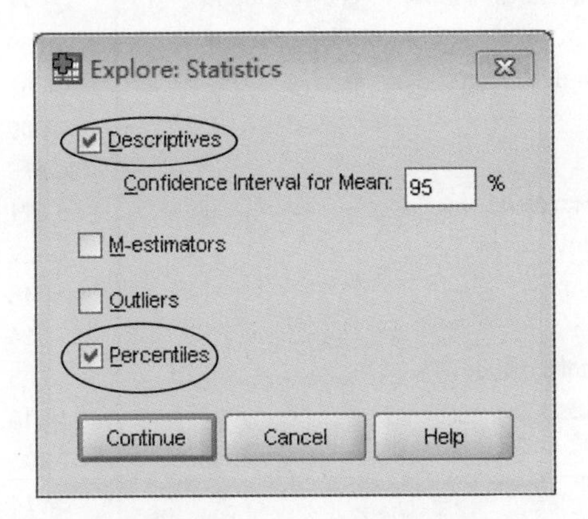

④点击“Plots”，勾选“Normality plots with tests”。

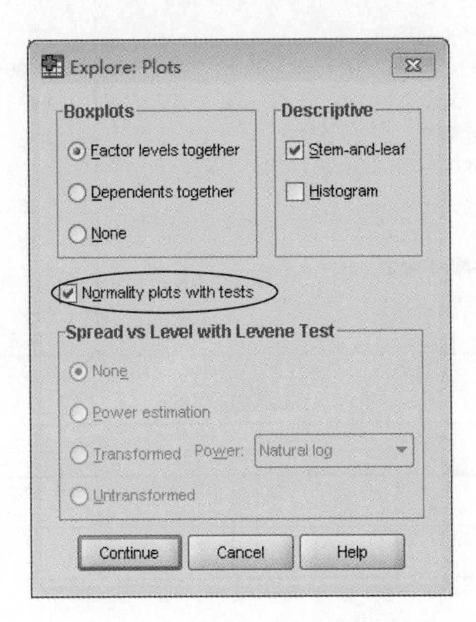

【结果显示】首先，看正态性检验结果，年龄和工作时限的 P 值均为 0.000，数据均不符合正态分布，因此，需要使用中位数、四分位数来描述数据的集中趋势和离散程度。

Tests of Normality

	Kolmogorov-Smirnov[a]			Shapiro-Wilk		
	Statistic	df	Sig.	Statistic	df	Sig.
age	.244	59	.000	.787	59	.000
worktime	.348	59	.000	.580	59	.000

a. Lilliefors Significance Correction

Descriptives

			Statistic	Std. Error
age	Mean		27.15	.719
	95% Confidence Interval for Mean	Lower Bound	25.71	
		Upper Bound	28.59	
	5% Trimmed Mean		26.56	
	Median		25.00	
	Variance		30.476	
	Std. Deviation		5.521	
	Minimum		22	
	Maximum		46	
	Range		24	
	Interquartile Range		6	
	Skewness		1.649	.311
	Kurtosis		2.265	.613
worktime	Mean		36.14	6.943
	95% Confidence Interval for Mean	Lower Bound	22.24	
		Upper Bound	50.03	
	5% Trimmed Mean		27.72	
	Median		24.00	
	Variance		2.844E3	
	Std. Deviation		53.331	
	Minimum		2	
	Maximum		264	
	Range		262	
	Interquartile Range		18	
	Skewness		2.866	.311
	Kurtosis		8.466	.613

Percentiles

		Percentiles						
		5	10	25	50	75	90	95
Weighted Average (Definition 1)	age	22.00	23.00	23.00	25.00	29.00	36.00	40.00
	worktime	3.00	4.00	12.00	24.00	30.00	132.00	156.00
Tukey's Hinges	age			23.00	25.00	29.00		
	worktime			12.00	24.00	27.00		

【结果表述】

①时间分布：上报的59起职业暴露中，2010年15例（25.4%），2011年21例（35.6%），2012年23例（39.0%）（前面统计结果已列出）。职业暴露发生时间以周二、周五居多，约占50%，详见表1。

表1 59起职业暴露发生时间分布

时间	例数	构成比（%）
星期一	6	10.2
星期二	15	25.4
星期三	5	8.5
星期四	10	16.9
星期五	13	22.0
星期六	8	13.6
星期日	2	3.4
合计	59	100.00

②人群分布：发生职业暴露护士中初级职称居多，39名（66.1%），中级职称20名（33.9%），无高级职称；男性6名（10.2%），女性53名（89.8%）；年龄最小22岁，最大46岁，中位数25岁（23岁～29岁）；工作年限最短2个月，最长22年，中位数2年（1年～2.5年）（见前面统计数据）。

③空间分布：职业暴露常发生于病房、其次是手术室，详见表2。

表2 59起职业暴露发生地点

地点	例数	构成比（%）
病房	26	44.1
手术室	17	28.8
急诊室	8	13.5
门诊	7	11.9
产房	1	1.7
合计	59	100.0

（3）不同年份的职业暴露发生率有无差异。例如，有2010 ~ 2012各年的护士总数，可计算每年的职业暴露发生率，欲统计三年的发生率是否存在统计学差异，可以使用行 × 列表卡方检验。首先，计算未发生职业暴露的护士数，简单列出2 × 3列联表，如下:

年份	职业暴露人数	非职业暴露人数
2010	15	485
2011	21	780
2012	23	877

然后使用 SPSS 进行卡方检验。

行 × 列表卡方检验

【统计步骤】①输入三列变量，第一列为年份（1 代表 2010 年，2 代表 2011 年，3 代表 2012 年），第二列为暴露情况（1 表示发生职业暴露；2 表示非职业暴露），第三列为人数。

	VAR00001	VAR00002	VAR00003
1	1	1	15
2	1	2	485
3	2	1	21
4	2	2	780
5	3	1	23
6	3	2	877

②选择“Data”—“Weight Cases”。

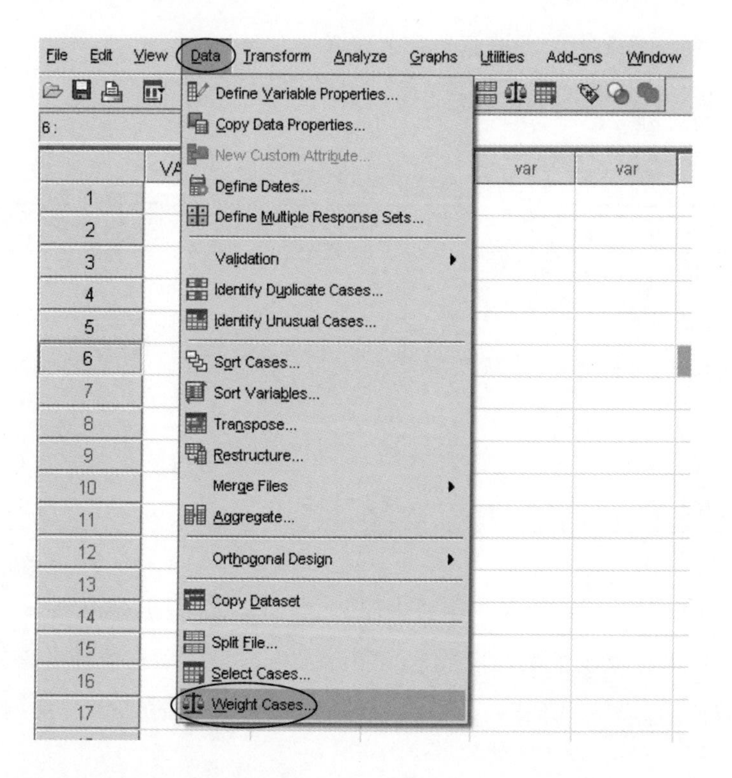

③ Weight Cases 对话框中，选择第三列“人数”作为权重变量。

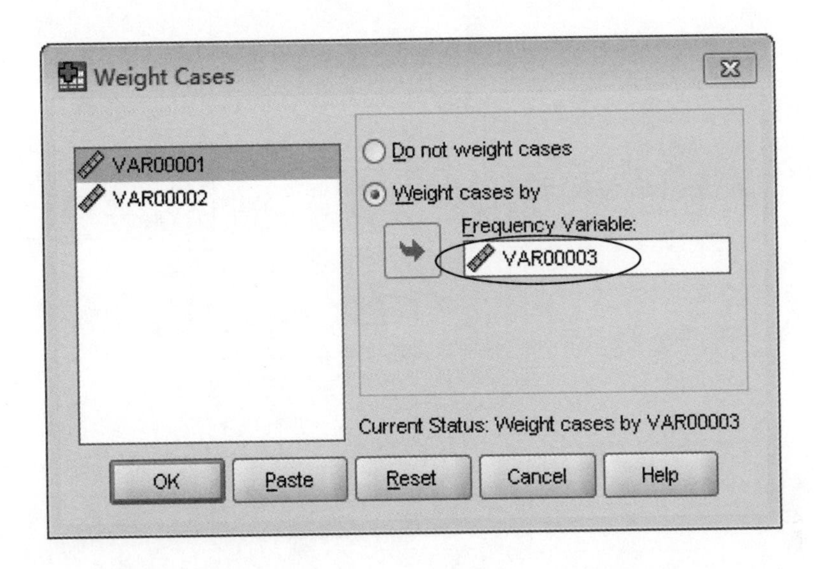

④选择“Analyze”—“Descriptive Statistics”—“Crosstabs”。

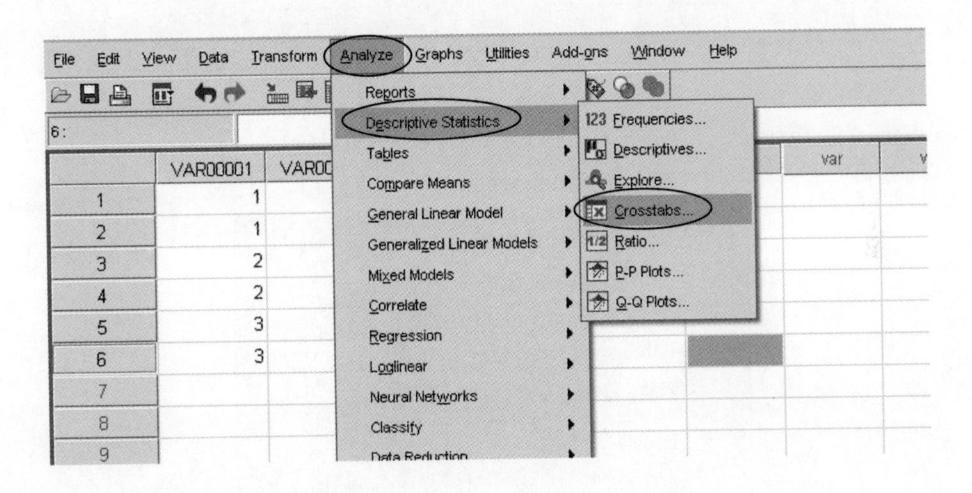

⑤在 Crosstabs 中，第一列年份作为行变量，第二列暴露情况作为列变量，分别移入相应空白格中。

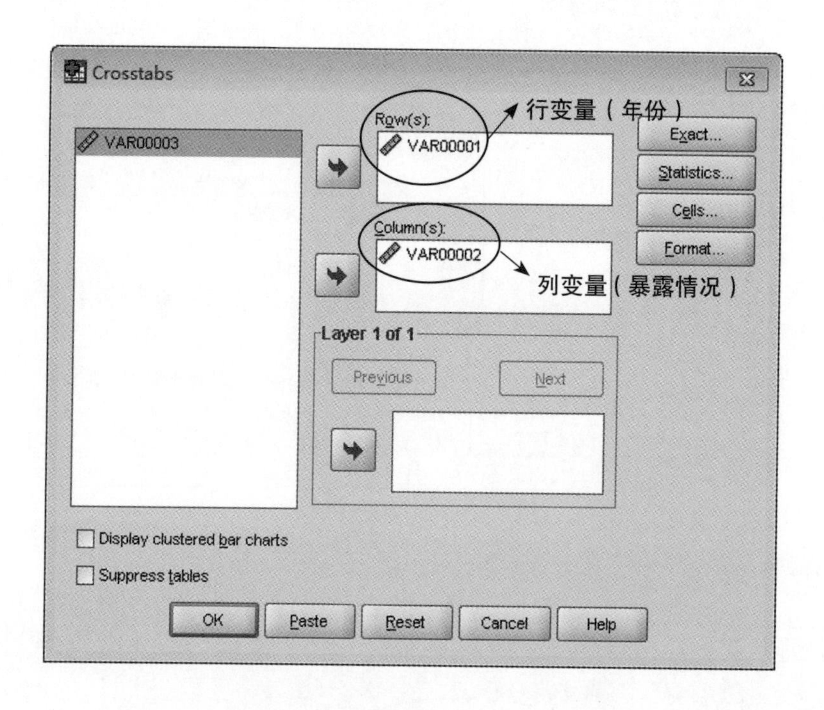

⑥点击“Statistics”，勾选“Chi–square”。

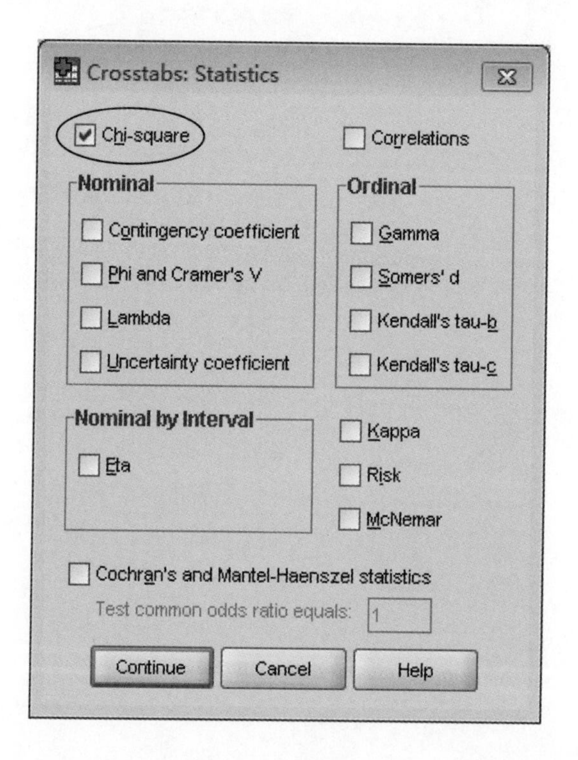

【结果显示】

Case Processing Summary

	Cases					
	Valid		Missing		Total	
	N	Percent	N	Percent	N	Percent
VAR00001 * VAR00002	2201	100.0%	0	.0%	2201	100.0%

VAR00001 * VAR00002 Crosstabulation

Count

		VAR00002		Total
		1	2	
VAR00001	1	15	485	500
	2	21	780	801
	3	23	877	900
Total		59	2142	2201

Chi-Square Tests

	Value	df	Asymp. Sig. (2-sided)
Pearson Chi-Square	.260[a]	2	.878
Likelihood Ratio	.254	2	.881
Linear-by-Linear Association	.214	1	.644
N of Valid Cases	2201		

a. 0 cells (.0%) have expected count less than 5. The minimum expected count is 13.40.

【结果表述】2010 ~ 2012 年，护士职业暴露发生率从 3% 下降至 2.56%，但差异无统计学意义（P=0.878 > 0.05）。

表　2010-2012 年职业暴露发生率及差异比较

年份	总人数	暴露人数	暴露率（%）	χ^2 值	P 值
2010	500	15	3.00	0.260	0.878
2011	801	21	2.62		
2012	900	23	2.56		

【知识加油站】资料类型

统计分析前,需要首先了解资料的类型,根据资料的类型选用相应的统计方法。资料的类型包括以下三大类:

(1)计量资料,又称定量资料、数值变量资料。变量值表现为数值大小,一般有度量衡单位。根据取值是否连续,分为连续型变量和离散型变量两类。连续型变量是指在实数范围内任意取值,如身高、体重等;离散型变量通常只取整数值,如出生人数、死亡人数。

(2)计数资料,又称定性资料、无序分类变量资料。变量值是定性的,表现为互不相容的属性或类别,如性别、血型。根据分类的数量,分为二分类、多分类。

(3)等级资料,又称半定量资料、有序分类变量资料。变量值具有半定量性质,表现为等级大小或属性程度。如患者疾病的疗效,包括无效、好转、显效、治愈。

当然,不同的资料类型也可以相互转化。如连续型计量资料“年龄”,可以按照人不同的成长阶段转化成等级资料。在研究设计中,对于能测量的指标,应尽量设计为定量指标。

第4章 病例对照研究

病例对照研究属于分析性研究，以患有某种疾病或具备某种特征的患者为病例，称为病例组；以同期有可比性的未患有该疾病或未具备该项特征的患者为对照，称为对照组。通过询问、病历查阅等方法调查病例组和对照组在过去存在的一些因素，使用统计学方法分析病例组或对照组各因素的比例是否有差异，从而推断暴露因素是否是疾病或特征的危险因素。主要包括两种类型，不匹配的病例对照研究（病例和对照不能一一匹配）、匹配的病例对照研究（成组匹配，个体匹配如 1∶1，1∶2 等），近年来衍生多种研究类型，如巢式病例对照研究、病例队列研究、病例交叉研究等。

1. 病例对照研究是先已知结果，再探索病因，属于回顾性研究。因为是由果及因，不能计算病例组和对照组的发病率。

2. 所需样本量较少，适用于罕见病或罕见护理问题的研究。

3. 一次可收集分析多个因素，但由于属于回顾性调查，被调查的病例及对照可能会夸大某些因素，也可能会遗忘某些重要因素，存在回忆偏倚。

4. 难点在于对照的选择，尤其是匹配的病例对照研究，匹配的因素应该是已知的混杂因子，数量不可过多，过多会增加工作量，也不可漏掉混杂因素。一般护理研究中，匹配的因素是年龄、性别、入院时期等。

一、耐甲氧西林金黄色葡萄球菌（MRSA）医院感染危险因素的病例对照研究

（一）选题设计

通过 1∶1 配对病例对照研究，以 MRSA 医院感染患者为病例组，未发生医院感染患者为对照组，回顾性分析既往的暴露因素，分析暴露因素的分布是否存在统计学差异，以了解 MRSA 医院感染发生的危险因素。

（二）研究对象

某院 MRSA 医院感染患者及同期对照患者。

（三）资料收集

选取病例组 40 例。每一个病例，按照性别相同、年龄相近（±5 岁）、入院日期相近（±7 天）、未发生过医院感染，选取一个对照。设计调查表，包括患者基本情况、入院病情情况、基础疾病数量、是否使用激素、是否手术、是否化疗、是否使用机械通气、住院日数等信息，病例组调查入院至发生 MRSA 医院感染期间的情况，对照组调查入院至出院或入院至调查当日的情况。

（四）资料分析与统计

统计思路：1∶1 病例对照研究，因变量为二分类变量，自变量为分类变量；首先采用卡方检验进行单因素分析，找出差异有统计学意义的相关因素；再进行多因素分析，个体匹配的病例对照研究的多因素分析，选用条件 logistic 回归分析，但 SPSS 中无专门处理条件 logistic 的操作菜单，推荐使用 SPSS 中生存分析的 COX 回归分析。

1. 数据录入　为便于统计，尽量以数字代替调查表中的文字数据，将调查资料录入 SPSS 中。

个体匹配的病例对照研究，数据中需记录配对编号，比如 1∶1 配对，共有 40 个组，配对编号从 1 到 40，同时会有 2 个 1，2 个 2，2 个 3，依次类推。本示例第一列“code”为配对编号。

因变量“cate”为是否 MRSA 医院感染病例，变量值 1 代表病例组、0 代表对照组。

数据录入后界面、数据定义界面如下图所示。

*MRSA.sav [DataSet1] - SPSS Data Editor

File Edit View Data Transform Analyze Graphs Utilities Add-ons Window Help

1 : code 1

	code	cate	sex	age	intime	emerg	disea	jisu	oper	hualiao	venti	day
1	1	1	1	28	2012/02/01	1	3	1	0	1	0	35
2	1	0	1	27	2012/02/05	1	2	0	0	0	1	12
3	2	1	2	65	2012/03/05	1	5	1	0	1	0	37
4	2	0	2	68	2012/03/12	0	3	0	0	1	1	13
5	3	1	1	78	2012/05/07	0	5	1	0	0	0	40
6	3	0	1	83	2012/05/01	0	4	0	1	1	0	15
7	4	1	1	82	2012/06/08	1	6	1	0	0	1	50
8	4	0	1	84	2012/06/14	1	2	0	1	0	0	17
9	5	1	2	67	2012/07/03	1	7	1	0	0	1	32
10	5	0	2	70	2012/07/01	0	3	0	0	0	0	35
11	6	1	1	69	2012/04/03	1	8	1	1	0	1	18
12	6	0	1	73	2012/04/04	0	5	0	0	0	1	37
13	7	1	2	82	2012/05/05	1	10	1	1	0	1	17
14	7	0	2	79	2012/05/05	0	4	0	0	0	1	60
15	8	1	1	73	2012/05/07	1	8	1	1	0	1	25
16	8	0	1	76	2012/05/13	0	1	1	0	0	0	25
17	9	1	2	81	2012/04/03	1	13	0	0	0	1	20
18	9	0	2	76	2012/04/01	1	0	1	0	0	0	35
19	10	1	1	74	2012/03/28	1	14	0	0	0	1	19
20	10	0	1	70	2012/03/22	0	1	1	0	1	0	15
21	11	1	1	28	2012/02/01	1	3	1	0	1	0	35
22	11	0	1	27	2012/02/05	1	2	0	0	0	1	12

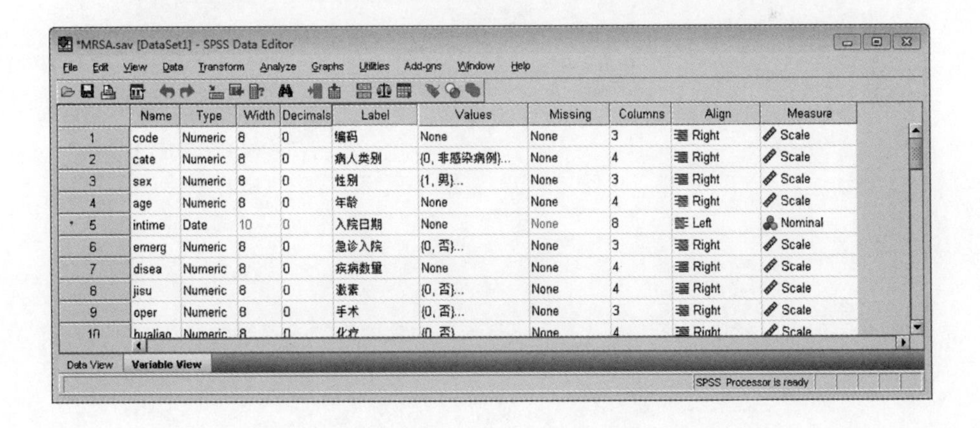

*MRSA.sav [DataSet1] - SPSS Data Editor

File Edit View Data Transform Analyze Graphs Utilities Add-ons Window Help

	Name	Type	Width	Decimals	Label	Values	Missing	Columns	Align	Measure
1	code	Numeric	8	0	编码	None	None	3	Right	Scale
2	cate	Numeric	8	0	病人类别	{0, 非感染病例}...	None	4	Right	Scale
3	sex	Numeric	8	0	性别	{1, 男}...	None	3	Right	Scale
4	age	Numeric	8	0	年龄	None	None	4	Right	Scale
5	intime	Date	10	0	入院日期	None	None	8	Left	Nominal
6	emerg	Numeric	8	0	急诊入院	{0, 否}...	None	3	Right	Scale
7	disea	Numeric	8	0	疾病数量	None	None	4	Right	Scale
8	jisu	Numeric	8	0	激素	{0, 否}...	None	4	Right	Scale
9	oper	Numeric	8	0	手术	{0, 否}...	None	3	Right	Scale
10	hualiao	Numeric	8	0	化疗	{0, 否}	None	4	Right	Scale

Data View Variable View

SPSS Processor is ready

2. 数据整理　为了利于统计，对连续性变量，使用“transform”—“recode into different variables”功能，按一定的区间范围进行分段，包括基础疾病数量、住院日。

基础疾病数量，按照 3 个及以下、4 至 7 个、8 个及以上，分为 1、2、3 三个区间段，赋值方式如下图。

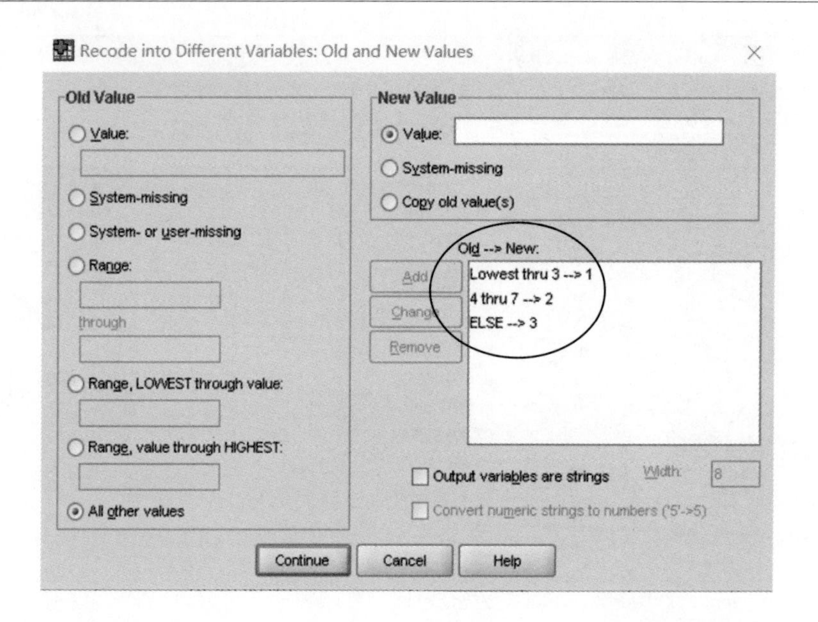

住院日数，以21天为界，大于等于21天赋值为1，未超过21天赋值为0。具体赋值界面如下图所示。

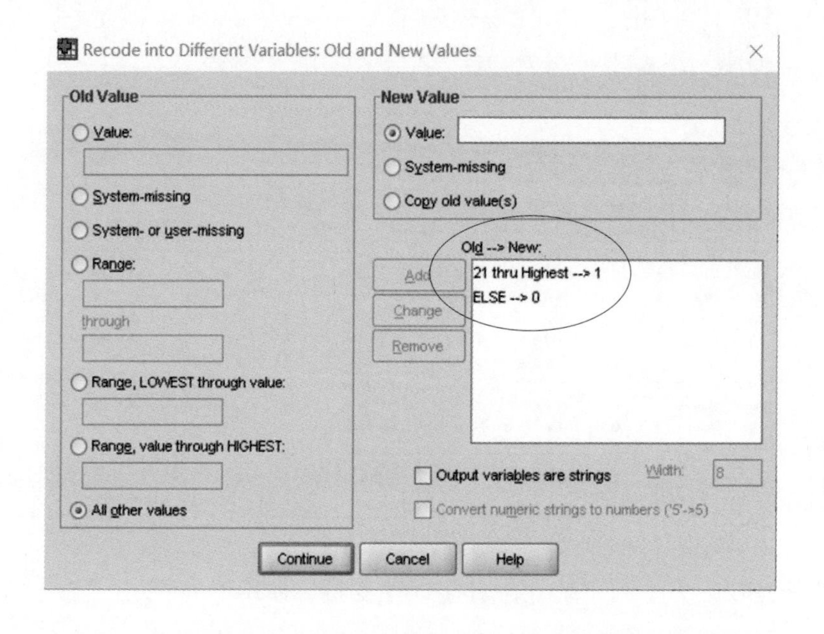

本研究是1∶1配对的病例对照研究，匹配的因素不能再纳入危险因素分析中。本研究匹配的因素为性别、年龄、入院日期。因此，虽然年龄是连续性变量，却不需要进行分段整理。

..sav [DataSet1] - SPSS Data Editor

View Data Transform Analyze Graphs Utilities Add-ons Window Help

1 Visible: 14 of 14 Variables

hualiao	venti	day	disea1	day1	var
1	0	35	1.00	1.00	
0	1	12	1.00	0.00	
1	0	37	2.00	1.00	
1	1	13	1.00	0.00	
0	0	40	2.00	1.00	
1	0	15	2.00	0.00	
0	1	50	2.00	1.00	
0	0	17	1.00	0.00	
0	1	32	2.00	1.00	
0	0	35	1.00	1.00	
0	1	18	3.00	0.00	
0	1	37	2.00	1.00	
0	1	17	3.00	0.00	
0	1	60	2.00	1.00	
0	1	25	3.00	1.00	
0	0	25	1.00	1.00	

Variable View

SPSS Processor is ready

生成虚拟生存时间变量。1∶1 病例对照研究进行多因素分析，可使用条件 logistic 回归或生存分析的 COX 回归。本示例采用生存分析方法，在数据整理阶段，需要生成一个虚拟的变量——虚拟生存时间。非感染病例的生存时间应比 MRSA 医院感染病例长，原数据中“cate”非感染病例赋值为 0，MRSA 医院感染病例赋值为 1，可以使用一个数值减去“cate”变量值，生成新变量代表虚拟生存时间。“Transform”—“Compute Variable”，在左侧“Target Variable”对话框输入新变量名称“time”，在右侧对话框输入计算公式“2 – cate”，点击“OK”。反馈数据界面，可以看到最右侧自动生成虚拟时间变量。

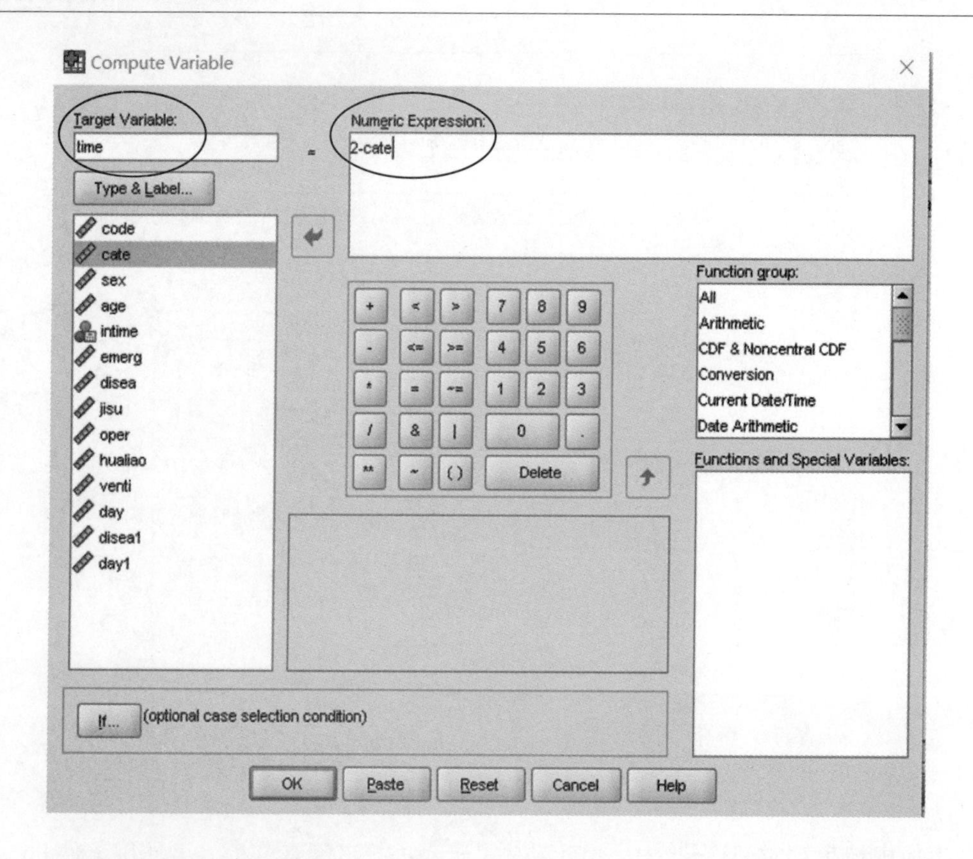

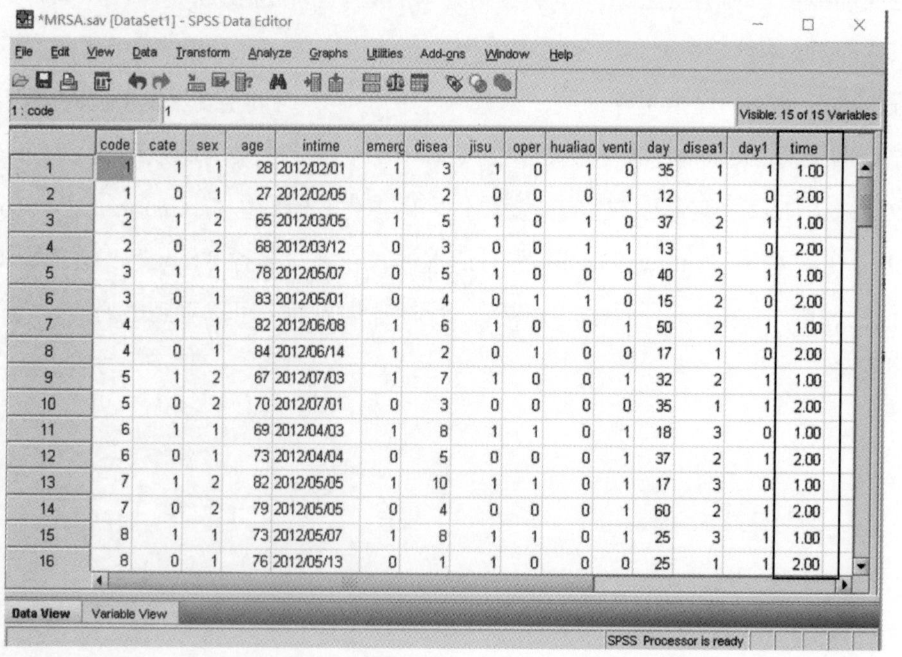

	code	cate	sex	age	intime	emerg	disea	jisu	oper	hualiao	venti	day	disea1	day1	time
1	1	1	1	28	2012/02/01	1	3	1	0	1	0	35	1	1	1.00
2	1	0	1	27	2012/02/05	1	2	0	0	0	1	12	1	0	2.00
3	2	1	2	65	2012/03/05	1	5	1	0	1	0	37	2	1	1.00
4	2	0	2	68	2012/03/12	0	3	0	0	1	1	13	1	0	2.00
5	3	1	1	78	2012/05/07	0	5	1	0	0	0	40	2	1	1.00
6	3	0	1	83	2012/05/01	0	4	0	1	1	0	15	2	0	2.00
7	4	1	1	82	2012/06/08	1	6	1	0	0	1	50	2	1	1.00
8	4	0	1	84	2012/06/14	1	2	0	1	0	0	17	1	0	2.00
9	5	1	2	67	2012/07/03	1	7	1	0	0	1	32	2	1	1.00
10	5	0	2	70	2012/07/01	0	3	0	0	0	0	35	1	1	2.00
11	6	1	1	69	2012/04/03	1	8	1	1	0	1	18	3	0	1.00
12	6	0	1	73	2012/04/04	0	5	0	0	0	1	37	2	1	2.00
13	7	1	2	82	2012/05/05	1	10	1	1	0	1	17	3	0	1.00
14	7	0	2	79	2012/05/05	0	4	0	0	0	1	60	2	1	2.00
15	8	1	1	73	2012/05/07	1	8	1	1	0	1	25	3	1	1.00
16	8	0	1	76	2012/05/13	0	1	1	0	0	0	25	1	1	2.00

3. 数据统计及结果展示

（1）单因素分析。了解 MRSA 医院感染发生的危险因素，首先使用单因素分析法，分析每个研究因素在病例和对照间的分布是否存在统计学差异。本示例的研究因素均为分类变量，选用卡方检验进行统计。

【统计步骤】

①选择菜单栏“Analyze”—“Discriptive Statistics”—“Crosstabs”，将因变量“Cate”移入“Row”的空白格，代表行；将研究因素一并移入“Columns”的空白格，代表列。

②在 Crosstabs 对话框，点击“Statistics”，弹出“Crosstabs：Statistics”对话框，勾选“Chi-square”，点击“Continue”。

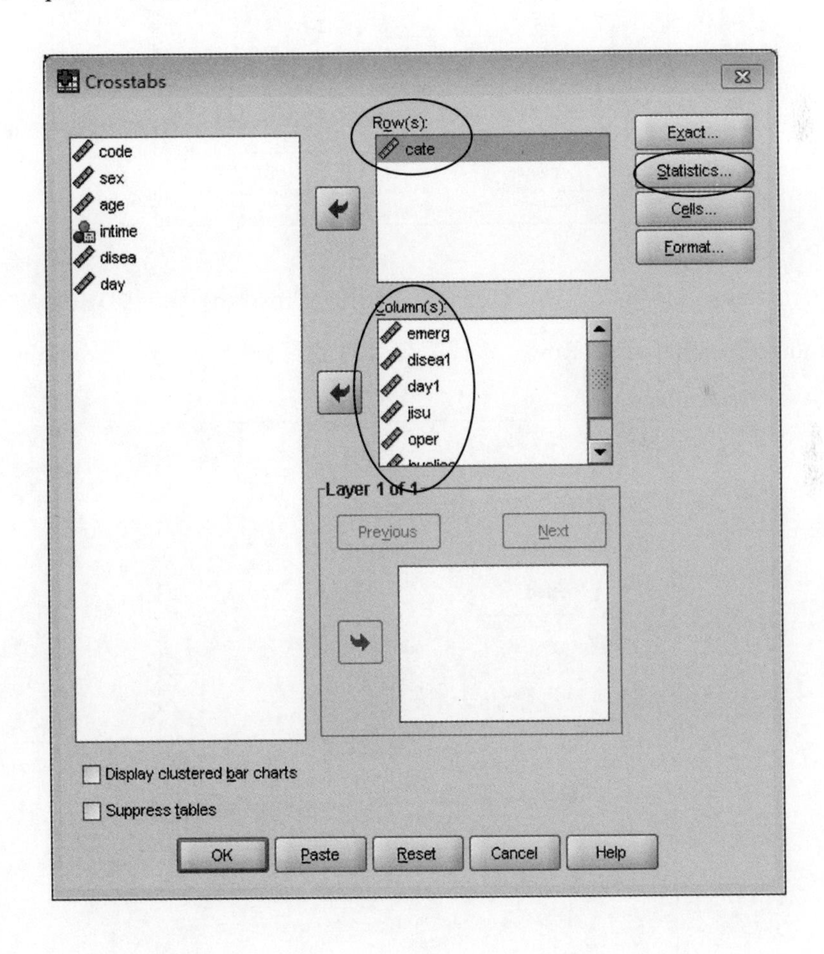

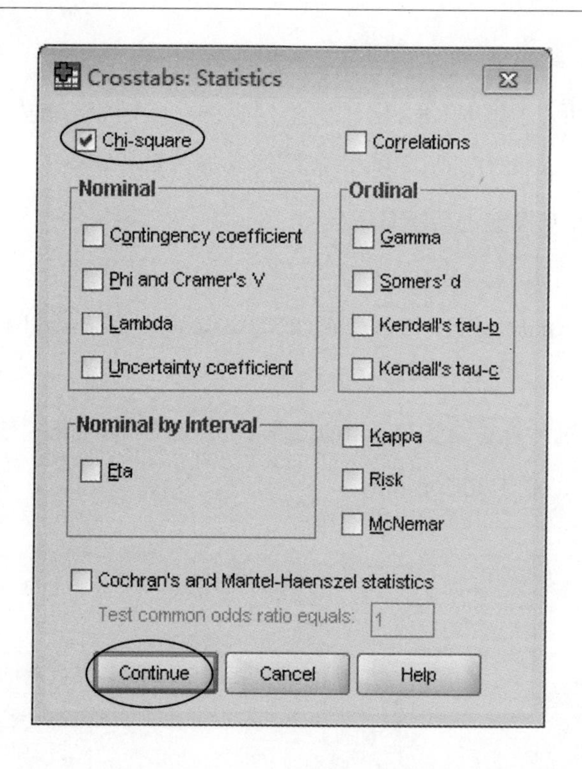

③在 Crosstabs 对话框，点击“Cells”，弹出“Crosstabs：Cell Display”对话框，在“Percentages”部分勾选“Row”，代表统计行的百分比，点击“Continue”。

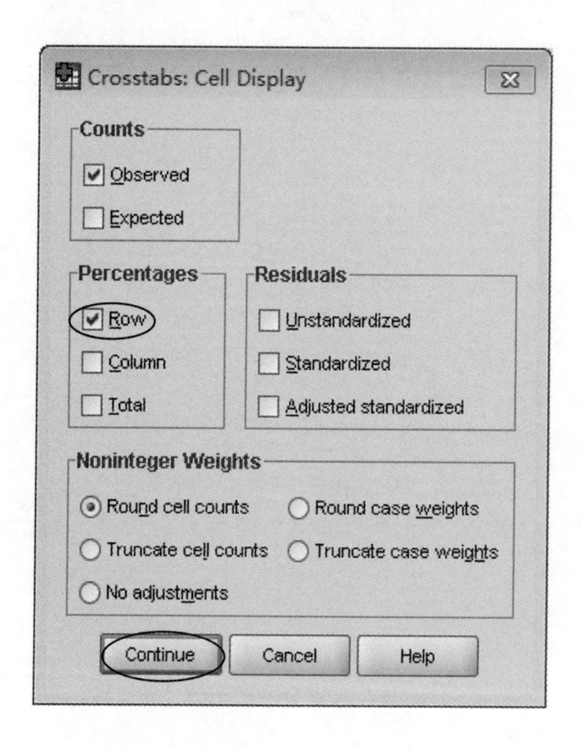

【结果显示】数据处理概况表格，显示统计项目的有效值、缺失值、合计数。

Case Processing Summary

	Cases					
	Valid		Missing		Total	
	N	Percent	N	Percent	N	Percent
cate * emerg	80	100.0%	0	.0%	80	100.0%
cate * disea1	80	100.0%	0	.0%	80	100.0%
cate * day1	80	100.0%	0	.0%	80	100.0%
cate * jisu	80	100.0%	0	.0%	80	100.0%
cate * oper	80	100.0%	0	.0%	80	100.0%
cate * hualiao	80	100.0%	0	.0%	80	100.0%
cate * venti	80	100.0%	0	.0%	80	100.0%

各研究因素分布比例“Crosstab”卡方检验结果“Chi–Square Tests”如下：

对照组急诊入院人数 12（占 30.0%），非急诊入院人数 28（占 70.0%）；病例组急诊入院人数 36（占 90.0%），非急诊入院人数 4（占 10.0%）。

卡方检验结果，四个格子的理论频数均大于 5，查看第一行皮尔森卡方检验结果，卡方值为 30.000，自由度为 1，*P* 值为 0.000。

同理查看其他研究因素的百分比及卡方检验结果。

cate *

Crosstab

			emerg		
			0	1	Total
cate	0	Count	28	12	40
		% within cate	70.0%	30.0%	100.0%
	1	Count	4	36	40
		% within cate	10.0%	90.0%	100.0%
Total		Count	32	48	80
		% within cate	40.0%	60.0%	100.0%

Chi-Square Tests

	Value	df	Asymp. Sig. (2-sided)	Exact Sig. (2-sided)	Exact Sig. (1-sided)
Pearson Chi-Square	30.000[a]	1	.000		
Continuity Correction[b]	27.552	1	.000		
Likelihood Ratio	32.806	1	.000		
Fisher's Exact Test				.000	.000
Linear-by-Linear Association	29.625	1	.000		
N of Valid Cases[b]	80				

a. 0 cells (.0%) have expected count less than 5. The minimum expected count is 16.00.

b. Computed only for a 2x2 table

【结果表述】单因素分析：使用卡方检验统计分析发现，急诊入院、疾病诊断数、使用激素、机械通气在病例组和对照组的分布差异有统计学意义（$P \leqslant 0.05$），详见下表。

表 MRSA 医院感染相关因素分布情况及单因素分析

相关因素		病例组（n=40）		对照组（n=40）		χ^2 值	P 值
		例数	分布率（%）	例数	分布率（%）		
急诊入院		36	90.00	12	30.00	30.000	0.000
疾病诊断数	0～3个	4	10.00	28	70.00	38.571	0.000
	4～7个	16	40.00	12	30.00		
	≥8个	20	50.00	0	0.00		
住院日＞21天		24	60.00	20	50.00	0.808	0.369
使用激素		32	80.00	12	30.00	20.202	0.000
手术		12	30.00	8	20.00	1.067	0.302
化疗		8	20.00	12	30.00	1.067	0.302
机械通气		28	70.00	16	40.00	7.273	0.007

（2）多因素分析。使用COX回归分析，对单因素分析有意义的因素纳入多因素分析。

【统计步骤】

①选择菜单“Analyze”—“Survival”—“Cox Regression”。

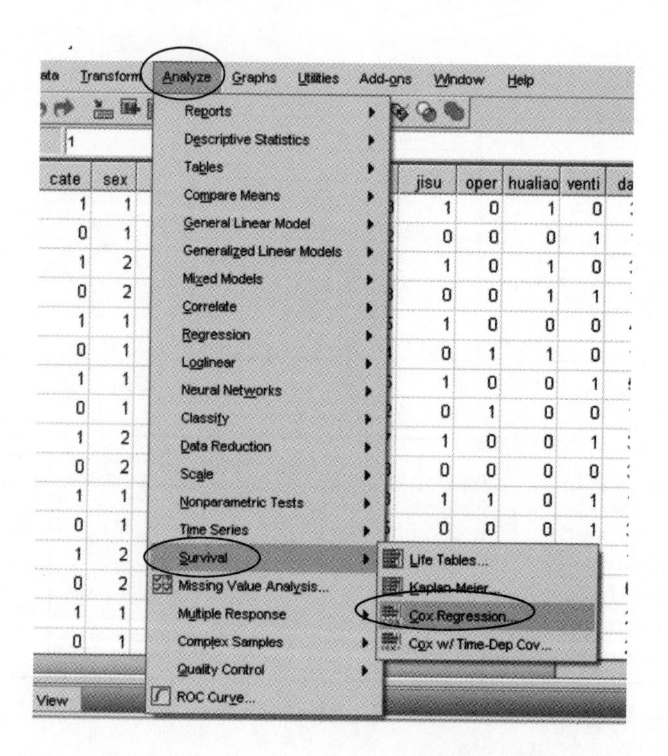

②在 Cox Regression 对话框中，将虚拟生存时间变量“time”移入“Time”的空格中，病例类型“cate”移入“Status”的空格中；点击下方“Define Event”，定义事件结局，在新弹出的窗口选择“Single value”，输入代表病例的变量值“1”，点击“Continue”返回主对话框。

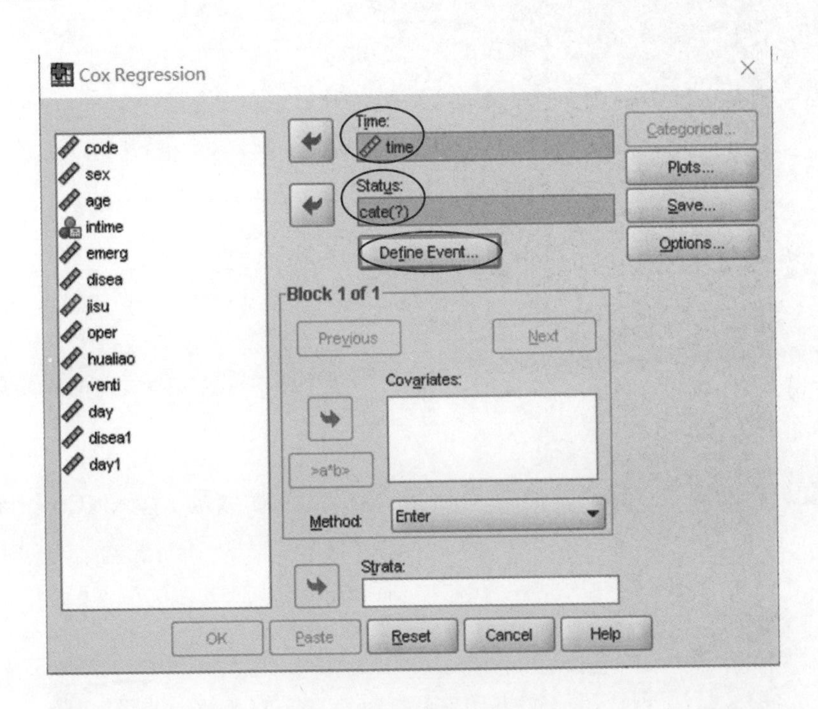

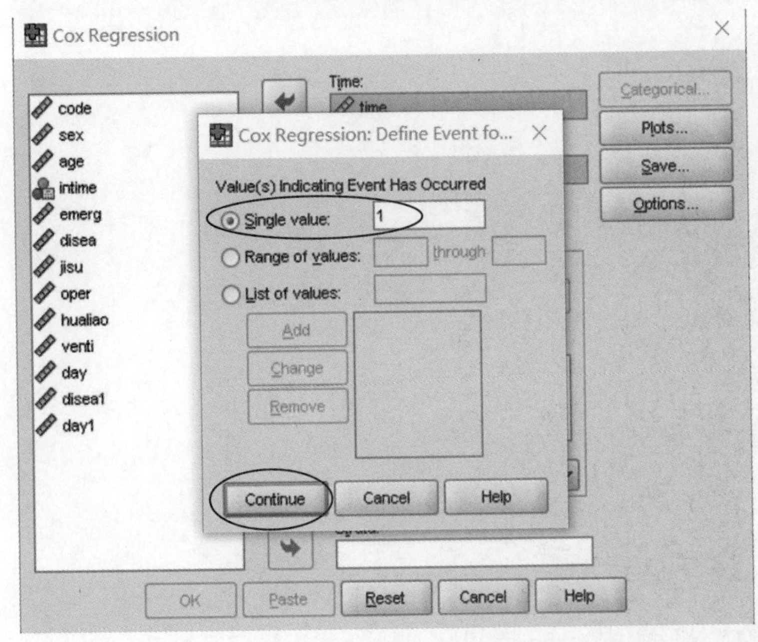

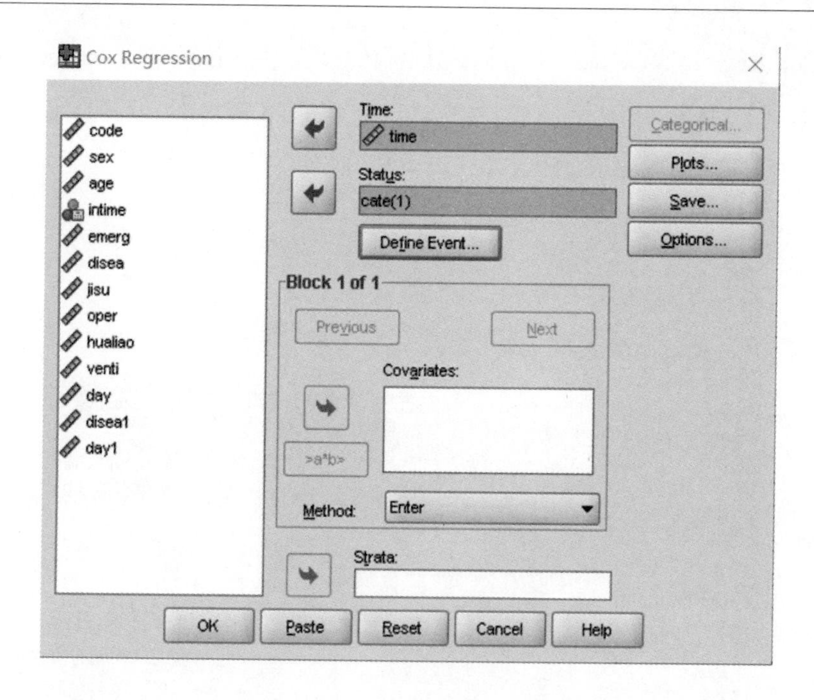

③将要分析的因素“jisu”（激素）及“disea1”（疾病数量）移入“Covariates”（协变量）中。

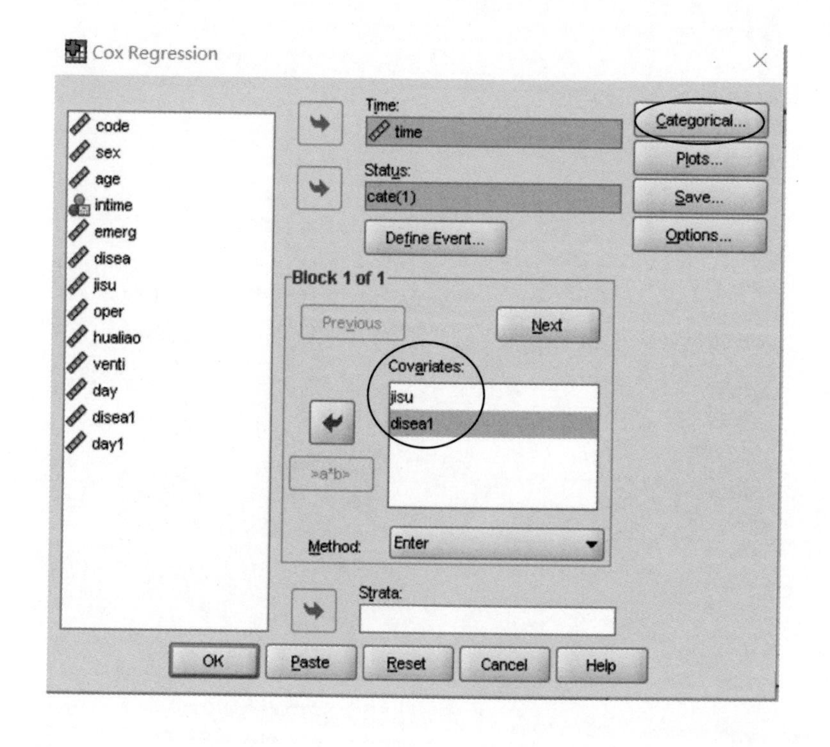

④点击窗口右上角“Categorical”，进入分类变量定义窗口，激素和疾病数量均为分类变量，二者均移入右侧空格。

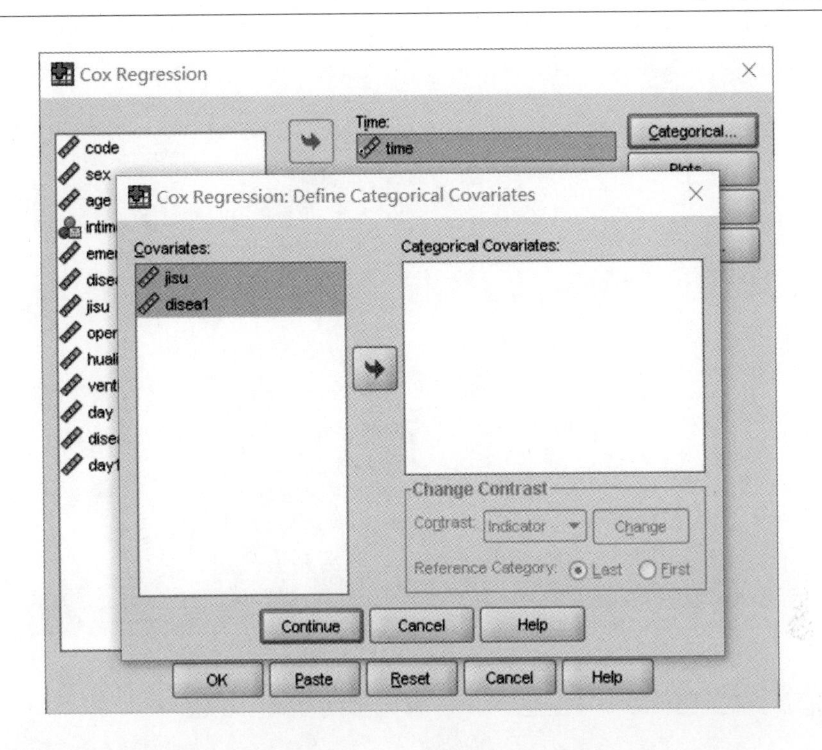

⑤下方的 contrast 选择“Indicator”，“Reference Category”选择“First”，点击“Change”，再点击“Continue”，回到“Cox Regression”主窗口。

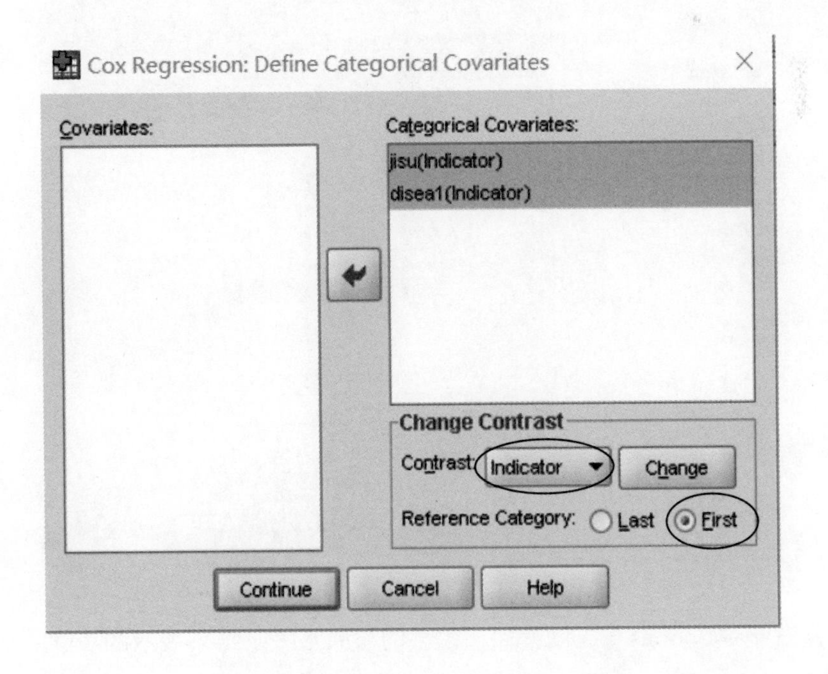

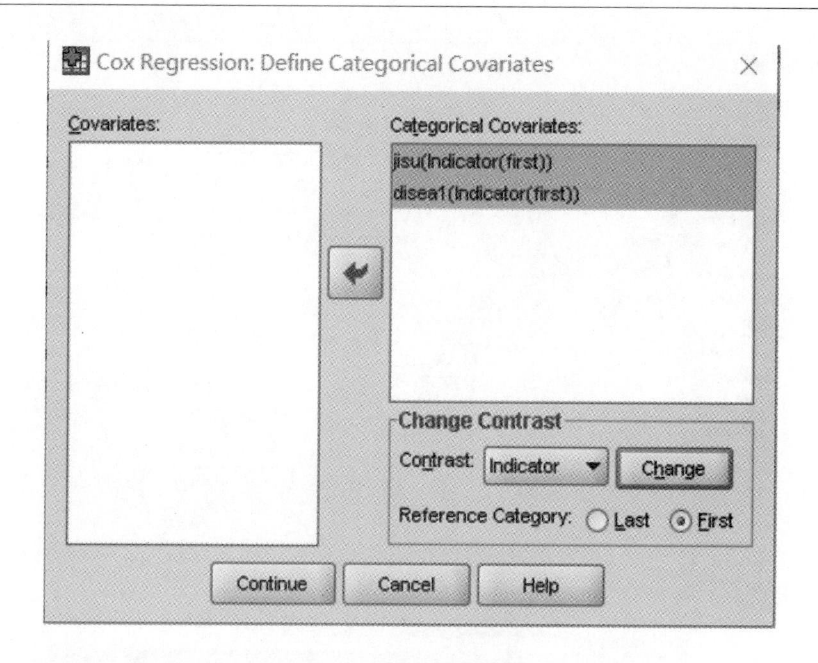

⑥在最下方的“Strata”（分层）中，移入编码变量“code”。

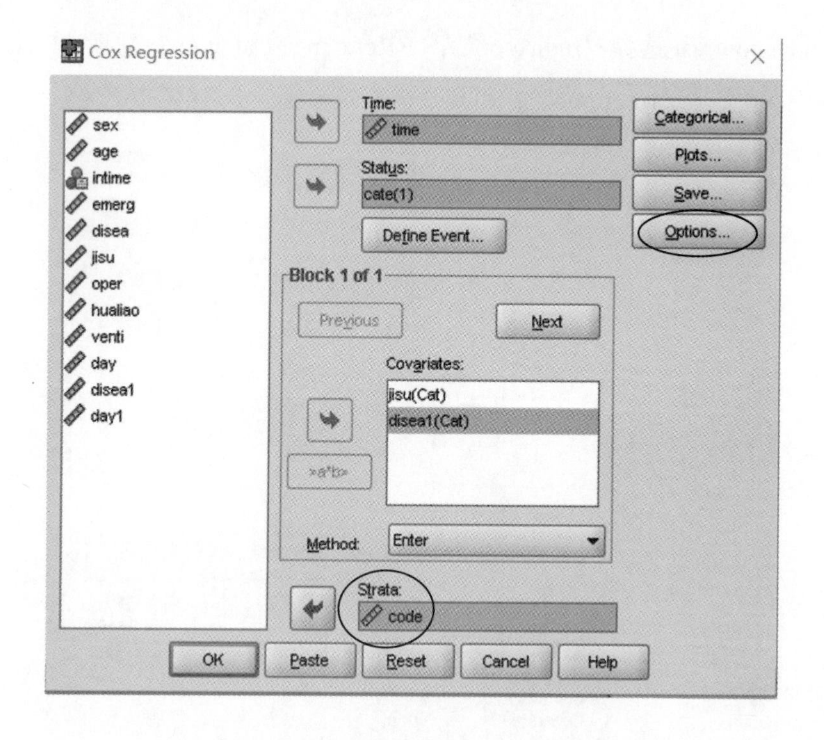

⑦点击右侧“Options”，设置回归模型的检验水平及结果展示的步骤。如下图。

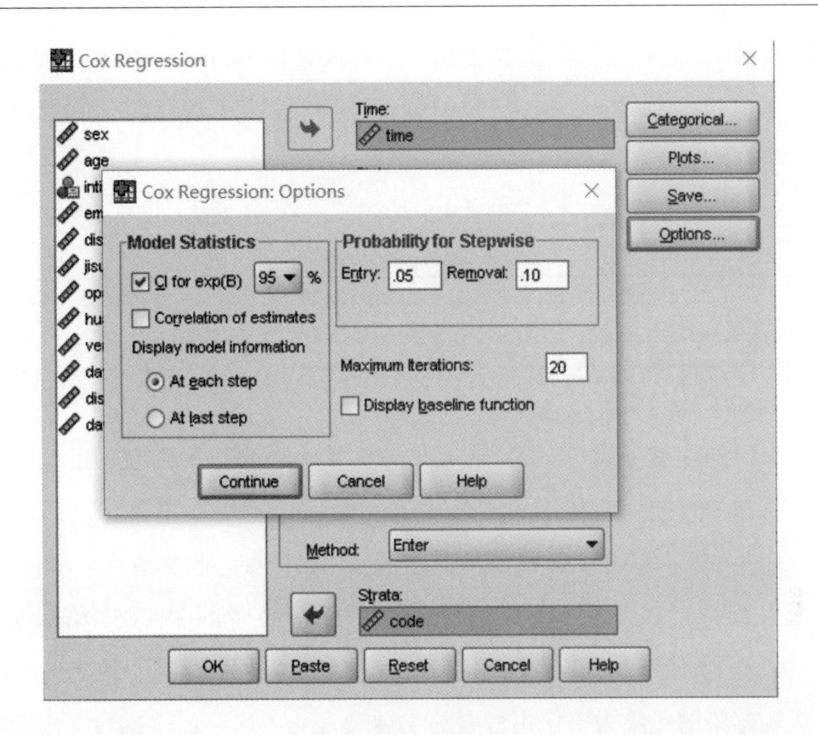

⑧设置完毕，点击“OK”。

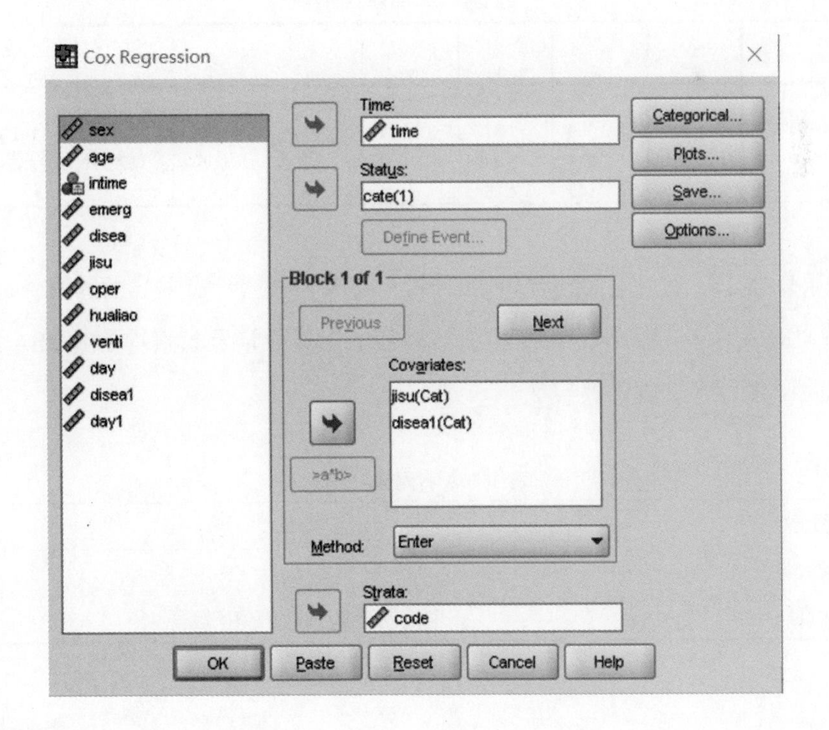

【结果显示】

①模型的总体评价。“Omnibus Tests of Model Coefficients”（模型系数的综合

检验）：模型的 –2 倍对数似然值为 2.200（–2Log Likelihood，–2LL，是模型评价重要的指标，该值越小越好），Score 统计量为 36.957，P=0.000（P < 0.05），说明模型整体检验有统计学意义。

Omnibus Tests of Model Coefficients[a]

-2 Log Likelihood	Overall (score)			Change From Previous Step			Change From Previous Block		
	Chi-square	df	Sig.	Chi-square	df	Sig.	Chi-square	df	Sig.
2.200	36.957	3	.000	53.252	3	.000	53.252	3	.000

a. Beginning Block Number 1. Method = Enter

② Cox 回归的主要结果。"Variables in the Equation"（模型中的变量）：以检验水准 α=0.05，最终疾病数量、激素被选入模型。疾病数量≥ 8 个，P=0.003，相对危险度为 284.657，说明疾病数量≥ 8 个是 MRSA 医院感染的独立危险因素，发生 MRSA 医院感染的风险为疾病数 3 个或 3 个以下患者的 284.657 倍；使用激素，P=0.031，相对危险度为 11.822，说明激素也是 MRSA 医院感染的独立危险因素，发生 MRSA 医院感染的风险为未使用激素的 11.822 倍。

Variables in the Equation

	B	SE	Wald	df	Sig.	Exp(B)	95.0% CI for Exp(B)	
							Lower	Upper
disea1			8.945	2	.011			
disea1(1)	2.525	3.069	.677	1	.411	12.492	.031	5.114E3
disea1(2)	5.651	1.924	8.630	1	.003	284.657	6.559	1.235E4
jisu	2.470	1.143	4.668	1	.031	11.822	1.258	111.131

【结果表述】使用条件 logistic 回归分析，将单因素统计有差异的因素作为自变量，患者是否 MRSA 医院感染作为因变量，结果显示疾病数量及激素均是 MRSA 医院感染的独立危险因素，详见表 1 及表 2。

表 1　影响因素赋值表

自变量	赋值
疾病数量	1 ~ 3 个 =1；4 ~ 7 个 =2；≥ 8 个 =3
激素	未使用激素 =0，使用激素 =1

表2 住院患者发生MRSA医院感染的多因素条件logistic回归分析

影响因素		回归系数	标准误	Wald值	*P*值	*HR*值	95%*CI*
疾病数量	1～3个			8.945	0.011		
	4～7个	2.525	3.069	0.677	0.411	12.492	0.031～5.114E3
	≥8个	5.651	1.924	8.63	0.003	284.657	6.559～1.235E4
激素		2.47	1.143	4.668	0.031	11.822	1.258～111.131

【知识加油站】logistic回归分析时，如何选择纳入的自变量?

一般来说，样本量应该至少为自变量个数的5～10倍。自变量多的时候，不能将自变量全部纳入，需要挑选有意义的进入，建议纳入：①单因素分析差异有统计学意义的变量（此时，可以把*P*值放宽，如0.1或0.15等），避免漏掉重要因素；②临床上认为与因变量有密切关系的自变量，即使单因素分析时没有发现差异有统计学意义。自变量少的时候，可以全部纳入。

二、脊髓损伤患者发生下肢血栓影响因素的病例对照研究

（一）选题设计

了解某院脊髓损伤患者发生下肢血栓的影响因素，可采用成组的病例对照研究。

（二）研究对象

脊髓损伤住院患者。

（三）资料收集

某时间内住院的脊髓损伤患者，确诊发生下肢血栓的患者作为病例组，同期未发生下肢血栓的患者作为对照组。纳入标准：临床诊断脊髓损伤；年龄在18至70岁之间，患者神志清楚，可准确表达主观干感受，患者无其他慢性疾病。排除标准：入院前已确诊下肢静脉血栓；妊娠及哺乳期妇女；入院时因其他疾病使用抗凝药物。设计统一调查问卷，包括人口学资料、临床特征、治疗情况、下肢静脉血栓认知，调查表当场发放，当场收回。

（四）资料分析与统计

统计思路：成组的病例对照研究。首先对病例组、对照组的基本情况进行统计，分析两组的人数、年龄、性别的构成。再进行单因素的统计，对于分类变量，如脊髓损伤类别、是否结婚、睡眠状况、是否使用低分子量肝素，进行卡方检验；对于数值变量，

如血栓认知评分，采用 t 检验（正态分布）或 Z 检验（非正态分布）。最后使用非条件 logistic 回归进行多因素统计，纳入单因素统计有意义或有临床关联意义的自变量。

1. 数据录入　调查资料录入 SPSS 中，每位患者资料包括编码、病例类型（因变量，二分类变量，发生下肢血栓 =1，未发生下肢血栓 =0）、性别（二分类变量，男 =1，女 =2）、年龄（数值变量）、脊髓损伤程度（无序多分类变量，无截瘫 =0，不完全截瘫 =1，完全截瘫 =2）、是否有配偶（无配偶 =0，有配偶 =1）、睡眠状况（正常 =0，异常 =1）、是否使用低分子量肝素（无 =0，有 =1）、血栓认知评分（数值变量）。

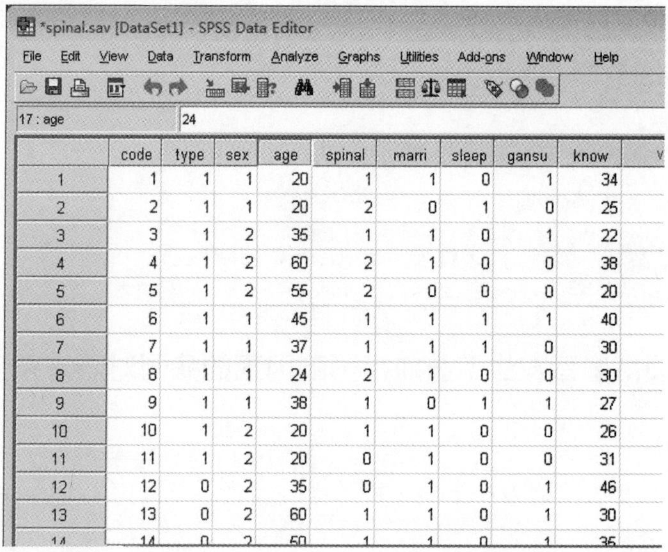

*spinal.sav [DataSet1] - SPSS Data Editor

File Edit View Data Transform Analyze Graphs Utilities Add-ons Window Help

17 : age　24

	code	type	sex	age	spinal	marri	sleep	gansu	know
1	1	1	1	20	1	1	0	1	34
2	2	1	1	20	2	0	1	0	25
3	3	1	2	35	1	1	0	1	22
4	4	1	2	60	2	1	0	0	38
5	5	1	2	55	2	0	0	0	20
6	6	1	1	45	1	1	1	1	40
7	7	1	1	37	1	1	1	0	30
8	8	1	1	24	2	1	0	0	30
9	9	1	1	38	1	0	1	1	27
10	10	1	2	20	1	1	0	0	26
11	11	1	2	20	0	1	0	0	31
12	12	0	2	35	0	1	0	1	46
13	13	0	2	60	1	1	0	1	30
14	14	0	2	50	1	1	0	1	35

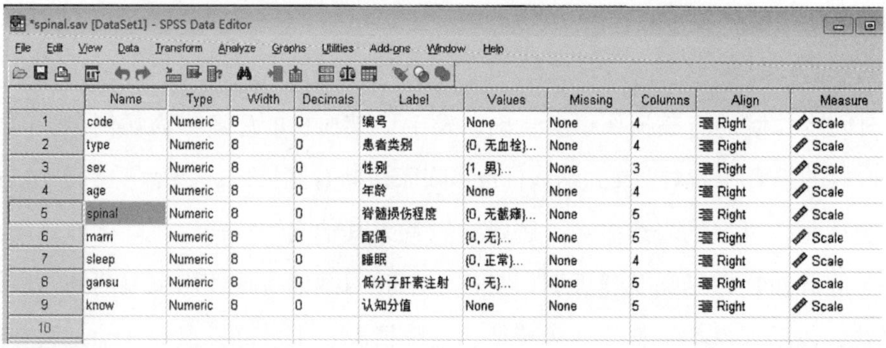

*spinal.sav [DataSet1] - SPSS Data Editor

File Edit View Data Transform Analyze Graphs Utilities Add-ons Window Help

	Name	Type	Width	Decimals	Label	Values	Missing	Columns	Align	Measure
1	code	Numeric	8	0	编号	None	None	4	Right	Scale
2	type	Numeric	8	0	患者类别	{0, 无血栓}...	None	4	Right	Scale
3	sex	Numeric	8	0	性别	{1, 男}...	None	3	Right	Scale
4	age	Numeric	8	0	年龄	None	None	4	Right	Scale
5	spinal	Numeric	8	0	脊髓损伤程度	{0, 无截瘫}...	None	5	Right	Scale
6	marri	Numeric	8	0	配偶	{0, 无}...	None	5	Right	Scale
7	sleep	Numeric	8	0	睡眠	{0, 正常}...	None	4	Right	Scale
8	gansu	Numeric	8	0	低分子肝素注射	{0, 无}...	None	5	Right	Scale
9	know	Numeric	8	0	认知分值	None	None	5	Right	Scale
10										

2. 数据整理　血栓认知评分作为数值变量，在 logistic 回归中可以直接当做自变量进行统计，无需进行分段整理。

3. 数据统计及结果展示

（1）基本情况分析。

【统计步骤】①菜单栏“Analyze”—“Discriptive Statistics”—“Crosstabs”，将

因变量“type”移入“Row”的空白格，代表行；将自变量性别“sex”移入“Columns”的空白格，代表列。

②在 Crosstabs 主窗口，点击“Statistics”，弹出“Crosstabs：Statistics”对话框，勾选“Chi-square”，点击“Continue”。

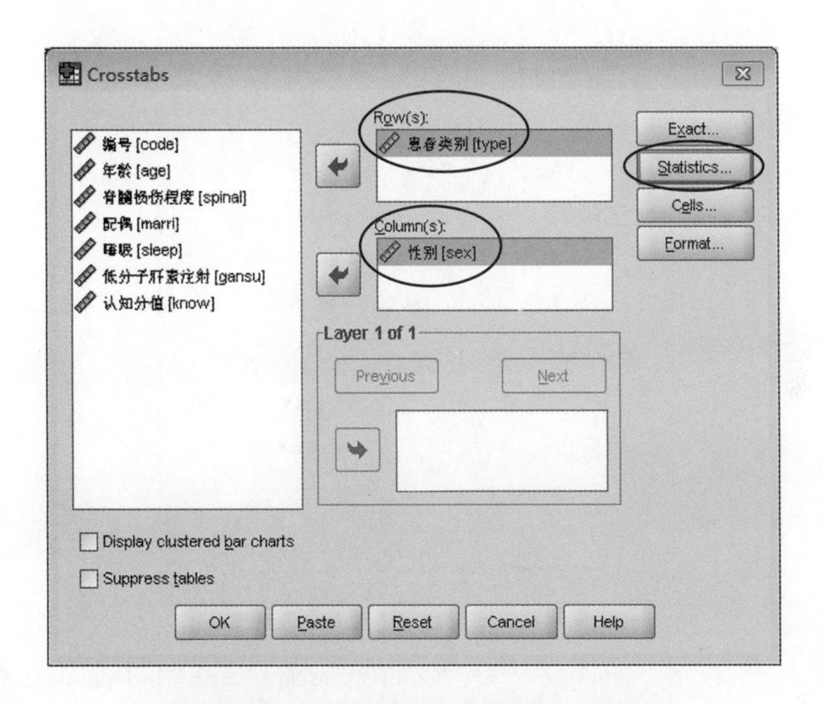

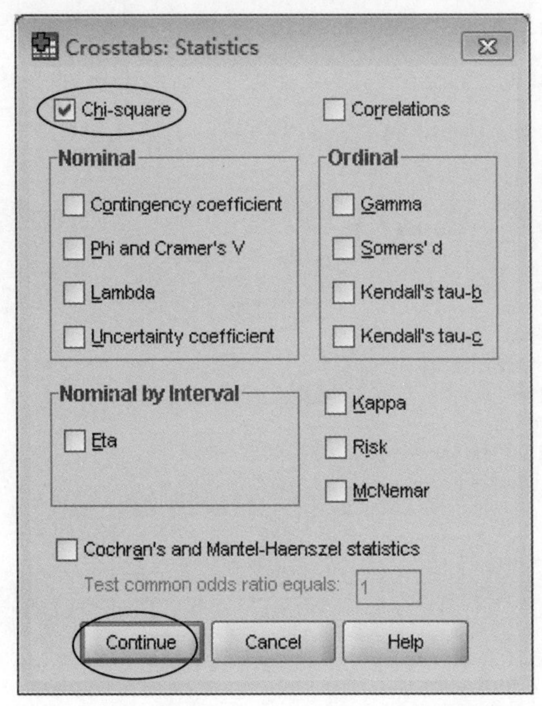

③在 Crosstabs 对话框，点击“Cells”，弹出“Crosstabs：Cell Display”对话框，在“Percentages”部分勾选“Row”，代表统计行的百分比，点击“Continue”。

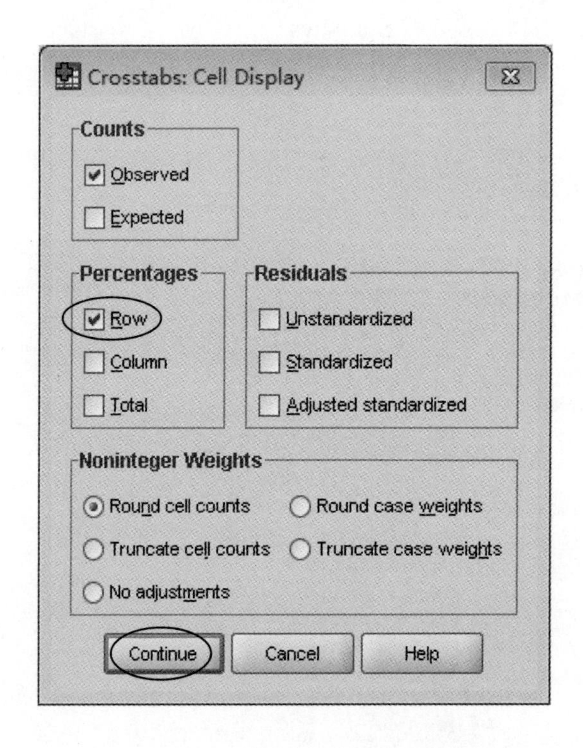

④ 菜 单 栏 选 择“Analyze” —“Compare means” —“Independent Samples T Test”，将自变量“age”移入“Test Variable”的空格，代表检验变量；将因变量“type”移入“Grouping Variable”的空格，代表分组变量；点击下方“Define Groups”，输入因变量数值 1、0，点击“Continue”，回到主窗口，点击“OK”。

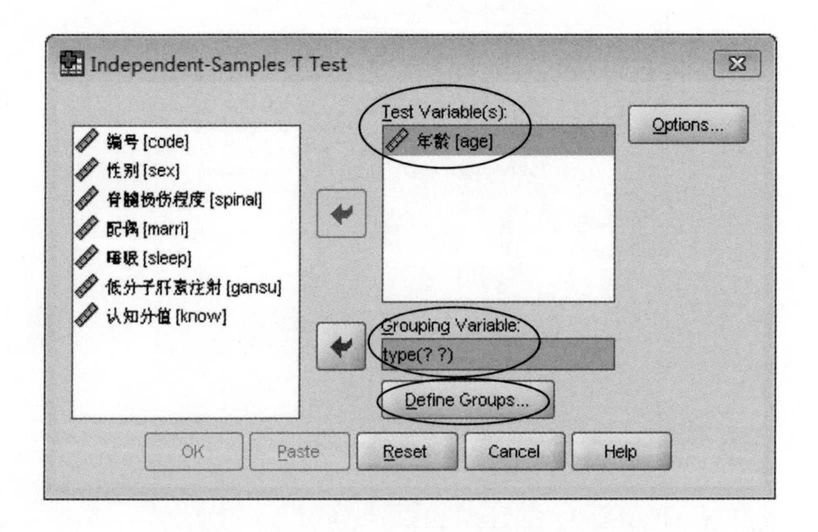

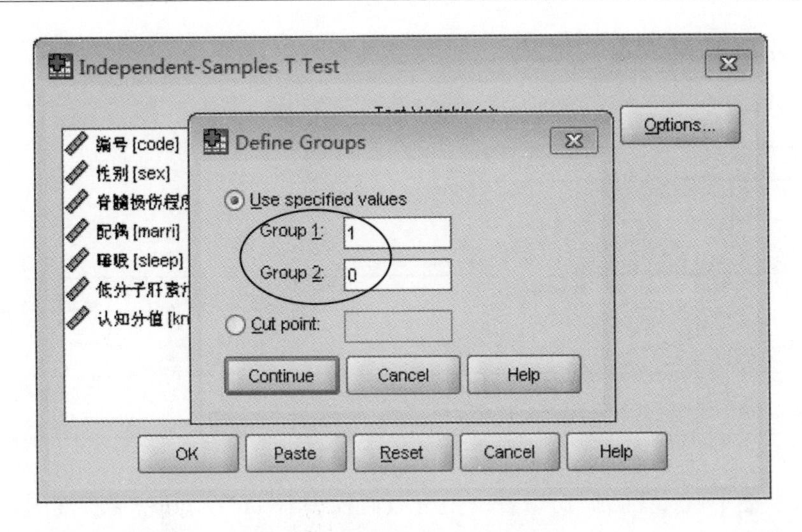

【结果显示】①数据处理概况，有效值 35，缺失值 0，合计 35。②组别及性别的四格表，显示病例组和对照组的男性及女性人数及构成比。③卡方检验结果，四格表的总数 35，小于 40，用 Fisher's 检验，χ^2=0.716，P 值 =0.364。

Case Processing Summary

	Cases					
	Valid		Missing		Total	
	N	Percent	N	Percent	N	Percent
患者类别 * 性别	35	100.0%	0	.0%	35	100.0%

患者类别 * 性别 Crosstabulation

			性别		Total
			男	女	
患者类别	无血栓	Count	10	14	24
		% within 患者类别	41.7%	58.3%	100.0%
	有血栓	Count	6	5	11
		% within 患者类别	54.5%	45.5%	100.0%
Total		Count	16	19	35
		% within 患者类别	45.7%	54.3%	100.0%

Chi-Square Tests

	Value	df	Asymp. Sig. (2-sided)	Exact Sig. (2-sided)	Exact Sig. (1-sided)
Pearson Chi-Square	.504[a]	1	.478		
Continuity Correction[b]	.119	1	.730		
Likelihood Ratio	.503	1	.478		
Fisher's Exact Test				.716	.364
Linear-by-Linear Association	.490	1	.484		
N of Valid Cases[b]	35				

a. 0 cells (.0%) have expected count less than 5. The minimum expected count is 5.03.

b. Computed only for a 2x2 table

④分组统计：病例组及对照组的人数、年龄均值、标准差及标准误。

⑤独立样本 T 检验：方差齐性检验 P=0.715，方差齐，查看第一行的 T 检验结果，

t 值 =–0.726，*P* 值 =0.473。

Group Statistics

	患者类别	N	Mean	Std. Deviation	Std. Error Mean
年龄	有血栓	11	34.00	14.656	4.419
	无血栓	24	38.04	15.544	3.173

Independent Samples Test

		Levene's Test for Equality of Variances		t-test for Equality of Means						
									95% Confidence Interval of the Difference	
		F	Sig.	t	df	Sig. (2-tailed)	Mean Difference	Std. Error Difference	Lower	Upper
年龄	Equal variances assumed	.136	.715	-.726	33	.473	-4.042	5.564	-15.361	7.278
	Equal variances not assumed			-.743	20.589	.466	-4.042	5.440	-15.369	7.285

【结果表述】纳入脊髓损伤患者发生下肢血栓患者 11 例，其中男性 6 例，女性 5 例，平均年龄（34.00 ± 14.66）岁；脊髓损伤患者未发生下肢血栓患者 24 例，其中男性 10 例，女性 14 例，平均年龄（38.04 ± 15.54）岁，病例组与对照组的性别构成（χ^2=0.504，*P* 值 =0.478）、平均年龄（*t* 值 =–0.726，*P* 值 =0.473）均无统计学差异（*P* ＞ 0.05）。

（2）单因素统计。

【统计步骤】①菜单栏点击“Analyze”—“Discriptive Statistics”—“Crosstabs”，将因变量“type”移入“Row”的空白格，代表行；将分类变量的自变量脊髓损伤程度、是否有配偶、睡眠情况、是否注射低分子量肝素移入“Columns”的空白格，代表列。

②在 Crosstabs 主窗口，点击“Statistics”，弹出“Crosstabs：Statistics”对话框，勾选“Chi–square”，点击“Continue”。

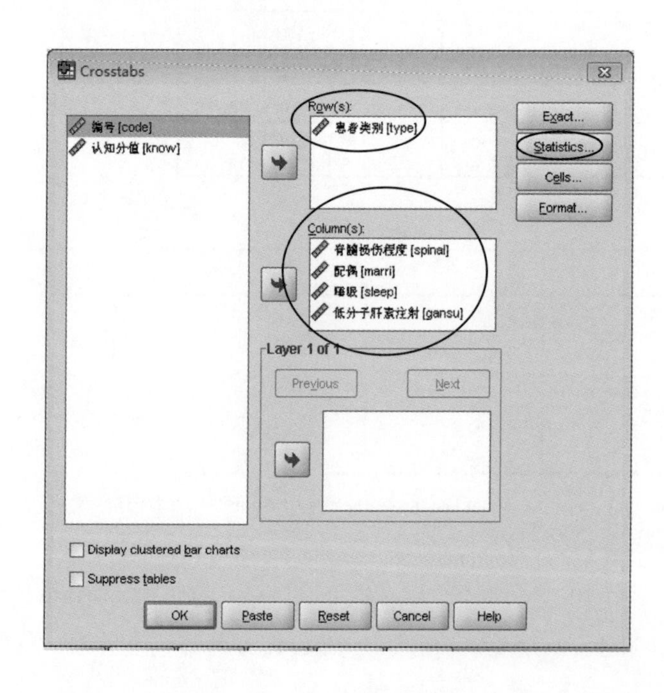

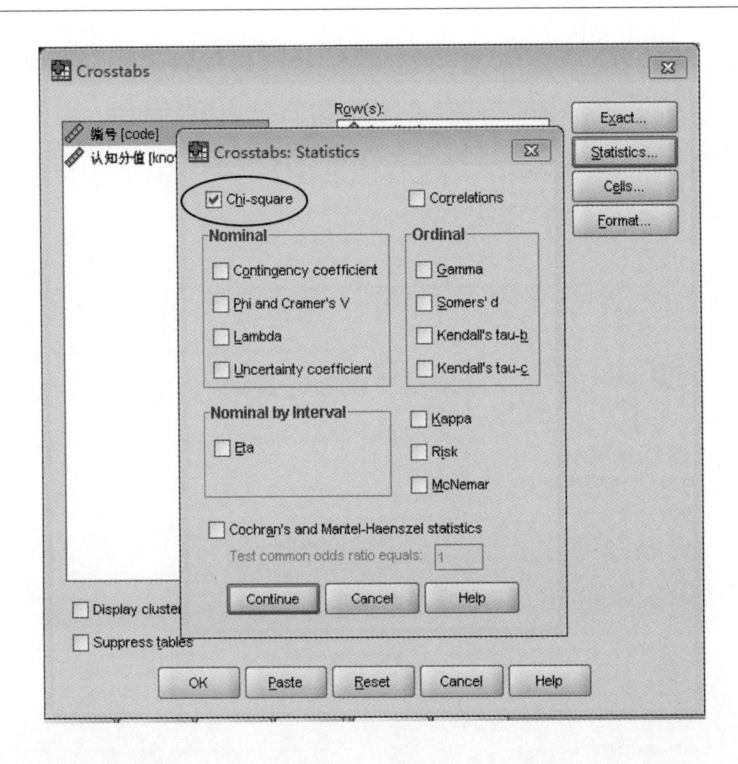

③在 Crosstabs 对话框，点击“Cells”，弹出“Crosstabs：Cell Display”对话框，在“Percentages”部分勾选“Row”，代表统计行的百分比，点击“Continue”。

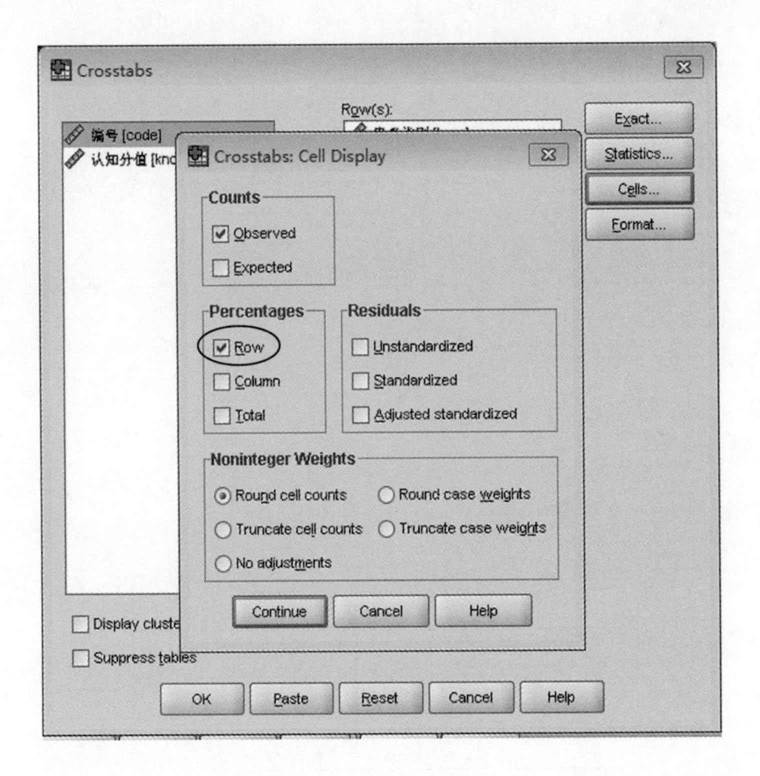

④菜单栏“Analyze”—“Compare means”—“Independent Samples T Test”，将自变量“know”移入“Test Variable”的空格，代表检验变量；将因变量“type”移入“Grouping Variable”的空格，代表分组变量；点击下方“Define Groups”，输入因变量数值 1、0，点击“Continue”，回到主窗口，点击“OK”。

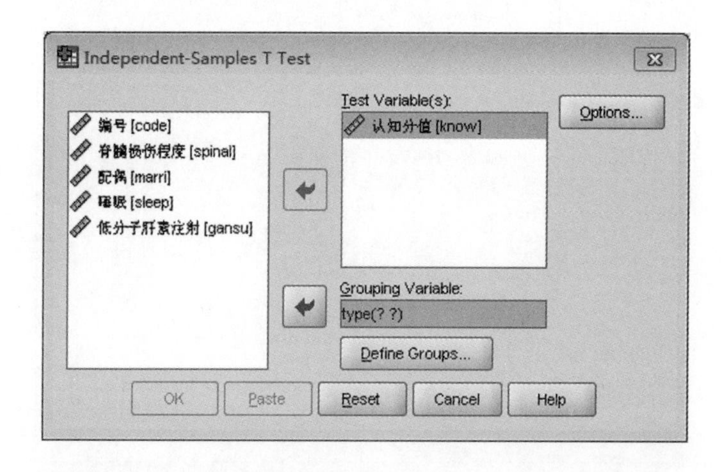

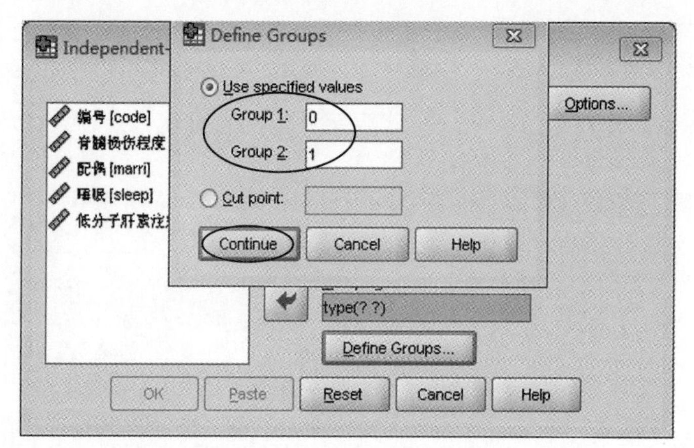

【结果显示】以睡眠情况为例：

①交叉表：

患者类别 * 睡

Crosstab

			睡眠		
			正常	异常	Total
患者类别	无血栓	Count	18	6	24
		% within 患者类别	75.0%	25.0%	100.0%
	有血栓	Count	7	4	11
		% within 患者类别	63.6%	36.4%	100.0%
Total		Count	25	10	35
		% within 患者类别	71.4%	28.6%	100.0%

②卡方检验：

Chi-Square Tests

	Value	df	Asymp. Sig. (2-sided)	Exact Sig. (2-sided)	Exact Sig. (1-sided)
Pearson Chi-Square	.477[a]	1	.490		
Continuity Correction[b]	.083	1	.773		
Likelihood Ratio	.466	1	.495		
Fisher's Exact Test				.689	.380
Linear-by-Linear Association	.464	1	.496		
N of Valid Cases[b]	35				

a. 1 cells (25.0%) have expected count less than 5. The minimum expected count is 3.14.

b. Computed only for a 2x2 table

其他变量的卡方检验结果解释同上，不再一一赘述。

再分别统计病例组及对照组的人数、血栓认知分值的均值、标准差及标准误。

【结果显示】独立样本 T 检验：方差齐性检验 P=0.506，方差齐，查看第一行的 T 检验结果，t 值 =3.267，P 值 =0.003。

T-Test

[DataSet0]

Group Statistics

	患者类别	N	Mean	Std. Deviation	Std. Error Mean
认知分值	无血栓	24	36.29	5.630	1.149
	有血栓	11	29.36	6.249	1.884

Independent Samples Test

		Levene's Test for Equality of Variances		t-test for Equality of Means						
									95% Confidence Interval of the Difference	
		F	Sig.	t	df	Sig. (2-tailed)	Mean Difference	Std. Error Difference	Lower	Upper
认知分值	Equal variances assumed	.451	.506	3.267	33	.003	6.928	2.121	2.613	11.243
	Equal variances not assumed			3.139	17.755	.006	6.928	2.207	2.287	11.569

【结果表述】脊髓损伤患者发生下肢血栓的单因素分析见表 1 及表 2。

表 1　脊髓损伤患者发生下肢血栓的单因素分析

相关因素	病例组（n=11）		对照组（n=24）		χ^2 值	P 值
	例数	构成比（%）	例数	构成比（%）		
脊髓损伤程度						
无截瘫	1	9.1	5	20.8	6.171	0.046
不完全截瘫	6	54.5	18	75		
完全截瘫	4	36.4	1	4.2		

续表

相关因素	病例组（n=11）		对照组（n=24）		χ^2 值	P 值
	例数	构成比（%）	例数	构成比（%）		
配偶						
有	8	72.7	19	79.2	0.000	1.000
无	3	27.3	5	20.8		
睡眠						
正常	7	63.6	18	75	0.083	0.773
异常	4	36.4	6	25		
低分子量肝素注射						
有	4	36.4	19	79.2	4.381	0.036
无	7	63.6	5	20.8		

表 2 病例组及对照组下肢血栓认知评分比较

组别	例数	血栓认知评分	t	P
病例组	11	29.36 ± 6.25	3.267	0.003
对照组	24	36.29 ± 5.63		

（3）多因素统计。

Logistic 回归分析：

【统计步骤】

①点击菜单“Analyze”—“Regression”—“Binary Logistic”，因变量“type”移入“Dependent”空格中，单因素有统计学意义的自变量“脊髓损伤程度、低分子量肝素注射、血栓认知分值”移入“Covariates”中，下方方法选择“Enter”。

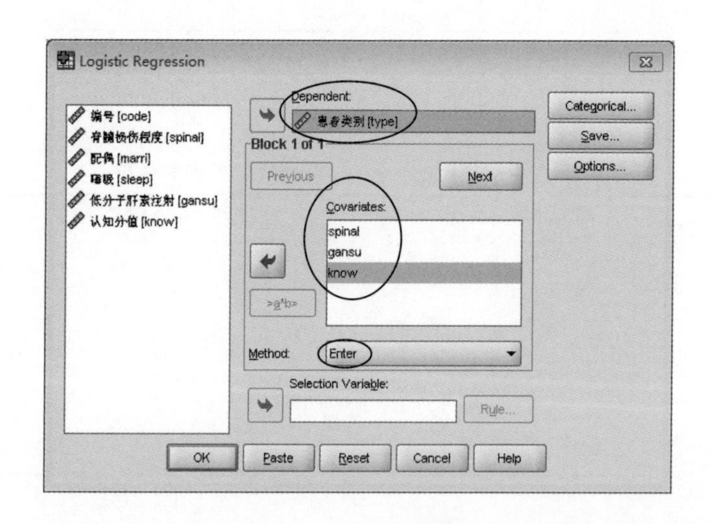

②点击“Categorical”，将分类变量类型的自变量移入右侧空格，下方“Contrast”选择“Indicator”，最下方选择“First”，点击“change”，点击“Continue”

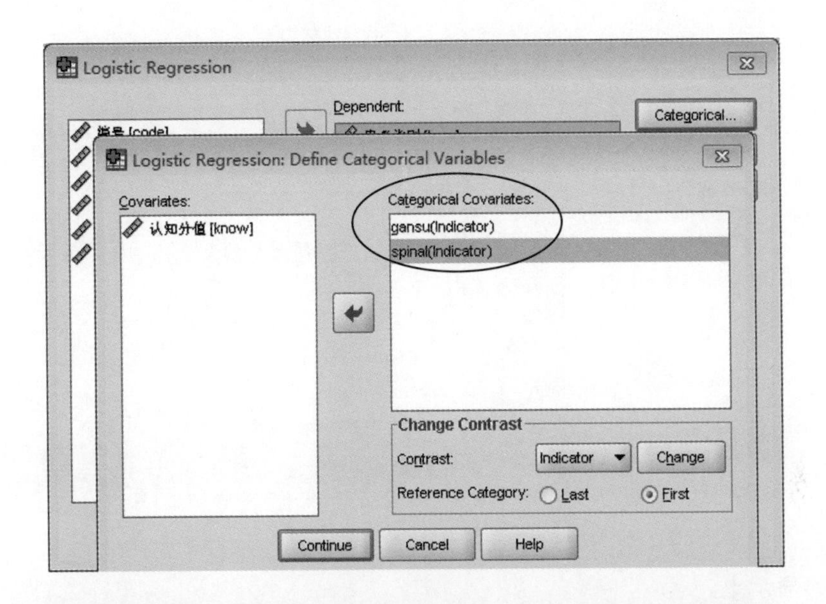

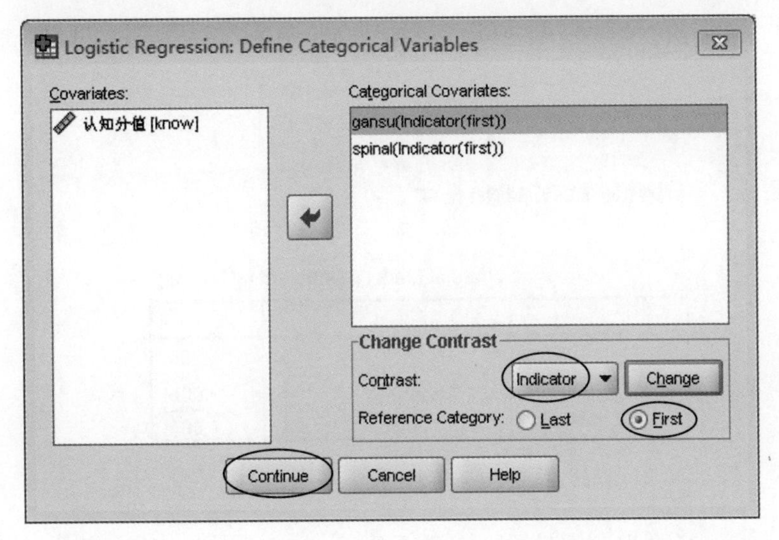

③ 回到主窗口，点击“OK”。

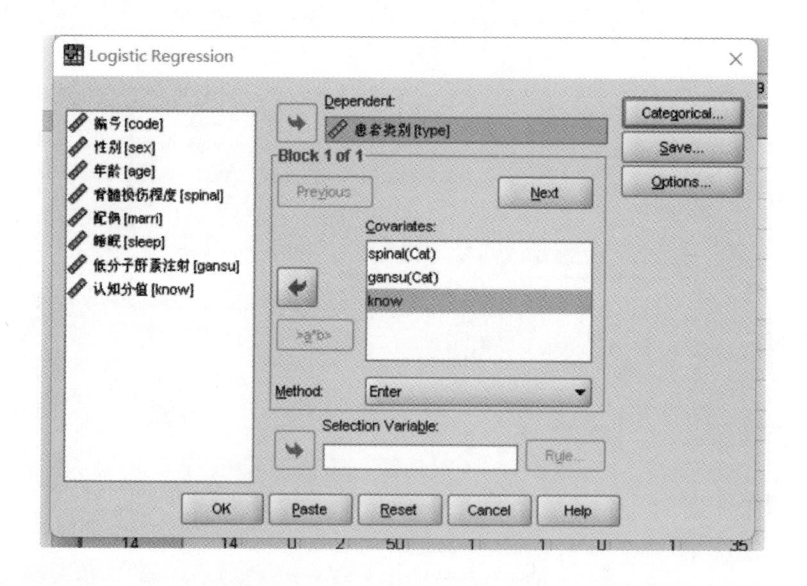

【结果显示】

①模型系数的综合检验。模型总体 P 值< 0.05, 说明引入的变量中至少有一个具有统计学意义。

Block 1: Method =

Omnibus Tests of Model Coefficients

		Chi-square	df	Sig.
Step 1	Step	15.082	4	.005
	Block	15.082	4	.005
	Model	15.082	4	.005

②模型汇总：模型拟合度检验， Cox & Snell R 方和 Nagelkerke R 方的值越接近 1，说明拟合度越好。

Model Summary

Step	-2 Log likelihood	Cox & Snell R Square	Nagelkerke R Square
1	28.492[a]	.350	.492

a. Estimation terminated at iteration number 6 because parameter estimates changed by less than .001.

③判别表：引入自变量后，总体预测准确率为 85.7%。

Classification Table[a]

Observed			Predicted 患者类别 无血栓	有血栓	Percentage Correct
Step 1	患者类别	无血栓	22	2	91.7
		有血栓	3	8	72.7
	Overall Percentage				85.7

a. The cut value is .500

④方程中的变量：三个自变量的 P 值均 <0.05，说明三个自变量对因变量的影响均有统计学意义。低分子肝素注射、血栓认知分值的偏回归系数 <0，属于保护性因素，即低分子肝素注射、血栓认知分值越高，发生下肢血栓的风险越低；脊髓损伤程度的偏回归系数 >0，属于危险因素，即脊髓损伤程度越大，发生下肢血栓的风险越高。

Variables in the Equation

		B	S.E.	Wald	df	Sig.	Exp（B）	95.0% C.I.for EXP(B) Lower	Upper
Step 1a	spinal			1.122	2	.041			
	spinal（1）	.190	1.505	.016	1	.090	1.209	.063	23.086
	spinal（2）	1.578	1.805	.765	1	.022	4.847	.141	166.705
	gansu（1）	−1.485	1.017	2.133	1	.034	.226	.031	1.662
	know	−.214	.104	4.193	1	.041	.808	.658	.991
	Constant	6.729	3.822	3.099	1	.078	836.464		

a. Variable（s）entered on step 1： spinal， gansu， know.

【结果表述】影响脊髓损伤患者发生下肢血栓的多因素 Logistic 回归分析见下表。脊髓损伤程度越高，发生下肢静脉血栓的风险可能性越高，完全截瘫是无截瘫的 4.847 倍，不完全截瘫是无截瘫的 1.209 倍，差异有统计学意义；进行低分子肝素注射、下肢血栓认知分值升高，发生下肢静脉血栓的风险可能性降低，差异有统计学意义。

表 脊髓损伤患者发生下肢静脉血栓的多因素 Logistic 回归分析

项目	偏回归系数	标准误	Wald 统计量	P 值	OR 值	OR95%*CI*	
						下限	上限
常数项	6.729	3.822	3.099	0.078	836.464		
脊髓损伤程度			1.122	0.041			
不完全截瘫	0.19	1.505	0.016	0.090	1.209	0.063	23.086
完全截瘫	1.578	1.805	0.765	0.022	4.847	0.141	166.705
低分子量肝素注射	–1.485	1.017	2.133	0.034	0.226	0.031	1.662
下肢血栓认知分值	–0.214	0.104	4.193	0.041	0.808	0.658	0.991

【知识加油站】模型拟合度检验

模型拟合度检验是多元回归分析中，对已制作好的预测模型进行检验，比较预测结果与实际发生情况的吻合程度。Logistic 回归中，检验的值是 Cox & Snell R 方和 Nagelkerke R 方，值越接近 1，说明拟合度越好。应用范围：建立多个预测模型，不同模型之间进行拟合度比较，选择拟合度较好的进行使用。

第5章 前后对照研究

前后对照研究，属于类实验性研究方法之一，主要用于护理措施的评价。

基本原理：两种不同护理措施在前、后两个阶段分别实施，前后两个阶段的研究对象可以相同，也可以不同，全部实施完毕对效果进行统计学分析，评价护理措施的优劣。根据护理措施对研究对象的作用效果是否存在交互影响进行评价。两种措施之间，可以不间隔时间，也可以有一定的时间间隔或洗脱期。

研究类型：护理措施实施的对象，可以是同一研究对象，实施两种不同措施，称为自身前后对照研究；也可以是具有可比性的两组研究对象实施两种不同措施，称为不同病例前后对照研究。

应用要点：

1. 需要实施两种不同的护理措施，一般前一阶段为常规护理措施，不能只做观察；后一阶段为新护理措施。前、后两个阶段的观察期应一致。

2. 自身前后对照研究可以排除个体差异，不需要对研究对象进行分层，所需样本量较少，常用于治疗性护理措施，前后两个阶段中间通常需要洗脱期。

3. 不同病例前后对照研究，护理措施实施的对象是不同时间段入院的患者，统计时需要注意两组患者一般资料的可比性检验。两个阶段的时间间隔可长可短，但观察期应一致。可以使用历史资料作为回顾性对照，充分利用既往资料还能省时省力。

一、苄星青霉素肌内注射方法的改进及效果评价

（一）选题设计

本研究是要比较苄星青霉素改良的肌内注射法是否比常规的方法效果更好，包括成功率、疼痛程度及时间。人类对疼痛的反应程度有个体差异，而且每个人不同时间段对疼痛的反应程度也存在差异。因此，为了消除个体因素及时间因素的影响，可以采取自身前后对照的研究方法，对患者左侧胳膊使用常规注射法（对照组），左侧注射完毕，对同一位患者右侧胳膊再采用改良肌内注射法（实验组）。

（二）研究对象

某医院门诊注射室接受苄星青霉素肌内注射的患者，年龄＞ 18 岁；注射剂量一致，均需两侧肌内注射；知情同意，自愿参加本研究。排除标准：意识不清或存在精神障碍；合并其他疾病引起的疼痛；同时注射其他药物者；注射部位有炎症、硬结等。

（三）资料收集

统一设计的资料收集表，包括患者一般情况、注射部位、注射方法、注射是否成功、疼痛评分、疼痛持续时间；使用疼痛视觉模拟量表，评估注射结束时及注射结束后 30min 的患者对两侧胳膊的疼痛评分；注射后第 3 天电话回访，询问患者疼痛消失时间。

（四）资料分析与统计

1. 数据录入　调查资料录入 SPSS 中，每位患者赋一个编码序号，每行数据包括患者编码（唯一码）、性别（二分类变量，男 =1，女 =2）、年龄（数值变量）、对照组注射结果（二分类变量，成功 =1，失败 =0）、对照组疼痛评分（数值变量）、对照组疼痛时间（数值变量）、实验组注射结果（二分类变量，成功 =1，失败 =0）、实验组疼痛评分（数值变量）、实验组疼痛时间（数值变量）。

*zs1.sav [DataSet1] - SPSS Data Editor

File Edit View Data Transform Analyze Graphs Utilities Add-ons Window Help

1 : code　1　Visible: 11 of 11 Variables

	code	sex	age	outcome0	pain0	paintime0	outcome1	pain1	paintime1
1	1	1	20	1	5	20	1	1	12
2	2	1	20	1	5	20	1	1	12
3	3	2	25	1	5	20	1	2	12
4	4	2	36	1	6	20	1	2	18
5	5	1	36	1	6	12	1	3	20
6	6	2	65	1	6	12	1	1	20
7	7	2	68	1	6	16	1	2	15
8	8	2	54	1	2	16	1	3	15
9	9	1	44	1	2	25	1	1	15
10	10	1	45	1	2	25	1	1	12
11	11	1	46	1	2	25	1	1	12
12	12	1	57	1	2	25	1	1	20
13	13	1	70	1	3	40	1	1	20
14	14	1	70	1	3	40	1	2	20
15	15	1	21	1	3	40	1	2	20
16	16	2	21	1	3	46	1	2	20
17	17	2	22	1	3	46	1	2	25

Data View　Variable View

SPSS Processor is ready

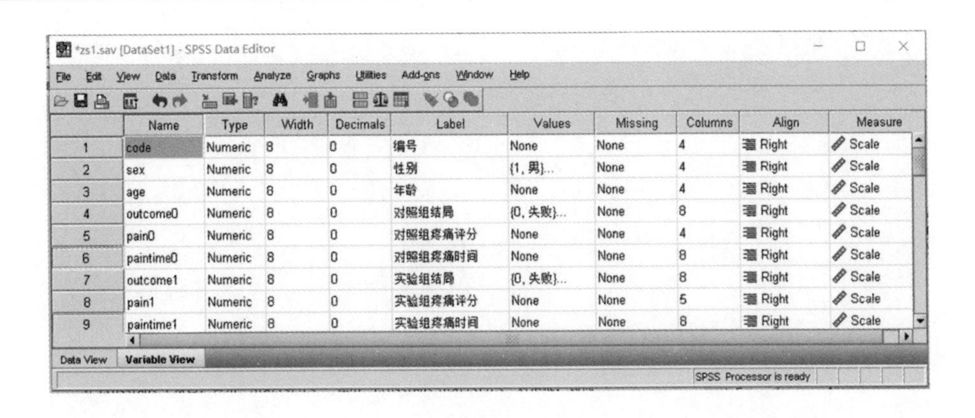

2. 数据整理　对疼痛时间以 48 小时为界分为两段，≤48 小时，赋值为 1；>48 小时，赋值为 2。

①点击菜单“Transform”—“Recode into Different Variable”，将对照组疼痛评分变量移入中间空格中，在右侧“Name”下方输入分段后新的变量名，点击下方的“Change”。

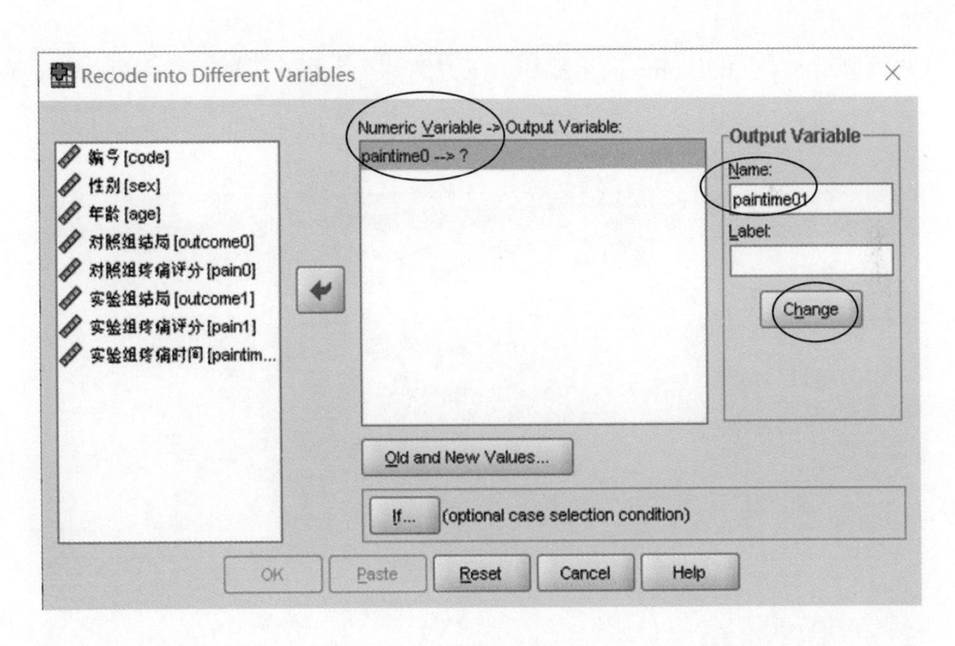

② 点 击“Old and New Values”， 在 Old Value 区 域 选 择“Range，LOWEST through value：”，输入 48；在 New Value 区域选择“Value”，输入 1；最后点击下方的“Add”。

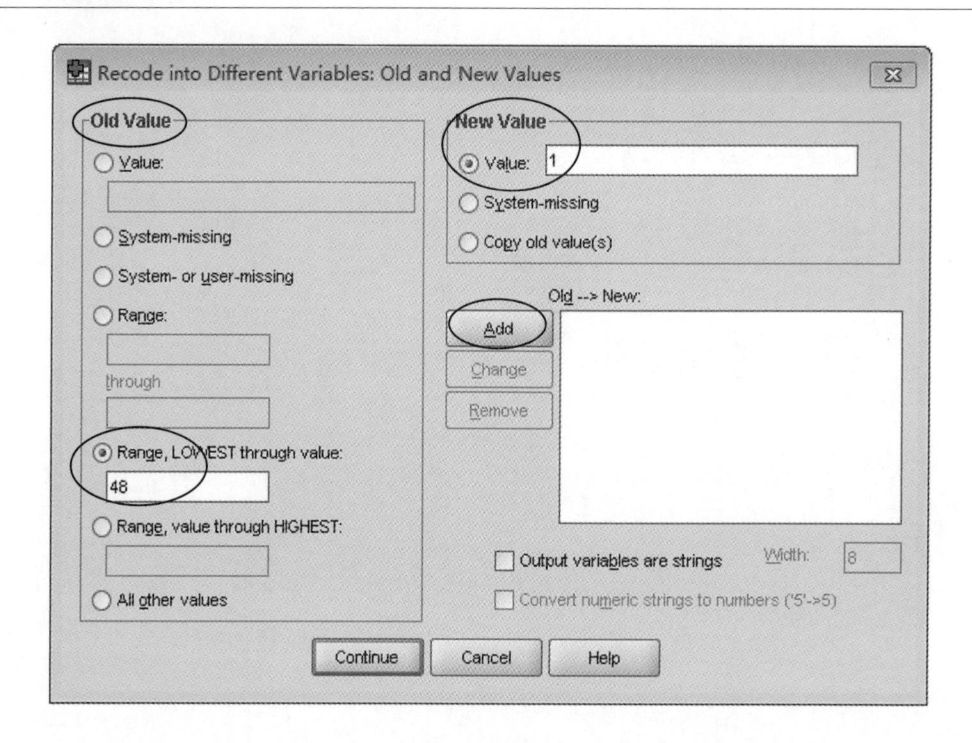

③步骤同上，在 Old Value 区域选择最下方的“All other values”；再在 New Value 区域选择“Value”，输入 2；最后点击“Add”，点击“Continue”。

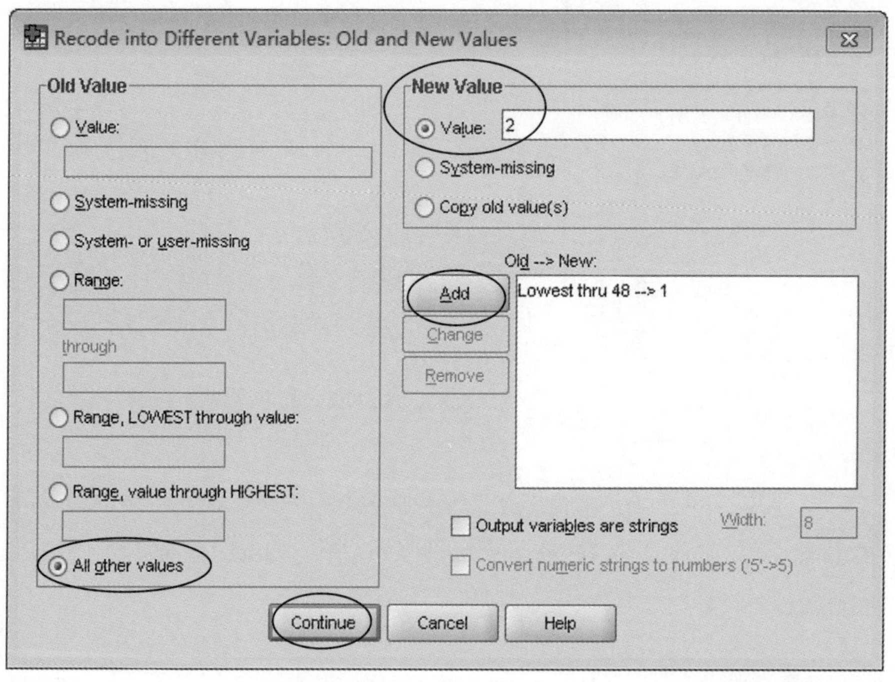

④同理，设置实验组疼痛时间的分段。回到数据视图，可以看到最右侧生成了两个新变量。

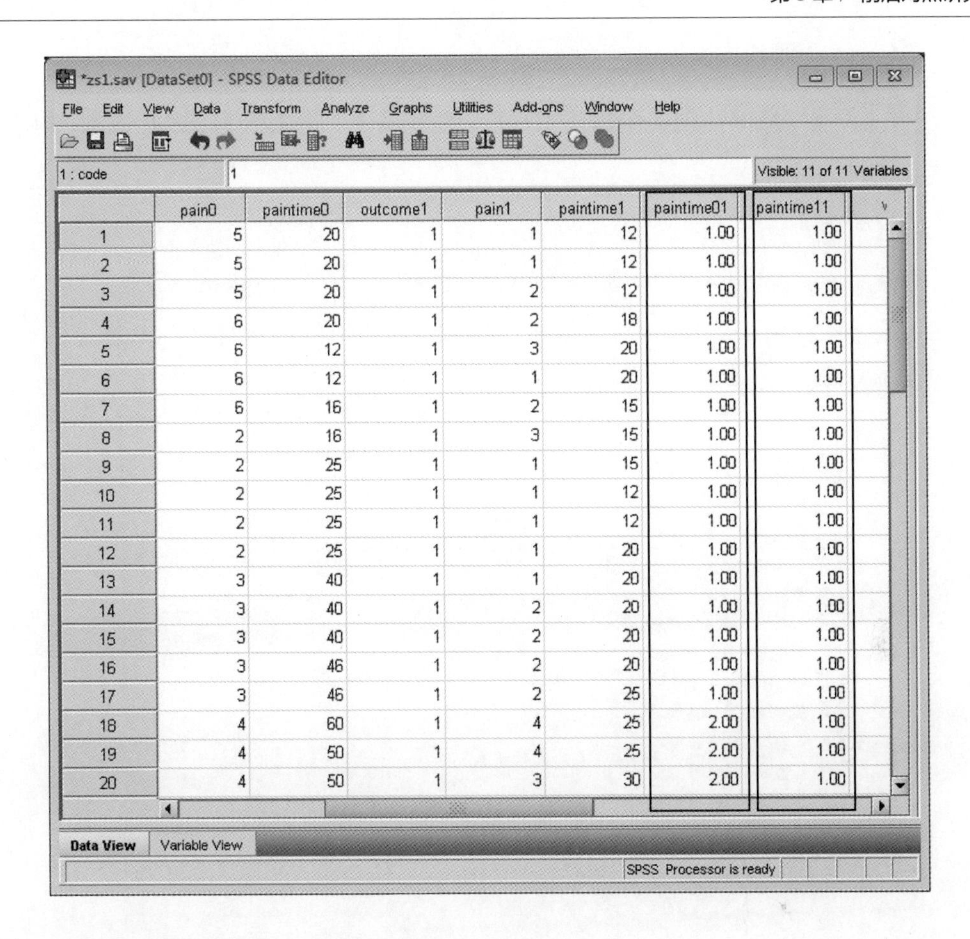

	pain0	paintime0	outcome1	pain1	paintime1	paintime01	paintime11
1	5	20	1	1	12	1.00	1.00
2	5	20	1	1	12	1.00	1.00
3	5	20	1	2	12	1.00	1.00
4	6	20	1	2	18	1.00	1.00
5	6	12	1	3	20	1.00	1.00
6	6	12	1	1	20	1.00	1.00
7	6	16	1	2	15	1.00	1.00
8	2	16	1	3	15	1.00	1.00
9	2	25	1	1	15	1.00	1.00
10	2	25	1	1	12	1.00	1.00
11	2	25	1	1	12	1.00	1.00
12	2	25	1	1	20	1.00	1.00
13	3	40	1	1	20	1.00	1.00
14	3	40	1	2	20	1.00	1.00
15	3	40	1	2	20	1.00	1.00
16	3	46	1	2	20	1.00	1.00
17	3	46	1	2	25	1.00	1.00
18	4	60	1	4	25	2.00	1.00
19	4	50	1	4	25	2.00	1.00
20	4	50	1	3	30	2.00	1.00

（5）回到变量视图，设置新生成变量的属性。

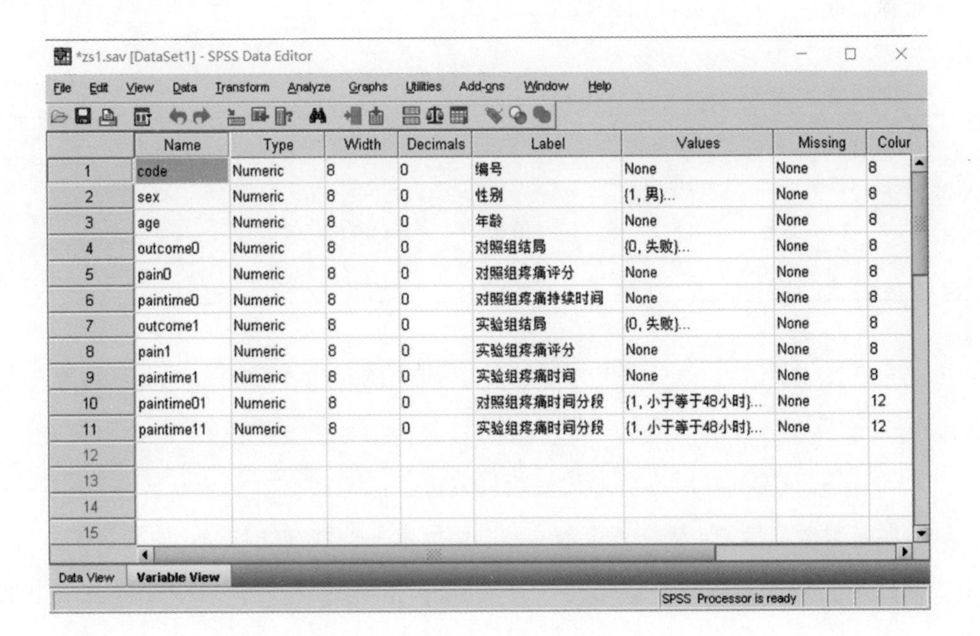

	Name	Type	Width	Decimals	Label	Values	Missing	Colur
1	code	Numeric	8	0	编号	None	None	8
2	sex	Numeric	8	0	性别	{1, 男}...	None	8
3	age	Numeric	8	0	年龄	None	None	8
4	outcome0	Numeric	8	0	对照组结局	{0, 失败}...	None	8
5	pain0	Numeric	8	0	对照组疼痛评分	None	None	8
6	paintime0	Numeric	8	0	对照组疼痛持续时间	None	None	8
7	outcome1	Numeric	8	0	实验组结局	{0, 失败}...	None	8
8	pain1	Numeric	8	0	实验组疼痛评分	None	None	8
9	paintime1	Numeric	8	0	实验组疼痛时间	None	None	8
10	paintime01	Numeric	8	0	对照组疼痛时间分段	{1, 小于等于48小时}...	None	12
11	paintime11	Numeric	8	0	实验组疼痛时间分段	{1, 小于等于48小时}...	None	12
12								
13								
14								
15								

3. 数据统计

（1）对研究对象的性别进行描述性统计。性别属于二分类变量，因此选用“构成比”作为统计指标。

【统计步骤】

①选择菜单“Analyze”—“Descriptive Statistcs”—“Frequencies”。

②将变量“性别 sex”移入右侧空格，勾选下方“Display frequency tables”。

③点击“OK”。

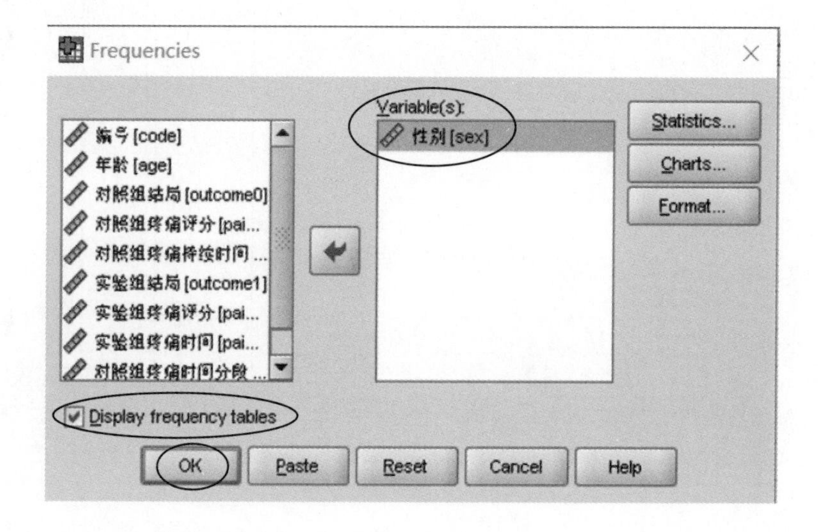

【结果显示】男性及女性的例数及其构成比。

性别

		Frequency	Percent	Valid Percent	Cumulative Percent
Valid	男	18	60.0	60.0	60.0
	女	12	40.0	40.0	100.0
	Total	30	100.0	100.0	

【结果表述】共纳入 30 位研究对象，其中男性 18 位（占 60.0%），女性 12 位（占 40.0%）。

（2）对研究对象的年龄进行描述性统计分析。

年龄属于数值变量，如果是正态分布，选用算术平均数描述均值；如果是偏态分布，选用中位数描述均值。因此，首先需要对变量进行正态性检验，再根据检验结果来选择统计指标。

【统计步骤】

①选择菜单“Analyze”—“Descriptive Statistics”—“Explore”。

②将变量“年龄 age”选入 Dependent List 中。

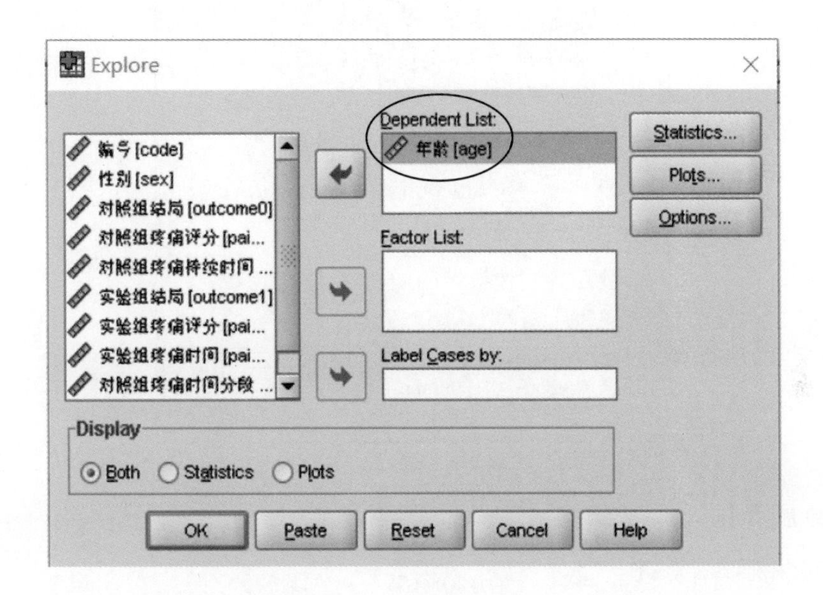

③点击主窗口右侧的“Statistics”，在 Statistics 窗口中勾选第一项“Descriptives”，点击“Continue”。

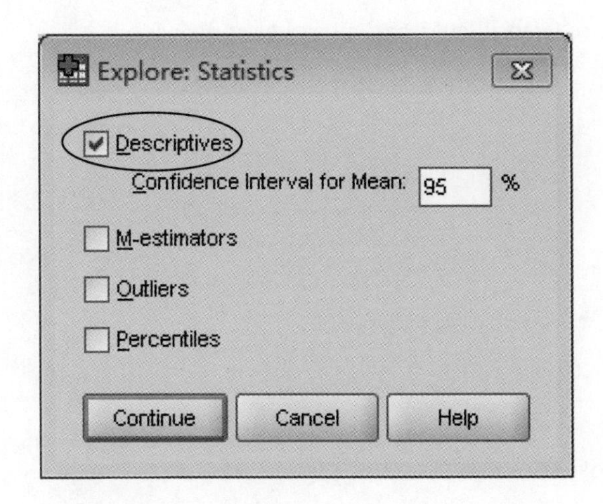

④点击主窗口右侧的“Plots”，在 Plots 窗口中勾选“Normality plots with tests”，点击“Continue”。

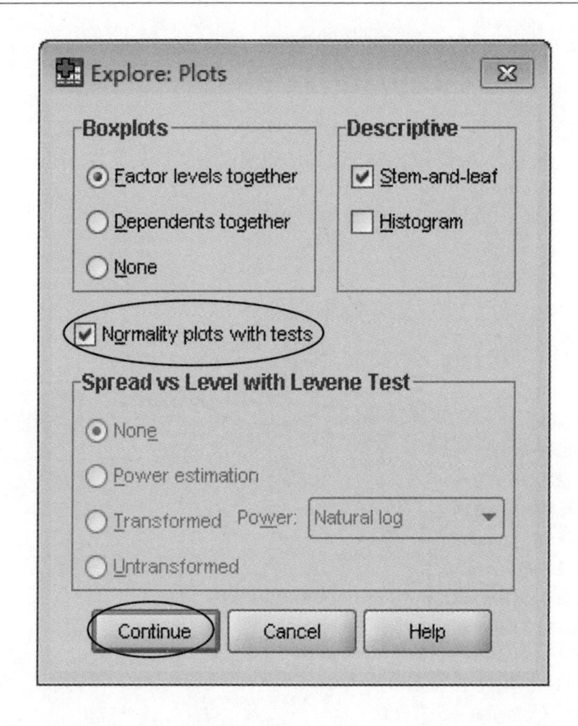

【结果展示】

①描述性统计结果：

Descriptives

			Statistic	Std. Error
年龄	Mean		45.07	2.982
	95% Confidence Interval for Mean	Lower Bound	38.97	
		Upper Bound	51.17	
	5% Trimmed Mean		45.07	
	Median		45.50	
	Variance		266.823	
	Std. Deviation		16.335	
	Minimum		20	
	Maximum		70	
	Range		50	
	Interquartile Range		28	
	Skewness		–.068	.427
	Kurtosis		–1.136	.833

②正态性检验结果：SW检验的P值为0.092，大于0.05，可以认为数据服从正态分布。

Tests of Normality

	Kolmogorov–Smirnov[a]			Shapiro–Wilk		
	Statistic	df	Sig.	Statistic	df	Sig.
年龄	.090	30	.200*	.940	30	.092

a. Lilliefors Significance Correction

*. This is a lower bound of the true significance.

【结果表述】研究对象年龄在 20 岁到 70 岁之间，平均 45 岁。

（3）两组注射结局情况比较。本研究为自身对照设计，每位患者采用两种方法进行注射，结局是二分类变量，可以整理成配对四格表资料，两种方法的结局是否存在差异选择 McNemar 检验方法。

【统计步骤】

①选择菜单“Analyze”—“Descriptive Statistics”—“Crosstabs”。

②将变量“实验组结局 outcome1”选入 Rows 中，将“对照组结局 outcome0”选入 Column 中。

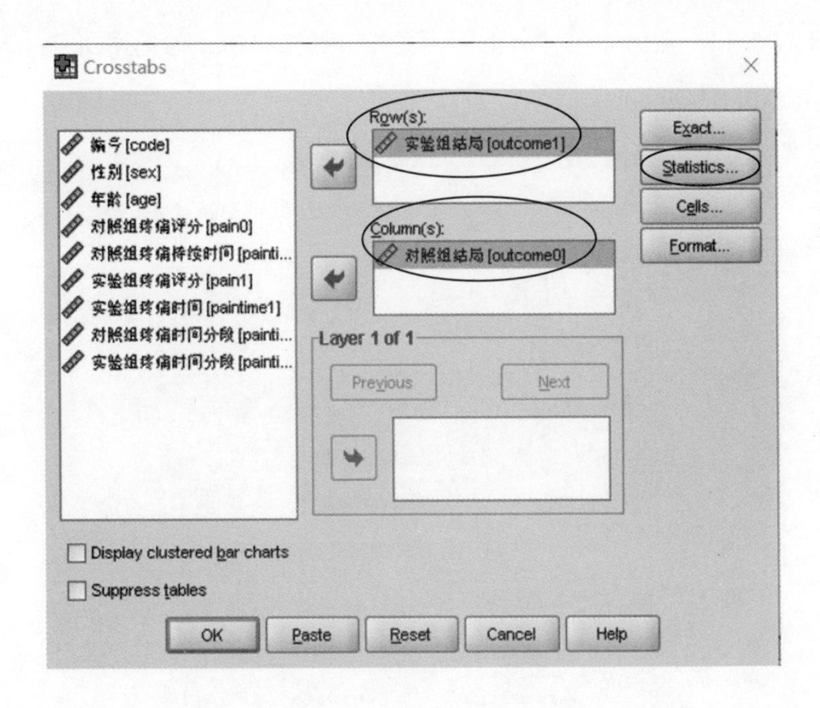

③点击右侧“Statistics”，在弹出的窗口中，勾选右下角的“McNemar”，点击“Continue”。

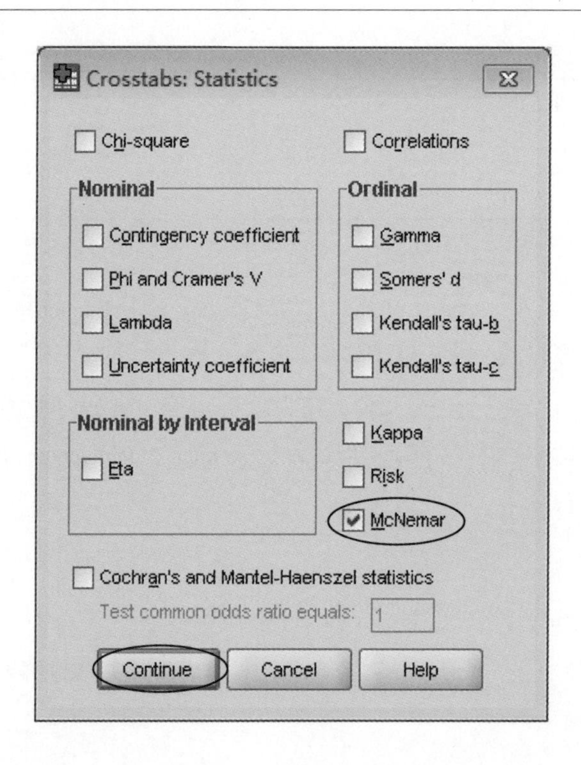

④回到主窗口，点击右侧“Cells”，在弹出的窗口中，勾选“Observed、Row、Column”，点击“Continue”。

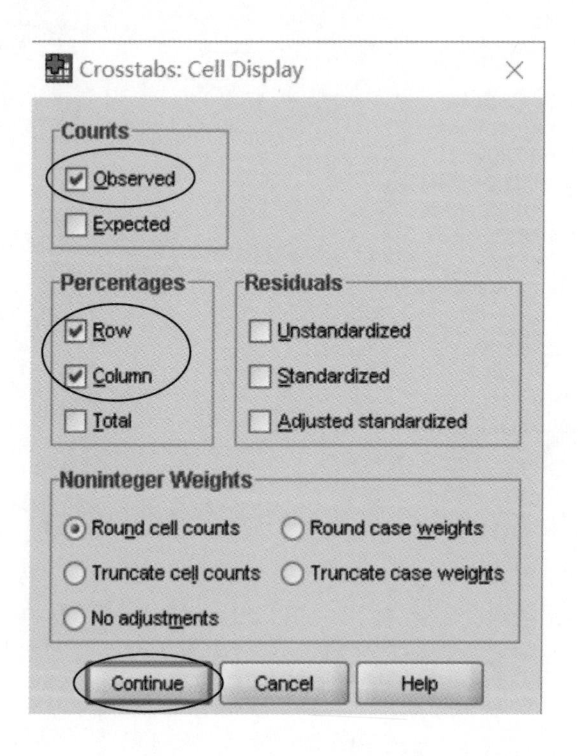

【结果展示】

①实验组与对照组注射结局的配对四格表：

实验组结局 * 对照组结局 Crosstabulation

			对照组结局		
			失败	成功	Total
实验组结局	失败	Count	1	0	1
		% within 实验组结局	100.0%	.0%	100.0%
		% within 对照组结局	11.1%	.0%	3.3%
	成功	Count	8	21	29
		% within 实验组结局	27.6%	72.4%	100.0%
		% within 对照组结局	88.9%	100.0%	96.7%
Total		Count	9	21	30
		% within 实验组结局	30.0%	70.0%	100.0%
		% within 对照组结局	100.0%	100.0%	100.0%

② McNemar 检验结果：

Chi-Square Tests

	Value	Exact Sig.（2-sided）
McNemar Test		.008[a]
N of Valid Cases	30	

a. Binomial distribution used

【结果表述】实验组注射成功 29 例（96.7%），失败 1 例（3.3%）；对照组注射成功 21 例（70.0%），失败 9 例（30.0%），两组比较，差异有统计学意义（P=0.008）。

（4）两组疼痛评分比较。疼痛评分属于连续型数值变量，首先需要分析资料的分布形态，如果是正态分布，使用配对样本 T 检验，如果是偏态分布，使用非参数检验。

正态性检验步骤请参见第三章的某院护士感染性职业暴露特点的调查研究，在此不赘述。通过正态性检验发现，实验组及对照组疼痛评分的 SW 检验 P 值均小于 0.05，资料呈偏态分布。因此选用非参数检验中用于配对资料的 Wilcoxon 符号检验。

Tests of Normality

	Kolmogorov–Smirnova			Shapiro–Wilk		
	Statistic	df	Sig.	Statistic	df	Sig.
对照组疼痛评分	.181	30	.013	.902	30	.009
实验组疼痛评分	.253	30	.000	.823	30	.000

a. Lilliefors Significance Correction

【统计步骤】

① 选择菜单“Analyze”—“Nonparametric Tests”—“2 Related Samples”，将变量“对照组疼痛评分”及“实验组疼痛评分”选入 Test Pairs 中，勾选检验类型“Wilcoxon”。

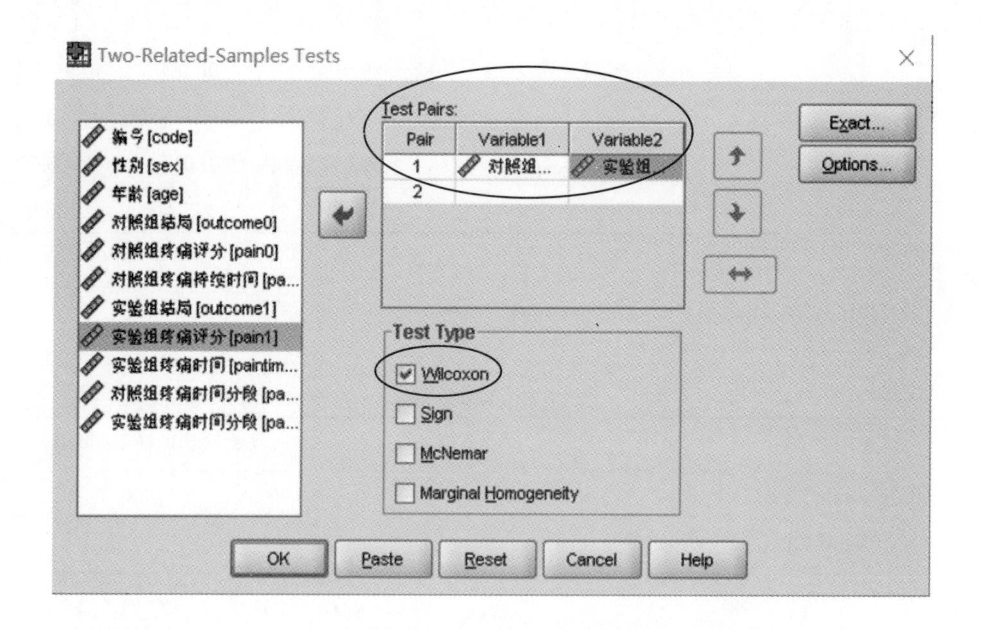

② 点击主窗口右侧 Options，在弹出的新窗口勾选 Descriptive 和 Quartiles。

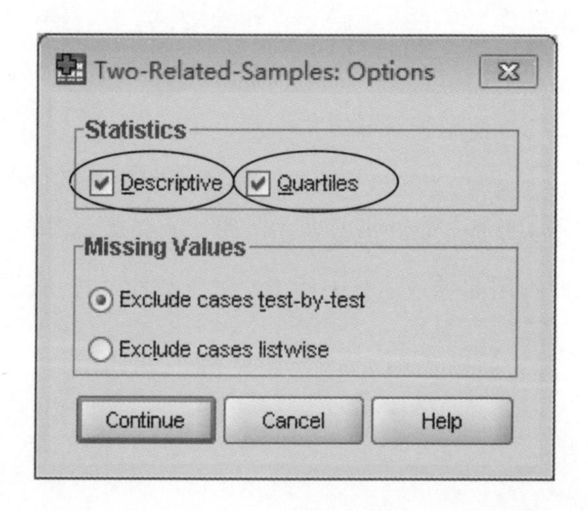

【结果展示】

①描述性统计结果：

Descriptive Statistics

	N	Mean	Std. Deviation	Minimum	Maximum	Percentiles		
						25th	50th（Median）	75th
对照组疼痛评分	30	3.13	1.697	1	6	2.00	3.00	4.25
实验组疼痛评分	30	1.97	.964	1	4	1.00	2.00	2.25

②秩次：

Ranks

		N	Mean Rank	Sum of Ranks
病例组疼痛评分—对照组疼痛评分	Negative Ranks	19[a]	13.29	252.50
	Positive Ranks	5[b]	9.50	47.50
	Ties	6[c]		
	Total	30		

a. 病例组疼痛评分 < 对照组疼痛评分

b. 病例组疼痛评分 > 对照组疼痛评分

c. 病例组疼痛评分 = 对照组疼痛评分

③检验统计结果：

Test Statistics[b]

	病例组疼痛评分 – 对照组疼痛评分
Z	–3.002[a]
Asymp. Sig.（2–tailed）	.003

a. Based on positive ranks.

b. Wilcoxon Signed Ranks Test

【结果表述】实验组注射后疼痛评分低于对照组，差异有统计学意义（$P < 0.05$），详见下表。

表　两组注射后疼痛评分比较 [分，M（P25，P75）]

组别	疼痛评分	*Z* 值	*P* 值
实验组（30 例）	2.00（1.00，2.25）	–3.002	0.003
对照组（30 例）	3.00（2.00，4.25）		

（5）两组疼痛持续时间比较。统计思路及统计步骤同前述“（3）两组注射结局情况比较”，具体过程在此不赘述。

【结果表述】实验组疼痛持续时间短于对照组，差异具有统计学意义（$P < 0.05$），详见下表。

表　两组注射后疼痛持续时间比较［例次（百分比，%）］

组别	注射后疼痛持续时间		P 值
	≤ 48h	＞ 48h	
实验组（30 例）	24（80.0%）	6（20.0%）	0.016
对照组（30 例）	17（56.7%）	13（43.3%）	

【知识加油站】统计描述

1. 计量资料的统计描述　包括集中趋势和离散趋势的描述，集中趋势的常用统计指标包括平均数（算术均数）、中位数，离散趋势的常用统计指标包括标准差、四分位数间距。选用哪种指标，首先要知道资料的分布形式，如果呈正态分布，选用平均数、标准差；如果呈偏态分布，选用中位数、四分位数间距。

2. 计数资料的统计描述　通常使用相对数进行统计描述，包括率和构成比。

率，指某时期发生某现象的观察单位数占同时期可能发生某现象的观察单位总数的比例，包括百分率、千分率、万分率等，表示某现象发生的频率或强度。

构成比，指某事物某一组成部分的观察单位数占同一事物各组成部分的观察单位总数的百分比。某事物各组成部分的构成比相加应等于 100%。

统计分析时需要注意的是，不能使用构成比来代替率；另外，相对数的计算，需要有足够的样本量。

二、协同护理模式在全髋关节置换术后恐动症患者中的应用

（一）选题设计

研究新护理模式对患者的影响，可以与常规护理模式进行对比。通常每位患者只能接受一种护理模式，可采用前后对照研究方法。某时间段（如 2021 年）研究对象全部实施常规护理，作为对照组；另一时间段（如 2022 年）研究对象全部实施协同护理模式，作为试验组。

（二）研究对象

方便取样的方法，选取某院全髋关节置换术后经评估符合恐动症的患者，研究对象均知情同意，并自愿参与研究。纳入标准：髋关节疾病患者，首次全髋关节置换术，术后生命体征平稳；经评估为空洞症患者。排除标准：合并严重基础疾病患者；存在认知或意识障碍；无法配合研究者。

（三）资料收集

设计患者一般资料调查表，调查内容包括性别、年龄、学历等。恐动症评估简表，疼痛视觉模拟评分表，在术后第 1 天、第 3 天进行评估，收集评分情况。

（四）资料分析与统计

统计思路：首先对试验组和对照组的基本资料进行统计，分析两组患者是否存在可比性。本研究的患者基本资料包括性别、学历和年龄，其中性别和学历属于二分类变量，采用构成比及卡方检验；年龄属于数值变量，事先了解两组的年龄是正态分布还是偏态分布，对于正态分布资料可以使用均数、标准差来描述，统计差异使用独立样本 T 检验；对于偏态分布资料使用中位数及四分位数来描述，统计学差异采用非参数检验。分别统计两组干预前、后的疼痛评分和恐动症评分是否存在差异，干预前无统计学差异、干预后有统计学差异，说明干预措施有效果。疼痛评分和恐动症评分均属于数值变量，同理，需分析数据的分布形式，对于正态分布资料可以使用均数、标准差来描述，统计差异使用独立样本 T 检验；对于偏态分布资料使用中位数及四分位数来描述，统计学差异采用非参数检验。

1. 数据录入　调查资料录入 SPSS 中，每位患者赋一个编码序号，每行数据包括患者编码（唯一码）、分组（二分类变量，试验组 =1，对照组 =0），性别（二分类变量，男 =1，女 =2）、年龄（数值变量）、学历（无序多分类变量，高中及以下 =1，专科及本科 =2，硕士及以上 =3）、干预前疼痛评分（数值变量）、干预前恐动症评分（数值变量）、干预后疼痛评分（数值变量）、干预后恐动症评分（数值变量）。

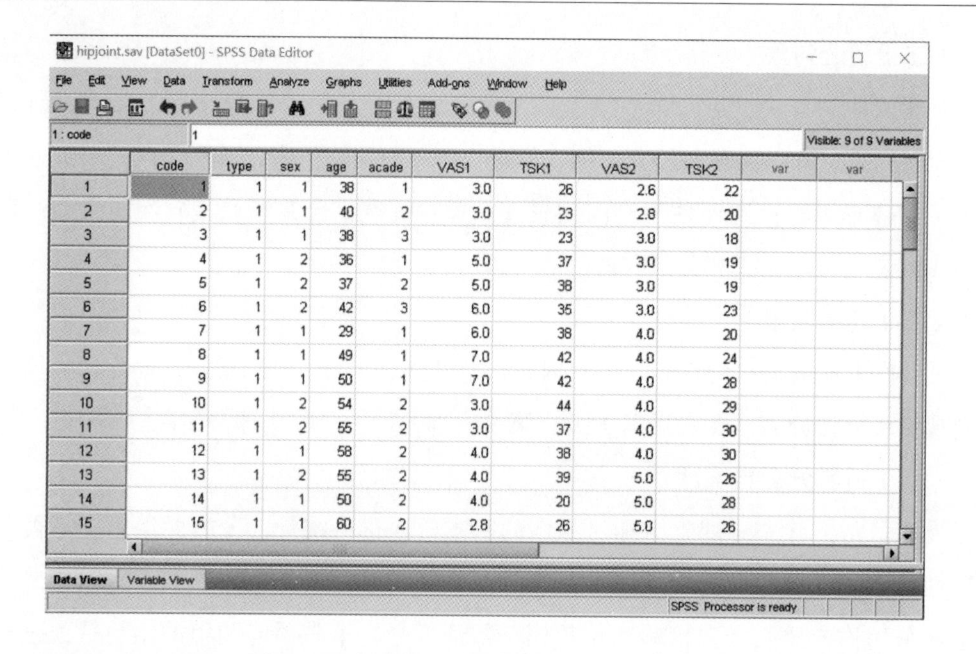

	code	type	sex	age	acade	VAS1	TSK1	VAS2	TSK2	var	var
1	1	1	1	38	1	3.0	26	2.6	22		
2	2	1	1	40	2	3.0	23	2.8	20		
3	3	1	1	38	3	3.0	23	3.0	18		
4	4	1	2	36	1	5.0	37	3.0	19		
5	5	1	2	37	2	5.0	38	3.0	19		
6	6	1	2	42	3	6.0	35	3.0	23		
7	7	1	1	29	1	6.0	38	4.0	20		
8	8	1	1	49	1	7.0	42	4.0	24		
9	9	1	1	50	1	7.0	42	4.0	28		
10	10	1	2	54	2	3.0	44	4.0	29		
11	11	1	2	55	2	3.0	37	4.0	30		
12	12	1	1	58	2	4.0	38	4.0	30		
13	13	1	2	55	2	4.0	39	5.0	26		
14	14	1	1	50	2	4.0	20	5.0	28		
15	15	1	1	60	2	2.8	26	5.0	26		

2. 数据整理　核对数据录入有无错项、漏项。

3. 数据统计

（1）两组基本情况比较（性别、学历）。

【统计步骤】

①选择菜单“Analyze”—“Descriptive Statistics”—“Crosstabs”。

②将变量“性别、学历”选入 Rows 中，将“分组”选入 Column 中。

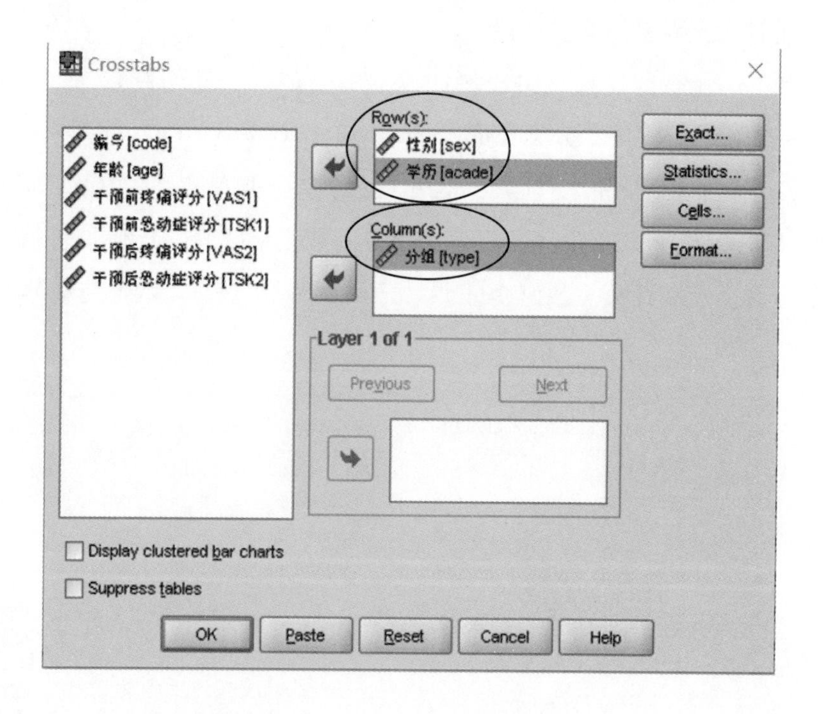

③点击右侧“Statistics”，在弹出的窗口中，勾选左上角的“Chi-square”，点击“Continue”。

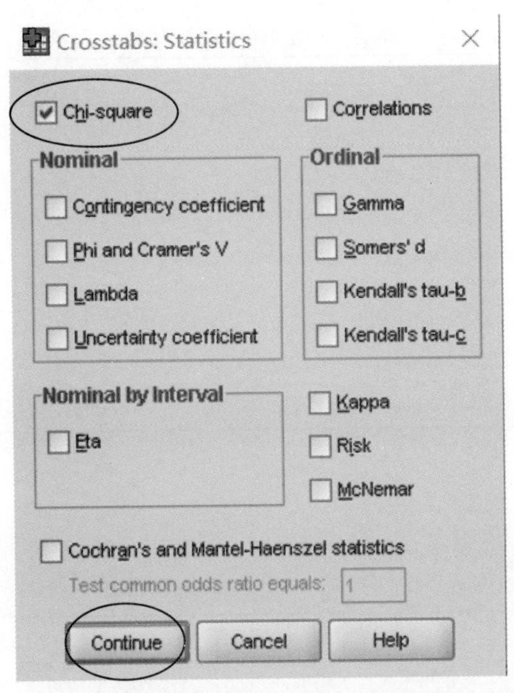

④回到主窗口，点击右侧“Cells”，在弹出的窗口中，勾选“Observed、Column”，点击“Continue”。

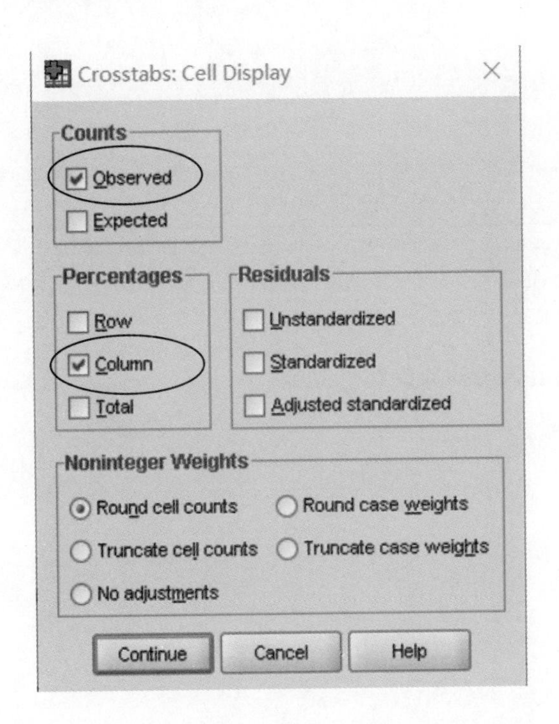

【结果展示】

①试验组与对照组“性别”构成的四格表：

性别 * 分组 Crosstabulation

			分组		
			对照组	试验组	Total
性别	男	Count	13	16	29
		% within 分组	43.3%	53.3%	48.3%
	女	Count	17	14	31
		% within 分组	56.7%	46.7%	51.7%
Total		Count	30	30	60
		% within 分组	100.0%	100.0%	100.0%

②性别构成的卡方检验结果：

Chi-Square Tests

	Value	df	Asymp. Sig.（2-sided）	Exact Sig.（2-sided）	Exact Sig.（1-sided）
Pearson Chi-Square	.601[a]	1	.438		
Continuity Correction[b]	.267	1	.605		
Likelihood Ratio	.602	1	.438		
Fisher’s Exact Test				.606	.303
Linear-by-Linear ssociation	.591	1	.442		
N of Valid Cases[b]	60				

a. 0 cells（.0%）have expected count less than 5. The minimum expected count is 14.50.

b. Computed only for a 2 × 2 table

③试验组与对照组学历构成的行 * 列表：

学历 * 分组 Crosstabulation

			分组		Total
			对照组	试验组	
学历	高中及以下	Count	8	10	18
		% within 分组	26.7%	33.3%	30.0%
	专科及本科	Count	12	12	24
		% within 分组	40.0%	40.0%	40.0%
	硕士及以上	Count	10	8	18
		% within 分组	33.3%	26.7%	30.0%
Total		Count	30	30	60
		% within 分组	100.0%	100.0%	100.0%

④学历构成的卡方检验：

Chi-Square Tests

	Value	df	Asymp. Sig.（2-sided）
Pearson Chi-Square	.444a	2	.801
Likelihood Ratio	.445	2	.800
Linear-by-Linear Association	.437	1	.509
N of Valid Cases	60		

a. 0 cells（.0%）have expected count less than 5. The minimum expected count is 9.00.

【结果表述】共纳入试验组患者 30 例，对照组患者 30 例，两组性别、学历构成比较，差异无统计学意义（$P > 0.05$），详见下表。

表　两组一般资料比较

项目		试验组（n=30）	对照组（n=30）	χ^2 值	P 值
性别	男	16（53.30%）	13（43.30%）	0.601	0.438
	女	14（46.70%）	17（56.70%）		
学历	高中及以下	10（33.30%）	8（26.70%）	0.444	0.801
	专科及本科	12（40.00%）	12（40.00%）		
	硕士及以上	8（26.70%）	10（33.30%）		

（2）两组年龄的正态性分布检验。

【统计步骤】

①选择菜单“Analyze”—“Descriptive Statistics”—“Explore”。

②将变量“年龄”选入 Dependent List 中，变量“分组”选入 Factor List 中。

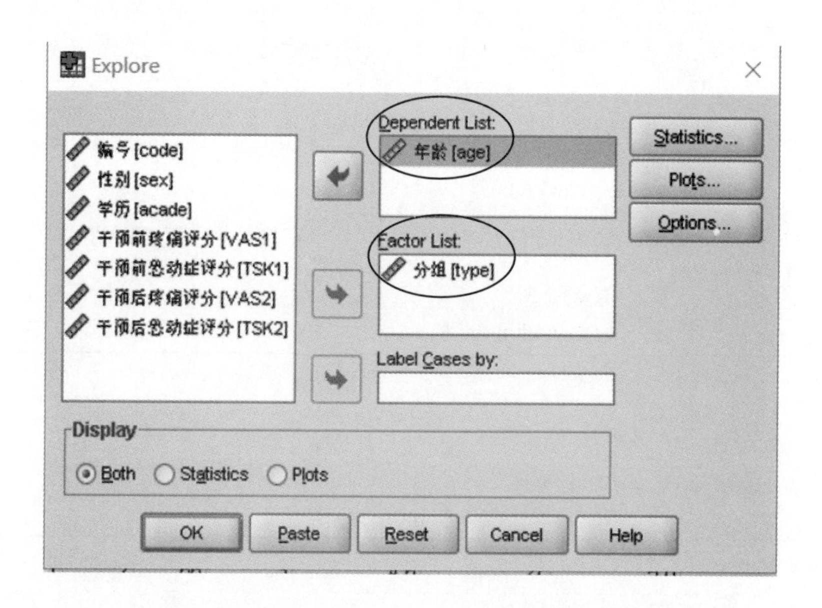

③点击主窗口右侧的“Plots”，在 plots 窗口中勾选中间的“Normality plots with tests”，点击“Continue”。

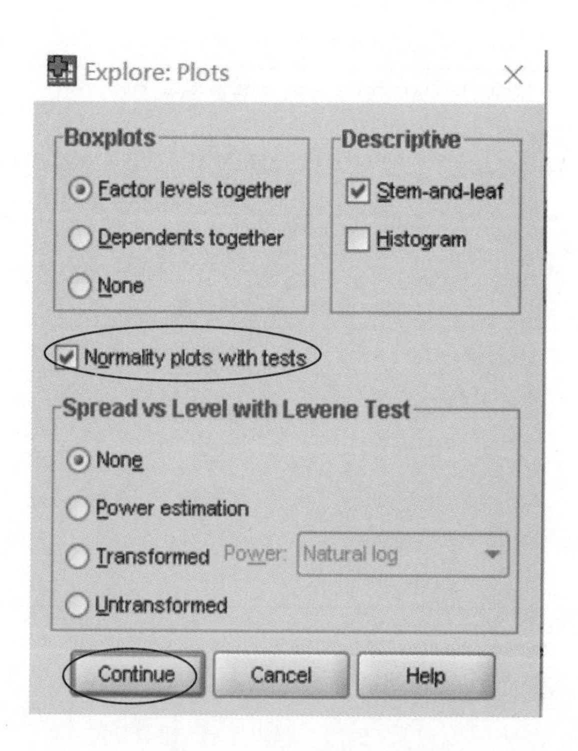

【**结果展示**】正态性检验结果：对照组及试验组的 *P* 值均大于 0.05，服从正态分布。

Tests of Normality

	分组	Kolmogorov–Smirnova			Shapiro–Wilk		
		Statistic	df	Sig.	Statistic	df	Sig.
年龄	对照组	.127	30	.200*	.942	30	.105
	试验组	.128	30	.200*	.928	30	.052

a. Lilliefors Significance Correction

*. This is a lower bound of the true significance.

（3）两组年龄的比较。试验组和对照组的年龄均服从正态分布，采用两个独立样本的 T 检验来统计差异性。

【**统计步骤**】

①选择菜单“Analyze”—“Compare Means”—“Independent”—“Samples T Test”，将变量“年龄”选入 Test Variables 中，将变量“分组”选入 Grouping Variable 中。

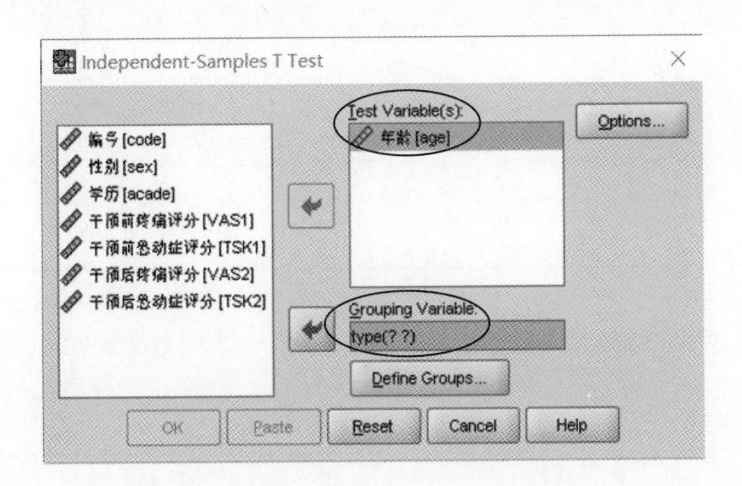

②点击主窗口右侧“Options”，输入分组变量值 1 和 0，点击“Continue”。

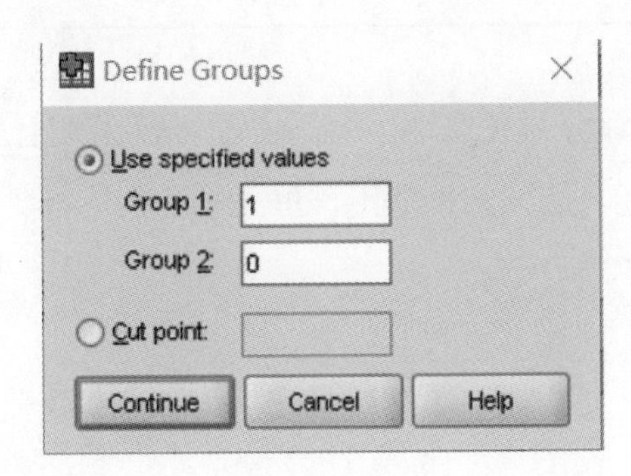

【结果展示】

①试验组和对照组年龄的描述性统计：

Group Statistics

	分组	*N*	Mean	Std. Deviation	Std. Error Mean
年龄	试验组	30	53.00	12.166	2.221
	对照组	30	52.20	11.804	2.155

②独立样本 *T* 检验结果：

Independent Samples Test

		Levene's Tes for Equality of Variances		t-test for Equality of Means						
									95% Confidence Interval of the Difference	
		F	Sig.	*t*	df	Sig. 2-tailed）	Mean Difference	Std. Error Difference	Lower	Upper
年龄	Equal variances assumed	.125	.725	.258	58	.797	.800	3.095	-5.395	6.995
	Equal variances not assumed			.258	57.947	.797	.800	3.095	-5.395	6.995

【结果表述】试验组和对照组年龄比较，差异无统计学意义（$P > 0.05$）。

表　两组年龄情况比较

组别	均数	标准差	*t* 值	*P* 值
试验组（*n*=30）	52.20	11.80	0.258	0.797
对照组（*n*=30）	53.00	12.17		

（4）干预前后各项评分的正态性检验。统计步骤详见上述“（2）两组年龄的正态性检验”，在此不赘述。统计结果如下，可见干预前疼痛评分均服从正态分布，其余评分均不服从正态分布。

正态性检验结果：

Tests of Normality

	分组	Kolmogorov–Smirnov[a]			Shapiro–Wilk		
		Statistic	df	Sig.	Statistic	df	Sig.
干预前疼痛评分	对照组	.159	30	.050	.960	30	.311
	试验组	.118	30	.200*	.937	30	.076
干预前恐动症评分	对照组	.238	30	.000	.870	30	.002
	试验组	.255	30	.000	.861	30	.001
干预后疼痛评分	对照组	.138	30	.153	.916	30	.021
	试验组	.172	30	.025	.926	30	.038
干预后恐动症评分	对照组	.120	30	.200*	.904	30	.011
	试验组	.201	30	.003	.899	30	.008

a. Lilliefors Significance Correction

*. This is a lower bound of the true significance.

（5）两组干预前疼痛评分比较。经过正态性检验，两组干预前疼痛评分均呈正态分布，采用两独立样本 T 检验来进行统计。

【统计步骤】同“（3）两组年龄的比较”，在此不赘述。

【结果展示】

①两组年龄的统计性描述：

Group Statistics

	分组	*N*	Mean	Std. Deviation	Std. Error Mean
干预前疼痛评分	试验组	30	5.683	2.1335	.3895
	对照组	30	5.453	2.0633	.3767

②独立样本 T 检验结果：

Independent Samples Test

		Levene's Tes for Equality of Variances		t-test for Equality of Means						
									95% Confidence Interval of the Difference	
		F	Sig.	t	df	Sig. 2-tailed)	Mean Difference	Std. Error Difference	Lower	Upper
干预前疼痛评分	Equal variances assumed	.000	.985	.424	58	.673	.2300	.5419	-.8547	1.3147
	Equal variances not assumed			.424	57.935	.673	.2300	.5419	-.8547	1.3147

【结果表述】详见后面（7）的统计结果表述。

（6）两组干预前后恐动症评分、干预后疼痛评分的描述性统计。两组间干预前恐动症评分比较、干预后疼痛评分比较、干预后恐动症评分比较，资料均成偏态分布，描述性统计采用中位数、四分位数表示。

【统计步骤】

①选择菜单“Analyze”—“Descriptive Statistics”—“Explore”，将变量“干预前恐动症评分、干预后恐动症评分、干预后疼痛评分”选入 Dependent List，将变量“分组”选入 Factor List. 在最下方的 Display 中勾选“Statistics”。

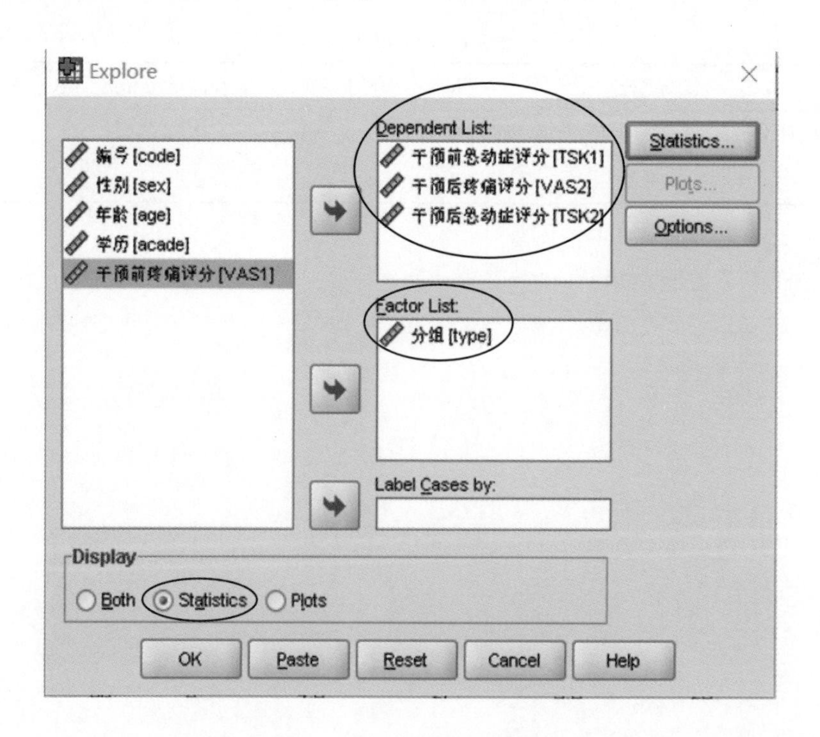

②点击主窗口右侧“Statistics”，进入 Statistics 窗口，勾选“Percentiles”选项，点击“Continue”。回到主窗口，点击“OK”。

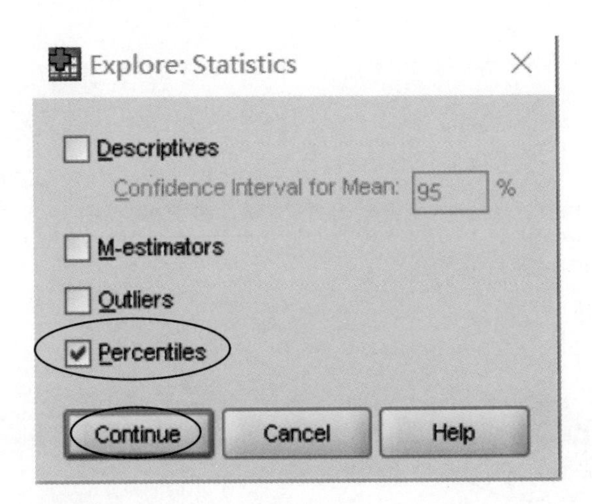

【结果展示】各组分数的百分位数结果：

Percentiles

			Percentiles						
		分组	5	10	25	50	75	90	95
Weighted Average (Definition 1)	干预前恐动症评分	对照组	19.10	20.30	26.00	37.00	39.00	42.00	43.45
		试验组	20.00	23.00	26.00	37.00	39.00	42.00	44.00
	干预后疼痛评分	对照组	2.710	3.000	3.000	4.000	5.000	5.900	6.000
		试验组	2.000	2.620	3.000	3.300	4.025	5.000	5.000
	干预后恐动症评分	对照组	18.55	19.10	20.00	25.00	29.00	34.00	41.35
		试验组	18.00	19.00	20.00	22.50	24.50	29.80	30.00
Tukey’s Hinges	干预前恐动症评分	对照组			26.00	37.00	39.00		
		试验组			26.00	37.00	39.00		
	干预后疼痛评分	对照组			3.000	4.000	5.000		
		试验组			3.000	3.300	4.000		
	干预后恐动症评分	对照组			20.00	25.00	29.00		
		试验组			20.00	22.50	24.00		

（7）两组评分的非参数秩和检验。

【统计步骤】

① 选择菜单“Analyze”—“Nonparametric Tests”—“2 Independent Samples”，

将要分析的变量选入 Test Variable List 中，将变量“分组”选入 Grouping Variable 中，勾选下方 Test Type 检验类型“Man–Whitney U”。

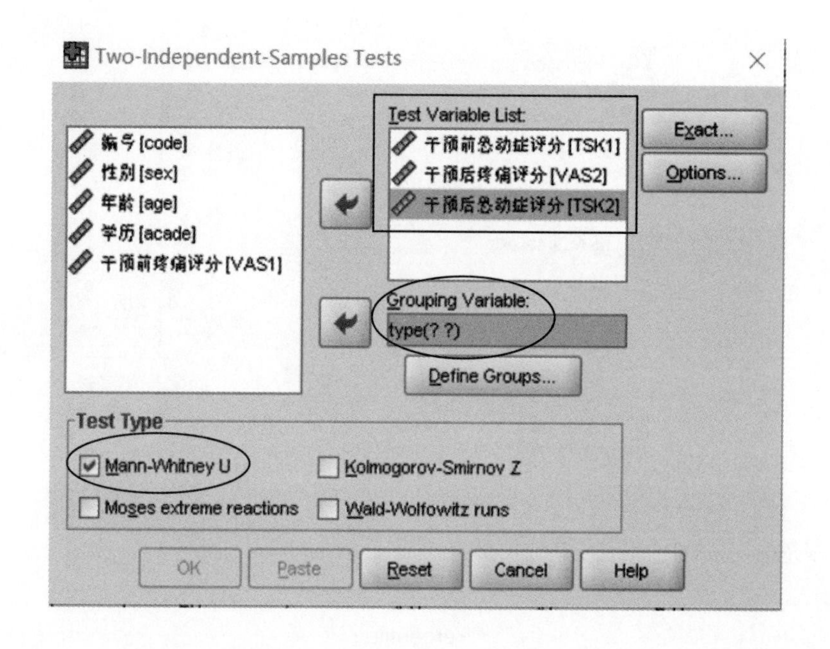

②点击主窗口“Define Groups”，在新窗口输入分组变量值 1 和 0，点击“Continue”，回到主窗口。

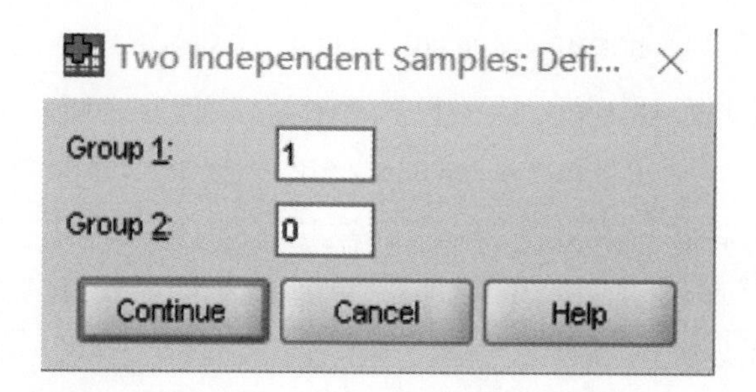

【结果展示】

①两组评分的秩次排序：

Ranks

	分组	*N*	Mean Rank	Sum of Ranks
干预前恐动症评分	对照组	30	30.03	901.00
	试验组	30	30.97	929.00
	Total	60		
干预后疼痛评分	对照组	30	34.90	1047.00
	试验组	30	26.10	783.00
	Total	60		
干预后恐动症评分	对照组	30	35.23	1057.00
	试验组	30	25.77	773.00
	Total	60		

②非参数检验统计结果：

Test Statisticsa

	干预前恐动症评分	干预后疼痛评分	干预后恐动症评分
Mann–Whitney U	436.000	318.000	308.000
Wilcoxon W	901.000	783.000	773.000
Z	–.208	–1.982	–2.113
Asymp. Sig.（2–tailed）	.835	.047	.035

a. Grouping Variable：分组

【结果表述】试验组疼痛评分、恐动症评分与对照组相比，干预前，差异无统计学意义（$P > 0.05$），干预后，差异均有统计学意义（$P < 0.05$），详见下表。

表　干预前后两组疼痛、恐动症评分比较【分，$\bar{X} \pm S$/M（$P25$–$P75$）】

组别	干预前		干预后	
	疼痛评分	恐动症评分	疼痛评分	恐动症评分
试验组（*n*=30）	5.68 ± 2.13	37.00（26.00 ～ 39.00）	3.30（3.00 ～ 4.03）	22.50（20.00 ～ 24.50）
对照组（*n*=30）	5.45 ± 2.06	37.00（26.00 ～ 39.00）	4.00（3.00 ～ 5.00）	25.00（20.00 ～ 29.00）
t 值 /*Z* 值	0.424	–0.208	–1.982	–2.113
P 值	0.673	0.835	0.047	0.035

【知识加油站】统计推断

1. 计量资料的统计推断

（1）独立样本均值比较，正态分布使用独立样本 t 检验，非正态分布使用两独立样本非参数检验（Wilcoxon 秩和检验）。

（2）配对样本均值比较，正态分布使用配对样本 t 检验，非正态分布使用两相关样本的非参数检验（Wilcoxon 符号秩检验）或多个相关样本的非参数检验（Firedman M 检验）。

（3）多个样本均值比较，正态分布使用单向方差分析，非正态分布使用多个独立样本非参数检验（Kruskal–Wallis H 检验）。

2. 计数资料的统计推断

（1）独立样本率、构成比的比较，采用交叉表 –Chi–square 检验。

（2）配对样本率、构成比的比较，采用交叉表 –McNemar 检验。

3. 等级资料的统计推断

非参数检验。

第6章 队列研究

队列研究，属于分析性研究方法之一，主要用于观察暴露因素的作用和病因验证。

基本原理：两种或多种暴露因素作用在不同组群对象上，分为暴露组和非暴露组，或不同程度暴露组，随访观察不同组群的结局事件，比较结局发生率的差异，从而判定暴露因素与结局有无关联，或暴露强度与结局的关联。

研究类型：根据研究对象进入队列时间及随访观察终止的时间节点，可以将队列研究分为前瞻性队列研究（观察开始时间为研究起点，随访观察至结局事件出现）、回顾性队列研究（观察开始时结局事件已出现，从过去某个时点开始到现在进行随访观察）、回顾－前瞻性队列研究（观察开始时处于事件发展的中间，暴露因素已经作用，但结局事件未发生，属于回顾性结合前瞻性的随访观察）。

应用要点：

1. 研究者不能控制暴露因素。对于暴露组和非暴露组，结局事件都需要有统一标准，可应用国际或国内公认的诊断或判定标准。

2. 明确随访观察的起点和终点，制定统一的随访观察表格，各项观察指标的测量方法要统一。

3. 队列研究优点是检验假设能力较强，可证实病因联系。有助于了解暴露因素的作用，还可能获得预期结局之外的多种结局资料，分析一因多果的关系。缺点是不适用于发病率低的疾病的病因研究，容易产生失访偏倚。研究时间长，耗费人力、物力多。

一、剖宫产与学龄前儿童感觉统合失调的前瞻性队列研究

（一）选题设计

本研究是要分析剖宫产与学龄前儿童感觉统合失调是否存在关系，首先分析事件先后顺序，剖宫产在前，感觉统合失调在后；分娩方式有两种，剖宫产和阴道分娩，产妇的分娩方式不受研究者控制；学龄前儿童感觉统合失调属于目标问题，需在分娩后多年进行评估，并有统一标准评估。因此，本研究问题适合选用前瞻性队列研究，将剖宫产作为暴露因素（暴露组）、阴道分娩作为非暴露因素（对照组），前瞻性随

访观察两组儿童的感觉统合失调评分。

（二）研究对象

某院某年分娩婴儿的产妇，建立母婴队列。纳入标准：本地长期居住产妇，常规孕期产检，单胎、活产，无基础疾病；排除标准：拒绝本研究的产妇。5 年后对子代进行随访研究。

（三）资料收集

使用儿童感觉统合能力发展评定量表，由专业儿保医师对 5 岁儿童感觉统合能力进行评估，40 分以下为感觉统合失调。设计问卷调查表，统一培训的调查员完成产妇、家庭一般情况、儿童基本情况的资料收集。查阅病历，获取分娩方式、产次、婴儿出生基本资料等。

（四）资料分析与统计

统计思路：使用卡方检验或 t 检验分析暴露组和对照组基本资料是否存在统计学差异，若无统计学差异，证明两组除暴露因素外均衡可比；再统计两组的目标问题发生率以及是否存在统计学差异，计算相对危险度。

1. 数据录入　建立 EpiData 数据库，使用平行双录入方法，将所有调查资料录入至 EpiData 数据库中，经过核查后，数据导入 SPSS。每位产妇及其儿童赋一个编码序号，每行数据包括产妇编码（唯一码）、组别或分娩方式（二分类变量，剖宫产 =1，阴道分娩 =0）、儿童性别（二分类变量，男 =1，女 =2），家庭年收入（多分类变量，＜ 10 万 =1，10 ~ 20 万 =2，＞ 20 万 =3），产次、出生胎龄、出生体重为数值变量，儿童感觉统合失调评分结果（二分类变量，异常 =1，正常 =0）。

*d1.sav [DataSet1] - SPSS Data Editor

File Edit View Data Transform Analyze Graphs Utilities Add-ons Window Help

1 : code　1　　Visible: 8 of 8 Variables

	code	group	parit	week	weight	sex	income	intescore	var	var	var
1	1	1	1	35	2500	1	1	2			
2	2	1	1	36	2500	1	1	2			
3	3	1	1	34	2600	1	1	2			
4	4	1	1	32	4200	1	1	1			
5	5	1	1	37	4400	1	2	1			
6	6	1	1	37	4500	1	2	1			
7	7	1	1	37	2490	1	2	2			
8	8	1	1	37	2900	1	2	2			
9	9	1	1	37	2490	1	3	2			
10	10	1	1	37	3000	1	3	1			
11	11	1	1	37	4129	1	3	2			
12	12	1	1	37	3100	1	4	1			

Data View　Variable View

SPSS Processor is ready　Split File On

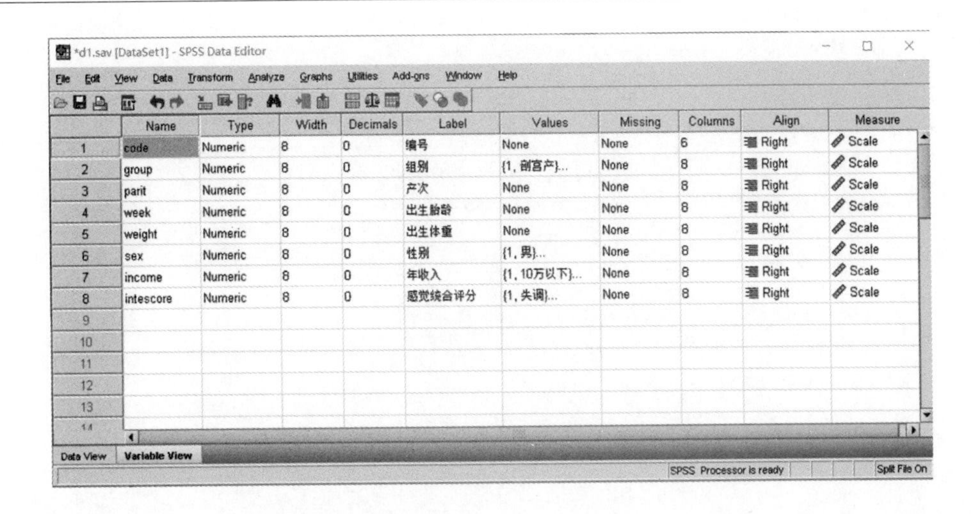

*d1.sav [DataSet1] - SPSS Data Editor

File Edit View Data Transform Analyze Graphs Utilities Add-ons Window Help

	Name	Type	Width	Decimals	Label	Values	Missing	Columns	Align	Measure
1	code	Numeric	8	0	编号	None	None	6	Right	Scale
2	group	Numeric	8	0	组别	{1, 剖宫产}...	None	8	Right	Scale
3	parit	Numeric	8	0	产次	None	None	8	Right	Scale
4	week	Numeric	8	0	出生胎龄	None	None	8	Right	Scale
5	weight	Numeric	8	0	出生体重	None	None	8	Right	Scale
6	sex	Numeric	8	0	性别	{1, 男}...	None	8	Right	Scale
7	income	Numeric	8	0	年收入	{1, 10万以下}...	None	8	Right	Scale
8	intescore	Numeric	8	0	感觉统合评分	{1, 失调}...	None	8	Right	Scale
9										
10										
11										
12										
13										

Data View　Variable View　SPSS Processor is ready　Split File On

2. 数据整理　产次、胎龄、出生体重为数值变量，为了便于统计，转换为分类变量。使用“transform—recode into different variables”功能，按产次 1 次、2 次及以上分为两组。赋值方式如下图：

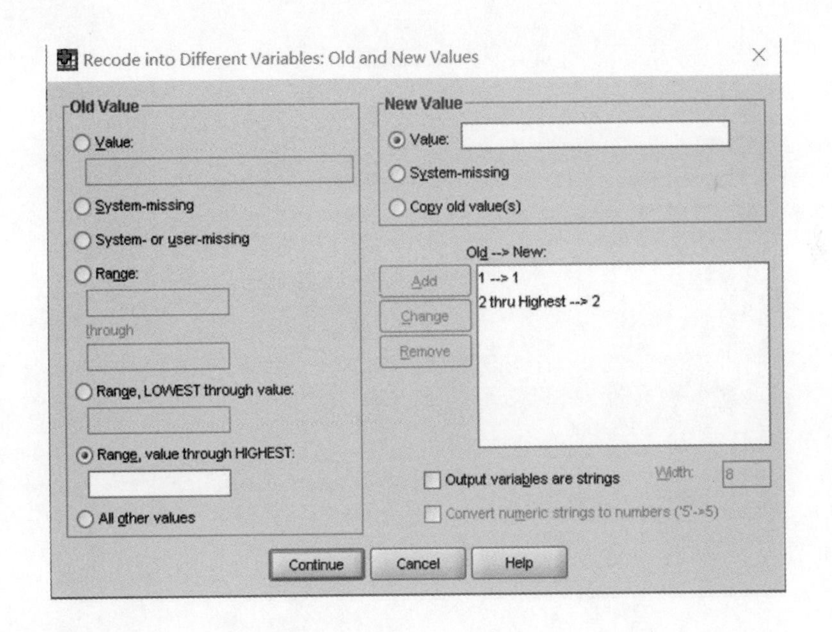

对出生胎龄分组：以 37 岁为界，分为＜ 37 岁组、≥ 37 岁组，图示如下。

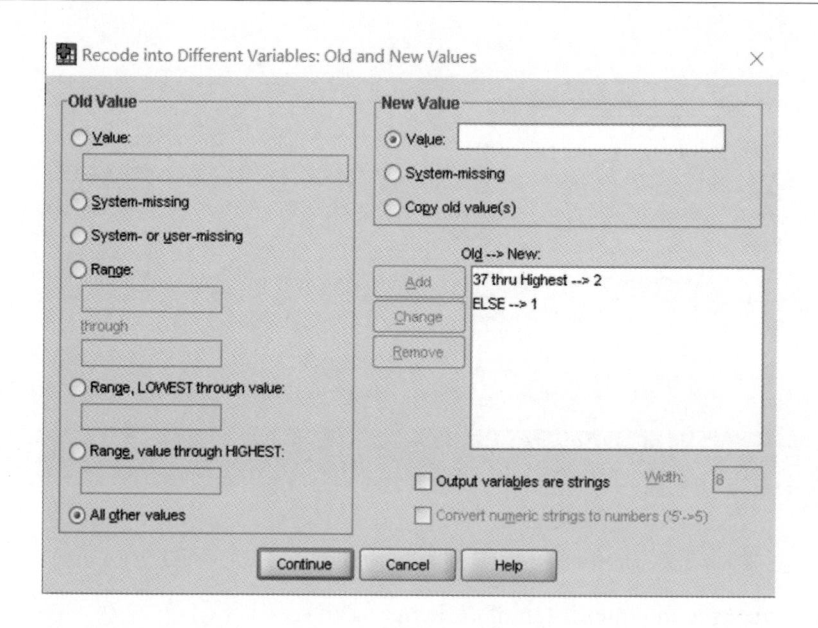

对出生体重进行分组，以 2500g、4000g 为界分为三组，赋值方式如下。

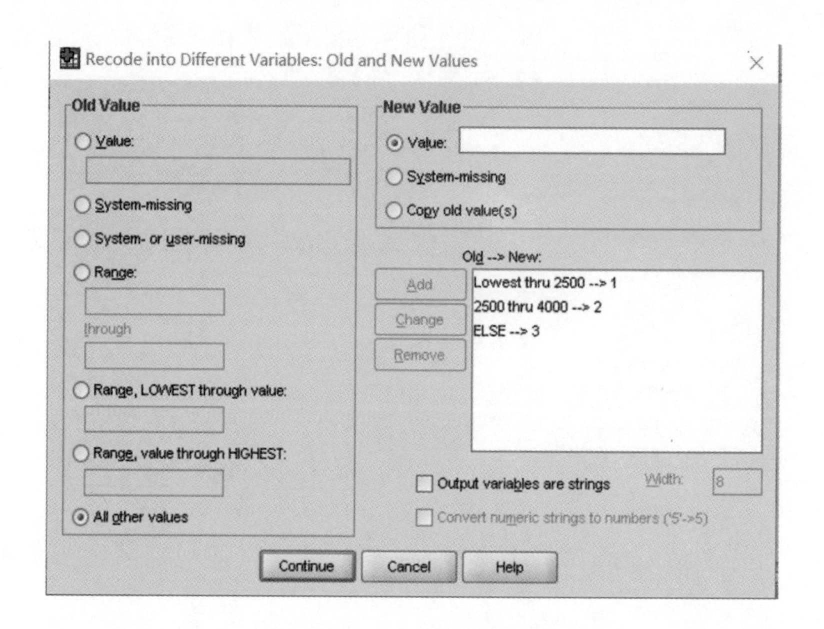

新变量生成后的数据视图，再回到变量视图进行变量的定义。

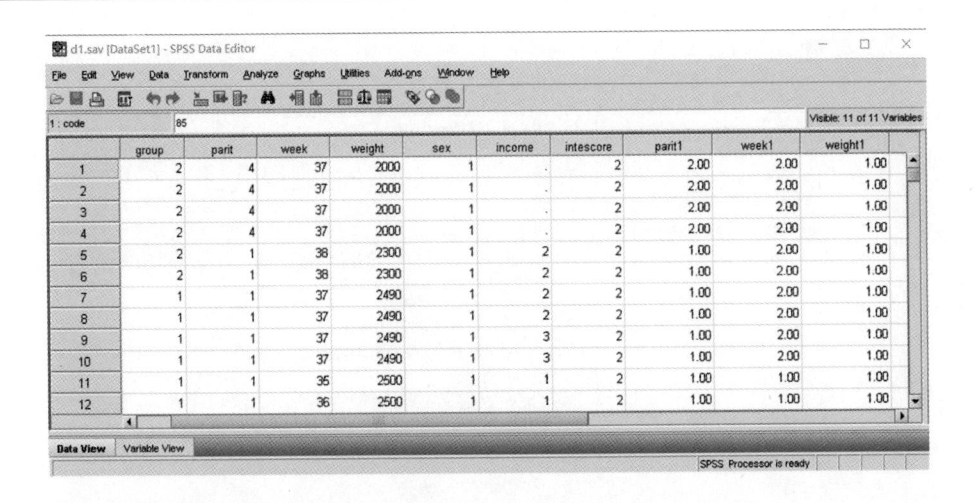

	group	parit	week	weight	sex	income	intescore	parit1	week1	weight1
1	2	4	37	2000	1	.	2	2.00	2.00	1.00
2	2	4	37	2000	1	.	2	2.00	2.00	1.00
3	2	4	37	2000	1	.	2	2.00	2.00	1.00
4	2	4	37	2000	1	.	2	2.00	2.00	1.00
5	2	1	38	2300	1	2	2	1.00	2.00	1.00
6	2	1	38	2300	1	2	2	1.00	2.00	1.00
7	1	1	37	2490	1	2	2	1.00	2.00	1.00
8	1	1	37	2490	1	2	2	1.00	2.00	1.00
9	1	1	37	2490	1	3	2	1.00	2.00	1.00
10	1	1	37	2490	1	3	2	1.00	2.00	1.00
11	1	1	35	2500	1	1	2	1.00	1.00	1.00
12	1	1	36	2500	1	1	2	1.00	1.00	1.00

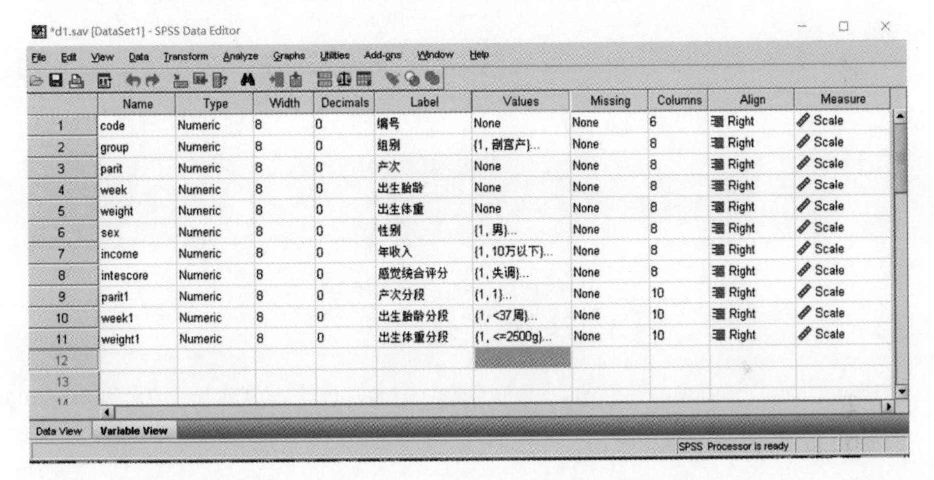

	Name	Type	Width	Decimals	Label	Values	Missing	Columns	Align	Measure
1	code	Numeric	8	0	编号	None	None	6	Right	Scale
2	group	Numeric	8	0	组别	{1, 剖宫产}...	None	8	Right	Scale
3	parit	Numeric	8	0	产次	None	None	8	Right	Scale
4	week	Numeric	8	0	出生胎龄	None	None	8	Right	Scale
5	weight	Numeric	8	0	出生体重	None	None	8	Right	Scale
6	sex	Numeric	8	0	性别	{1, 男}...	None	8	Right	Scale
7	income	Numeric	8	0	年收入	{1, 10万以下}...	None	8	Right	Scale
8	intescore	Numeric	8	0	感觉统合评分	{1, 失调}...	None	8	Right	Scale
9	parit1	Numeric	8	0	产次分段	{1, 1}...	None	10	Right	Scale
10	week1	Numeric	8	0	出生胎龄分段	{1, <37周}...	None	10	Right	Scale
11	weight1	Numeric	8	0	出生体重分段	{1, <=2500g}...	None	10	Right	Scale

3. 数据统计及结果展示

（1）暴露组与非暴露组的基础资料比较。分类资料，使用例数、构成比进行描述性统计，使用卡方检验比较组间差异。

【统计步骤】

①选择菜单“Analyze”—“Descriptive Statistics”—“Crosstabs”。

②将变量“分组”选入 Row 中，将变量“产次分段”“出生体重分段”“性别”“年收入”选入 Column 中。

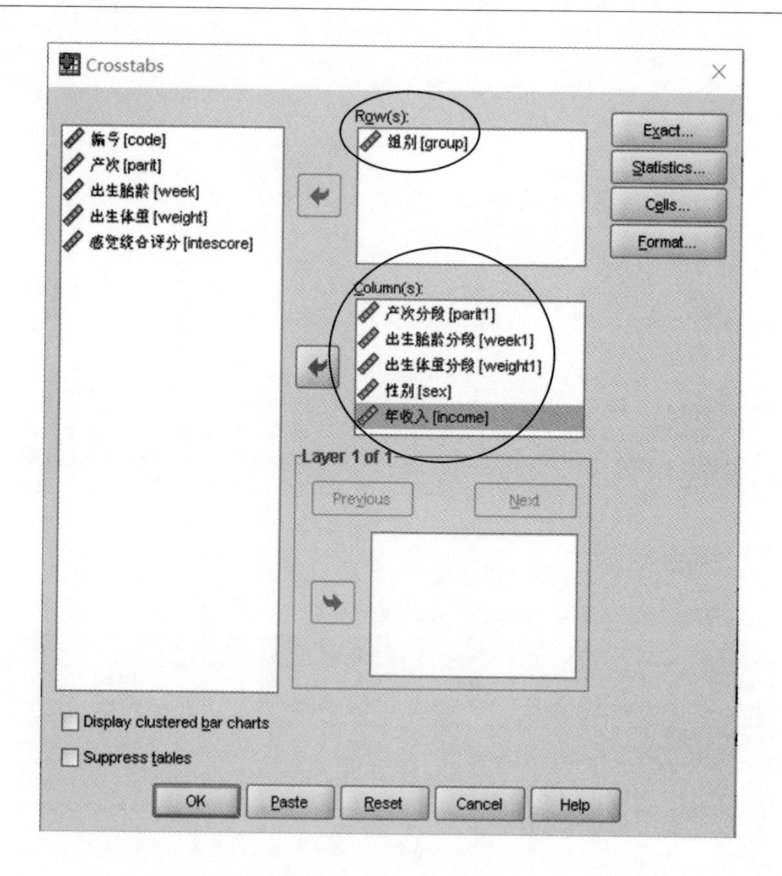

③点击主窗口“Statistics”按钮，进入“Statistics”窗口，勾选左上方“Chi-square”，点击“Continue”回到主窗口。

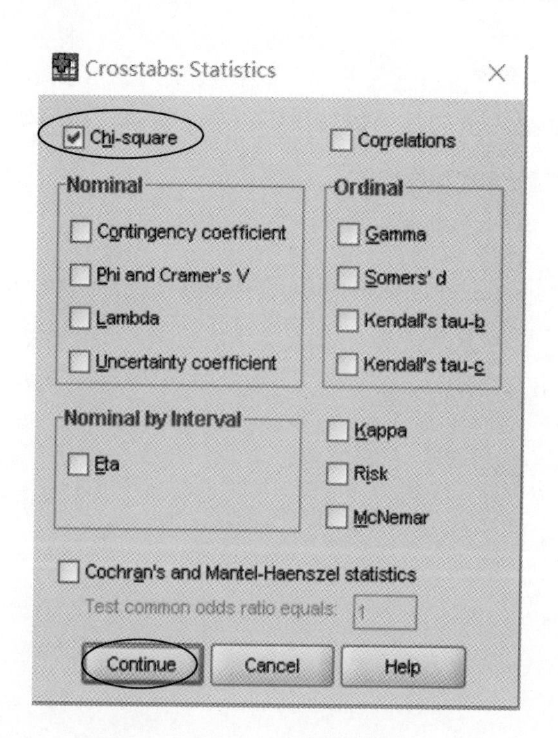

④点击主窗口“Cells”按钮，进入“Cell Display”窗口，勾选“Row”，点击“Continue”回到主窗口，点击“OK”。

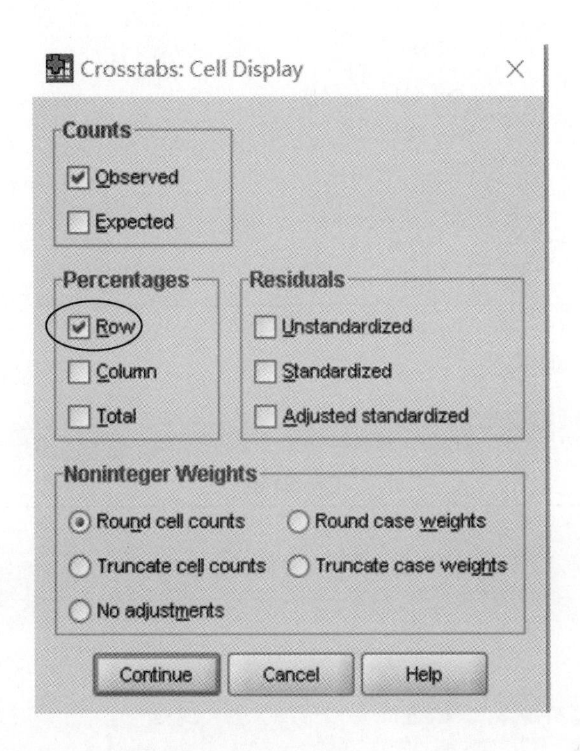

【结果显示】

①剖宫产组、阴道分娩组的产次例数及构成比：

Crosstab

			产次分段		
			1	2 次及以上	Total
组别	剖宫产	Count	58	42	100
		% within 组别	58.0%	42.0%	100.0%
	阴道分娩	Count	48	56	104
		% within 组别	46.2%	53.8%	100.0%
Total		Count	106	98	204
		% within 组别	52.0%	48.0%	100.0%

②组间产次差异的卡方检验结果：χ^2 值 =2.866，P 值 =0.090，大于 0.05，差异无统计学意义。

Chi-Square Tests

	Value	df	Asymp. Sig.（2-sided）	Exact Sig.（2-sided）	Exact Sig.（1-sided）
Pearson Chi-Square	2.866[a]	1	.090		
Continuity Correction[b]	2.411	1	.120		
Likelihood Ratio	2.873	1	.090		
Fisher's Exact Test				.095	.060
Linear-by-Linear Association	2.852	1	.091		
N of Valid Cases[b]	204				

a. 0 cells（.0%）have expected count less than 5. The minimum expected count is 48.04.

b. Computed only for a 2 × 2 table

③两组性别例数及构成比：

Crosstab

			性别		
			男	女	Total
组别	剖宫产	Count	52	48	100
		% within 组别	52.0%	48.0%	100.0%
	阴道分娩	Count	52	52	104
		% within 组别	50.0%	50.0%	100.0%
Total		Count	104	100	204
		% within 组别	51.0%	49.0%	100.0%

④组间性别差异的卡方检验结果：χ^2 值 =0.082，P 值 =0.775，大于 0.05，差异无统计学意义。

Chi-Square Tests

	Value	df	Asymp. Sig.（2-sided）	Exact Sig.（2-sided）	Exact Sig.（1-sided）
Pearson Chi-Square	.082[a]	1	.775		
Continuity Correction[b]	.021	1	.884		
Likelihood Ratio	.082	1	.775		
Fisher's Exact Test				.781	.442
Linear-by-Linear Association	.081	1	.776		
N of Valid Casesb	204				

a. 0 cells（.0%）have expected count less than 5. The minimum expected count is 49.02.

b. Computed only for a 2 × 2 table

另外还有年收入、出生胎龄、出生体重的构成比、卡方检验结果，此处略去该部分结果。

【结果表述】204 名 5 岁儿童完成了学龄前儿童感觉统合能力测评的随访，其中剖宫产分娩 100 名（49.0%），阴道分娩 104 名（51.0%）。剖宫产组和阴道分娩组的儿童出生体重比较差异有统计学意义（$P < 0.05$），其他指标比较差异无统计学意义（$P > 0.05$），详见表 1。

表 1　研究对象基本情况 [n（%）]

项目		剖宫产组（n=100）	阴道分娩组（n=104）	χ^2	P 值
产次	1 次	58（58.0%）	48（46.2%）	2.87	0.09
	≥ 2 次	42（42.0%）	56（53.8%）		
性别	男	52（52.0%）	52（50.0%）	0.08	0.78
	女	48（48.0%）	52（50.0%）		
年收入	＜ 10 万	28（34.1%）	40（50.0%）	5.06	0.08
	10 ～ 20 万	40（48.8%）	26（32.5%）		
	＞ 20 万	14（17.5%）	14（17.5%）		
出生胎龄	＜ 37 周	11（11.0%）	5（4.8%）	2.71	0.10
	≥ 37 周	89（89.0%）	99（95.2%）		
出生体重	≤ 2500g	12（12.0%）	10（9.6%）	14.02	0.00
	＞ 2500g，≤ 4000g	76（76.0%）	94（90.4%）		
	＞ 4000g	12（12.0%）	0（0）		

（2）分娩方式与感觉统合失调的关联分析。单因素的分类资料的比较，使用卡方检验。

【统计步骤】

①选择菜单“Analyze”—“Descriptive Statistics”—“Crosstabs”。

②将变量“组别”选入 Row 中，将变量“感觉统合评分”选入 Column 中。

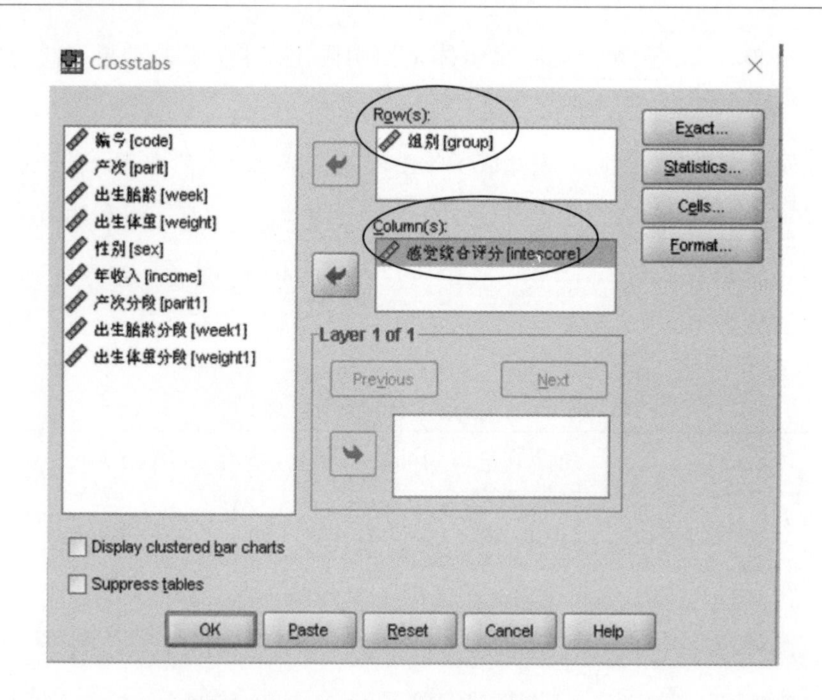

③点击主窗口“Statistics”按钮，进入“Statistics”窗口，勾选左上方“Chi-square”，勾选右下方的“Risk”，点击“Continue”回到主窗口。

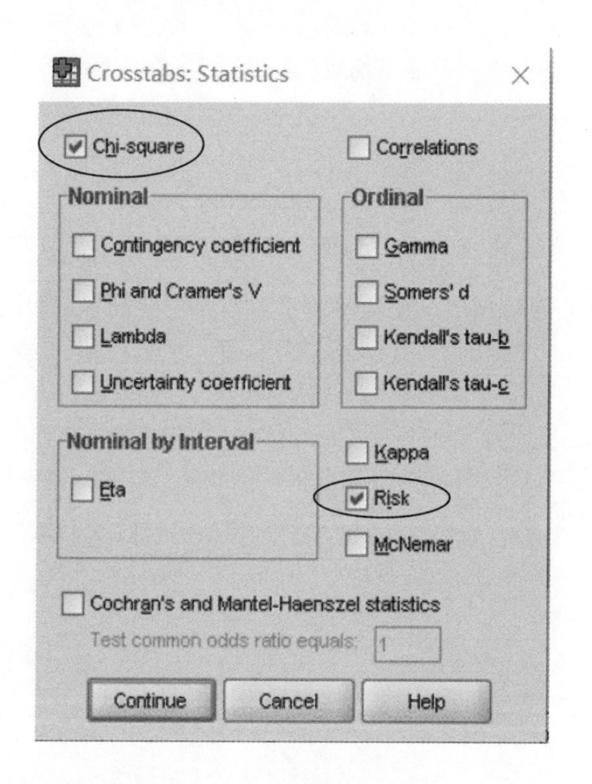

④点击主窗口“Cells”按钮，进入“Cell Display”窗口，勾选“Row”，点击“Continue”

回到主窗口，点击“OK”。

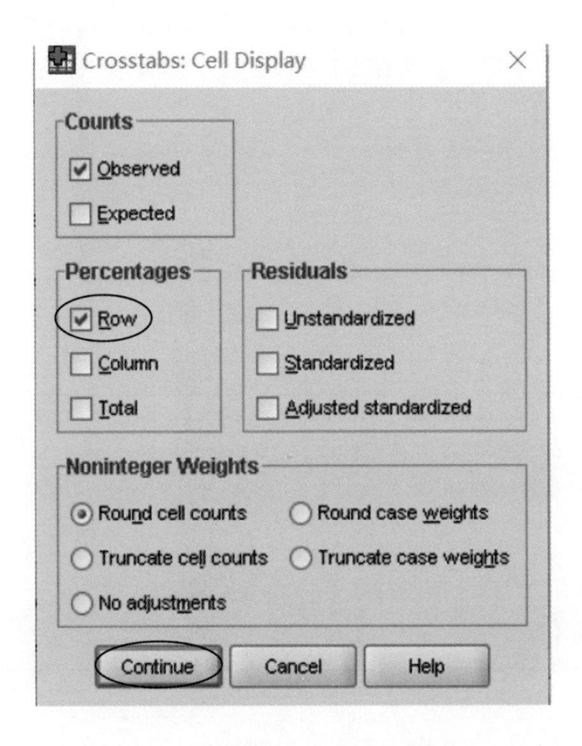

【结果显示】

①观察组与对照组性别的例数及构成比：

组别 * 感觉统合评分 Crosstabulation

			感觉统合评分		
			失调	不失调	Total
组别	剖宫产	Count	22	78	100
		% within 组别	22.0%	78.0%	100.0%
	阴道分娩	Count	6	98	104
		% within 组别	5.8%	94.2%	100.0%
Total		Count	28	176	204
		% within 组别	13.7%	86.3%	100.0%

②组间感觉统合失调差异的卡方检验结果：χ^2 值 =11.342，P 值 =0.001，小于 0.05，差异有统计学意义。

Chi-Square Tests

	Value	df	Asymp. Sig. (2-sided)	Exact Sig. (2-sided)	Exact Sig. (1-sided)
Pearson Chi-Square	11.342[a]	1	.001		
Continuity Correction[b]	10.012	1	.002		
Likelihood Ratio	11.919	1	.001		
Fisher's Exact Test				.001	.001
Linear-by-Linear Association	11.286	1	.001		
N of Valid Casesb	204				

a. 0 cells（.0%）have expected count less than 5. The minimum expected count is 13.73.

b. Computed only for a 2 × 2 table

③相对危险度估计：剖宫产组的感觉统合失调情况是阴道分娩组的 3.813 倍。

Risk Estimate

	Value	95% Confidence Interval	
		Lower	Upper
Odds Ratio for 组别（剖宫产 / 阴道分娩）	4.607	1.781	11.917
For cohort 感觉统合评分 = 失调	3.813	1.614	9.011
For cohort 感觉统合评分 = 不失调	.828	.738	.928
N of Valid Cases	204		

【结果表述】

表　分娩方式与感觉统合失调的关联

分娩方式	总例数	异常例数 [例（%）]	粗 *RR*（95%*CI*）
剖宫产	100	22（22.0%）	3.81（1.61 ～ 9.01）
阴道分娩	104	6（5.8%）	1.00

注：χ^2=11.34，$P < 0.05$。

（3）单因素卡方检验的相对危险度值，可能是有混杂因素的作用，为了消除混杂因素的影响，可以使用多因素分析方法，统计校正的相对危险度。因变量为感觉统合失调（二分类变量），自变量包括组别、年收入、产次、出生胎龄、出生体重，均为分类变量，可以使用二分类 logistic 回归。

调整变量值，剖宫产 =1，阴道分娩 =0；感觉统合失调 =1，无感觉统合失调 =0。

【统计步骤】

①选择菜单“Analyze”—“Regression”—“Binary Regression”。

②将变量“感觉统合评分”移入 Dependent，将变量组别、年收入、产次分段、出生胎龄分段、出生体重分段，移入 Covariates 中。在 Method 中选择统计方式为“Forward：LR”。

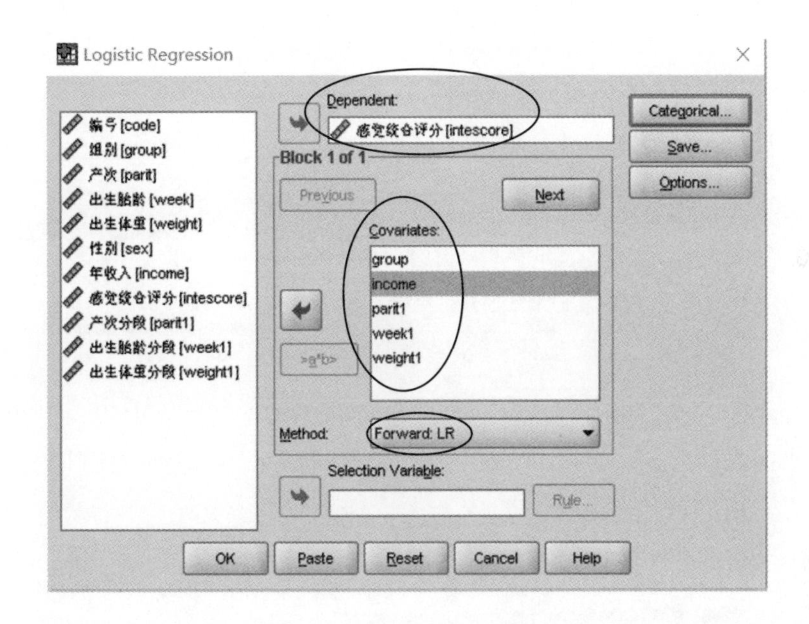

③点击主窗口“Categorical”，将多分类变量选入右侧 Categorical Covariates，Contrast 选择“Indicator”，Reference Category 选择“First”。点击“Change”。

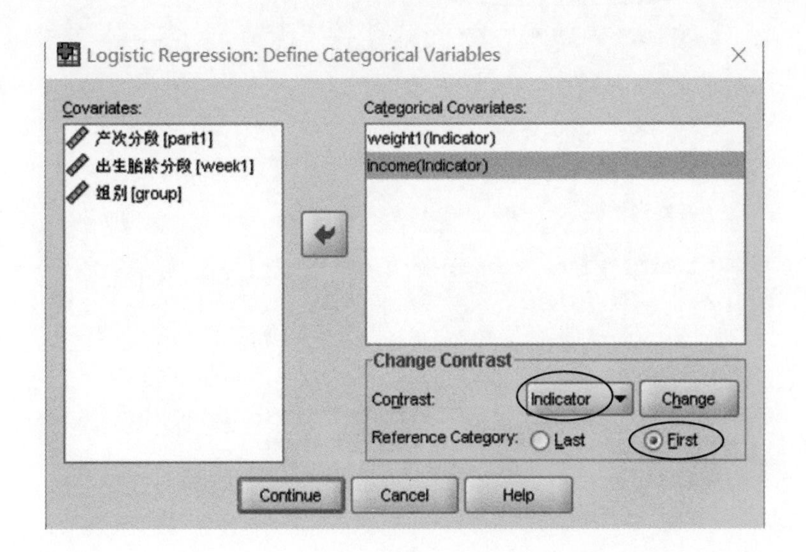

④依次选择年收入、出生体重分段两个协变量，设置为 Indicator（first），意思是每个变量以最小值为参考进行对比。设置完毕，点击“Continue”，回到主窗口。

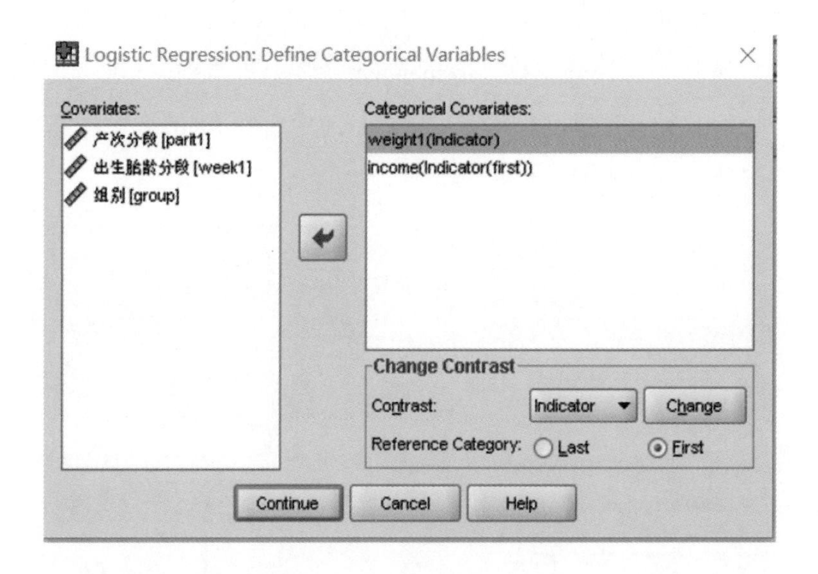

⑤点击主窗口“Options”，勾选“Hosmer–Lemeshow goodness–of–fit”“CI for exp(B)”键入 95%；Display 中选择“At last step”。点击“Continue”，回到主窗口，点击“OK”。

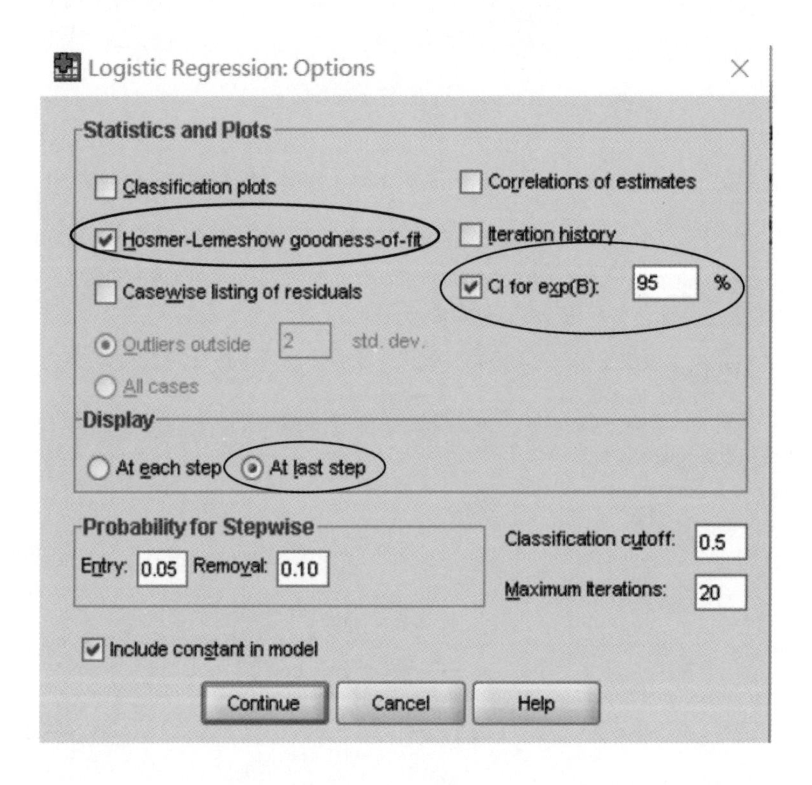

【结果显示】

①模型系数的综合检验：Model 一行的 $P < 0.05$，即模型总体有意义。

Omnibus Tests of Model Coefficients

		Chi-square	df	Sig.
Step 3	Step	4.262	1	.039
	Block	21.731	3	.000
	Model	21.731	1	.000

②拟合优度检验：P 值为 0.634，大于 0.05，认为模型拟合优度较高。

Hosmer and Lemeshow Test

Step	Chi-square	df	Sig.
3	2.663	3	0.634.

③方程中的变量：要分析的重点在组别，组别的 P 值 =0.049，小于 0.05，对感觉统合失调的影响有统计学意义，相对危险度 =3.365，相对危险度的 95%*CI* 为 1.100 ～ 11.329，不跨 1。即剖宫产组发生感觉统合失调的风险是阴道分娩组的 3.365 倍。

Variables in the Equation

		B	S.E.	Wald	df	Sig.	Exp（B）	95.0% C.I.for EXP(B)	
								Lower	Upper
Step 3[a]	group	1.214	.619	3.840	1	.049	3.365	1.100	11.329
	weight1			7.874	2	.020			
	weight1（1）	19.211	9.863E3	.000	1	.998	2.204E8	.000	.
	weight1（2）	21.265	9.863E3	.000	1	.998	1.719E9	.000	.
	Constant	-22.073	9.863E3	.000	1	.998	.000		

a. Variable（s） entered on step 2： group.

【结果表述】学龄前儿童感觉统合失调率为 13.7%（28/204），剖宫产组和阴道分娩组风险性差异有统计学意义（$P < 0.05$），调整儿童性别、出生体重、出生胎龄、家庭年收入、产次这五项混杂因素后，差异仍有统计学意义（$P < 0.05$）。详见下表。

表　分娩方式与感觉统合失调的关联

分娩方式	总例数	异常例数 [例（%）]	粗 *RR*（95%*CI*）	校正 *RR*（95%*CI*）
剖宫产	100	22（22.0%）	3.81（1.61–9.01）*	3.37（1.10–11.33）*
阴道分娩	104	6（5.8%）	1.00	1.00

注：*P 值＜ 0.05

二、血管加压剂对重症监护病房老年住院患者压疮发生的影响研究

（一）选题设计

比较血管加压剂（多巴胺、肾上腺素）对重症监护病房（ICU）老年患者压疮发生的影响，将血管加压剂（一种或多种联合）视为暴露因素，未使用血管加压剂作为非暴露因素，压疮发生为目标问题；研究对象来自同一科室的住院患者；观测指标均源自客观病历资料、压疮上报系统，研究者无法控制暴露因素。综上所述，该选题可采用回顾性队列研究。

（二）研究对象

某科的老年住院患者。入选标准：①年龄≥ 65 岁。②在 ICU 留置时间≥ 24 小时。③均采取 2 小时定时翻身，使用气垫床等基本预防措施。排除标准：①急 / 慢性皮肤病或烧伤患者。②在进入重症监护室时已经发生压疮的患者。

（三）资料收集

设计统一的调查表，通过查阅住院病历信息及压疮上报系统，填写调查表。调查内容包括患者的性别、年龄、疾病诊断，血管加压剂类型，压疮结果。

（四）资料分析与统计

统计思路：使用卡方检验或 t 检验分析暴露组和非暴露组基本资料是否存在统计学差异，若无统计学差异，表明两组除暴露因素外均衡可比。再统计两组的压疮发生率以及是否存在统计学差异。

1. 数据录入　调查表数据录入 SPSS，每位患者赋一个编码序号，每行数据包括患者编号（唯一码）、组别（二分类变量，暴露组 =1，非暴露组 =0）、性别（二分类变量，男 =1，女 =2）、年龄（数值变量）、疾病诊断（无序多分类变量，神经系统 =1，心血管系统 =2，呼吸系统 =3）、是否使用血管加压剂（二分类变量，是 =1，否 =0）、血管加压剂名称（文本字符）、压疮（是 =1，否 =0）。

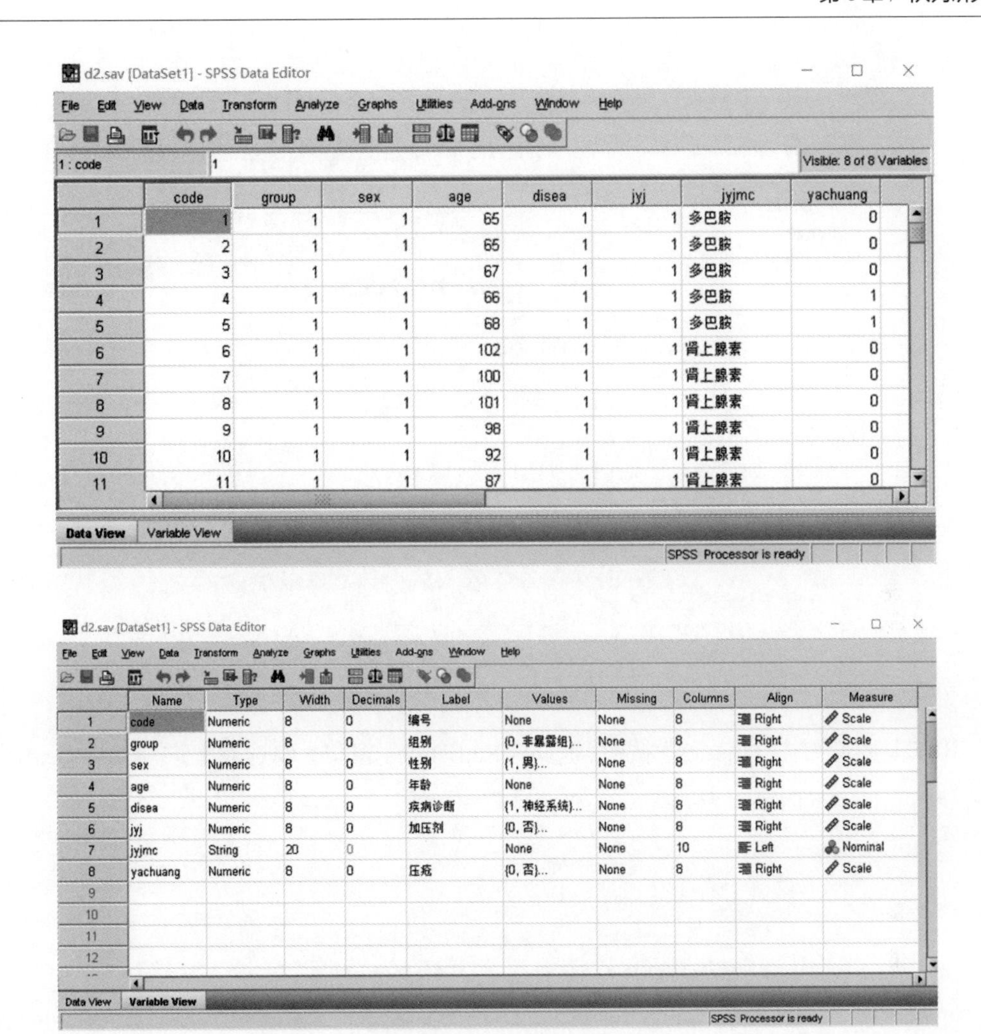

	code	group	sex	age	disea	jyj	jyjmc	yachuang
1	1	1	1	65	1	1	多巴胺	0
2	2	1	1	65	1	1	多巴胺	0
3	3	1	1	67	1	1	多巴胺	0
4	4	1	1	66	1	1	多巴胺	1
5	5	1	1	68	1	1	多巴胺	1
6	6	1	1	102	1	1	肾上腺素	0
7	7	1	1	100	1	1	肾上腺素	0
8	8	1	1	101	1	1	肾上腺素	0
9	9	1	1	98	1	1	肾上腺素	0
10	10	1	1	92	1	1	肾上腺素	0
11	11	1	1	87	1	1	肾上腺素	0

	Name	Type	Width	Decimals	Label	Values	Missing	Columns	Align	Measure
1	code	Numeric	8	0	编号	None	None	8	Right	Scale
2	group	Numeric	8	0	组别	{0, 非暴露组}...	None	8	Right	Scale
3	sex	Numeric	8	0	性别	{1, 男}...	None	8	Right	Scale
4	age	Numeric	8	0	年龄	None	None	8	Right	Scale
5	disea	Numeric	8	0	疾病诊断	{1, 神经系统}...	None	8	Right	Scale
6	jyj	Numeric	8	0	加压剂	{0, 否}...	None	8	Right	Scale
7	jyjmc	String	20	0		None	None	10	Left	Nominal
8	yachuang	Numeric	8	0	压疮	{0, 否}...	None	8	Right	Scale

2. 数据整理　核对数据录入有无漏项及错项数据。

3. 数据统计及结果展示

（1）暴露组与非暴露组基线资料比较。

基线资料中的性别、疾病种类为分类资料，使用构成比、卡方检验。

【统计步骤】

①选择菜单“Analyze”—“Descriptive Statistics”—“Crosstabs”。

②将变量“组别”选入 Row 中，将变量“性别”“疾病诊断”选入 Column 中。

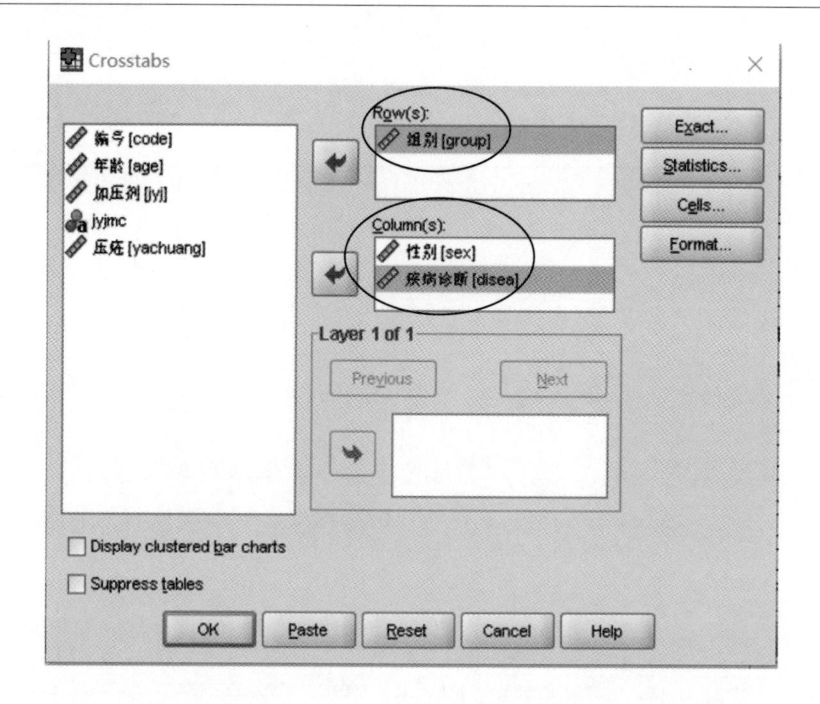

③点击主窗口“Statistics”按钮，进入“Statistics”窗口，勾选左上方“Chi-square”，点击“Continue”回到主窗口。

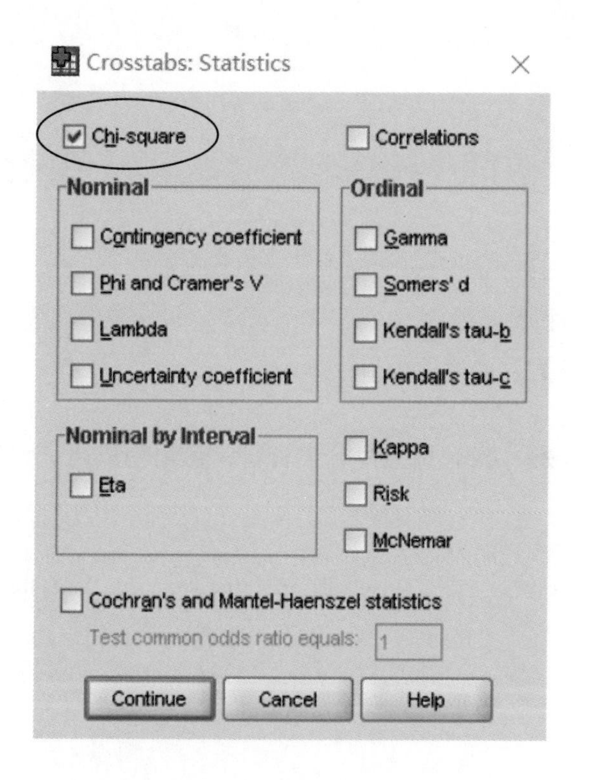

④点击主窗口“Cells”按钮，勾选“Observed、Row”，点击“Continue”。回到

主窗口，点击“OK”。

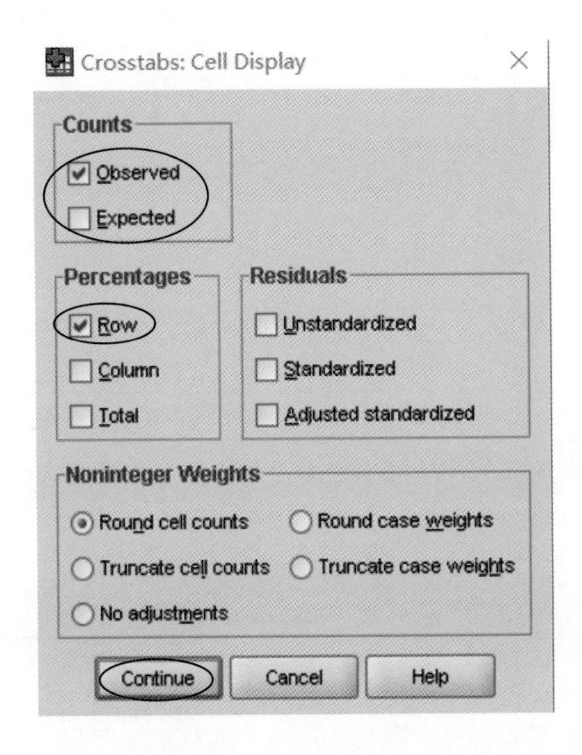

【结果显示】

①暴露组与非暴露组的性别例数及构成比：

Crosstab

			性别		
			男	女	Total
组别	非暴露组	Count	33	18	51
		% within 组别	64.7%	35.3%	100.0%
	暴露组	Count	26	25	51
		% within 组别	51.0%	49.0%	100.0%
Total		Count	59	43	102
		% within 组别	57.8%	42.2%	100.0%

②两组性别的卡方检验：χ^2 值 =1.970，P 值 =0.160，大于 0.05，差异无统计学意义。

Chi-Square Tests

	Value	df	Asymp. Sig.（2-sided）	Exact Sig.（2-sided）	Exact Sig.（1-sided）
Pearson Chi-Square	1.970[a]	1	.160		
Continuity Correction[b]	1.447	1	.229		
Likelihood Ratio	1.977	1	.160		
Fisher's Exact Test				.229	.114
Linear-by-Linear Association	1.951	1	.163		
N of Valid Casesb	102				

a. 0 cells（.0%） have expected count less than 5. The minimum expected count is 21.50.

b. Computed only for a 2 × 2 table

③两组疾病诊断的例数及构成比：

Crosstab

			疾病诊断			Total
			神经系统	心血管系统	呼吸系统	
组别	非暴露组	Count	12	16	23	51
		% within 组别	23.5%	31.4%	45.1%	100.0%
	暴露组	Count	11	13	27	51
		% within 组别	21.6%	25.5%	52.9%	100.0%
Total		Count	23	29	50	102
		% within 组别	22.6%	28.4%	49.0%	100.0%

④两组疾病诊断的卡方检验：χ^2 值 =0.674，P 值 =0.714，大于 0.05，差异无统计学意义。

Chi-Square Tests

	Value	df	Asymp. Sig.（2-sided）
Pearson Chi-Square	.674[a]	2	.714
Likelihood Ratio	.675	2	.714
Linear-by-Linear Association	.376	1	.540
N of Valid Cases	102		

a. 0 cells（.0%） have expected count less than 5. The minimum expected count is 11.50.

年龄为计量资料，先进行正态性分布检验。

【统计步骤】

①选择菜单“Analyze”—“Descriptive Statistics”—“Explore”。

②将变量“年龄”选入 Dependent List 中，将变量“组别”选入 Factor List 中。

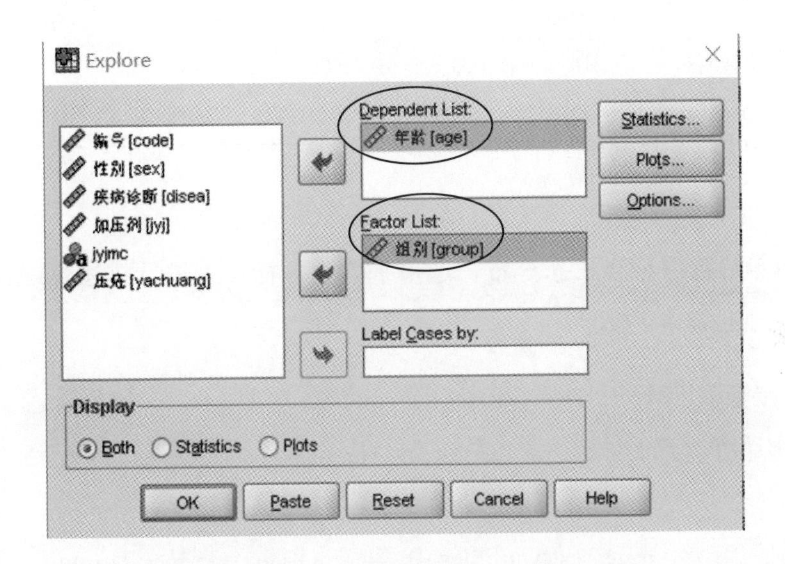

③点击主窗口右侧的“Plots”，在 Plots 窗口中勾选中间的“Normality plots with tests”，点击“Continue”。回到主窗口，点击“OK”。

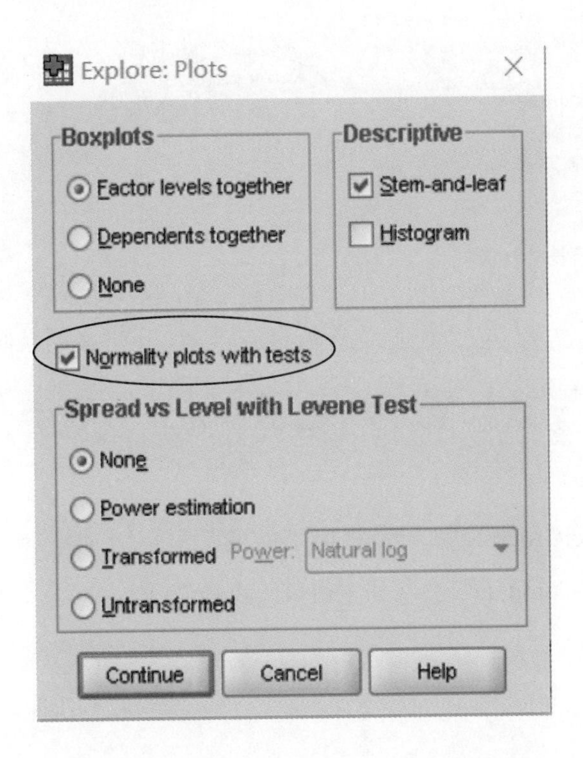

【结果显示】

正态性检验：两组各变量的 P 值均大于 0.05，数据服从正态分布。

Tests of Normality

	组别	Kolmogorov–Smirnov[a]			Shapiro–Wilk		
		Statistic	df	Sig.	Statistic	df	Sig.
年龄	非暴露组	.214	51	.500	.944	51	.517
	暴露组	.124	51	.647	.952	51	.637

a. Lilliefors Significance Correction

两组的年龄数据符合正态分布，选用平均数、标准差进行描述性统计，组间差异性选用两独立样本 t 检验。

【统计步骤】

①选择菜单“Analyze”—“Compare Means”—“Independent”—“Samples T Test”。

②将变量“年龄”选入 Test Variables 中，将“组别 group”选入 Grouping Variable 中。点击“Define Groups”。

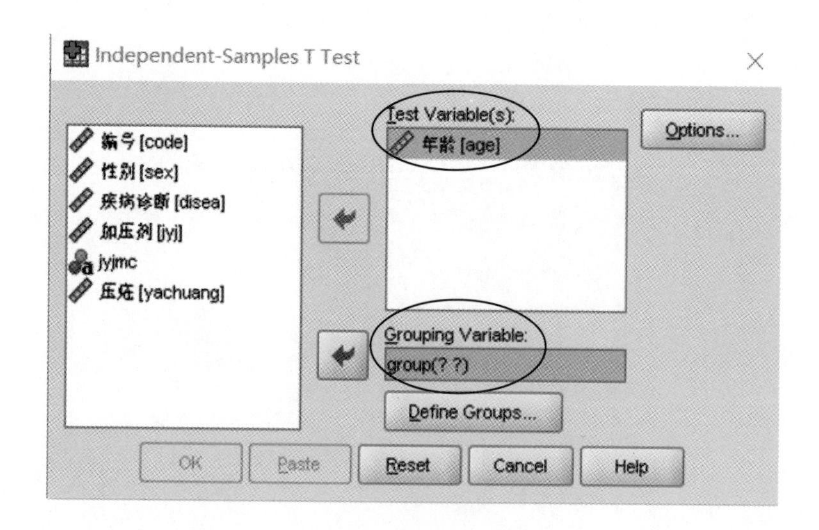

③进入“Define Groups”窗口，将组别的变量值“1”和“0”分别输入 Group 1 及 Group 2，点击“Continue”。回到主窗口，点击“OK”。

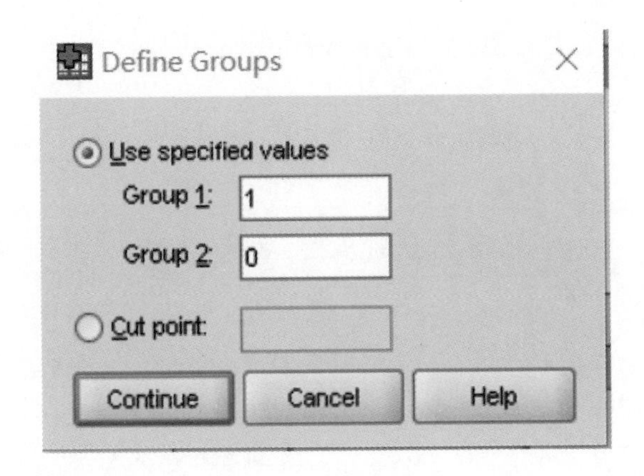

【结果显示】

①两组年龄的描述性统计：

Group Statistics

	组别	*N*	Mean	Std. Deviation	Std. Error Mean
年龄	暴露组	51	80.25	9.090	1.273
	非暴露组	51	81.02	8.317	1.165

②独立样本 *T* 检验结果：方差齐性检验 $P > 0.05$，符合方差齐性。*T* 检验结果查看首行的值。各变量的 *P* 值> 0.05，即两组间的年龄差异无统计学意义。

Independent Samples Test

		Levene's Test for Equality of Variances		t-test for Equality of Means						
									95% Confidence Interval of the Difference	
		F	Sig.	*t*	df	Sig.（2-tailed）	Mean ifference	Std. Error Difference	Lower	Upper
年龄	Equal variances assumed	.275	.601	-.443	100	.659	-.765	1.725	-4.188	2.658
	Equal variances not assumed			-.443	99.221	.659	-.765	1.725	-4.188	2.659

上述结果没有包含年龄的最小、最大值，继续进行下面的统计。

【统计步骤】

①选择菜单"Data"—"Split File"。

②进入主窗口，点选右侧的“Compare groups”。将变量“组别”选入 Groups Based On 中，点击“OK”。

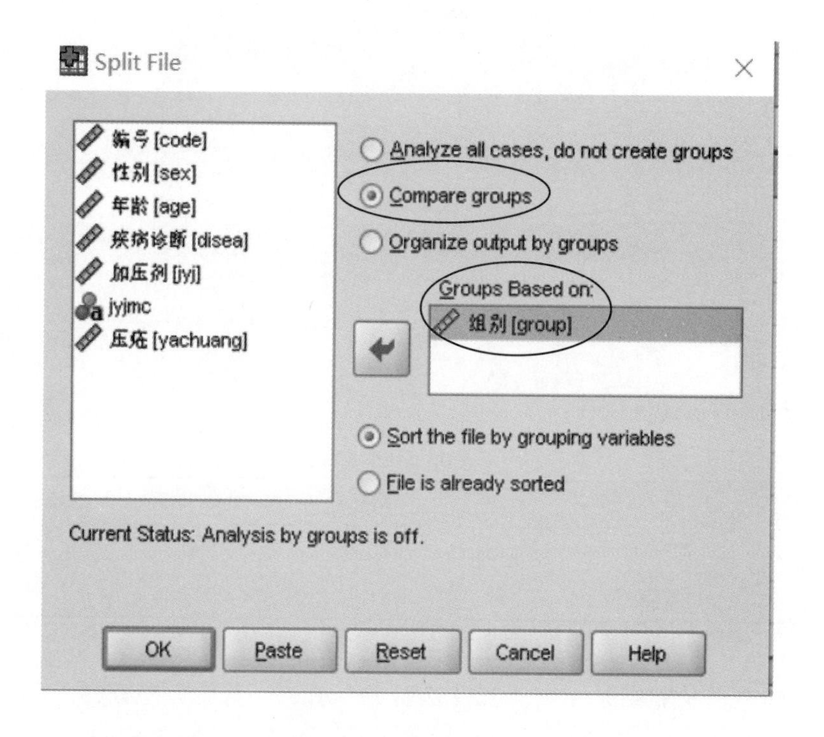

③选择菜单“Analyze”—“Descriptive Statistics”—“Descriptives”。

④将变量“年龄”选入 Variable 中。

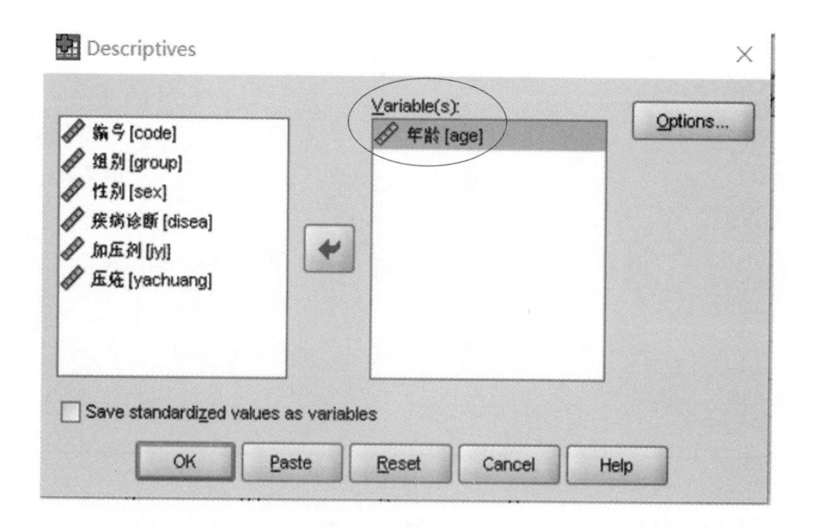

⑤点击主窗口“Options”，在 Options 窗口勾选“Mean、Std.deviation、Minimum、Maximum”，点击“Continue”，回到主窗口点击“OK”。

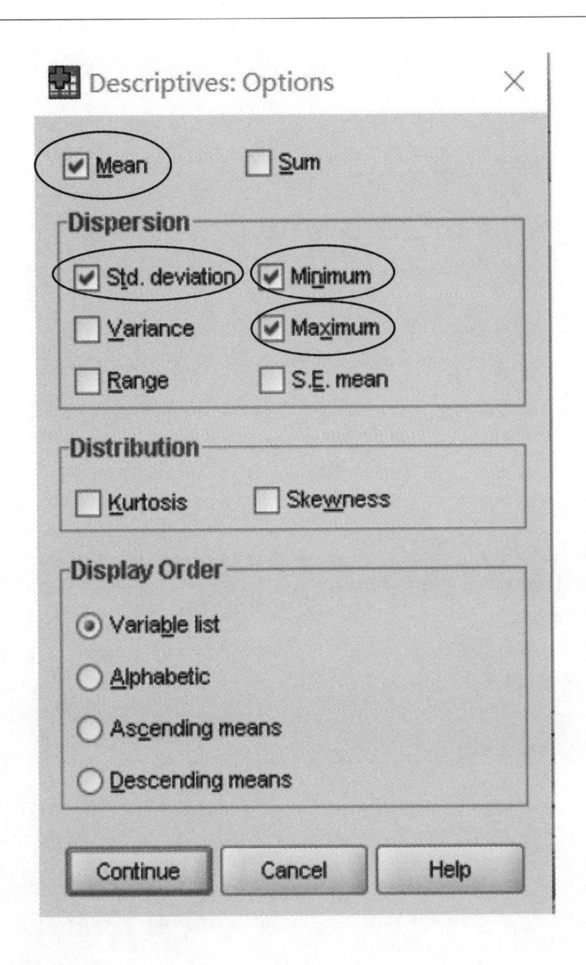

【结果显示】年龄的描述性统计：

Descriptive Statistics

组别		N	Minimum	Maximum	Mean	Std. Deviation
非暴露组	年龄	51	63	99	81.02	8.317
	Valid N（listwise）	51				
暴露组	年龄	51	65	102	80.25	9.090
	Valid N（listwise）	51				

【结果表述】共有 102 例符合纳入标准的患者，暴露组（使用血管加压剂患者）51 例，非暴露组（未使用血管加压剂患者）51 例。暴露组男性 26 例（51.0%），女性 25 例（49.0%）；年龄 65 ～ 102 岁，平均（80.3 ± 9.09）岁；ICU 入院疾病诊断类型：神经系统疾病 11 例（21.6%），心血管系统疾病 13 例（25.5%），呼吸系统疾病 27 例（52.9%）；非暴露组男性 33 例（64.7%），女性 18 例（35.3%）；年龄 63 ~ 99 岁，

平均（81.2 ± 8.32）岁；ICU 入院疾病诊断类型：神经系统疾病 12 例（23.5%），心血管系统疾病 16 例（31.4%），呼吸系统疾病 23 例（45.1%）。对两组患者一般基线资料进行比较，差异均无统计学意义（$P > 0.05$）。

（2）暴露组与非暴露组的压疮发生率对比。

【统计步骤】

①首先需要消除数据拆分。选择菜单“Data”—“Split File”，进入主窗口，点选右侧的第一行，点击“OK”。

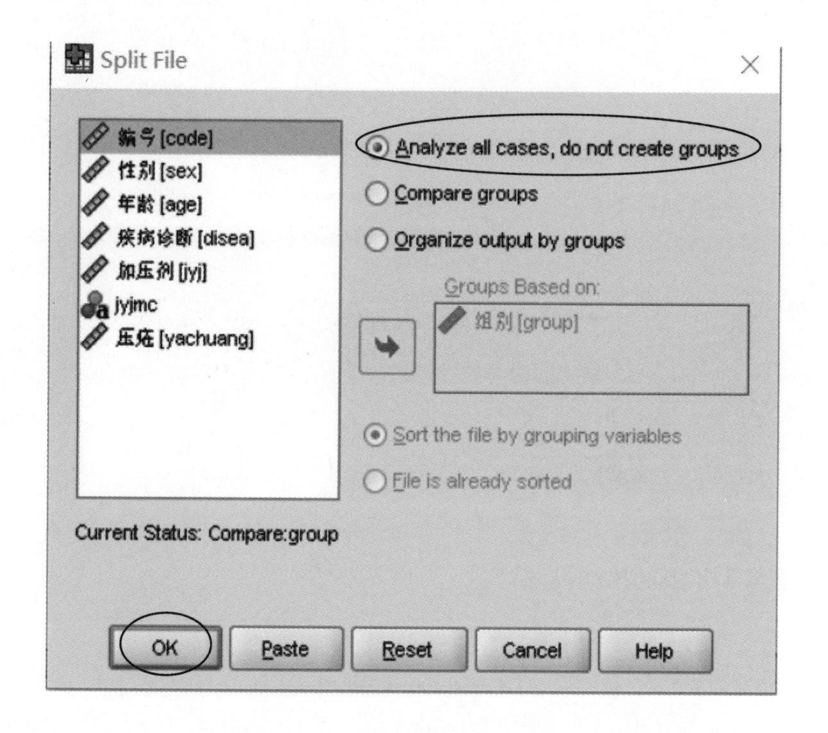

②选择菜单“Analyze”—“Descriptive Statistics”—“Crosstabs”。

③将变量“组别”选入 Row 中，将变量“压疮”选入 Column 中。

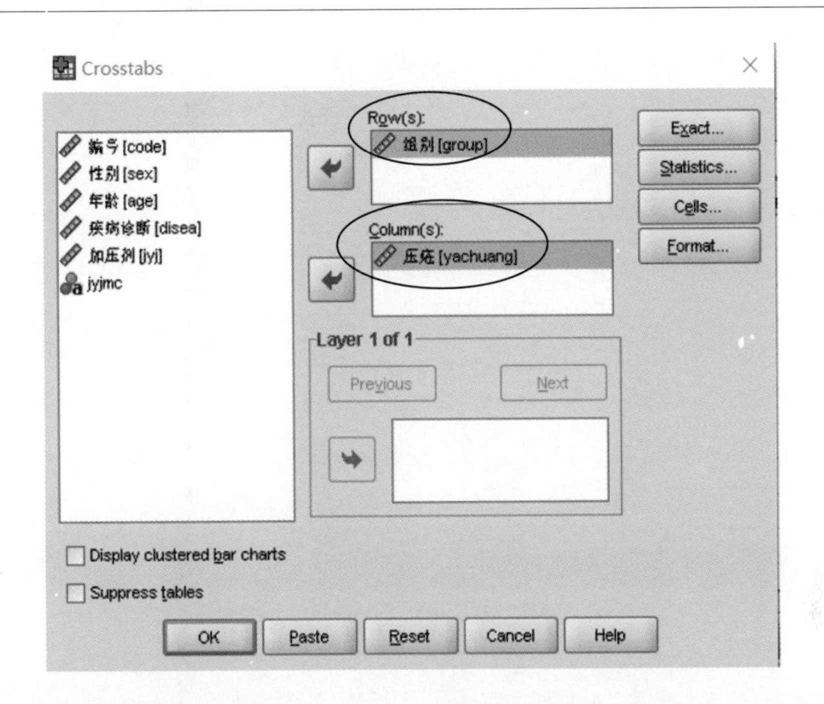

④点击主窗口“Statistics”按钮，进入“Statistics”窗口，勾选左上方“Chi-square”，点击“Continue”回到主窗口，点击“OK”。

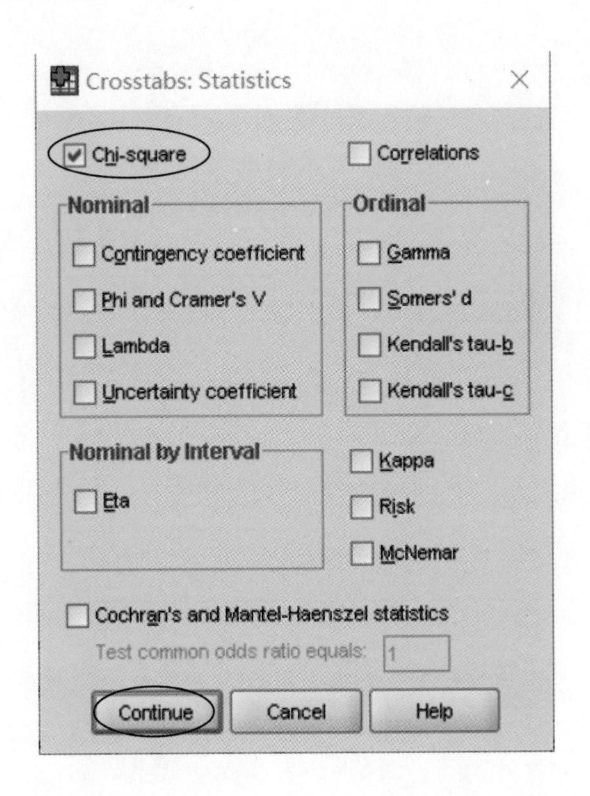

⑤点击主窗口“Cells”按钮，进入“Cell Display”窗口，勾选“Observed、

Row”，点击“Continue”回到主窗口，点击“OK”。

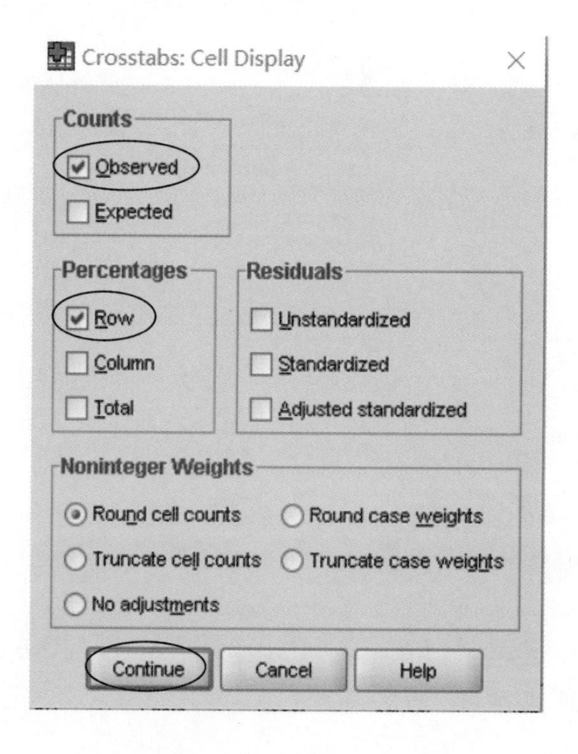

【结果显示】

①暴露组与非暴露组压疮的例数及构成比：

组别 * 压疮 Crosstabulation

			压疮		
			否	是	Total
组别	非暴露组	Count	47	4	51
		% within 组别	92.2%	7.8%	100.0%
	暴露组	Count	39	12	51
		% within 组别	76.5%	23.5%	100.0%
Total		Count	86	16	102
		% within 组别	84.3%	15.7%	100.0%

②卡方检验结果：χ^2 值 =4.744，P 值 =0.029，小于 0.05，差异有统计学意义。

Chi-Square Tests

	Value	df	Asymp. Sig. (2-sided)	Exact Sig. (2-sided)	Exact Sig. (1-sided)
Pearson Chi-Square	4.744[a]	1	.029		
Continuity Correction[b]	3.632	1	.057		
Likelihood Ratio	4.931	1	.026		
Fisher' s Exact Test				.054	.027
Linear-by-Linear Association	4.698	1	.030		
N of Valid Casesb	102				

a. 0 cells（.0%）have expected count less than 5. The minimum expected count is 8.00.

b. Computed only for a 2 × 2 table

【结果表述】暴露组压疮发生率 23.5%，非暴露组压疮发生率 7.8%，两组患者压疮发生率比较差异有统计学意义（$P < 0.05$）。

表　两组患者压疮发生率比较 [例（%）]

组别	例数	压疮	无压疮	χ^2 值	P 值
暴露组	51	12（23.5%）	39（76.5%）	4.74	0.03
非暴露组	51	4（7.8%）	47（92.2%）		

【知识加油站】四格表卡方检验的结果选择

两个独立样本率比较可以分以下 3 种情况：

1. 所有的理论数 $T \geqslant 5$ 并且总样本量 $n \geqslant 40$，用 Pearson 卡方检验。
2. 如果理论数 $T < 5$ 但 $T \geqslant 1$，并且 $n \geqslant 40$，用连续性校正的卡方检验。
3. 如果有理论数 $T < 1$ 或 $n < 40$，则用 Fisher's 检验。

第7章 交叉试验

交叉试验是实验性研究方法之一，主要用于慢性疾病反复治疗护理效果的观察。

基本原理：总体设计处理措施为甲、乙两种，实验对象分为A、B两组，实验阶段分为前、后两个阶段，在前一个阶段，A组接受甲措施，B组接受乙措施，在后一个阶段进行交换，A组接受乙措施，B组接受甲措施，最后对结果进行对比分析。两种处理措施在全部试验过程中交叉进行，因此称为交叉试验。在两种试验方法期间，为了避免前一种处理措施的影响，通常要设置洗脱期。

研究类型：根据对研究对象分配干预措施的方法，分为随机交叉试验和非随机交叉试验两种。

应用要点：

1. 应用范围较窄，仅适用于慢性疾病反复治疗护理或症状体征反复出现的疾病治疗护理。

2. 每个对象都要接受两种不同处理措施，能有效控制其他因素影响，具有较好的可比性，减少样本量。

3. 需制定合理的洗脱期。洗脱期过短，会存在效应重叠；洗脱期过长，会导致失访、依从性降低。

一、两步法与六步法卫生手消毒的效果比较

（一）选题设计

比较两种手消毒方法的效果。常规手消毒方法为六步法，设为对照组；新方法为两步法，设为试验组。手消毒的效果与实施手消毒的人员有关系，为了消除人员的影响，每个研究对象随机平均分成A、B两组，A组先使用两步法，后使用六步法；B组先使用六步法，后使用两步法，两种方法交叉进行；为了避免前一种方法的干扰，中间设置洗脱期1天。本选题研究类型为随机对照交叉试验。

（二）研究对象

某院医护人员自愿参加，排除手部皮肤有炎症、破溃者，对乙醇类手消毒剂有过

敏史者。

（三）资料收集

收集研究对象基本信息，包括性别、职业类别、年龄、工龄，采集两种方法的手消毒前、后细菌菌落数。

（四）资料分析与统计

统计思路：描述性统计研究对象总体的性别、职业、年龄、工龄的分布情况；对A、B两组的基本资料进行比较，性别、职业为计数资料，使用卡方检验。年龄及工龄为计量资料，如符合正态分布，使用t检验；如不符合正态分布，使用秩和检验。若A、B两组间的基本资料无统计学差异，下一步统计每种方法消毒前、后的平均菌落数对数值，因为是计量资料，使用t检验或秩和检验进行差异性分析，验证每一种方法的效果。最后统计两种方法的平均杀灭对数值，使用t检验或秩和检验进行差异性分析，验证两种方法的杀菌效果是否一致。

1. 数据录入　调查表数据录入SPSS，每位研究对象赋一个编码序号，每行数据包括研究对象编号（唯一码）、组别（二分类变量，A组=1，B组=2）、性别（二分类变量，男=1，女=2）、职业类别（二分类变量，医师=1，护士=2）、年龄（数值变量）、工龄（数值变量），两步法前细菌菌落数、两步法后细菌菌落数，六步法前细菌菌落数、六步法后细菌菌落数，上述变量均为数值变量。

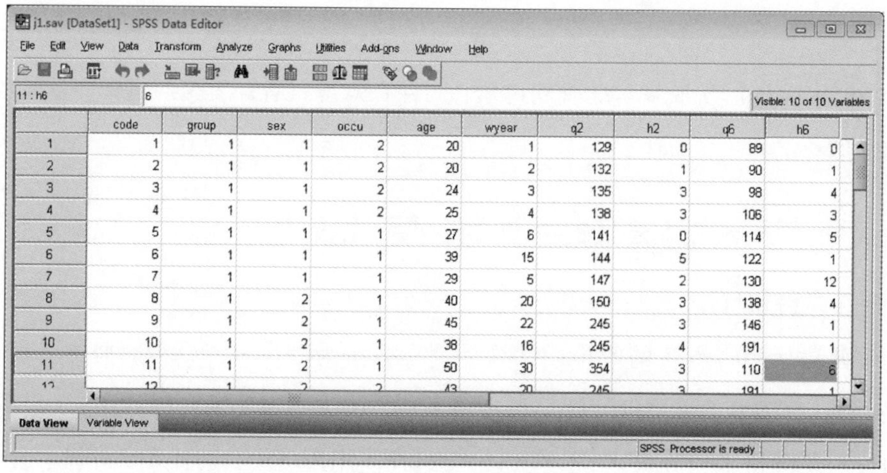

j1.sav [DataSet1] - SPSS Data Editor

File Edit View Data Transform Analyze Graphs Utilities Add-ons Window Help

11 : h6 　6　　Visible: 10 of 10 Variables

	code	group	sex	occu	age	wyear	q2	h2	q6	h6
1	1	1	1	2	20	1	129	0	89	0
2	2	1	1	2	20	2	132	1	90	1
3	3	1	1	2	24	3	135	3	98	4
4	4	1	1	2	25	4	138	3	106	3
5	5	1	1	1	27	6	141	0	114	5
6	6	1	1	1	39	15	144	5	122	1
7	7	1	1	1	29	5	147	2	130	12
8	8	1	2	1	40	20	150	3	138	4
9	9	1	2	1	45	22	245	3	146	1
10	10	1	2	1	38	16	245	4	191	1
11	11	1	2	1	50	30	354	3	110	6
12	12	1	2	2	43	20	245	3	191	1

Data View　Variable View

SPSS Processor is ready

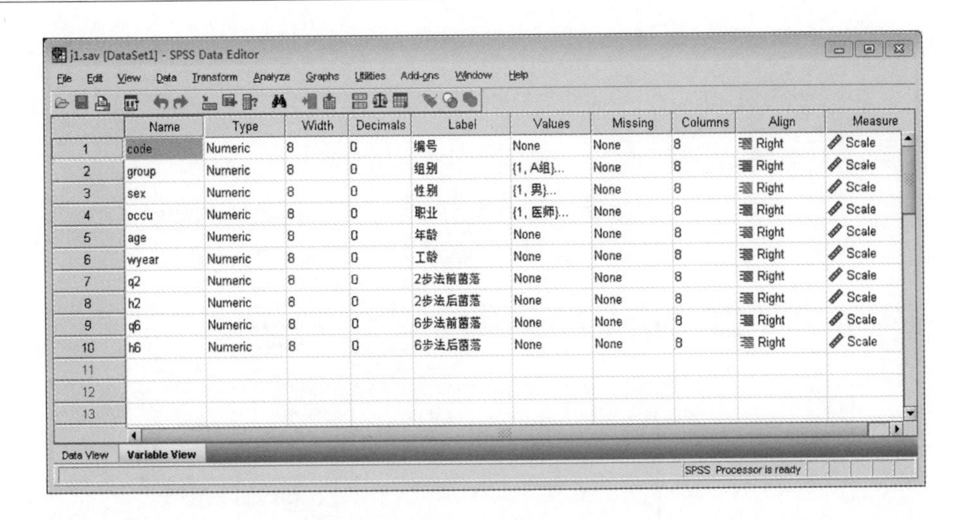

2. 数据整理

（1）计算菌落数的对数值，并生成新变量。

①选择菜单“Transform”—“Compute Variables”。

②在 Target Variable 中，输入新变量的名称，此处计算的是两步法消毒前菌落数的对数值，取名为 q2d。

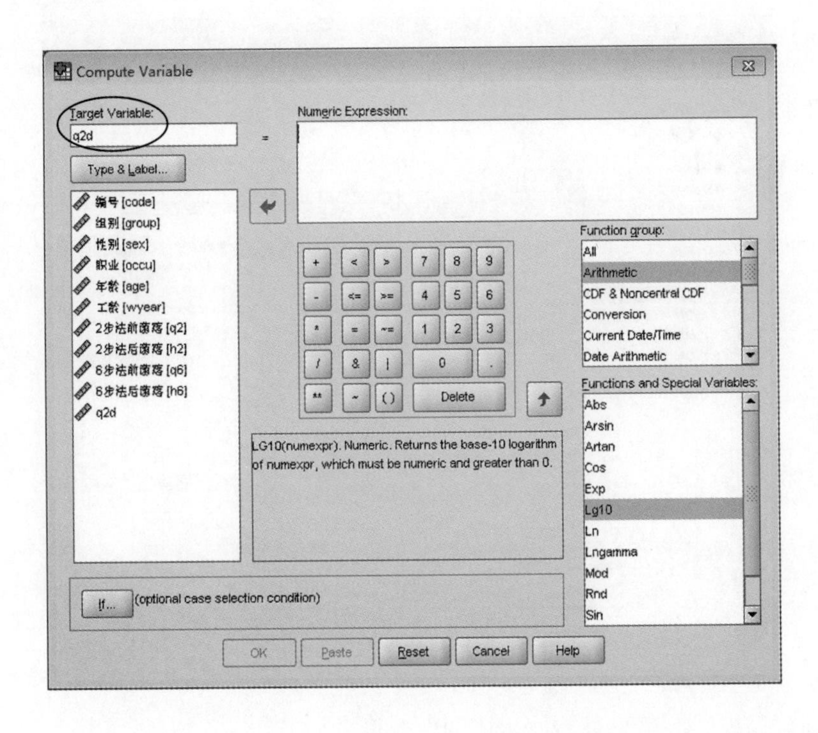

③点选“Function group”的“Arithmetic”，在下方 Functions and Special Variables 中点选“Lg10”，点击向上的箭头，移入 Numeric Expression 中。

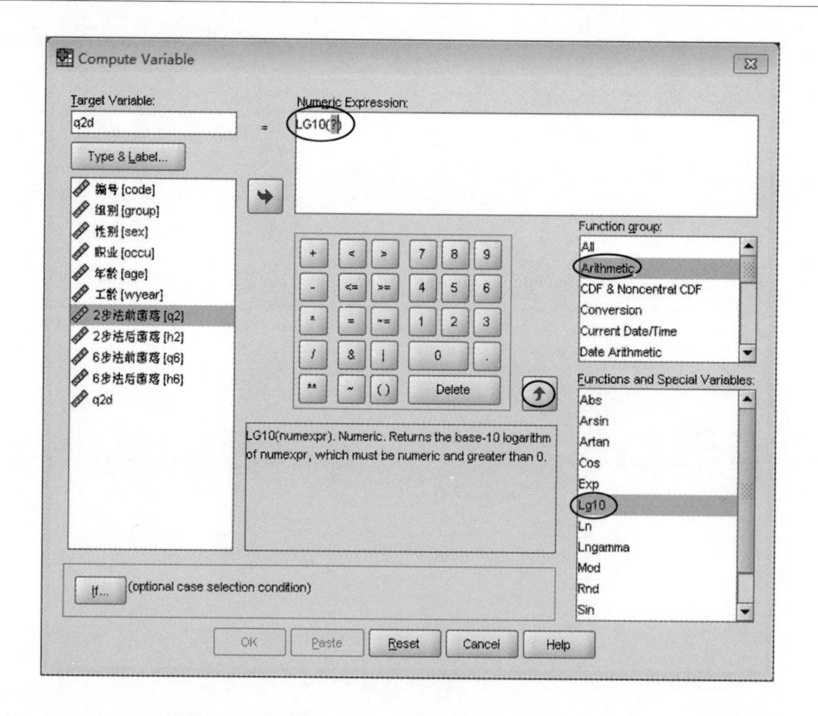

④将变量“2 步法前菌落数 q2”选入公式的问号处。点击“OK”。

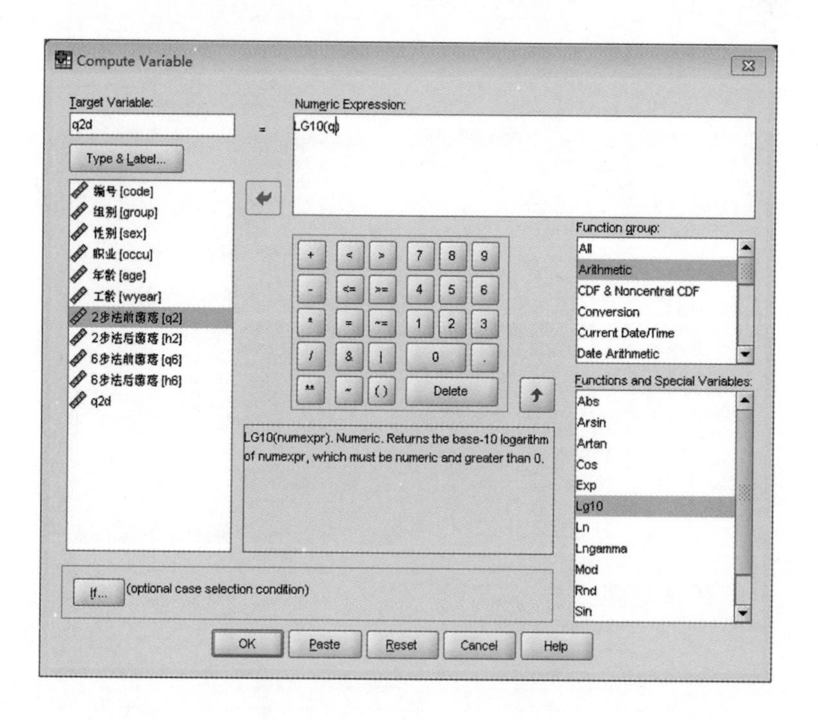

⑤回到数据视图，可见最右侧生成的新变量“q2d”。

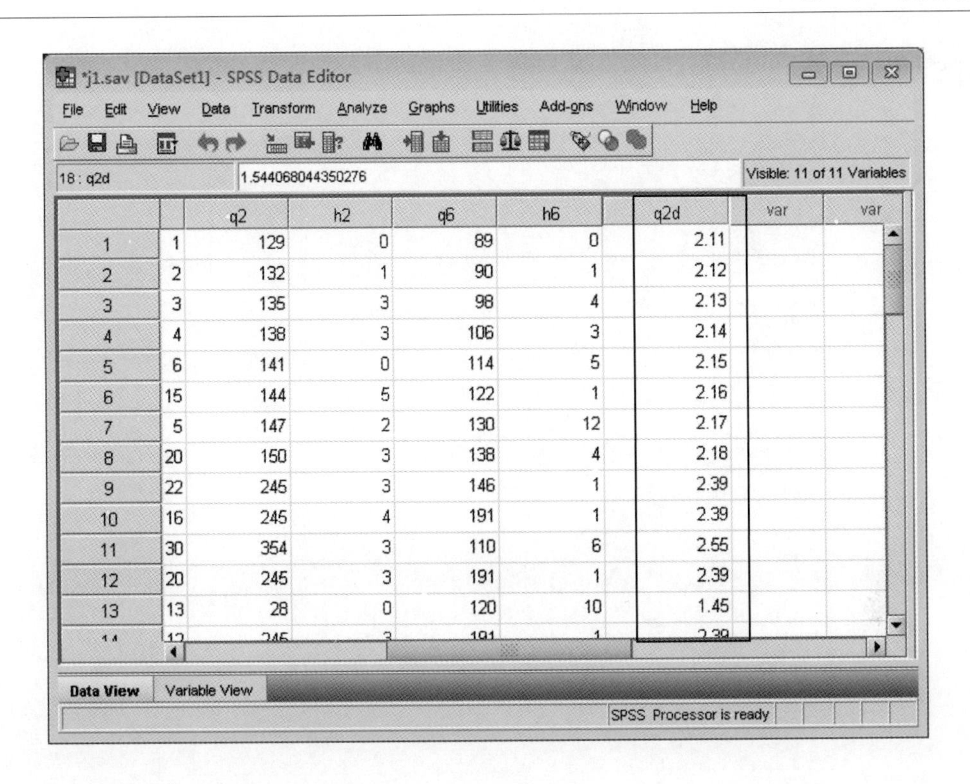

*j1.sav [DataSet1] - SPSS Data Editor

18 : q2d　1.544068044350276　Visible: 11 of 11 Variables

		q2	h2	q6	h6	q2d
1	1	129	0	89	0	2.11
2	2	132	1	90	1	2.12
3	3	135	3	98	4	2.13
4	4	138	3	106	3	2.14
5	6	141	0	114	5	2.15
6	15	144	5	122	1	2.16
7	5	147	2	130	12	2.17
8	20	150	3	138	4	2.18
9	22	245	3	146	1	2.39
10	16	245	4	191	1	2.39
11	30	354	3	110	6	2.55
12	20	245	3	191	1	2.39
13	13	28	0	120	10	1.45

⑥生成其他菌落数的对数值变量，步骤如上。

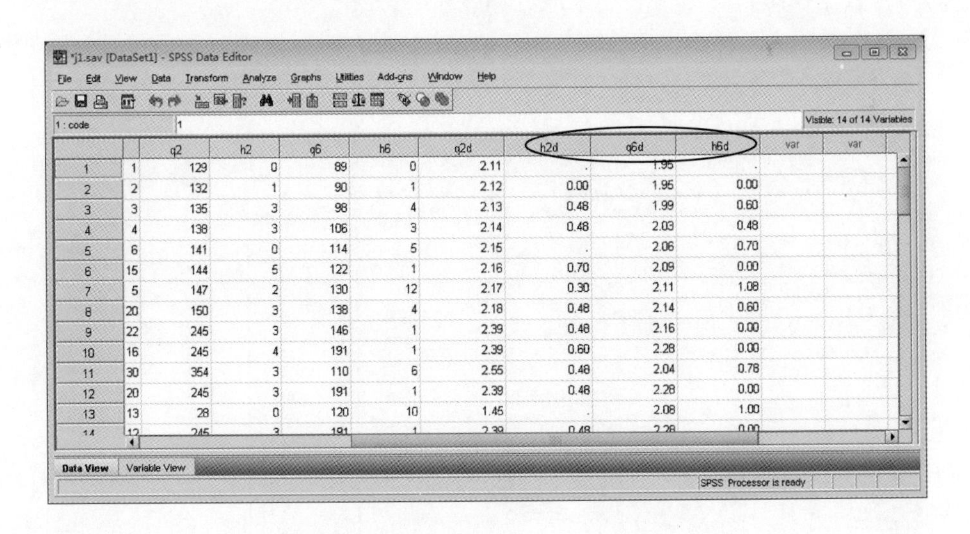

*j1.sav [DataSet1] - SPSS Data Editor

1 : code　1　Visible: 14 of 14 Variables

		q2	h2	q6	h6	q2d	h2d	q6d	h6d
1	1	129	0	89	0	2.11	.	1.95	.
2	2	132	1	90	1	2.12	0.00	1.95	0.00
3	3	135	3	98	4	2.13	0.48	1.99	0.60
4	4	138	3	106	3	2.14	0.48	2.03	0.48
5	6	141	0	114	5	2.15	.	2.06	0.70
6	15	144	5	122	1	2.16	0.70	2.09	0.00
7	5	147	2	130	12	2.17	0.30	2.11	1.08
8	20	150	3	138	4	2.18	0.48	2.14	0.60
9	22	245	3	146	1	2.39	0.48	2.16	0.00
10	16	245	4	191	1	2.39	0.60	2.28	0.00
11	30	354	3	110	6	2.55	0.48	2.04	0.78
12	20	245	3	191	1	2.39	0.48	2.28	0.00
13	13	28	0	120	10	1.45	.	2.08	1.00

（2）计算消毒前后菌落数对数值的差值。

①选择菜单“Transform”—“Compute Variables”。

②在 Target Variable 中，输入新变量的名称，此处计算的是两步法消毒前后菌落数对数值的差值，取名为 cz2d；在 Numeric Expression 中输入计算公式“两步法后菌落数对数值 h2d– 两步法前菌落数对数值 q2d”，具体操作：将变量 h2d 移入 Numeric

Expression，再点击运算符“-”，最后将变量 q2d 移入。点击“OK”。

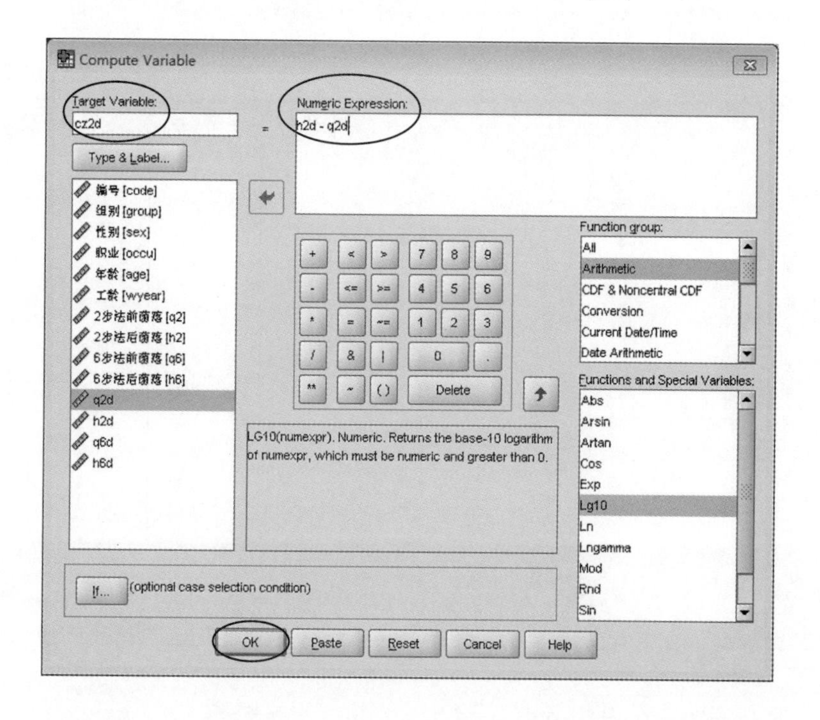

③回到数据视图，可见最右侧生成的新变量“cz2d”。

*j1.sav [DataSet1] - SPSS Data Editor

File Edit View Data Transform Analyze Graphs Utilities Add-ons Window Help

1 : code 1 Visible: 15 of 15 Variables

	q2d	h2d	q6d	h6d	cz2d	var	var
1	2.11	.	1.95	.	.		
2	2.12	0.00	1.95	0.00	2.12		
3	2.13	0.48	1.99	0.60	1.65		
4	2.14	0.48	2.03	0.48	1.66		
5	2.15	.	2.06	0.70	.		
6	2.16	0.70	2.09	0.00	1.46		
7	2.17	0.30	2.11	1.08	1.87		
8	2.18	0.48	2.14	0.60	1.70		
9	2.39	0.48	2.16	0.00	1.91		
10	2.39	0.60	2.28	0.00	1.79		
11	2.55	0.48	2.04	0.78	2.07		
12	2.39	0.48	2.28	0.00	1.91		
13	1.45	.	2.08	1.00	.		
14	2.39	0.48	2.28	0.00	1.91		

Data View Variable View

SPSS Processor is ready

④同理，生成新变量“cz6d”。

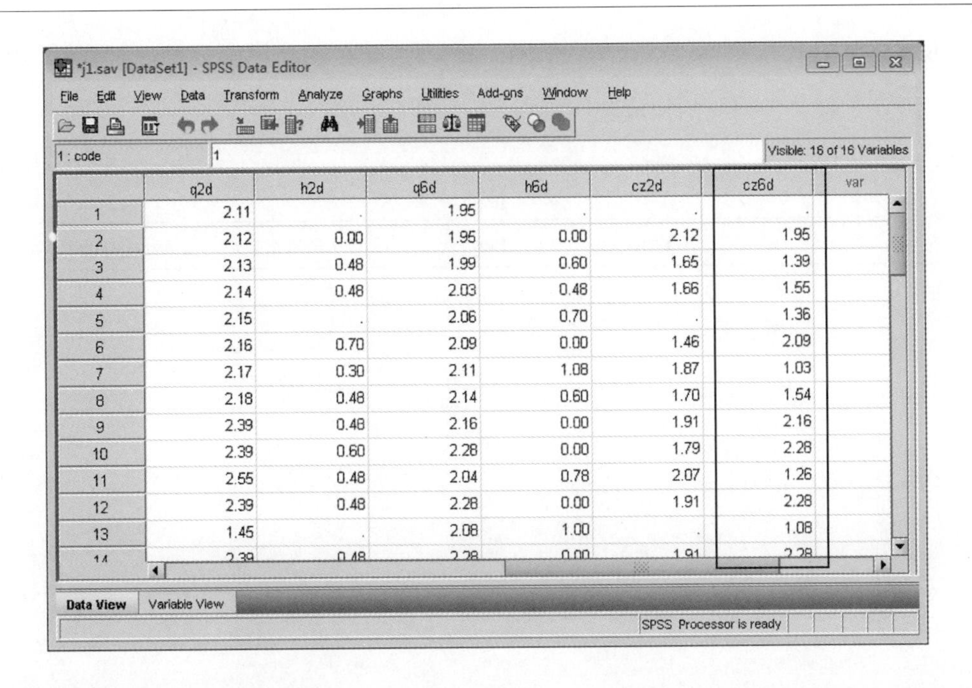

3. 数据统计及结果展示

（1）基本资料描述性统计。

分类资料“性别”“职业”的描述性统计

【统计步骤】

①选择菜单“Analyze”—“Descriptive Statistics”—“Frequencies”。

②将变量“性别”“职业”选入 Variable 中，勾选下方“Display frequency tables”。

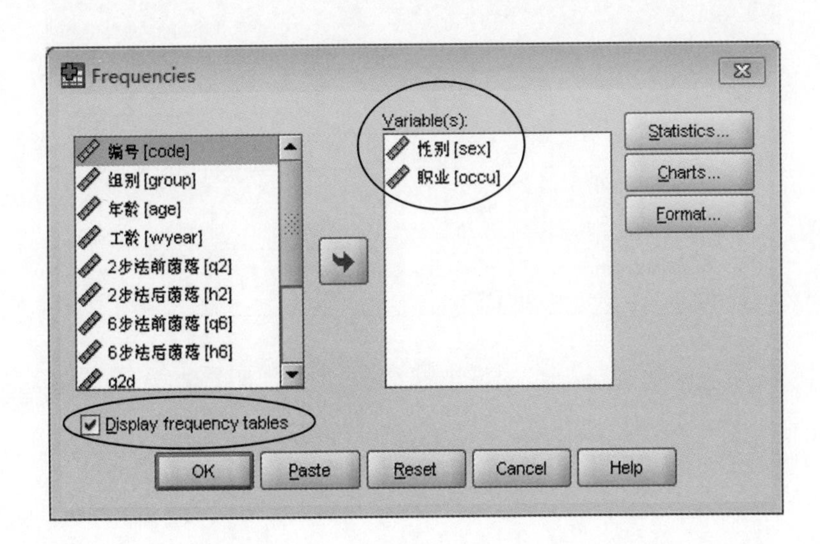

【结果显示】

①研究对象“性别”的构成比：

性别

		Frequency	Percent	Valid Percent	Cumulative Percent
Valid	男	14	46.7	46.7	46.7
	女	16	53.3	53.3	100.0
	Total	30	100.0	100.0	

②研究对象“职业”的构成比：

职业

		Frequency	Percent	Valid Percent	Cumulative Percent
Valid	医师	15	50.0	50.0	50.0
	护士	15	50.0	50.0	100.0
	Total	30	100.0	100.0	

年龄、工龄为计量资料，进行正态性检验。

【统计步骤】

①选择菜单“Analyze”—“Descriptive Statistics”—“Explore”。

②将变量“年龄”“工龄”选入 Dependent List 中。

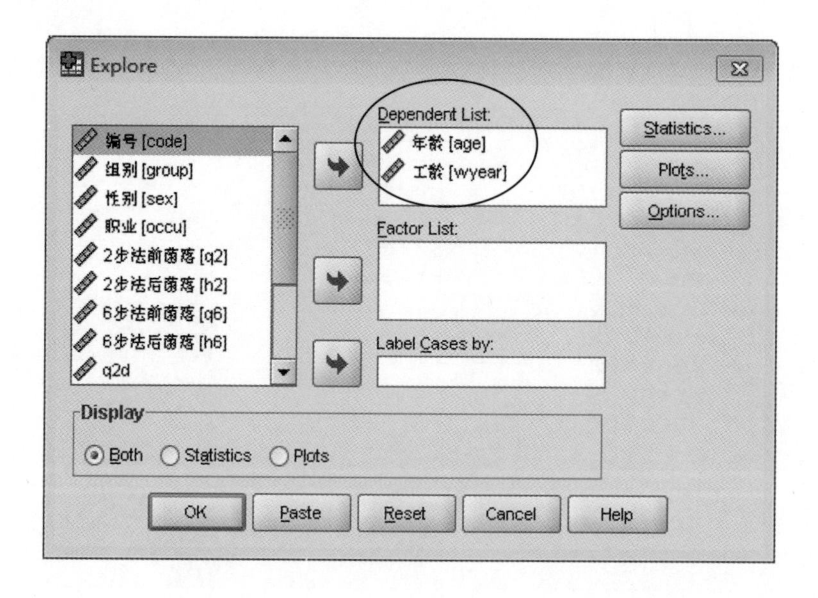

③点击主窗口右侧的 Plots，在 Plots 窗口中勾选中间的“Normality plots with tests”，点击“Continue”。回到主窗口，点击“OK”。

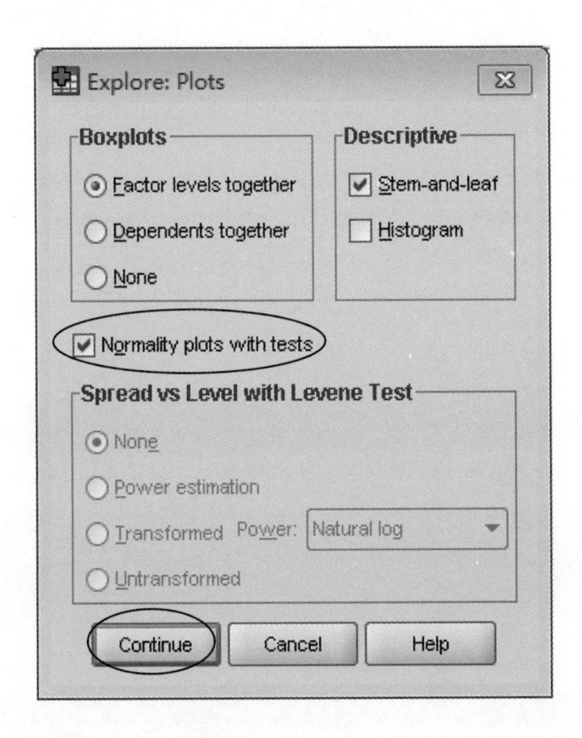

【结果显示】

①正态性检验结果：各变量的 P 值均小于 0.05，不服从正态分布。

Tests of Normality

	Kolmogorov–Smirnova			Shapiro–Wilk		
	Statistic	df	Sig.	Statistic	df	Sig.
年龄	.253	30	.000	.909	30	.014
工龄	.163	30	.040	.918	30	.024

a. Lilliefors Significance Correction

②年龄、工龄的描述性统计：因为资料呈偏态分布，描述性统计使用最小值、最大值，均数使用中位数、四分位间距表示。

Descriptives

			Statistic	Std. Error
年龄	Mean		34.37	1.690
	95% Confidence Interval for Mean	Lower Bound	30.91	
		Upper Bound	37.82	
	5% Trimmed Mean		34.30	
	Median		38.00	
	Variance		85.689	
	Std. Deviation		9.257	
	Minimum		20	
	Maximum		50	
	Range		30	
	Interquartile Range		15	
	Skewness		−.204	.427
	Kurtosis		−1.153	.833
工龄	Mean		12.43	1.638
	95% Confidence Interval for Mean	Lower Bound	9.08	
		Upper Bound	15.78	
	5% Trimmed Mean		12.02	
	Median		13.00	
	Variance		80.461	
	Std. Deviation		8.970	
	Minimum		1	
	Maximum		32	
	Range		31	
	Interquartile Range		13	
	Skewness		.575	.427
	Kurtosis		−.393	.833

（2）A 组、B 组基本资料差异性统计。

分类资料“性别”“职业”的差异性比较。

【统计步骤】

①选择菜单“Analyze”—“Descriptive Statistics”—“Crosstabs”。

②将变量“组别”选入 Row 中，将变量“性别”“职业”选入 Column 中。

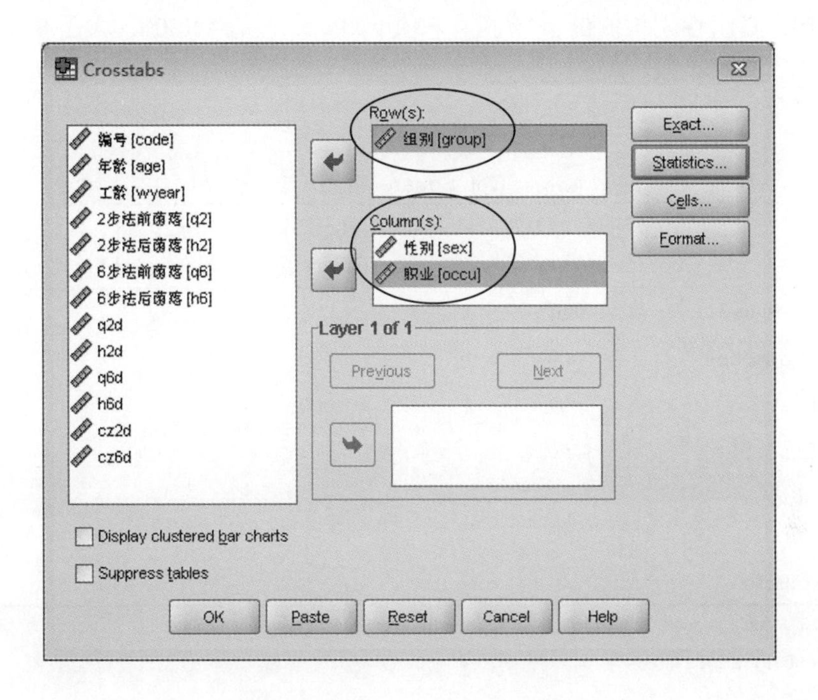

③点击主窗口“Statistics”按钮，进入“Statistics”窗口，勾选左上方“Chi-square”，点击“Continue”回到主窗口，点击“OK”。

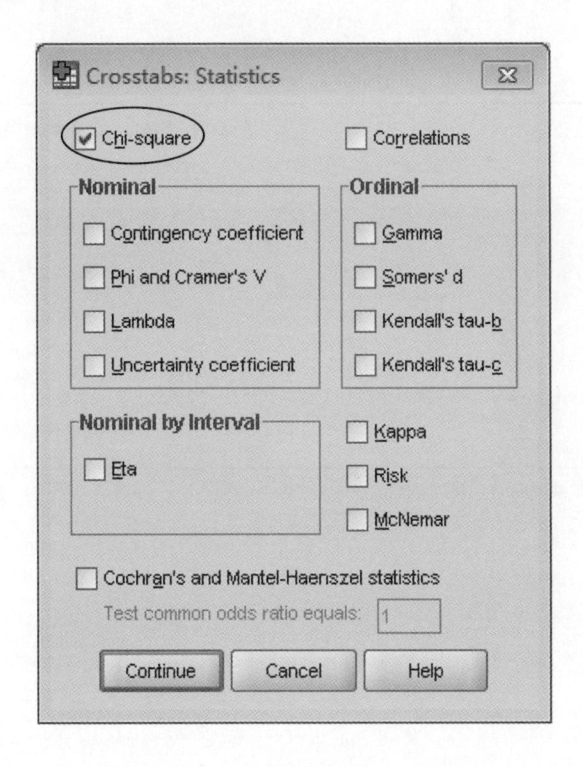

【结果显示】

① A 组、B 组性别构成的 χ^2 检验。χ^2 值 =0.000，P 值 =1.000，大于 0.05，差异无统计学意义。

Chi-Square Tests

	Value	df	Asymp. Sig.（2-sided）	Exact Sig.（2-sided）	Exact Sig.（1-sided）
Pearson Chi-Square	.000[a]	1	1.000		
Continuity Correction[b]	.000	1	1.000		
Likelihood Ratio	.000	1	1.000		
Fisher’s Exact Test				1.000	.642
Linear-by-Linear Association	.000	1	1.000		
N of Valid Casesb	30				

a. 0 cells（.0%）have expected count less than 5. The minimum expected count is 7.00.

b. Computed only for a 2 × 2 table

② A 组、B 组职业构成的 χ^2 检验。χ^2 值 =0.133，P 值 =0.715，大于 0.05，差异无统计学意义。

Chi-Square Tests

	Value	df	Asymp. Sig.（2-sided）	Exact Sig.（2-sided）	Exact Sig.（1-sided）
Pearson Chi-Square	.133[a]	1	.715		
Continuity Correction[b]	.000	1	1.000		
Likelihood Ratio	.133	1	.715		
Fisher’s Exact Test				1.000	.500
Linear-by-Linear Association	.129	1	.720		
N of Valid Casesb	30				

a. 0 cells（.0%）have expected count less than 5. The minimum expected count is 7.50.

b. Computed only for a 2 × 2 table

“年龄”“工龄”的组间比较，采用两独立样本的秩和检验。

【统计步骤】

①选择菜单“Analyze”—“Nonparametric Tests”—“2 Independent Samples Tests”。

②将变量“年龄、工龄”选入 Test Variables 中，将“组别 group”选入 Grouping Variable 中。点击“Define Groups”。

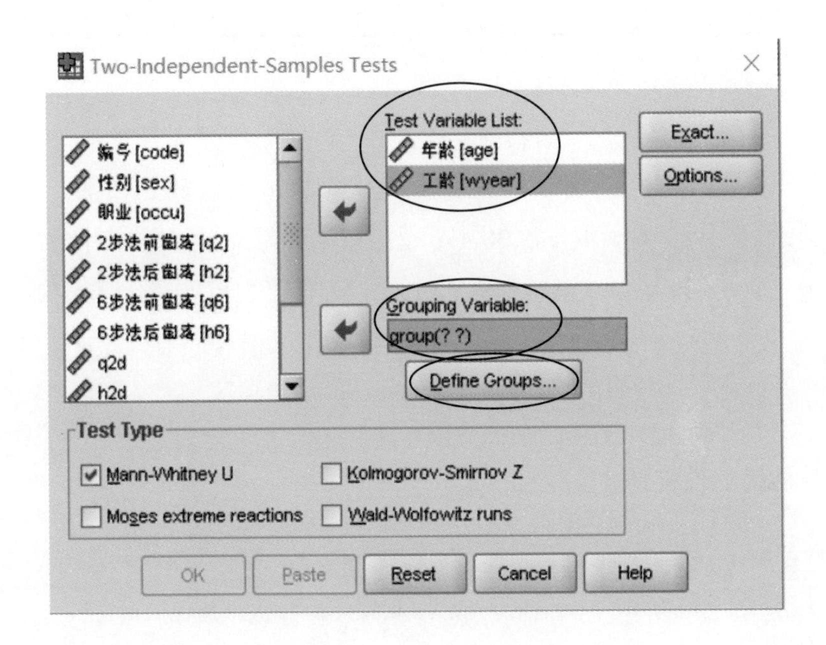

③进入“Define Groups”窗口，将组别的变量值“1”和“2”分别输入 Group 1 及 Group 2。点击“Continue”，回到主窗口，点击“OK”。

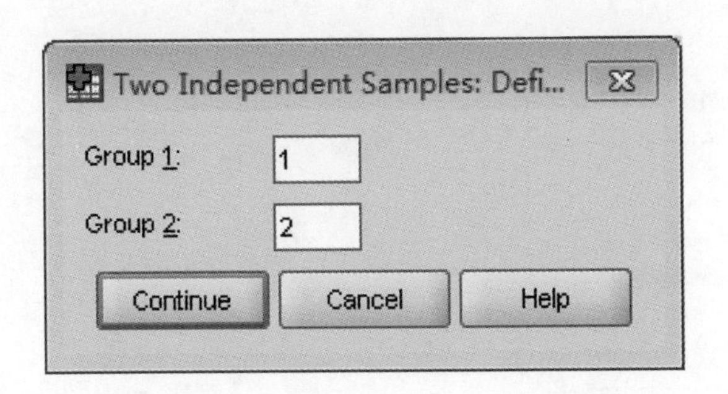

【结果显示】

①独立样本非参数检验结果：两组间年龄比较的 P 值 =0.950，工龄比较的 P 值 =0.917，均大于 0.05，即两组间年龄、工龄差异无统计学意义。

Test Statistics[b]

	年龄	工龄
Mann–Whitney U	111.000	110.000
Wilcoxon W	231.000	230.000
Z	–.063	–.104
Asymp. Sig. （2–tailed）	.950	.917
Exact Sig. [2*（1–tailed Sig.）]	.967[a]	.935[a]

a. Not corrected for ties.

b. Grouping Variable：组别

【结果表述】30 名受试者中，男性 14 名，女性 16 名；医生 15 名，护士 15 名；受试者年龄为 20 ～ 50 岁，中位数 38 岁；受试者工龄为 1 ～ 32 年，中位数 13 年，两组患者性别、职业、年龄及工龄等资料比较，差异均无统计学意义（均 $P > 0.05$）。

（3）手消毒前后菌落数统计。经正态性检验，消毒前后的菌落数对数值及其差值，均为偏态分布资料，因此使用中位数、四分位数表示均值。

菌落数的描述性统计：

【统计步骤】

①选择菜单“Analyze”—“Descriptive Statistics”—“Frequencies”。

②将菌落数相关变量选入 Variable 中，勾选下方“Display frequency tables”。

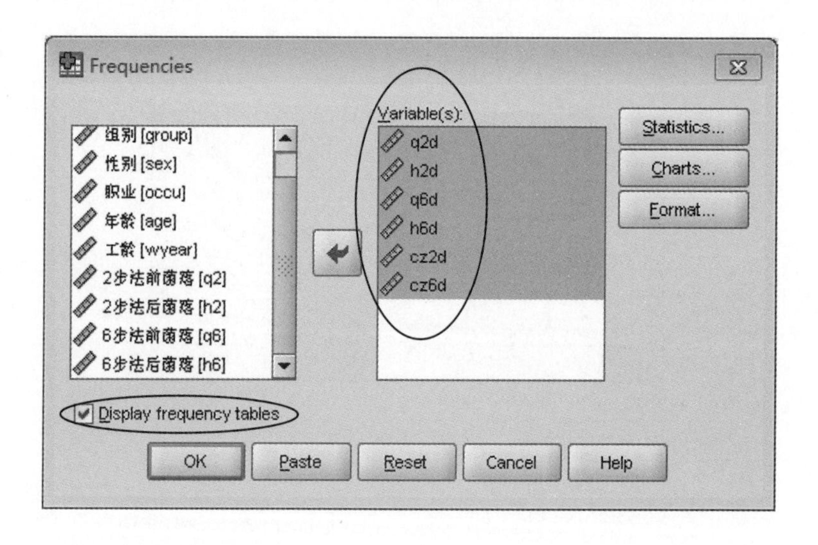

③点击主窗口右侧“Statistics”，进入 Statistics 界面，勾选左上部分的“Quartiles”选项，点击“Continue”。

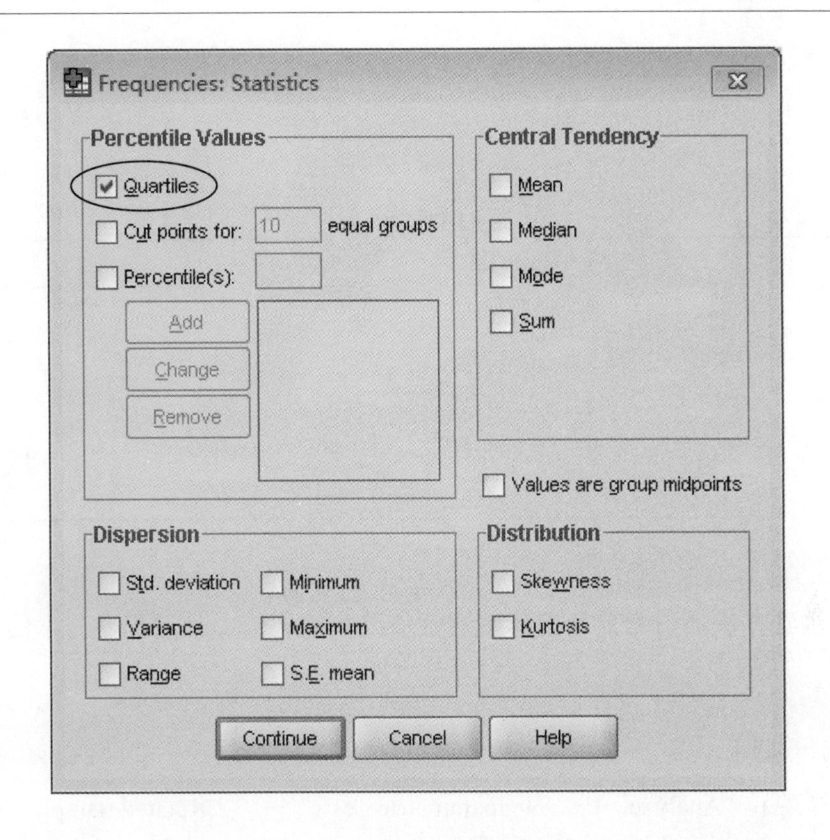

④回到主窗口，“Display frequency tables”取消对勾。点击“OK”。

如勾选”Display frequency tables（展示频数表）”，每个变量会生成一个频数表，六个变量会有六个统计表，统计结果会很长。此处我们只需要得到四分位数的值，不需要展示频数表，因此取消对勾，能更醒目的看到想要的统计结果。

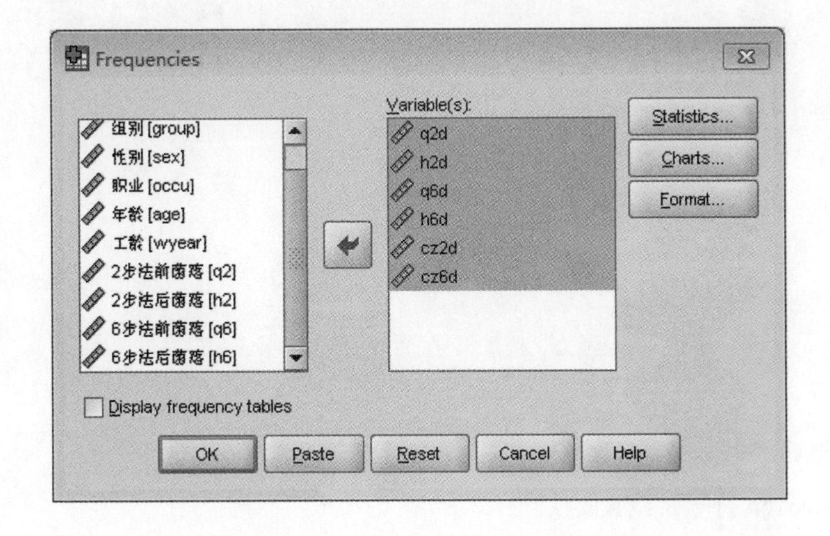

【结果显示】

①菌落数对数值的四分位数：

Statistics

		q2d	h2d	q6d	h6d	cz2d	cz6d
N	Valid	30	27	30	29	27	29
	Missing	0	3	0	1	3	1
Percentiles	25	2.1469	.4771	2.0846	.0000	1.6532	1.6136
	50	2.3892	.4771	2.2810	.0000	1.9120	2.1271
	75	2.3892	.4771	2.2810	.6021	1.9120	2.2810

两种消毒方法的消毒前后菌落数对数值差异性比较，使用配对样本的 wilkson 秩和检验。

【统计步骤】

①选择菜单“Analyze”—“Nonparametric Tests”—“2 Related Samples”。

②将 2 步法消毒前菌落数对数值、2 步法消毒后菌落数对数值选入 Test Pairs 中，点击“OK”。

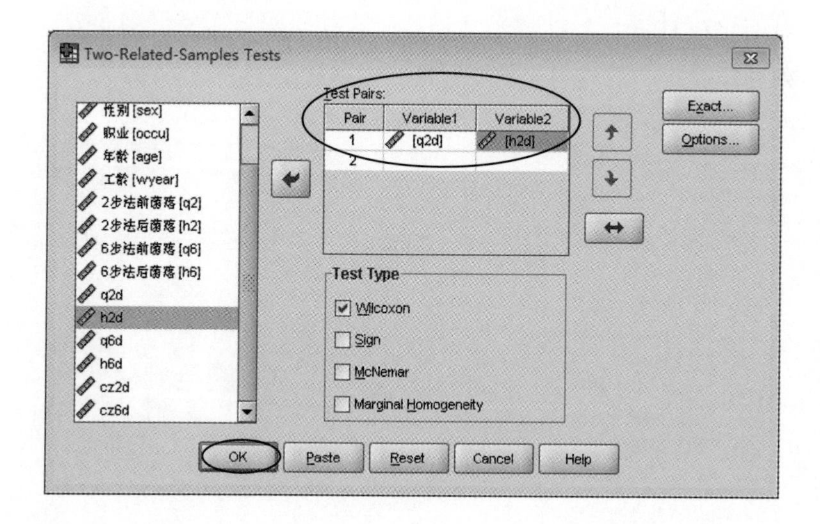

【结果显示】

① Wilcoxon 符号秩检验的秩次：

Ranks

		N	Mean Rank	Sum of Ranks
h2d – q2d	Negative Ranks	27[a]	14.00	378.00
	Positive Ranks	0[b]	.00	.00
	Ties	0[c]		
	Total	27		

a. h2d ＜ q2d

b. h2d ＞ q2d

c. h2d = q2d

②检验统计结果：Z 值 =–4.602，P=0.000，小于 0.05，说明 2 步法消毒前、后菌落数的差异有统计学意义。

Test Statistics[b]

	h2d – q2d
Z	–4.602[a]
Asymp. Sig.（2–tailed）	.000

a. Based on positive ranks.

b. Wilcoxon Signed Ranks Test

同理，统计六步法的消毒前、后差异比较，以及两步法菌落对数差值与六步法菌落对数值差值比较。

【结果表述】两种方法消毒后的菌落对数值均小于消毒前，前后比较差异均有统计学意义（P ＜ 0.001），详见表 1。六步法杀灭菌落对数值大于两步法，但差异无统计学意义（P ＞ 0.05），详见表 2。

表 1　两种手卫生方法的消毒效果 [M，（P25，P75）]

消毒方法	消毒前菌落数对数值	消毒后菌落数对数值	Z	P
两步法	2.39（2.14，2.39）	0.47（0.47，0.47）	–4.602	＜ 0.001
六步法	2.28（2.08，2.28）	0（0，0.60）	–4.734	＜ 0.001

表 2　两种手卫生方法消毒效果的比较 [M，（P25，P75）]

消毒方法	杀灭对数值	Z	P
两步法	1.91（1.65，1.91）	–2.603	0.059
六步法	2.13（1.61，2.28）		

【知识加油站】R×C 表卡方检验应用条件

R×C 表的卡方检验，需要满足格子中理论数不能小于 1，且理论数 1 ≤ T ＜ 5 的格子数不能超过总格子数的 1/5。如不符合上述条件，可以通过增加样本量、删除理论频数太小的行或列，合并相邻的行或列来实现。

二、COPD 急性加重期实施主动呼吸循环技术联合体位引流干预的可行性研究

（一）选题设计

研究方法选用交叉试验，将研究对象随机分配为 A、B 两组，分别接受主动呼吸循环技术联合体位引流干预和常规护理干预，随机法确定每组干预方法的先后顺序，中间设置洗脱期 1 天，统一收集干预前后的观察指标，包括排痰量、SpO_2 值、心率、呼吸困难 VAS 评分值。

（二）研究对象

某病房符合急性加重期 COPD 患者（AECOPD）诊断标准的患者。所有入选患者按入院顺序编号，再按照“不平衡指数最小分配原则”将其随机分为 A 组或 B 组，两组数量一致。

（三）资料收集

制定统一的调查表，收集患者基本信息（组别、性别、年龄、BMI、病程、排痰量等），统一的标准收集观察指标，1 小时排痰量，干预前后的 SpO_2、呼吸困难 VAS 评分变化值。

（四）资料分析与统计

统计思路：描述性统计研究对象总体的性别、年龄、BMI、病程、排痰量的分布情况，计数资料使用数值表示，计量资料使用均数、标准差或中位数、四分位数表示。对 A、B 两组的基本资料进行比较，性别为计数资料，使用卡方检验。其他变量为计量资料，如符合正态分布，使用 t 检验；如不符合正态分布，使用秩和检验。A、B 两组间的基本资料若无统计学差异，下一步统计每种干预措施实施前、后的观察指标数值变化，统计两种干预措施变化值之间是否存在统计学差异，变量值都是计量资料，使用 t 检验或秩和检验进行差异性分析。

1. 数据录入　调查表数据录入 SPSS，每位患者赋一个编码序号，每行数据包括患者编号（唯一码）、组别（二分类变量，A 组 =1，B 组 =2）、性别（二分类变量，

男 =1，女 =2）；年龄、BMI、病程、排痰量，这些均属于数值变量；新干预措施前 SpO_2，呼吸困难 VAS 评分值，新干预措施后 SpO_2，呼吸困难 VAS 评分值，1 小时排痰量，常规干预措施前 SpO_2，呼吸困难 VAS 评分值，常规干预措施后 1 小时排痰量，SpO_2，呼吸困难 VAS 评分值。上述干预措施前后的变量均为数值变量。

	code	group	sex	age	BMI	disyear	dayspu	xqSpO2	xhSpO2	xqVAS	xhVAS	xhspu24	cqSpO2	chSpO2	cqVAS	chVAS	chspu24
1	1	1	1	72	29	25	62	92	95	8.0	9.0	40	92	94	8.0	8.5	35
2	2	1	1	70	29	24	54	94	98	7.0	8.0	48	94	96	7.0	8.0	40
3	3	1	1	68	28	16	58	89	95	6.0	7.0	52	89	91	6.0	8.0	37
4	4	1	1	67	27	17	80	84	87	5.0	6.0	55	84	86	5.0	5.5	40
5	5	1	1	65	26	15	84	97	100	8.0	9.0	58	97	99	8.0	9.0	43
6	6	1	1	66	23	4	29	94	97	7.0	8.0	45	94	96	7.0	9.0	45
7	7	1	1	62	24	8	59	93	96	9.0	10.0	40	93	95	9.0	9.5	45
8	8	1	1	60	22	16	49	89	92	5.5	6.5	68	89	91	5.5	6.0	53
9	9	1	1	59	21	3	58	87	90	6.5	7.5	60	87	90	6.5	7.0	45
10	10	1	1	57	21	2	67	84	89	8.0	9.0	69	84	87	8.0	8.5	54
11	11	1	2	55	21	20	58	89	92	7.0	8.0	60	89	92	7.0	7.5	45
12	12	1	2	53	20	16	73	84	90	6.5	7.5	60	84	87	6.5	7.0	45
13	13	1	2	50	20	16	58	97	100	5.0	6.0	84	97	100	5.0	7.0	69
14	14	1	2	48	19	16	58	94	97	8.0	9.0	87	94	97	8.0	8.5	52
15	15	1	2	45	19	24	76	93	96	7.0	8.0	80	93	96	7.0	8.0	65
16	16	1	2	43	18	22	52	89	92	9.0	10.0	89	89	92	9.0	10.0	44

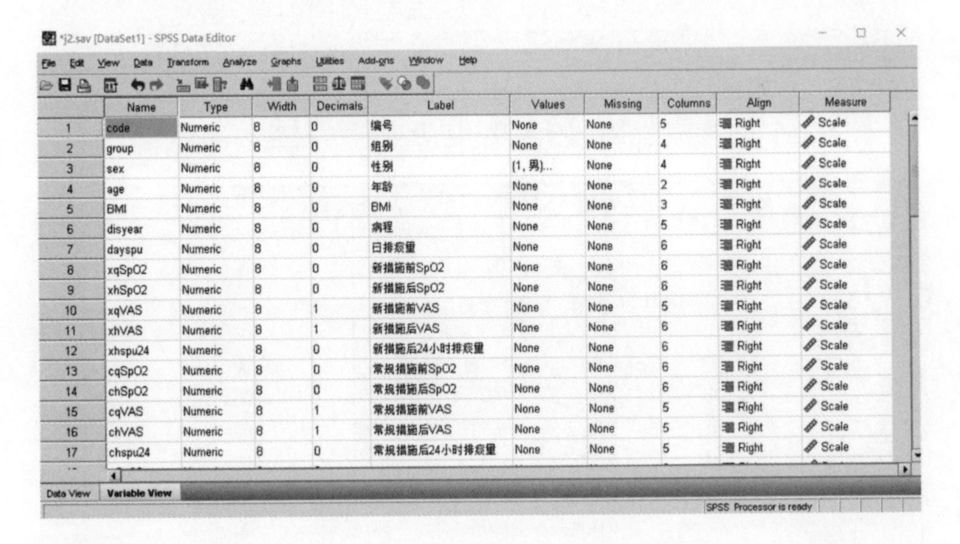

	Name	Type	Width	Decimals	Label	Values	Missing	Columns	Align	Measure
1	code	Numeric	8	0	编号	None	None	5	Right	Scale
2	group	Numeric	8	0	组别	None	None	4	Right	Scale
3	sex	Numeric	8	0	性别	{1, 男}...	None	4	Right	Scale
4	age	Numeric	8	0	年龄	None	None	2	Right	Scale
5	BMI	Numeric	8	0	BMI	None	None	3	Right	Scale
6	disyear	Numeric	8	0	病程	None	None	5	Right	Scale
7	dayspu	Numeric	8	0	日排痰量	None	None	6	Right	Scale
8	xqSpO2	Numeric	8	0	新措施前SpO2	None	None	6	Right	Scale
9	xhSpO2	Numeric	8	0	新措施后SpO2	None	None	6	Right	Scale
10	xqVAS	Numeric	8	1	新措施前VAS	None	None	5	Right	Scale
11	xhVAS	Numeric	8	1	新措施后VAS	None	None	6	Right	Scale
12	xhspu24	Numeric	8	0	新措施后24小时排痰量	None	None	6	Right	Scale
13	cqSpO2	Numeric	8	0	常规措施前SpO2	None	None	6	Right	Scale
14	chSpO2	Numeric	8	0	常规措施后SpO2	None	None	6	Right	Scale
15	cqVAS	Numeric	8	1	常规措施前VAS	None	None	5	Right	Scale
16	chVAS	Numeric	8	1	常规措施后VAS	None	None	5	Right	Scale
17	chspu24	Numeric	8	0	常规措施后24小时排痰量	None	None	5	Right	Scale

2. 数据整理　计算血氧饱和度，VAS 评分的干预前后差值，并生成新变量。

①选择菜单“Transform”—“Compute Variable”。

②在 Target Variable 中，输入新变量的名称，此处计算的是新措施干预前后的血氧饱和度差值，取名为 $xSpO_2cz$；在 Numeric Expression 中，选入变量“新措施后 SpO_2”，再选入运算符“–”，最后选入变量“新措施前 SpO_2”。公式输入后点击“OK”。

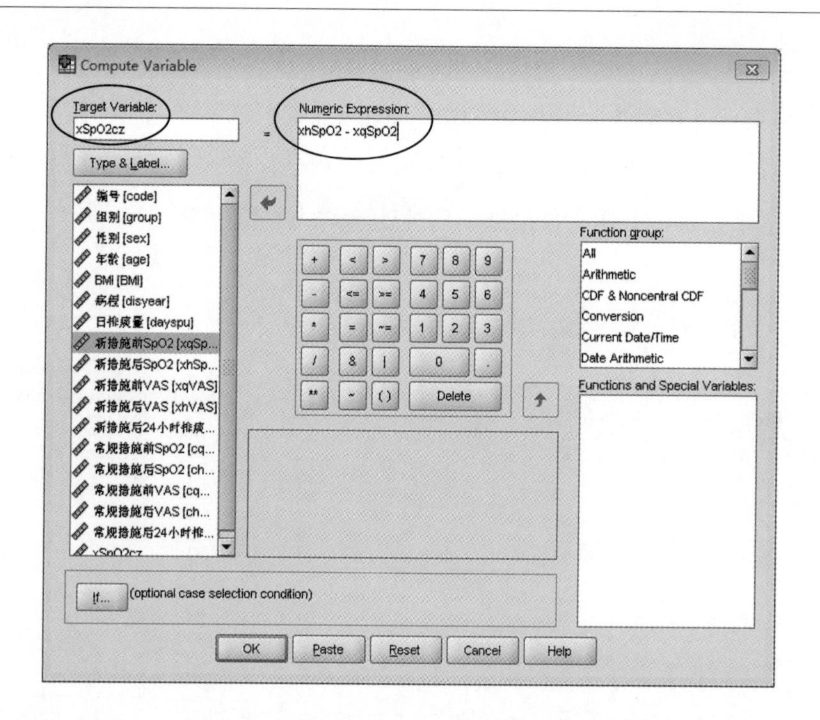

③回到数据视图，可以看到最右侧生成的新的变量"$xSpO_2cz$"。

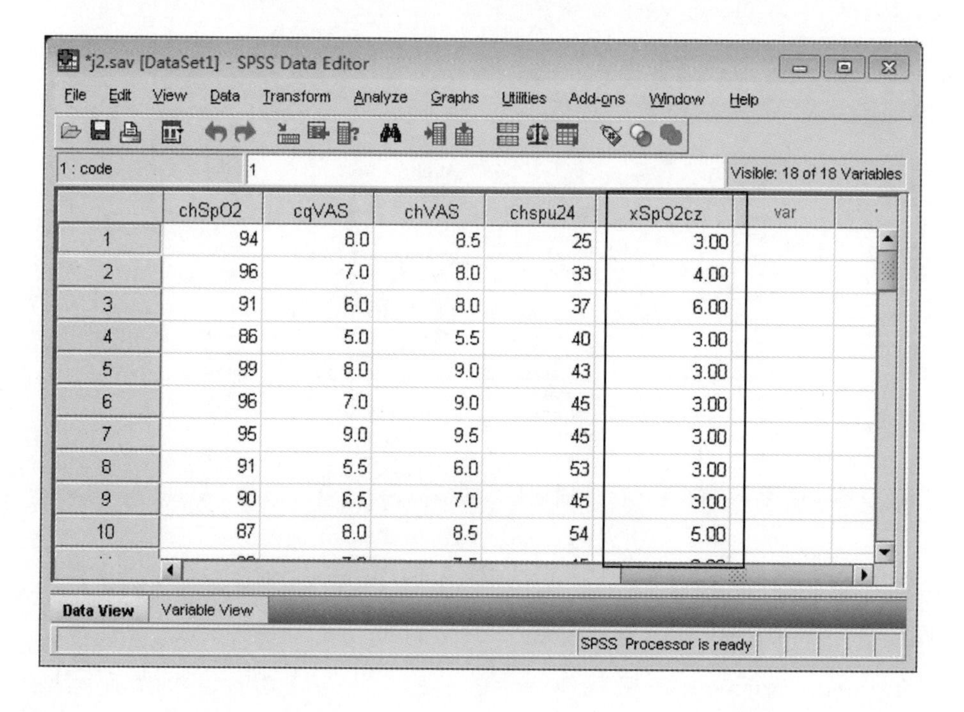

	chSpO2	cqVAS	chVAS	chspu24	xSpO2cz	var
1	94	8.0	8.5	25	3.00	
2	96	7.0	8.0	33	4.00	
3	91	6.0	8.0	37	6.00	
4	86	5.0	5.5	40	3.00	
5	99	8.0	9.0	43	3.00	
6	96	7.0	9.0	45	3.00	
7	95	9.0	9.5	45	3.00	
8	91	5.5	6.0	53	3.00	
9	90	6.5	7.0	45	3.00	
10	87	8.0	8.5	54	5.00	

④依次计算生成其他的变量，新措施前后 VAS 差值，常规措施前后 SpO_2 差值，常规措施前后 VAS 差值。

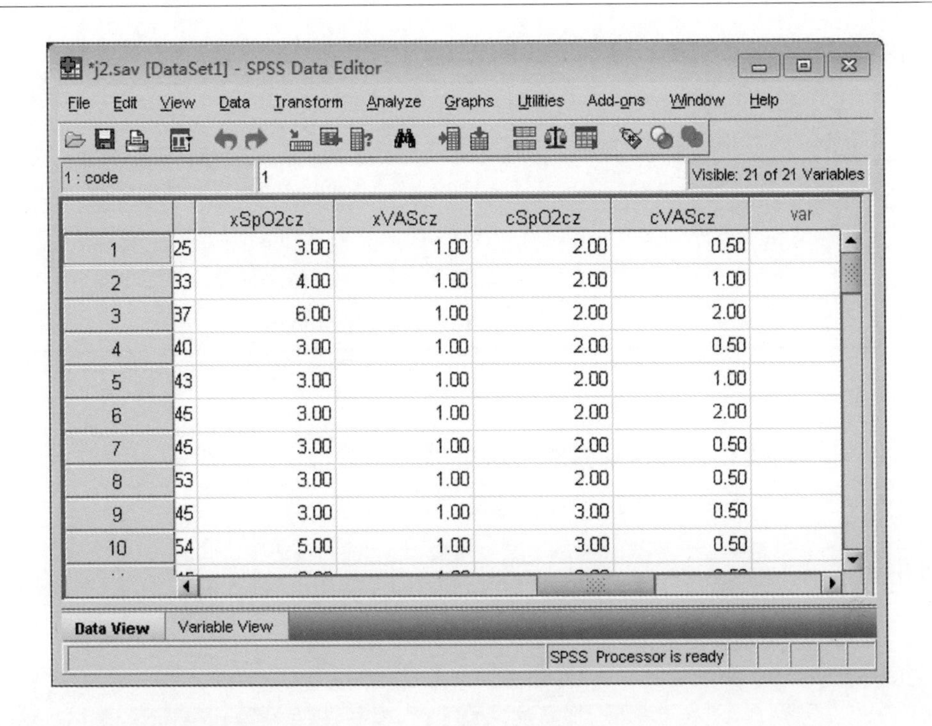

3. 数据统计及结果展示

（1）基本资料描述性统计。

分类资料“性别”的描述性统计：

【统计步骤】

①选择菜单“Analyze”—“Descriptive Statistics”—“Frequencies”。

②将变量“性别”选入 Variable 中，勾选下方“Display frequency tables”，点击“OK”。

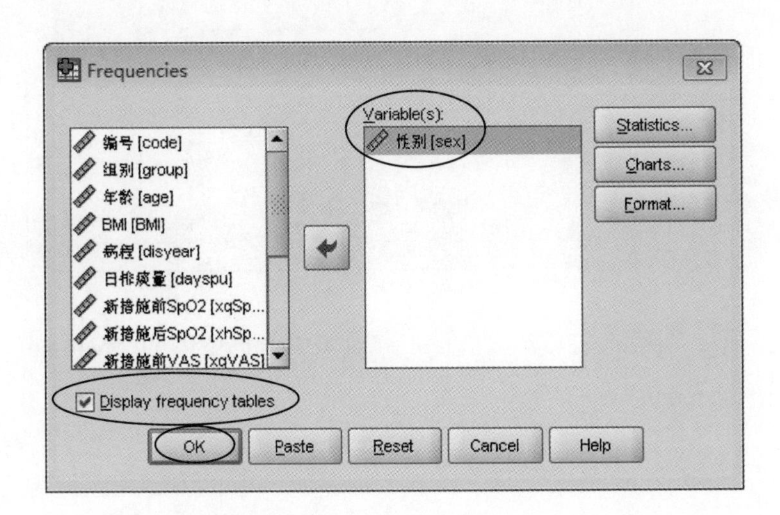

【结果展示】研究对象“性别”的构成比：

性别

		Frequency	Percent	Valid Percent	Cumulative Percent
Valid	男	19	59.4	59.4	59.4
	女	13	40.6	40.6	100.0
	Total	32	100.0	100.0	

年龄、BMI、病程、日排痰量均为计量资料，进行正态性检验：

【统计步骤】

①选择菜单“Analyze”—“Descriptive Statistics”—“Explore”。

②将变量“年龄”“BMI”“病程”“日排痰量”选入 Dependent List 中。

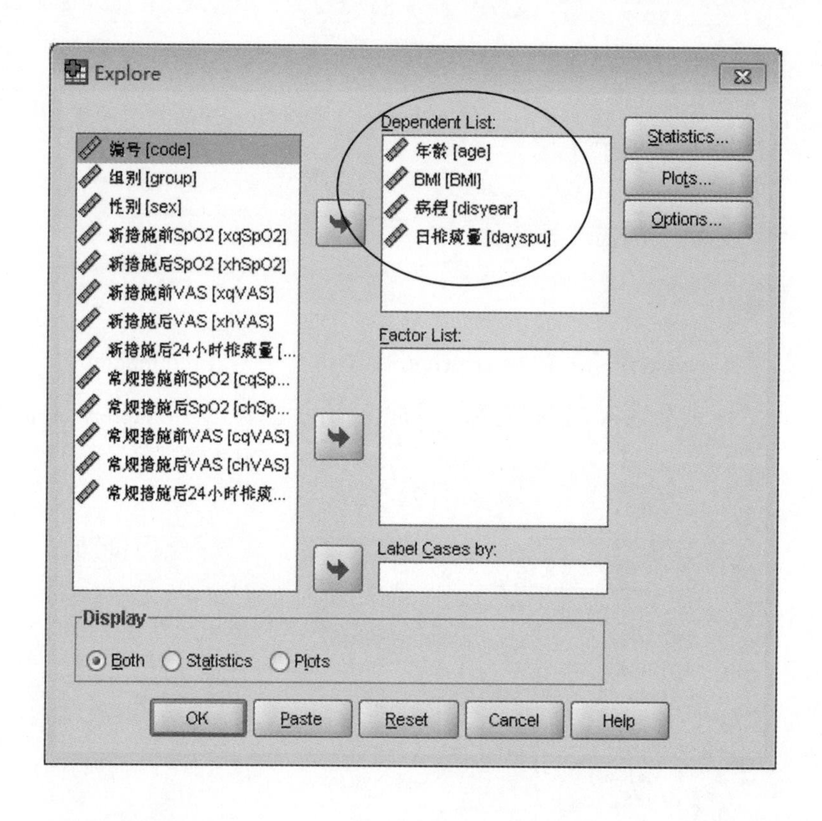

③点击主窗口右侧的“Plots”，在 plots 窗口中勾选中间的“Normality plots with tests”，点击“Continue”。

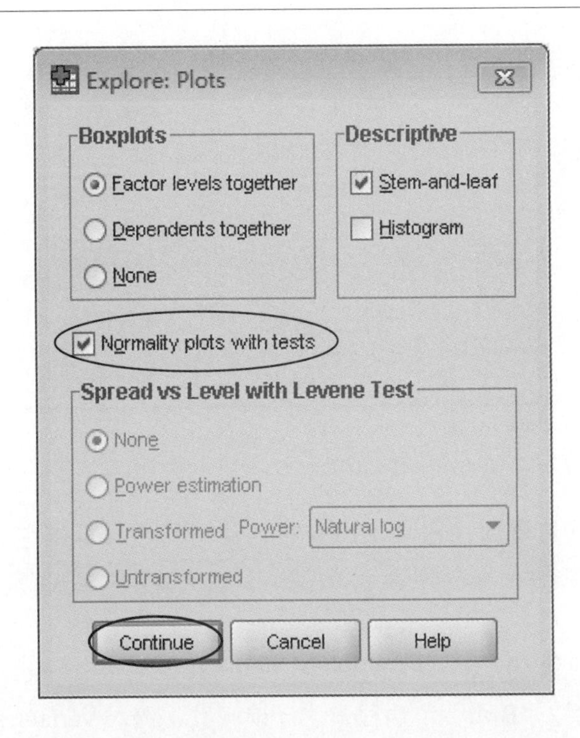

④回到主窗口，下方 Display 处选择“Plots”。点击“OK”。

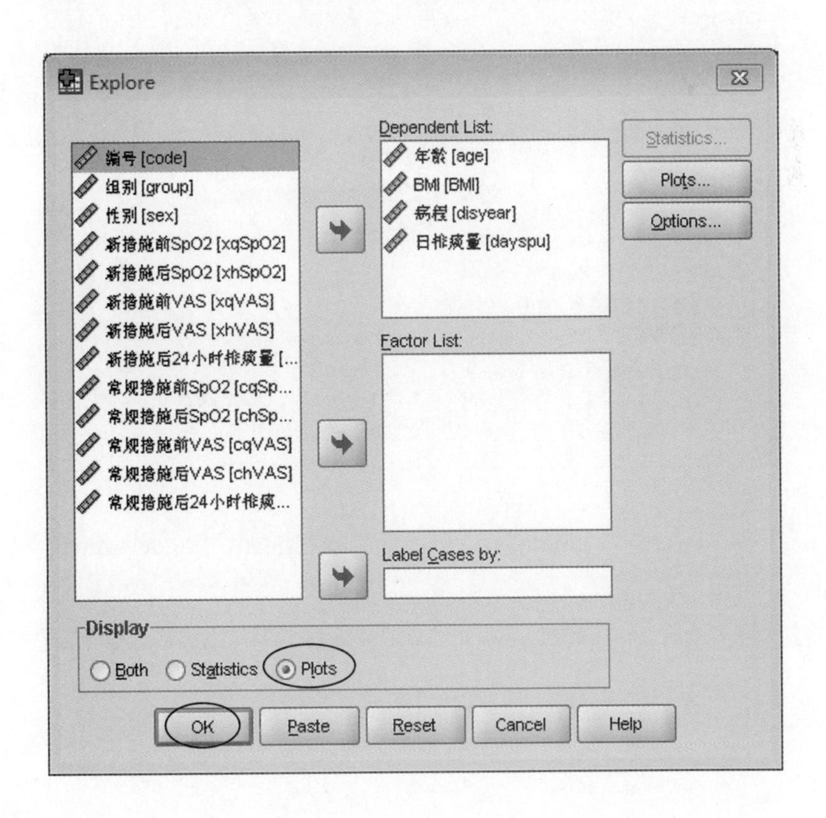

【结果展示】正态性检验结果：各变量的 P 值均大于 0.05，服从正态分布。

Tests of Normality

	Kolmogorov-Smirnova			Shapiro-Wilk		
	Statistic	df	Sig.	Statistic	df	Sig.
年龄	.134	32	.151	.937	32	.062
BMI	.176	32	.053	.905	32	.058
病程	.181	32	.079	.920	32	.071
日排痰量	.192	32	.084	.922	32	.053

a. Lilliefors Significance Correction

基本资料中的计量资料均服从正态分布，使用均数和标准差来进行统计描述。

【统计步骤】

①选择菜单“Analyze”—“Descriptive Statistics”—“Descriptives”。

②将变量“年龄”“BMI”“病程”“日排痰量”选入 Variables 中。

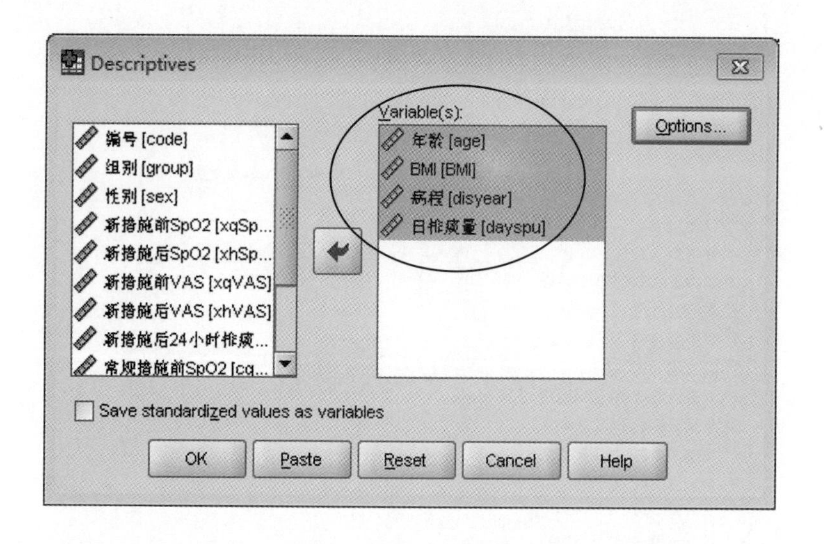

③点击主窗口右侧“Options”，依次勾选“Mean、Std.deviation、Minimum、Maximum”，点击“Continue”。

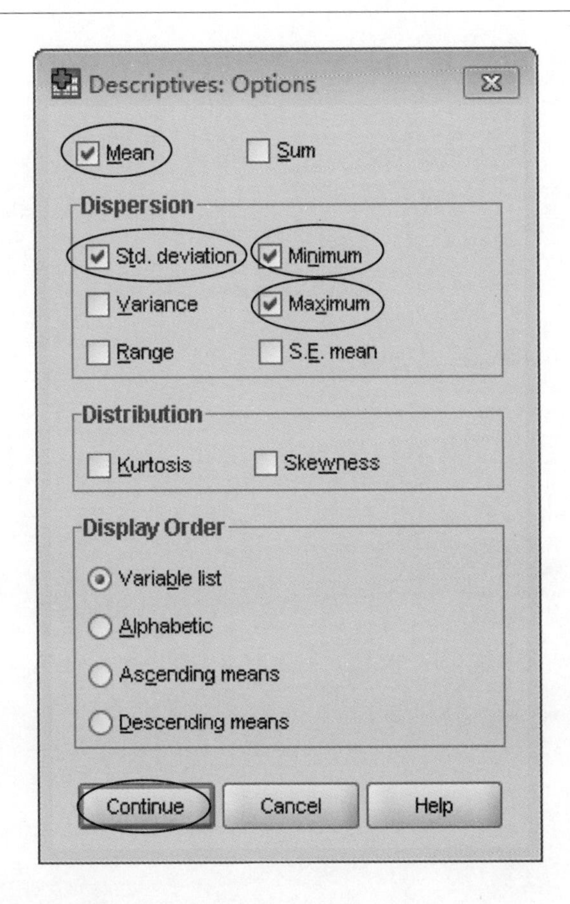

④回到主窗口，点击 OK。

【结果展示】描述性统计结果，含样本量、最小值、最大值、均数、标准差。

Descriptive Statistics

	N	Minimum	Maximum	Mean	Std. Deviation
年龄	32	43	72	59.59	8.908
BMI	32	17	29	22.34	3.615
病程	32	2	25	15.03	6.921
日排痰量	32	29	93	61.31	13.653
Valid N（listwise）	32				

（2）A 组、B 组间基本资料的差异性统计。

分类资料“性别”的差异性比较。

【统计步骤】

①选择菜单“Analyze”—“Descriptive Statistics”—“Crosstabs”。

②将变量“组别”选入 Row 中，将变量“性别”选入 Column 中。

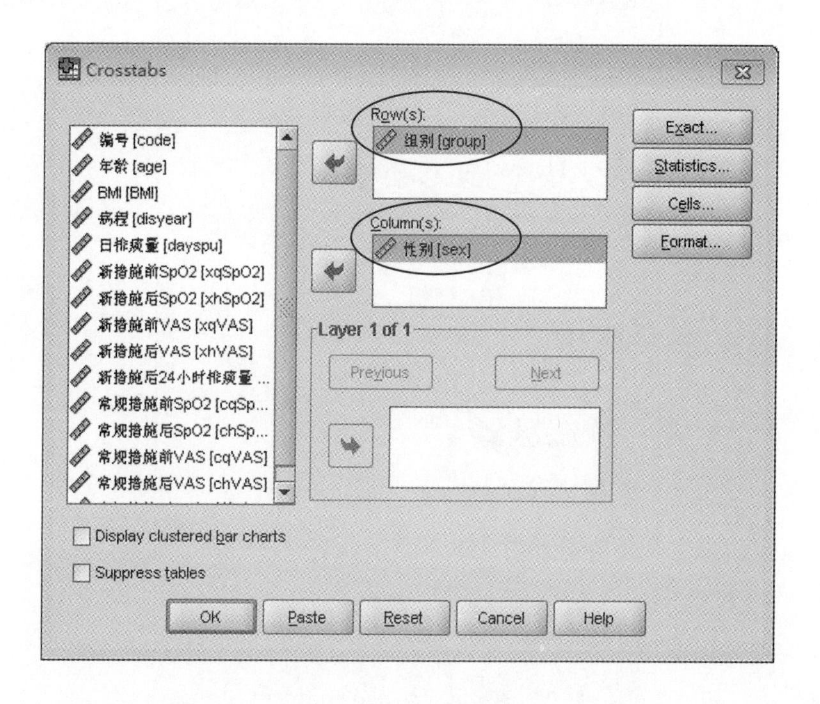

③点击主窗口“Statistics”按钮，进入“Statistics”窗口，勾选左上方“Chi-square”，点击“Continue”回到主窗口，点击“OK”。

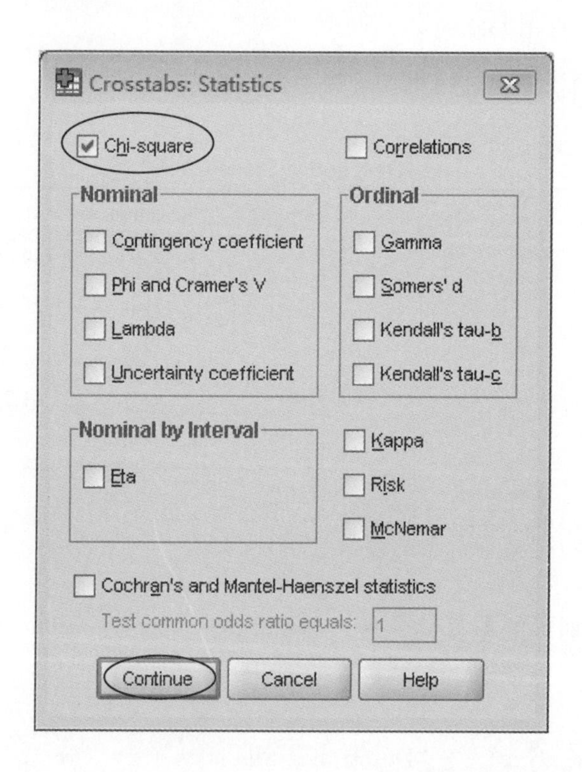

【结果展示】A 组、B 组性别构成的 χ^2 检验。χ^2 值 =0.130，P 值 =0.719，$P > 0.05$，差异无统计学意义。

Chi-Square Tests

	Value	df	Asymp. Sig. (2-sided)	Exact Sig. (2-sided)	Exact Sig. (1-sided)
Pearson Chi-Square	.130[a]	1	.719		
Continuity Correction[b]	.000	1	1.000		
Likelihood Ratio	.130	1	.719		
Fisher's Exact Test				1.000	.500
Linear-by-Linear Association	.126	1	.723		
N of Valid Casesb	32				

a. 0 cells (.0%) have expected count less than 5. The minimum expected count is 6.50.

b. Computed only for a 2 × 2 table

计量资料，包括“年龄、BMI、病程、日排痰量”的差异性比较，使用两独立样本 *t* 检验。

【统计步骤】

①选择菜单“Analyze”—“Compare Means”—“Independent-Samples T Test”。

②将变量“年龄、BMI、病程、日排痰量”选入 Test Variables 中，将“组别 group”选入 Grouping Variable 中。点击“Define Groups”。

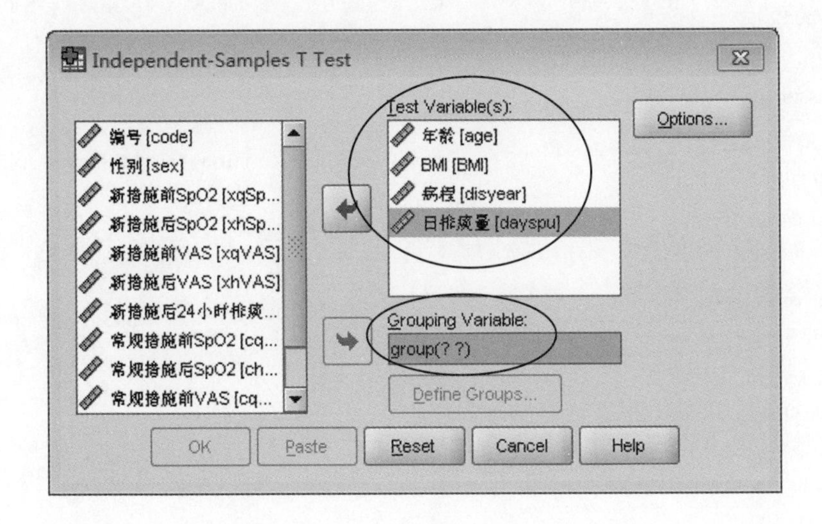

③进入“Define Groups”窗口，将组别的变量值 “1” 和 “2” 分别输入 Group 1

及 Group 2。回到主窗口，点击“OK”。

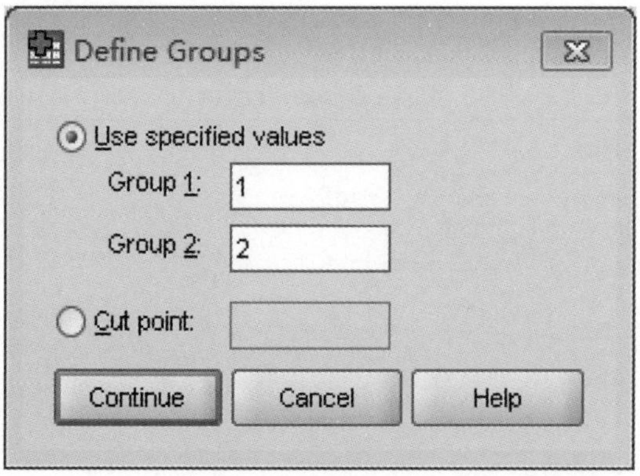

Define Groups
Use specified values
Group 1: 1
Group 2: 2
Cut point:
Continue Cancel Help

【结果展示】独立样本 T 检验结果：四个变量方差齐性检验 P 均大于 0.05，符合方差齐性。T 检验结果查看每个变量首行的值，P 均大于 0.05，即两组间的年龄、BMI、病程、日排痰量差异均无统计学意义。

Independent Samples Test

		Levene's Test for Equality of Variances		t-test for Equality of Means						
									95% Confidence Interval of the Difference	
		F	Sig.	*t*	df	Sig.(2-tailed)	Mean Difference	Std. Error Difference	Lower	Upper
年龄	Equal variances assumed	.000	.989	-.530	30	.600	-1.688	3.187	-8.195	4.820
	Equal variances not assumed			-.530	29.991	.600	-1.688	3.187	-8.195	4.820
BMI	Equal variances assumed	.448	.509	.927	30	.361	1.188	1.281	-1.429	3.804
	Equal variances not assumed			.927	29.850	.361	1.188	1.281	-1.430	3.805
病程	Equal variances assumed	.082	.777	.176	30	.861	.438	2.486	-4.640	5.515
	Equal variances not assumed			.176	29.609	.862	.438	2.486	-4.643	5.518
日排痰量	Equal variances assumed	.043	.837	-.153	30	.879	-.750	4.905	-10.768	9.268
	Equal variances not assumed			-.153	29.787	.880	-.750	4.905	-10.771	9.271

【结果表述】共纳入 32 例患者，男 19 例，女 13 例，平均年龄（59.6 ± 8.9）岁，体质指数（BMI）为（22.3 ± 3.6）kg / m。、病程（15.0 ± 6.9）年，日排痰量（61.3 ± 13.7）mL，A 组、B 组的基本资料差异无统计学意义（$P > 0.05$）。

（3）观察指标的描述性统计及差异性检验。同上，首先对干预后 24 小时排痰量、干预前后 SpO_2 变化值、干预前后 VAS 变化值进行正态性检验，经过检验这些数据均符合正态性分布。因为每位研究对象均接受了两种干预措施，因此统计方法选择配对样本 T 检验。

干预后 24 小时排痰量的配对样本 *t* 检验。

【统计步骤】

①选择菜单“Analyze”—“Compare Means”—“Paired Samples T Test”。

②将新措施后 24 小时排痰量、常规措施后 24 小时排痰量选入 Paried Variables 中，点击“OK”。

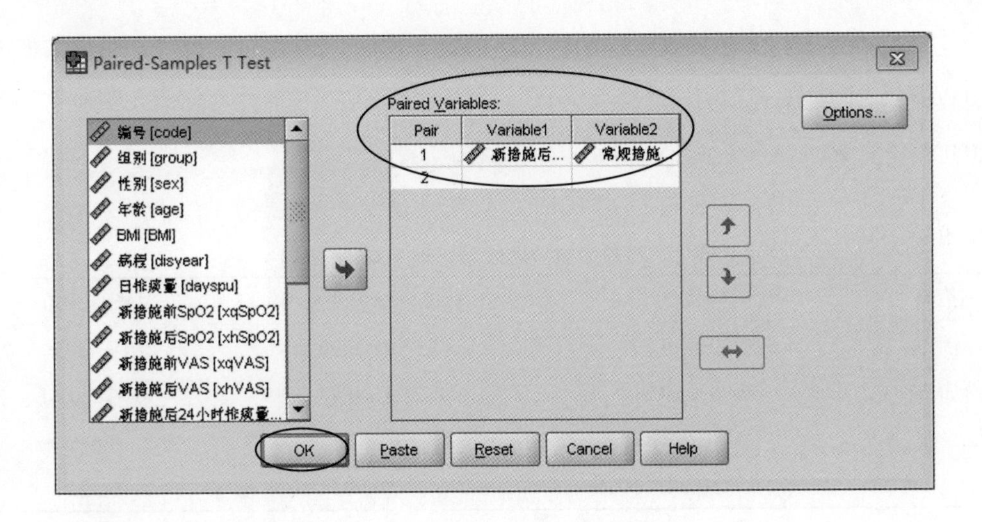

【结果展示】

①配对样本统计描述：均值、样本量、标准差、标准误：

Paired Samples Statistics

		Mean	*N*	Std. Deviation	Std. Error Mean
Pair 1	新措施后 24 小时排痰量	63.22	32	14.851	2.625
	常规措施后 24 小时排痰量	46.94	32	10.509	1.858

②配对样本 T 检验结果：t 值 =10.218，P 值 =0.000，差异有统计学意义。说明新措施干预后 24 小时排痰量显著高于常规措施。

Paired Samples Test

	Paired Differences							
				95% Confidence Interval of the Difference				
	Mean	Std. Deviation	Std. Error Mean	Lower	Upper	t	df	Sig.（2-tailed）
Pair 1 新措施后 24 小时排痰量 – 常规措施后 24 小时排痰量	16.281	9.013	1.593	13.032	19.531	10.218	31	.000

同上，进行 SpO_2 变化值、VAS 变化值的配对样本 t 检验，在此不赘述统计步骤及结果。

【结果表述】与常规护理干预比较，新措施干预后，24 小时的排痰量明显增加（$P < 0.001$），SpO_2 明显改善（$P < 0.001$），而呼吸困难 VAS 评分变化值无明显差异（$P > 0.05$），见表 1。

表 1　两种措施护理效果比较（均数 ±S）

措施	24 小时排痰量（ml）	SpO_2（%）变化值	VAS 变化值
新措施	63.22 ± 14.85	3.59 ± 0.98	1 ± 0.03
常规措施	46.94 ± 10.51	2.34 ± 0.48	0.95 ± 0.41
t 值	10.218	6.752	0.649
P 值	< 0.001	< 0.001	0.521

第8章 随机对照试验

随机对照试验属于实验性研究，主要用于评价新方法、新措施对预防或治疗的效果。

基本原理：将试验对象随机分配至试验组或对照组，试验组采用新干预方法，对照组使用常规方法或不干预，在相同的条件下观察两组的干预效果。随机对照试验要遵循随机、对照、盲法的要求，研究结果真实可靠，论证强度高。

应用要点：

1. 制定严格研究对象纳入和排除标准，并符合自愿原则。试验组和对照组的基线资料保持均衡可比。

2. 只适用于干预的研究，不适用于病因研究、诊断性研究、疾病预后和自然史等。

3. 在研究过程中，保持两个组别同步试验，一致的环境条件，相同的观察测量指标和结局指标。不可随意更换研究对象所在的组别，或实施其他有相关性的干预措施。

4. 保证研究对象的依从率达到 80% 以上。

一、全程无缝隙护理在小儿手术室护理中的应用及对患儿预后情况的影响研究

（一）选题设计

评价一种新护理方法对患儿的护理效果好坏，通常要与常规护理的效果进行对比，因此需要设立对照组。新护理方法作为干预措施，患儿作为研究对象。每位患儿都要有相同的机会接受新护理方法，采用随机法将患儿分配为两组，一组为观察组，使用全程无缝隙护理法护理患儿；另一组为对照组，使用常规护理法护理患儿。因此，本研究选题设计为随机对照试验。小儿手术护理的观察指标选用术后疼痛程度和护理满意度评价。

（二）研究对象

某年在手术室接受手术的患儿，随机分配至观察组或对照组。纳入标准：年龄 5 ~ 15 岁，意识清醒，全麻手术。排除标准：术前合并疼痛性疾病。

（三）资料收集

设计调查表，术前收集患儿组别、性别、年龄、手术类型；使用疼痛评估表，评估术后 3 天疼痛程度（轻度、中度、重度）；使用护理满意度评价表，评估患儿家长对护理的满意度（非常满意、满意、不满意）。

（四）资料分析与统计

统计思路：使用卡方检验或 t 检验分析暴露组和对照组基本资料是否存在统计学差异，若无统计学差异，表明两组除干预因素外均衡可比；再统计两组的疼痛程度、护理满意度以及是否存在统计学差异。

1. 数据录入　调查表数据录入 SPSS，每位患者赋一个编码序号，每行数据包括患者编号（唯一码）、组别（二分类变量，观察组 =1，对照组 =0）、性别（二分类变量，男 =1，女 =2）、年龄（数值变量）、手术类型（无序多分类变量，心脏手术 =1，骨折手术 =2，消化系统手术 =3）、疼痛程度（有序多分类变量，轻度 =1，中度 =2，重度 =3）、护理满意度（有序多分类变量，非常满意 =1，满意 =2，不满意 =3）。

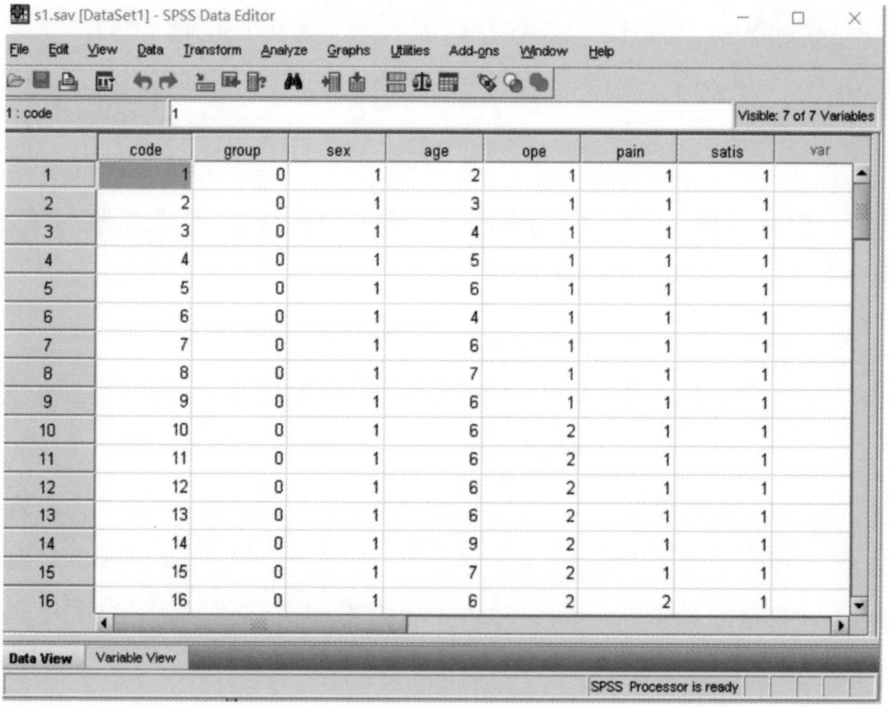

s1.sav [DataSet1] - SPSS Data Editor

File Edit View Data Transform Analyze Graphs Utilities Add-ons Window Help

1 : code 1 Visible: 7 of 7 Variables

	code	group	sex	age	ope	pain	satis	var
1	1	0	1	2	1	1	1	
2	2	0	1	3	1	1	1	
3	3	0	1	4	1	1	1	
4	4	0	1	5	1	1	1	
5	5	0	1	6	1	1	1	
6	6	0	1	4	1	1	1	
7	7	0	1	6	1	1	1	
8	8	0	1	7	1	1	1	
9	9	0	1	6	1	1	1	
10	10	0	1	6	2	1	1	
11	11	0	1	6	2	1	1	
12	12	0	1	6	2	1	1	
13	13	0	1	6	2	1	1	
14	14	0	1	9	2	1	1	
15	15	0	1	7	2	1	1	
16	16	0	1	6	2	2	1	

Data View　Variable View　SPSS Processor is ready

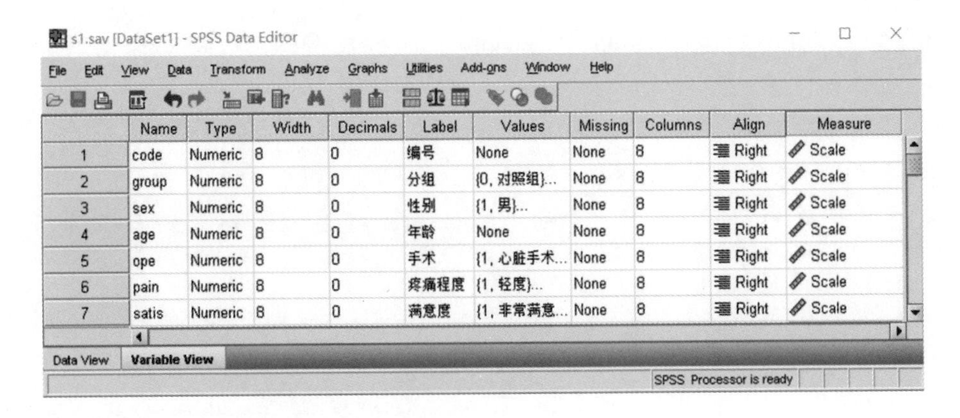

	Name	Type	Width	Decimals	Label	Values	Missing	Columns	Align	Measure
1	code	Numeric	8	0	编号	None	None	8	Right	Scale
2	group	Numeric	8	0	分组	{0, 对照组}...	None	8	Right	Scale
3	sex	Numeric	8	0	性别	{1, 男}...	None	8	Right	Scale
4	age	Numeric	8	0	年龄	None	None	8	Right	Scale
5	ope	Numeric	8	0	手术	{1, 心脏手术...	None	8	Right	Scale
6	pain	Numeric	8	0	疼痛程度	{1, 轻度}...	None	8	Right	Scale
7	satis	Numeric	8	0	满意度	{1, 非常满意...	None	8	Right	Scale

2. 数据整理　核对数据录入有无漏项及错项。

3. 数据统计及结果展示

（1）基线资料描述性统计。

分类变量“性别”“手术类别”的描述性统计。

需要分组统计例数及构成比，首先对数据进行拆分。

【统计步骤】

①选择菜单“Data”—“Split File”。

②进入主窗口，点选右侧的“Compare groups”。将变量“分组”选入 Groups Based On 中，点击“OK”。

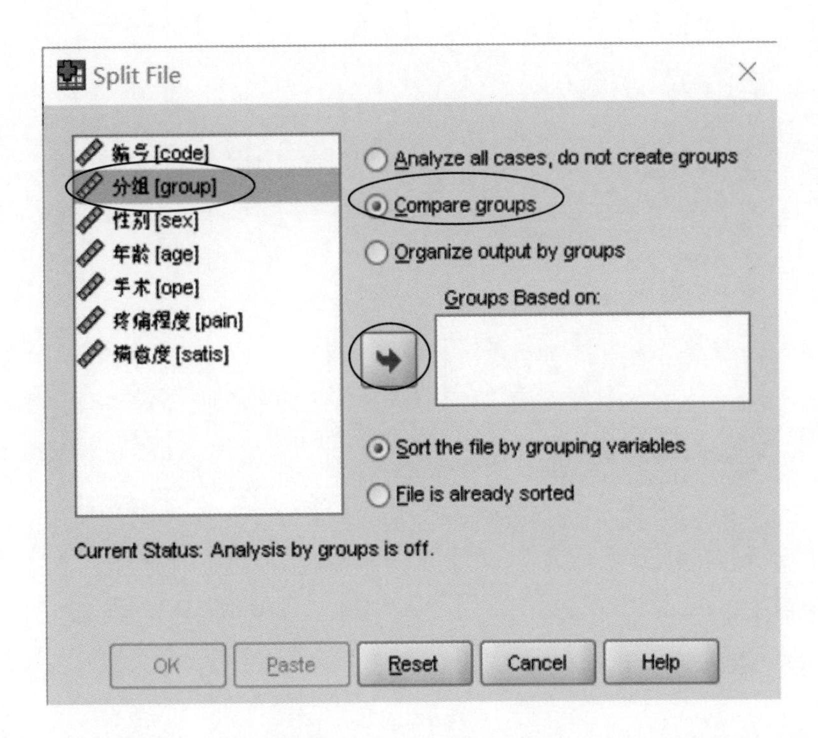

③将变量“分组”选入 Groups Based On 中，点击“OK”。

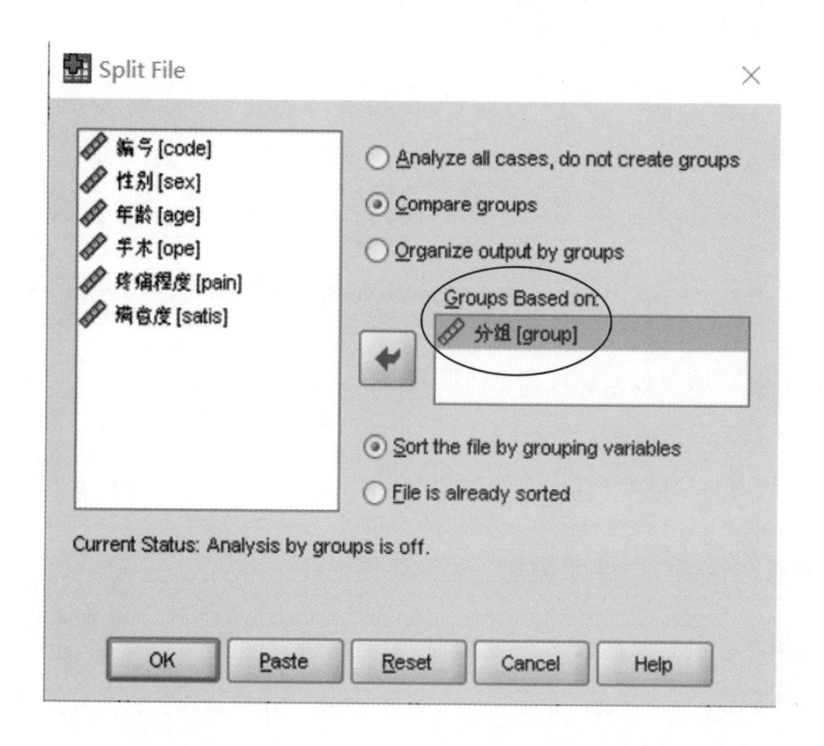

④选择菜单“Analyze”—“Descriptive Statistics”—“Frequencies”。

⑤将变量“性别”“手术”选入 Variable 中，勾选下方“Display frequency tables”，点击“OK”。

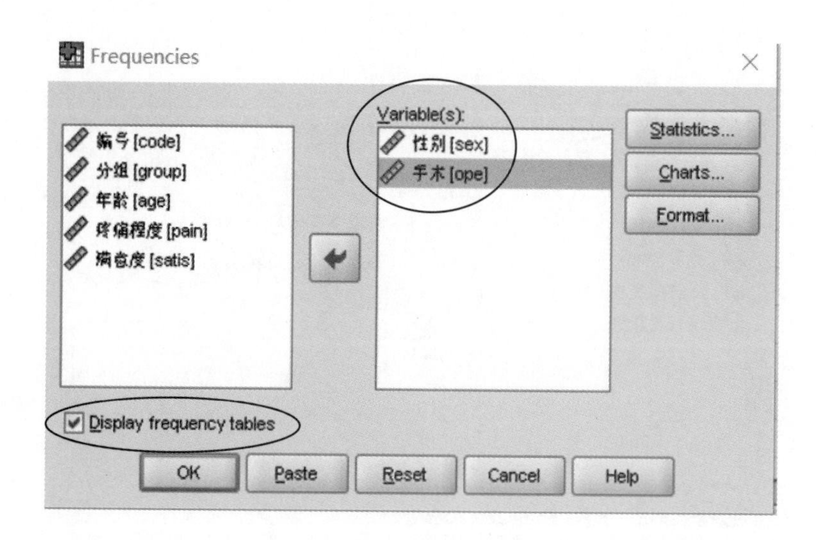

【结果展示】

①观察组与对照组性别的例数及构成比：

性别

分组			Frequency	Percent	Valid Percent	Cumulative Percent
对照组	Valid	男	22	55.0	55.0	55.0
		女	18	45.0	45.0	100.0
		Total	40	100.0	100.0	
观察组	Valid	男	18	45.0	45.0	45.0
		女	22	55.0	55.0	100.0
		Total	40	100.0	100.0	

②观察组与对照组手术类型的例数及构成比：

手术

分组			Frequency	Percent	Valid Percent	Cumulative Percent
对照组	Valid	心脏手术	9	22.5	22.5	22.5
		骨折手术	22	55.0	55.0	77.5
		消化系统手术	9	22.5	22.5	100.0
		Total	40	100.0	100.0	
观察组	Valid	心脏手术	9	22.5	22.5	22.5
		骨折手术	21	52.5	52.5	75.0
		消化系统手术	10	25.0	25.0	100.0
		Total	40	100.0	100.0	

（2）性别、手术类型组间比较的卡方检验

【统计步骤】

①首先需要消除数据拆分。选择菜单“Data-Split File”，进入主窗口，点选右侧的第一行，点击“OK”。

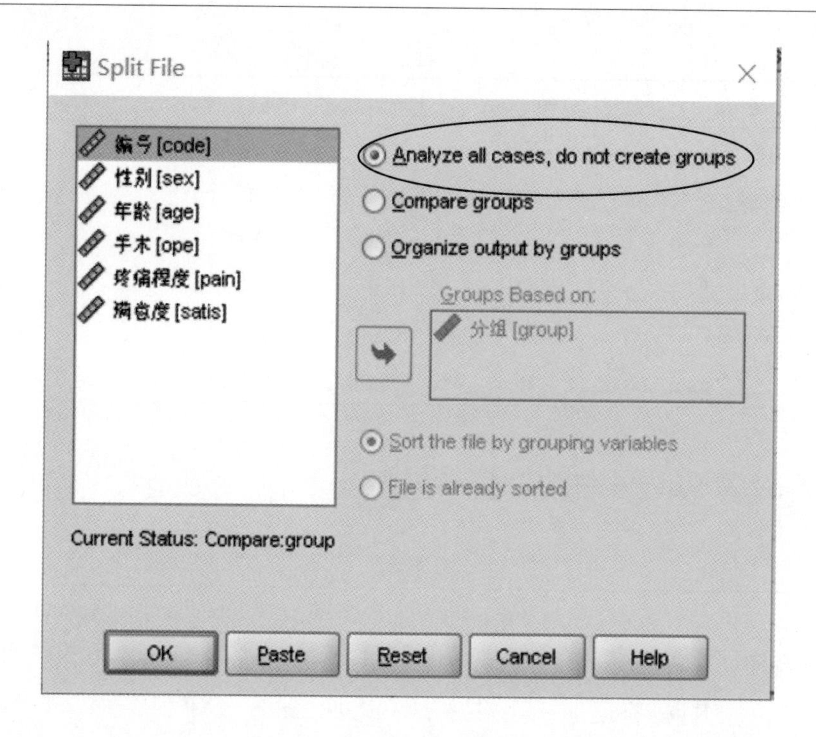

②选择菜单“Analyze”—“Descriptive Statistics”—“Crosstabs”。

③将变量“分组”选入 Row 中，将变量“性别”“手术”选入 Column 中。

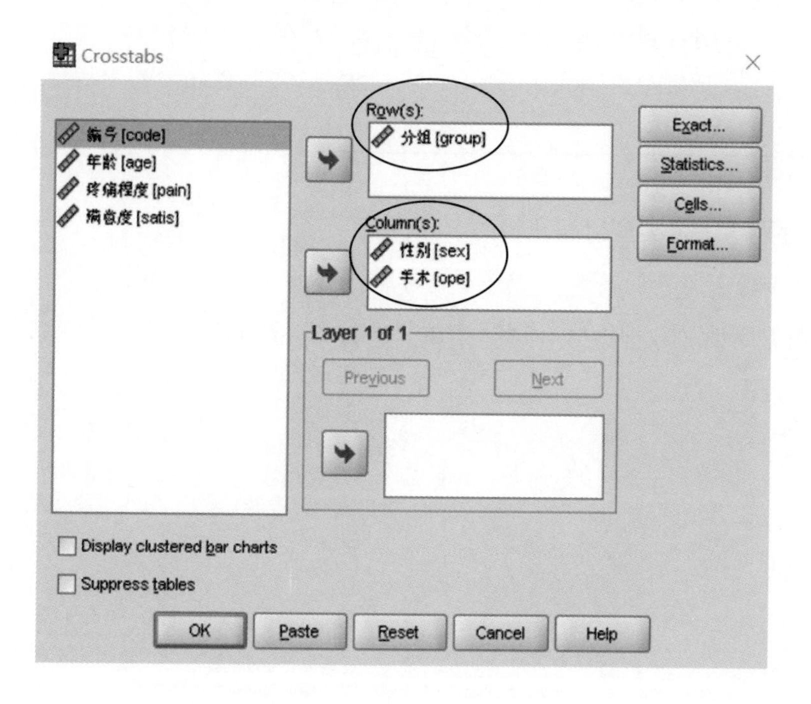

④点击主窗口“Statistics”按钮，进入“Statistics”窗口，勾选左上方“Chi-square”，点击“Continue”回到主窗口，点击“OK”。

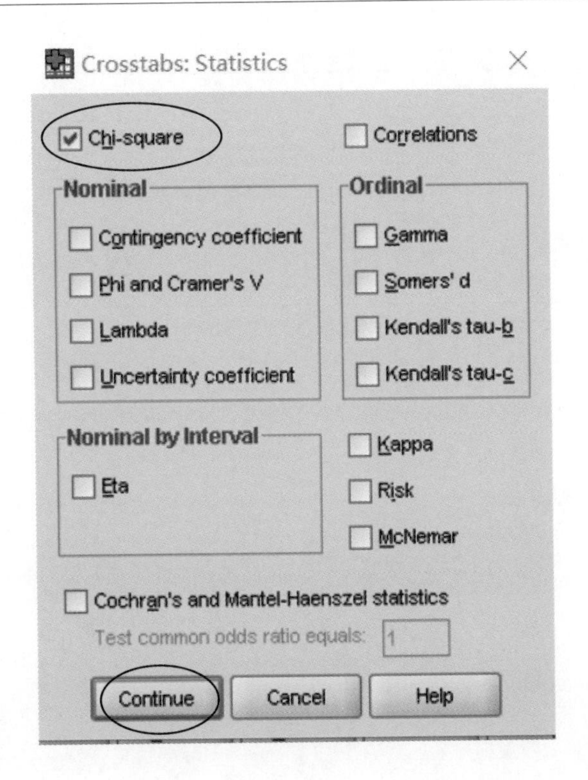

【结果展示】

①组间性别差异的卡方检验：χ^2 值 =0.800，P 值 =0.371，大于 0.05，差异无统计学意义。

Chi-Square Tests

	Value	df	Asymp. Sig.（2-sided）	Exact Sig.（2-sided）	Exact Sig.（1-sided）
Pearson Chi-Square	.800[a]	1	.371		
Continuity Correction[b]	.450	1	.502		
Likelihood Ratio	.801	1	.371		
Fisher’s Exact Test				.503	.251
Linear-by-Linear Association	.790	1	.374		
N of Valid Cases[b]	80				

a. 0 cells（.0%）have expected count less than 5. The minimum expected count is 20.00.

b. Computed only for a 2 × 2 table

②手术类型的组间比较：χ^2 值 =0.076，P 值 =0.963，大于 0.05，差异无统计学意义。

Chi-Square Tests

	Value	df	Asymp. Sig. （2-sided）
Pearson Chi-Square	.076[a]	2	.963
Likelihood Ratio	.076	2	.963
Linear-by-Linear Association	.027	1	.870
N of Valid Cases	80		

a. 0 cells （.0%） have expected count less than 5. The minimum expected count is 9.00.

（3）计量资料“年龄”的组间差异性比较，首先分析两组的年龄数据分布情况。

年龄的正态性检验。

【统计步骤】

①选择菜单“Analyze”—“Descriptive Statistics”—“Explore”。

②将变量“年龄”选入 Dependent List 中，将变量“分组”选入 Factor List 中。

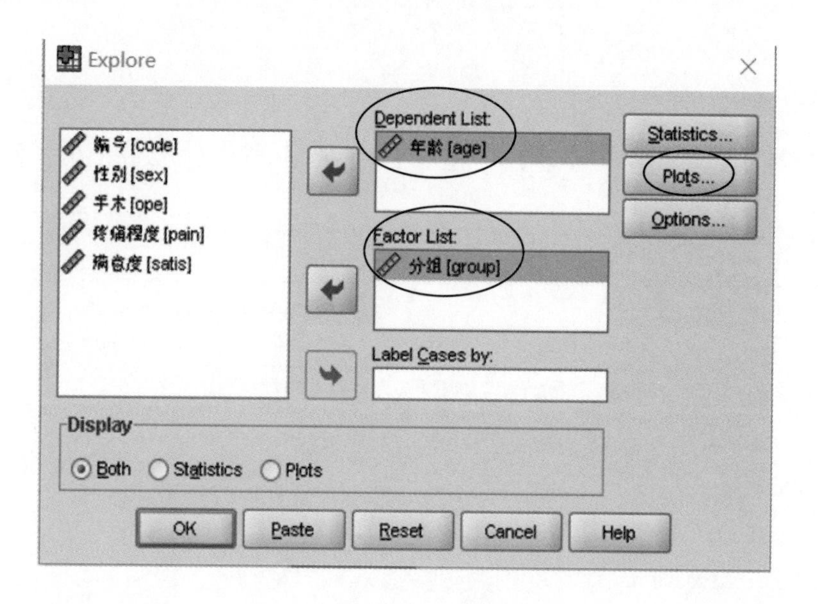

③点击主窗口右侧的“Plots”，在 Plots 窗口中勾选中间的“Normality plots with tests”，点击“Continue”。回到主窗口，点击“OK”。

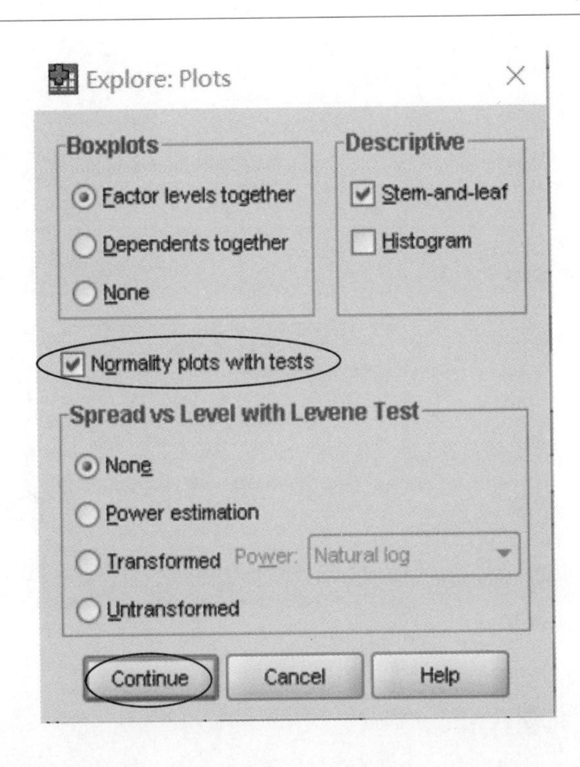

【结果展示】两组年龄的正态性检验：观察组及对照组的 P 值均大于 0.05，数据服从正态分布。

Tests of Normality

		Kolmogorov–Smirnova			Shapiro–Wilk		
	分组	Statistic	df	Sig.	Statistic	df	Sig.
年龄	对照组	.318	40	.100	.812	40	.100
	观察组	.285	40	.200	.864	40	.200

a. Lilliefors Significance Correction

对年龄进行描述性统计及组间比较，使用两独立样本 *t* 检验。

【统计步骤】

①选择菜单“Analyze”—“Compare Means”—“Independent”—“Samples T Test”。

②将变量“年龄”选入 Test Variables 中，将“组别 group”选入 Grouping Variable 中。点击“Define Groups”。

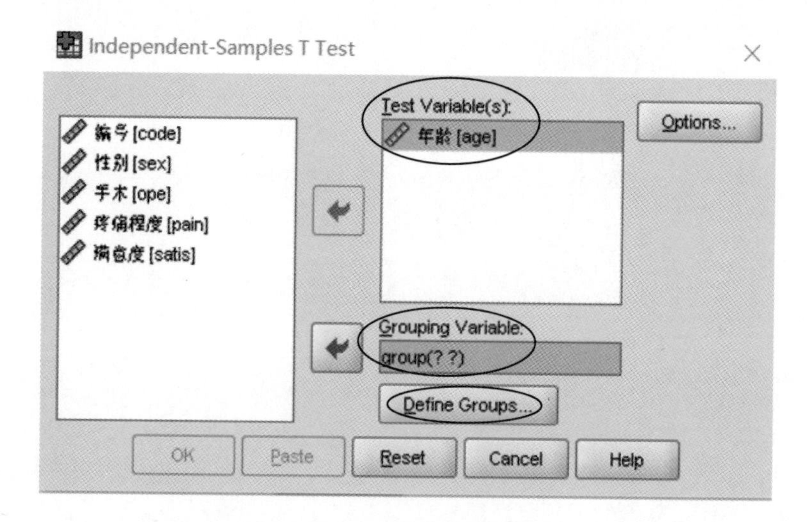

③进入“Define Groups”窗口，将组别的变量值“1”和“0”分别输入 Group 1 及 Group 2，点击“Continue”。

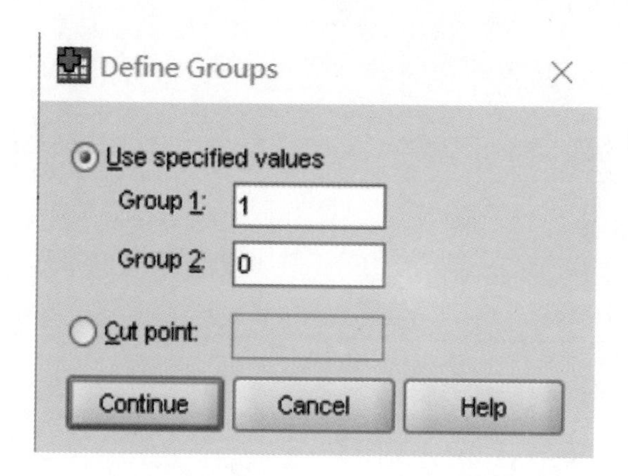

④回到主窗口，点击“OK”。

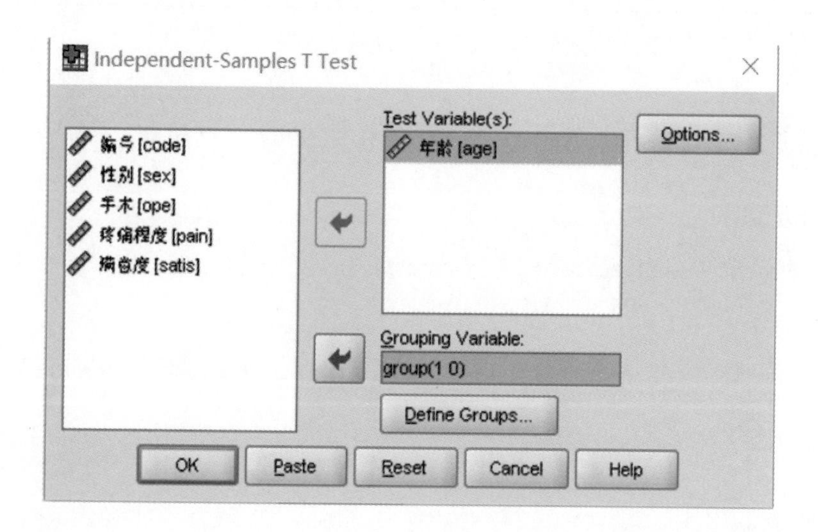

【结果展示】

①两组的描述性统计：观察组 40 例，均值 6.82，标准差 1.973；对照组 40 例，均值 6.25，标准差 2.307。

Group Statistics

	分组	*N*	Mean	Std. Deviation	Std. Error Mean
年龄	观察组	40	6.82	1.973	.312
	对照组	40	6.25	2.307	.365

②独立样本 *T* 检验结果：方差齐性检验 $P > 0.05$，符合方差齐性。*T* 检验结果查看首行的值，*t* 值 =1.198，*P* 值 =0.234，＞ 0.05，即两组间的年龄差异无统计学意义。

Independent Samples Test

		Levene's Test for Equality of Variances		t-test for Equality of Means						
									95% Confidence Interval of the Difference	
		F	Sig.	*t*	df	Sig. (2-tailed)	Mean Difference	Std. Error Difference	Lower	Upper
年龄	Equal variances assumed	.224	.637	1.198	78	.234	.575	.480	–.380	1.530
	Equal variances not assumed			1.198	76.168	.235	.575	.480	–.381	1.531

【结果表述】手术患儿 80 例，随机分为 2 组，各 40 例。观察组男 18 例，女 22 例，平均年龄（6.82 ± 1.97）岁，其中心脏手术 9 例，骨折手术 21 例，消化系统手术 10 例。对照组男 22 例，女 18 例，平均年龄（6.25 ± 2.31）岁，其中心脏手术 9 例，骨折手术 22 例，消化系统手术 9 例。组间基线资料均衡可比（$P > 0.05$）。

（4）观察指标“疼痛程度”及“护理满意度”的分布统计。

【统计步骤】

①选择菜单“Analyze”—“Descriptive Statistics”—“Crosstabs”。

②将变量“分组”选入 Row 中，将变量“疼痛程度”“满意度”选入 Column 中。

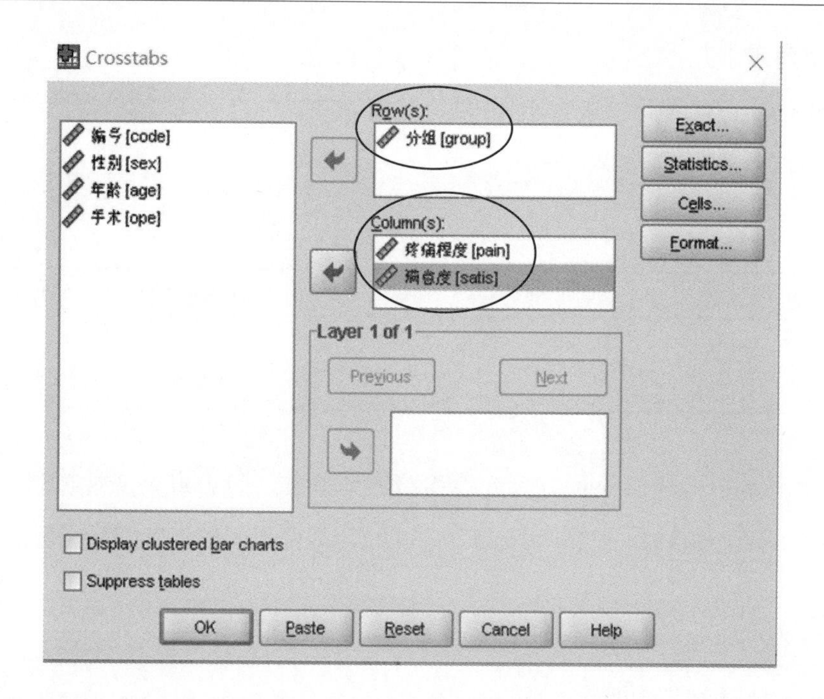

③点击主窗口“Cells”按钮，进入“Cell Display”窗口，勾选“Row”，点击“Continue”回到主窗口，点击“OK”。

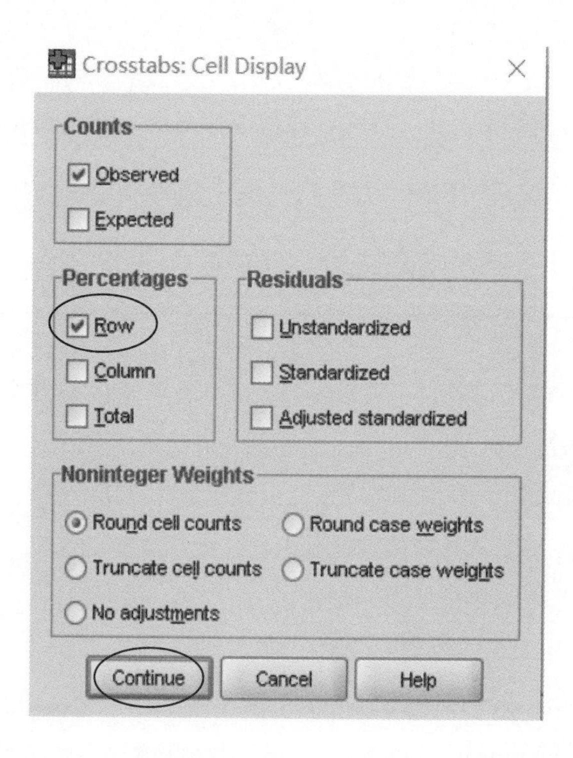

【结果显示】

①不同组别不同疼痛程度例数及构成比：

分组 * 疼痛程度 Crosstabulation

			疼痛程度			Total
			轻度	中度	重度	
分组	对照组	Count	15	14	11	40
		% within 分组	37.5%	35.0%	27.5%	100.0%
	观察组	Count	24	14	2	40
		% within 分组	60.0%	35.0%	5.0%	100.0%
Total		Count	39	28	13	80
		% within 分组	48.8%	35.0%	16.2%	100.0%

②不同组别不同满意度的例数及构成比：

分组 * 满意度 Crosstabulation

			满意度			Total
			非常满意	满意	不满意	
分组	对照组	Count	19	13	8	40
		% within 分组	47.5%	32.5%	20.0%	100.0%
	观察组	Count	29	9	2	40
		% within 分组	72.5%	22.5%	5.0%	100.0%
Total		Count	48	22	10	80
		% within 分组	60.0%	27.5%	12.5%	100.0%

观察组与对照组不同疼痛程度进行卡方检验，2×3 列表，需要进行 3 次卡方检验，为了便捷，新建一个 SPSS，在新建的 SPSS 中进行两两比较。

【统计步骤】

①新建 SPSS，在变量视图中输入组别（二分类变量，观察组 =1，对照组 =0）、内容*（是 =1，否 =2）、数值（数值变量）三个变量。

* 注：内容，即指统计项目。如轻度疼痛 =1；非轻度疼痛 =2；或中度疼痛 =1，非中度疼痛 =2。将 2×3 列表，拆分为三个四格表。

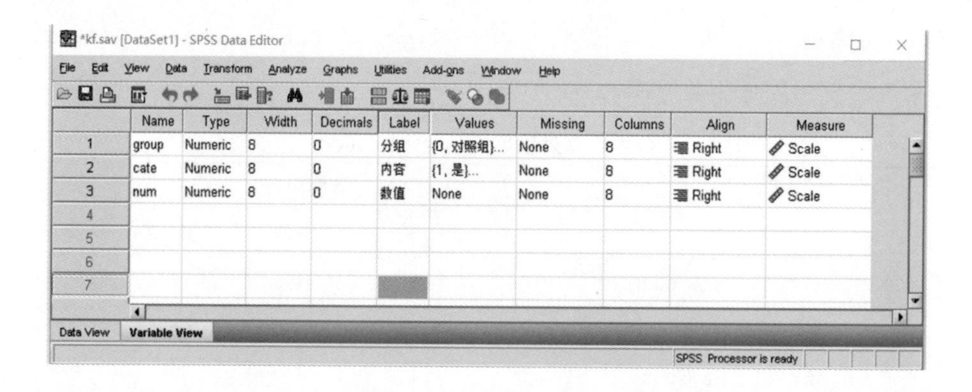

②数据视图中输入组别 0 或 1，内容 1 或 2，数值输入对照组轻度疼痛例数、对照组非轻度疼痛例数、观察组轻度疼痛例数、观察组非轻度疼痛例数。

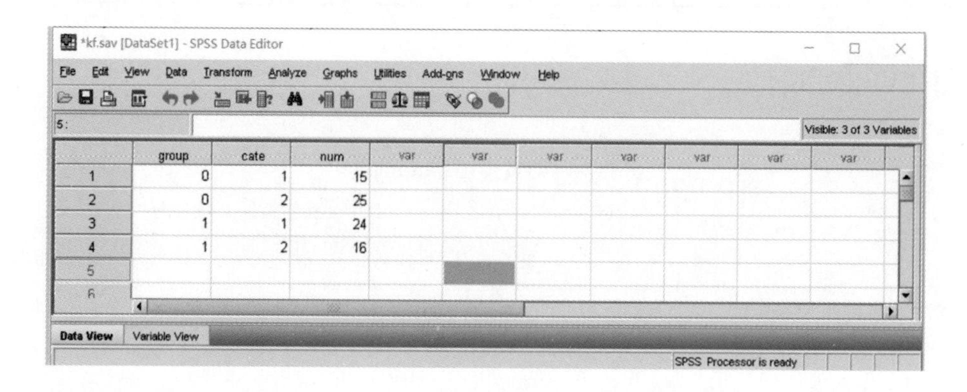

③选择菜单“Data”—“Weight Cases”。

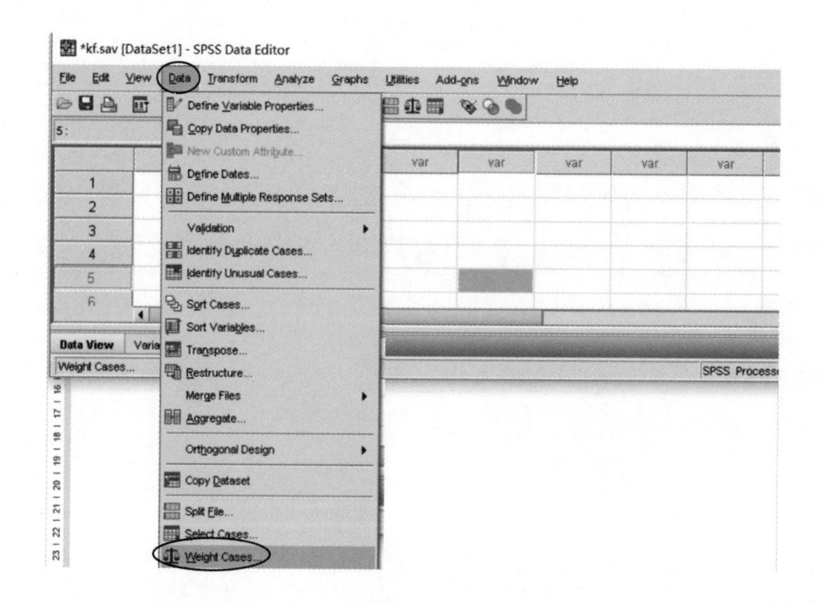

④进入“Weight Cases”窗口，点选“Weight cases by”。

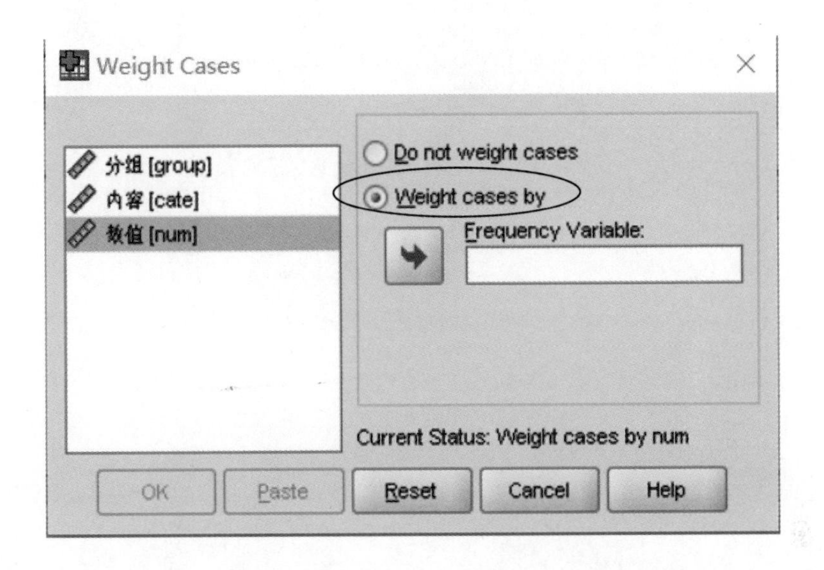

⑤将变量“数值”选入右侧 Frequency Variable 中，点击“OK”。

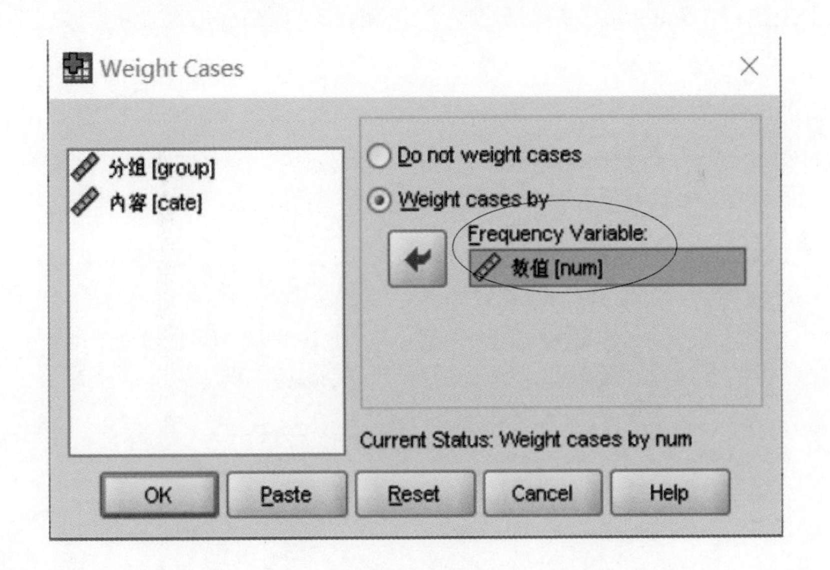

⑥选择菜单“Analyze”—“Descriptive Statistics”—“Crosstabs”。将变量“分组”选入 Row 中，将变量“内容”选入 Column 中。

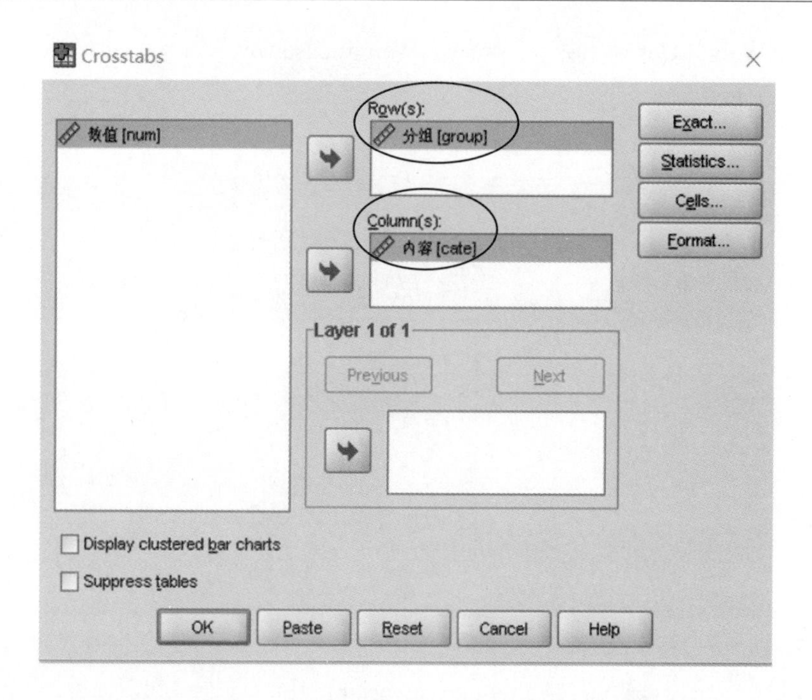

⑦点击主窗口“Statistics”按钮，进入“Statistics”窗口，勾选左上方“Chi-square”，点击“Continue”。

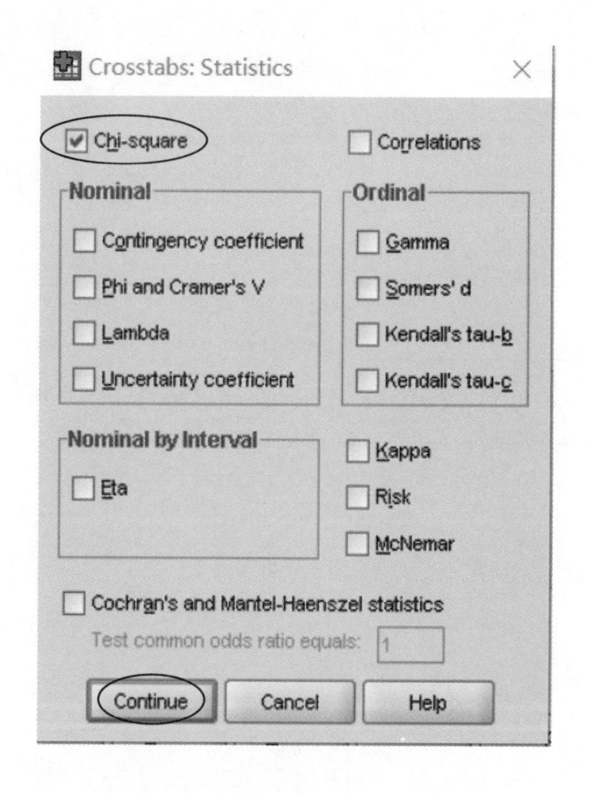

⑧回到主窗口，点击“Paste”。

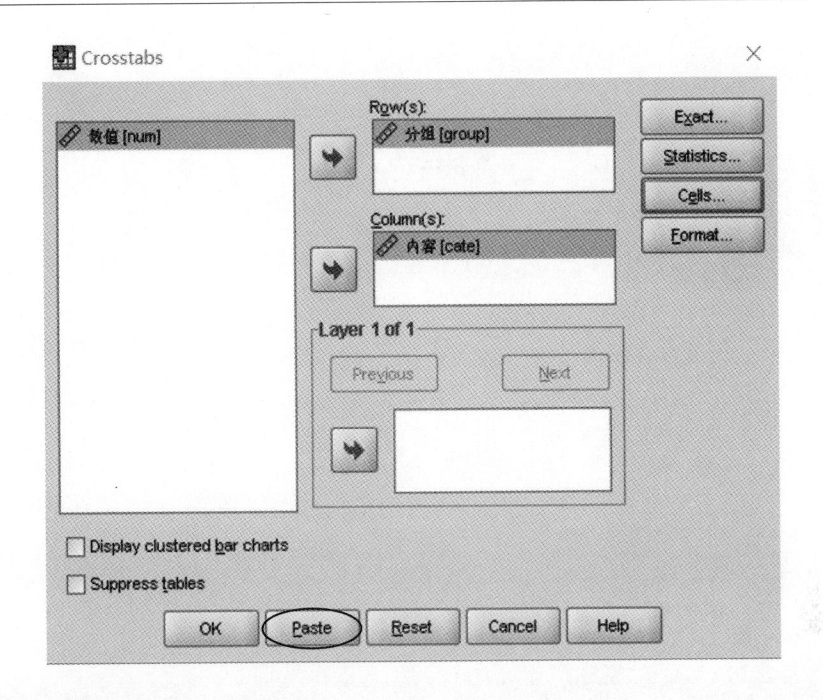

⑨弹出 Syntax 界面。

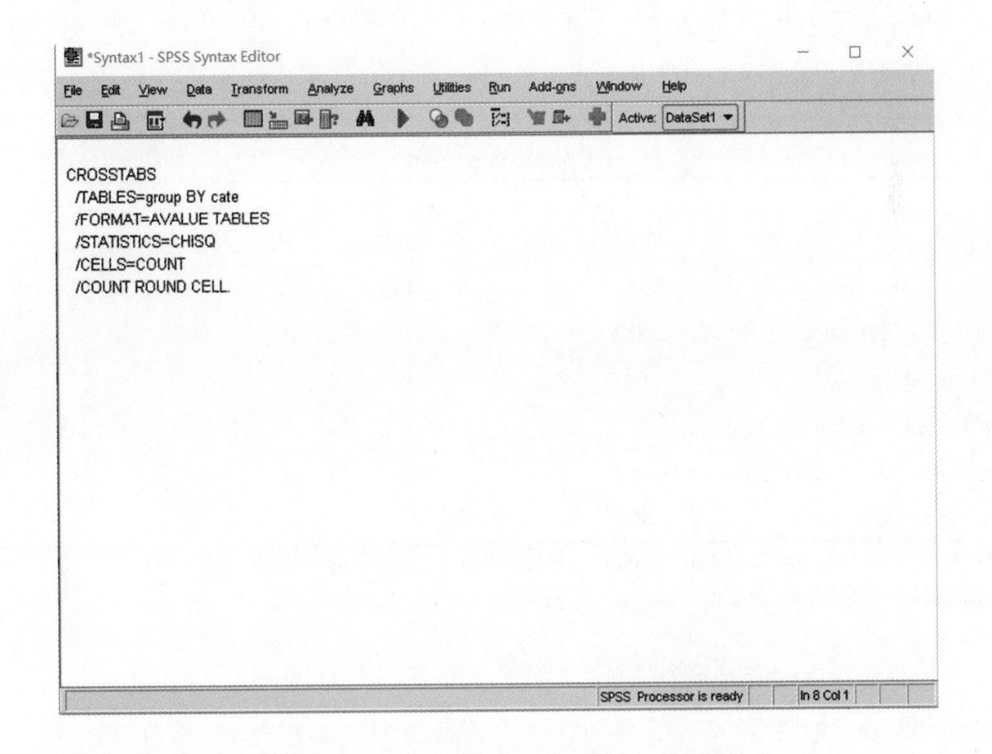

⑩选中整段程序语言，点击工具栏的蓝色三角按钮，运行程序。

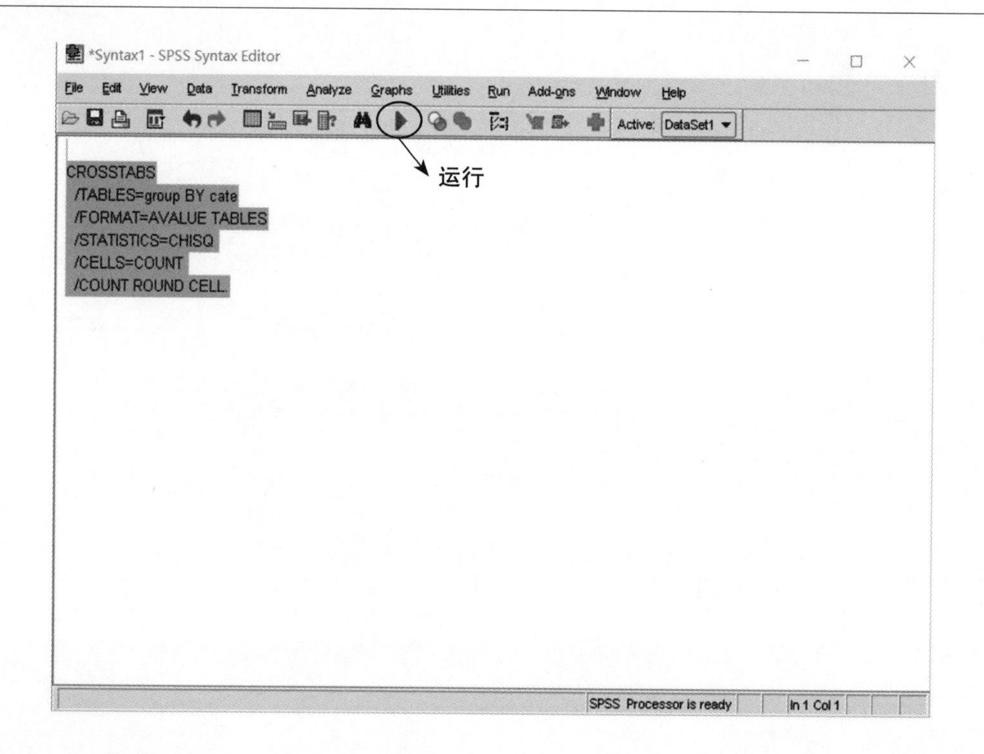

【结果显示】卡方检验结果：χ^2 值 =4.052，P 值 =0.044，小于 0.05，差异有统计学意义。

Chi-Square Tests

	Value	df	Asymp. Sig.（2-sided）	Exact Sig.（2-sided）	Exact Sig.（1-sided）
Pearson Chi-Square	4.053[a]	1	.044		
Continuity Correction[b]	3.202	1	.074		
Likelihood Ratio	4.088	1	.043		
Fisher’s Exact Test				.073	.036
Linear-by-Linear Association	4.002	1	.045		
N of Valid Cases[b]	80				

a. 0 cells（.0%）have expected count less than 5. The minimum expected count is 19.50.

b. Computed only for a 2 × 2 table

其他观察指标的卡方检验，只需要修改数据视图中的数值这一列，再运行程序就可以得到结果。如两组间“中度疼痛”的卡方检验：①在数据视图中修改数值。

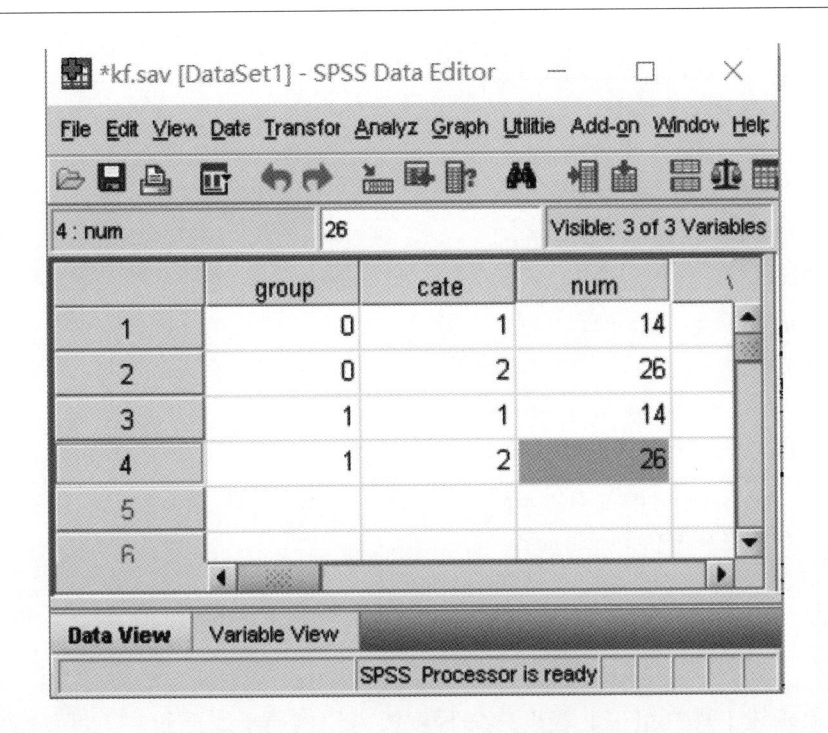

②在程序界面中选中整段程序语言，点击工具栏的蓝色三角按钮，运行程序。

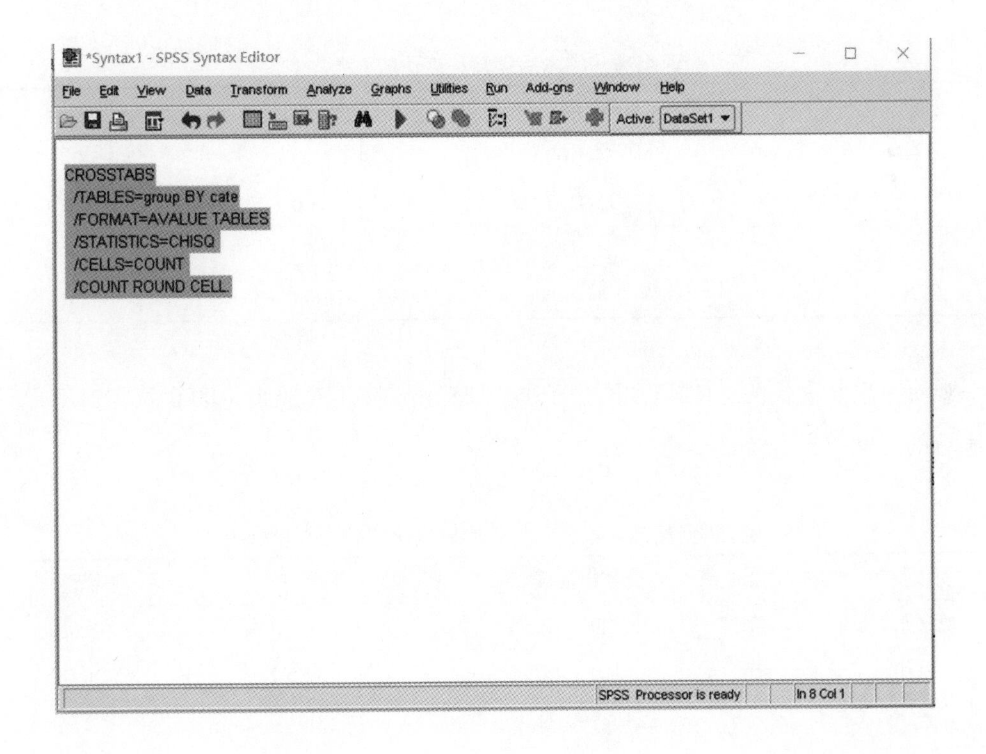

【结果显示】卡方检验结果：χ^2 值 =0.000，P 值 =1.000，大于 0.05，差异无统计学意义。

Chi-Square Tests

	Value	df	Asymp. Sig. (2-sided)	Exact Sig. (2-sided)	Exact Sig. (1-sided)
Pearson Chi-Square	.000[a]	1	1.000		
Continuity Correction[b]	.000	1	1.000		
Likelihood Ratio	.000	1	1.000		
Fisher' s Exact Test				1.000	.593
Linear-by-Linear Association	.000	1	1.000		
N of Valid Casesb	80				

a. 0 cells（.0%）have expected count less than 5. The minimum expected count is 14.00.

b. Computed only for a 2 × 2 table

观察指标“重度疼痛、非常满意、满意以及不满意”的组间比较，步骤如上，在此不赘述。

【结果表述】观察组患儿轻度疼痛程度所占比例高于对照组，重度疼痛程度所占比例低于对照组，组间差异有统计学意义（$P < 0.05$）；中度疼痛程度一致。详见表 1。

表 1　两组患儿的术后疼痛程度比较 [例，（%）]

组别	例数	轻度疼痛	中度疼痛	重度疼痛
观察组	40	24（60.0）	14（35.0）	2（5.0）
对照组	40	15（37.5）	14（35.0）	11（27.5）
χ^2		4.05	0.00	7.44
P 值		0.04	1.00	0.01

观察组患儿家长的总体满意度（95.0%，38/40）高于对照组（80.0%，32/40），非常满意的组间差异有统计学意义（$P < 0.05$）。详见表 2。

表 2　两组患儿家长对护理满意度比较 [例，（%）]

组别	例数	非常满意	满意	不满意
观察组	40	29（72.5）	9（22.5）	2（5.0）
对照组	40	19（47.5）	13（32.5）	8（20.0）
χ^2		5.21	1.00	4.11
P 值		0.02	0.32	0.04

【知识加油站】SPSS 操作语法

SPSS 统计操作除菜单式点选外，还有语言程序编写功能。简单的统计，使用菜单或直接得到结果更方便；对于复杂的统计，如统计步骤多，建议点选完菜单后，使用语言程序来运行结果，如发现数据有误，可以直接更改数据，保存后，再一次运行语言程序即可得到结果，不用再次一步步点选菜单。

二、两种约束评估工具在神经外科重症监护病房患者身体约束中的应用效果比较

（一）选题设计

比较高危导管滑脱护理评估表，约束必要性等级工具（TIP）在某类患者身体约束的应用效果，采用随机对照试验。这两类评估表及相应的约束措施视为干预措施，约束必要性等级工具（TIP）作为观察组，高危导管滑脱护理评估表作为对照组；选取同期住院的患者，随机分配至观察组及对照组，评估两组的身体约束率、约束时间、非计划拔管率、约束并发症发生率。

（二）研究对象

某院某年 1 ～ 6 月收住 ICU 并符合入选标准的病人为研究对象，随机数字表法将病人分为观察组、对照组。纳入标准：年龄≥ 18 岁；留置管道 1 种及以上，留置管道时间≥ 24 小时；病人或其家属同意参加本项研究并签署约束知情同意书。排除标准：仅有输液留置针和吸氧的病人；有精神疾病史，失明、失聪病人；病人约束部位皮肤异常；病人末梢血运异常；因各种原因要求中途退出者。

（三）资料收集

制定调查问卷，由统一培训的评估小组进行评估及资料收集。当病人首次入科，手术后，检查回室，交接班，意识改变，使用或停用镇静药物后，置管或拔管后、病情变化时进行评估，入住 ICU 期间 8 小时重新全面评估 1 次；使用高危导管滑脱护理评估表对对照组进行评估，评估后根据分值进行相应的约束措施；使用 TIP 量表对观察组进行评估，评估后根据分值进行相应的约束措施。资料收集包括患者基本情况，组别、性别、年龄，病人是否进行身体约束，约束时间，非计划拔管次数，约束并发症发生情况。

（四）资料分析与统计

统计思路：首先对患者基本情况进行统计及组间比较，差异无统计学意义表明两

组患者均衡可比。随后统计身体约束率、约束时间、非计划拔管率、约束并发症发生率，定性资料采用频数、百分比（%）表示，组间比较采用 χ^2 检验；符合正态分布的定量资料采用（均数 ± 标准差）（$\bar{x} \pm s$）表示，组间比较采用 t 检验；不符合正态分布的定量资料以中位数及四分位数 [M（$P25$，$P75$）] 表示，组间比较采用秩和检验。

1. 数据录入　调查表数据录入 SPSS，每位患者赋一个编码序号，每行数据包括患者编号（唯一码）、组别（二分类变量，观察组 =1，对照组 =0）、性别（二分类变量，男 =1，女 =2）、年龄（数值变量）、身体约束（是 =1，否 =0），约束时间（数值变量）、非计划拔管次数（数值变量）、约束并发症（是 =1，否 =0）、约束并发症（是 =1，否 =0）、约束并发症名称（文本字符）。

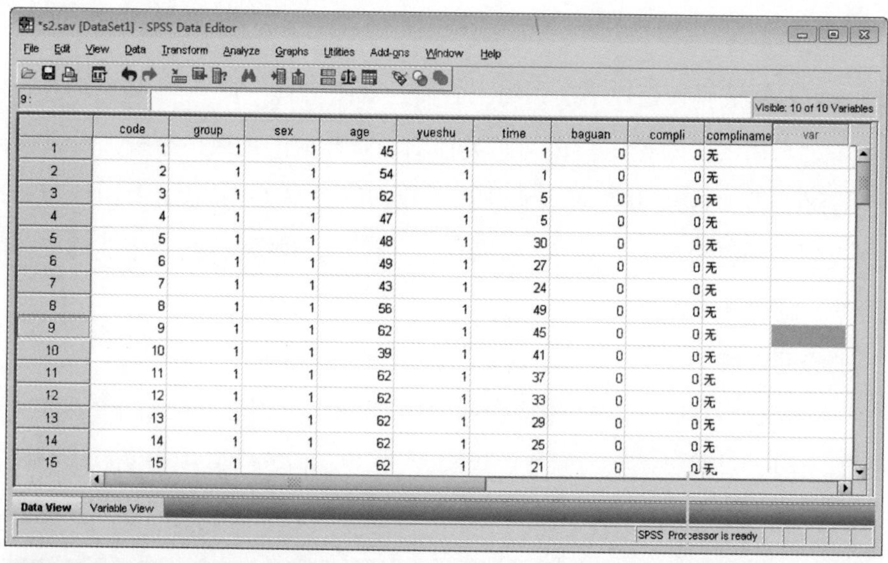

	code	group	sex	age	yueshu	time	baguan	compli	compliname
1	1	1	1	45	1	1	0	0	无
2	2	1	1	54	1	1	0	0	无
3	3	1	1	62	1	5	0	0	无
4	4	1	1	47	1	5	0	0	无
5	5	1	1	48	1	30	0	0	无
6	6	1	1	49	1	27	0	0	无
7	7	1	1	43	1	24	0	0	无
8	8	1	1	56	1	49	0	0	无
9	9	1	1	62	1	45	0	0	无
10	10	1	1	39	1	41	0	0	无
11	11	1	1	62	1	37	0	0	无
12	12	1	1	62	1	33	0	0	无
13	13	1	1	62	1	29	0	0	无
14	14	1	1	62	1	25	0	0	无
15	15	1	1	62	1	21	0	0	无

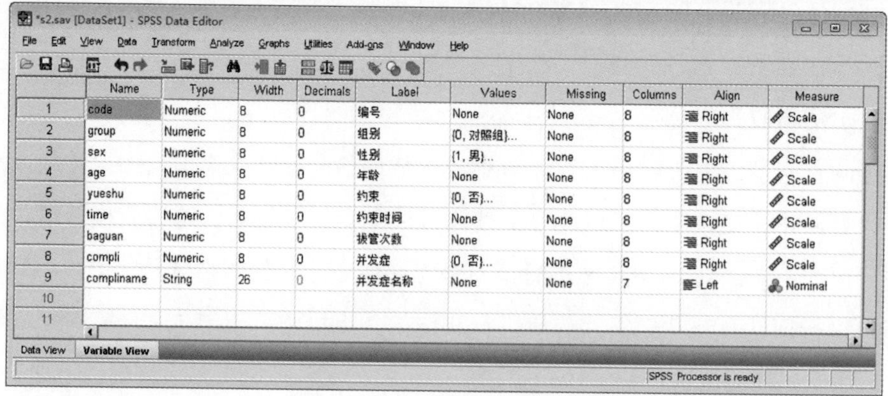

	Name	Type	Width	Decimals	Label	Values	Missing	Columns	Align	Measure
1	code	Numeric	8	0	编号	None	None	8	Right	Scale
2	group	Numeric	8	0	组别	{0, 对照组}...	None	8	Right	Scale
3	sex	Numeric	8	0	性别	{1, 男}...	None	8	Right	Scale
4	age	Numeric	8	0	年龄	None	None	8	Right	Scale
5	yueshu	Numeric	8	0	约束	{0, 否}...	None	8	Right	Scale
6	time	Numeric	8	0	约束时间	None	None	8	Right	Scale
7	baguan	Numeric	8	0	拔管次数	None	None	8	Right	Scale
8	compli	Numeric	8	0	并发症	{0, 否}...	None	8	Right	Scale
9	compliname	String	26	0	并发症名称	None	None	7	Left	Nominal

2. 数据整理　核对数据录入有无漏项及错项。

3. 数据统计及结果展示

（1）基本资料比较。

分类变量“性别”的构成比及卡方检验

【统计步骤】

①选择菜单“Analyze”—“Descriptive Statistics”—“Crosstabs”。

②将变量“组别”选入 Row 中，将变量“性别”选入 Column 中。

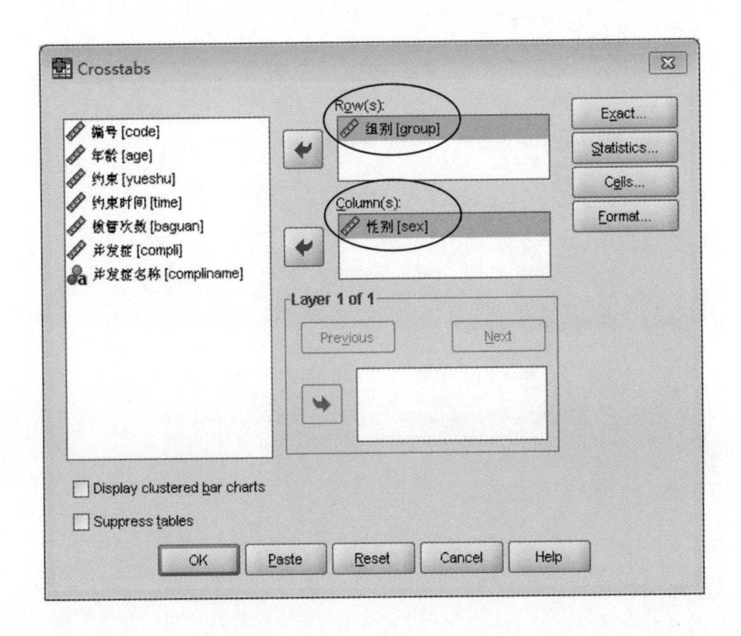

③点击主窗口“Statistics”按钮，进入“Statistics”窗口，勾选左上方“Chi-square”，点击“Continue”回到主窗口。

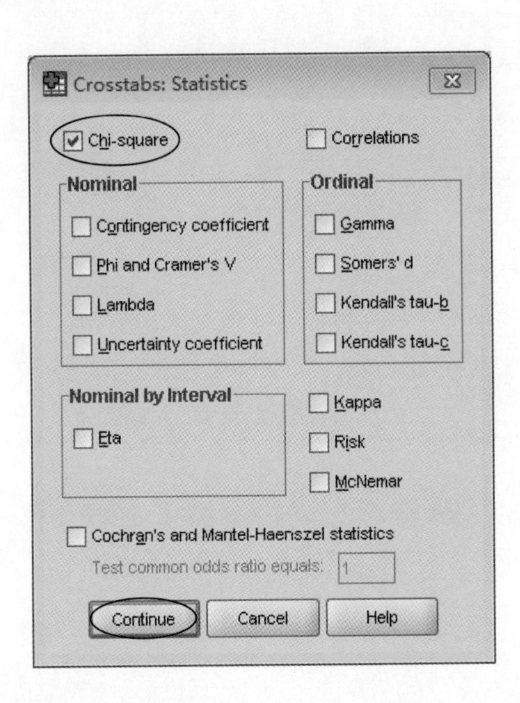

④点击主窗口“Cells”按钮，勾选“Observed、Row”，点击“Continue”。回到主窗口，点击“OK”。

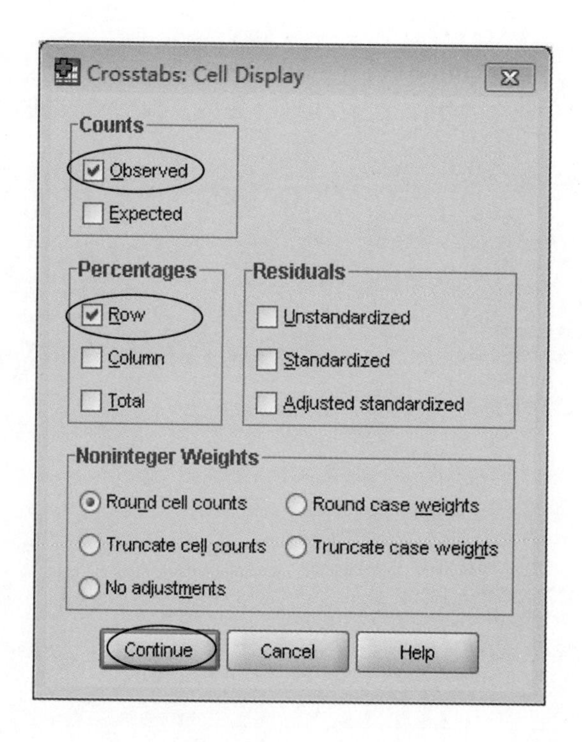

【结果显示】

①观察组与对照组的性别例数及构成比：

组别 * 性别 Crosstabulation

			性别		
			男	女	Total
组别	对照组	Count	21	9	30
		% within 组别	70.0%	30.0%	100.0%
	观察组	Count	22	18	40
		% within 组别	55.0%	45.0%	100.0%
Total		Count	43	27	70
		% within 组别	61.4%	38.6%	100.0%

②性别的组间比较：χ^2 值 =1.628，P 值 =0.202，大于 0.05，差异无统计学意义。

Chi-Square Tests

	Value	df	Asymp. Sig. (2-sided)	Exact Sig. (2-sided)	Exact Sig. (1-sided)
Pearson Chi-Square	1.628[a]	1	.202		
Continuity Correction[b]	1.056	1	.304		
Likelihood Ratio	1.648	1	.199		
Fisher's Exact Test				.225	.152
Linear-by-Linear Association	1.605	1	.205		
N of Valid Casesb	70				

a. 0 cells (.0%) have expected count less than 5. The minimum expected count is 11.57.

b. Computed only for a 2 × 2 table

计量资料“年龄”的组间差异性比较，首先分析两组的年龄数据分布情况。

年龄的正态性检验。

【统计步骤】

①选择菜单“Analyze”—“Descriptive Statistics”—“Explore”。

②将变量“年龄”选入 Dependent List 中，将变量“组别”选入 Factor List 中。

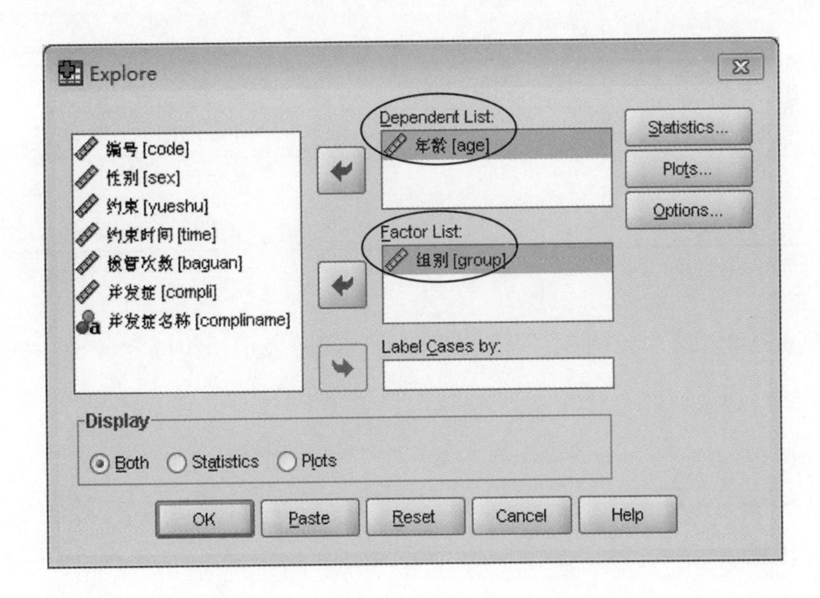

③点击主窗口右侧的“Plots”，在 Plots 窗口中勾选中间的“Normality plots with tests”，点击“Continue”。回到主窗口，点击“OK”。

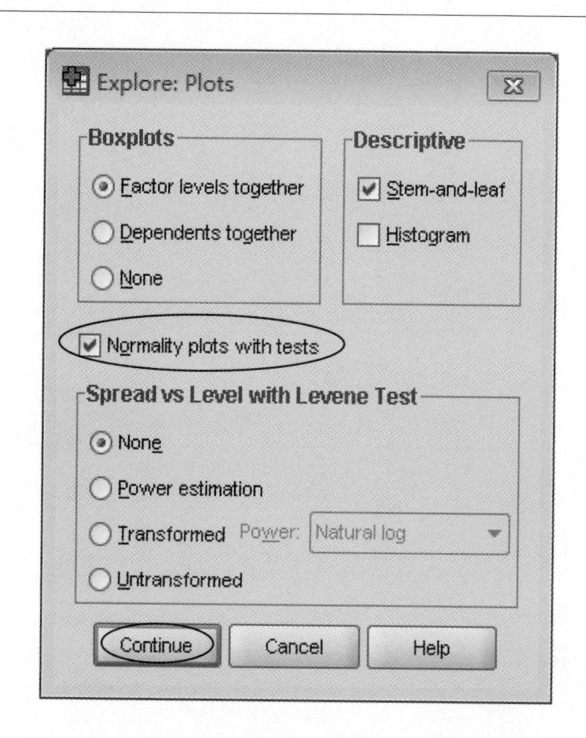

【结果显示】两组年龄的正态性检验。观察组及对照组的 *P* 值均小于 0.05，数据不服从正态分布。

Tests of Normality

	组别	Kolmogorov–Smirnov[a]			Shapiro–Wilk		
		Statistic	df	Sig.	Statistic	df	Sig.
年龄	对照组	.318	30	.000	.710	30	.000
	观察组	.298	40	.000	.891	40	.001

a. Lilliefors Significance Correction

年龄呈偏态分布，均值使用中位数、四分位间距表示，组间比较使用两独立样本秩和检验。

年龄的四分位数统计

【统计步骤】

①选择菜单“Data”—“Split File”。

②进入主窗口，点选右侧的“Compare groups”。将变量“组别”选入 Groups Based On 中，点击“OK”。

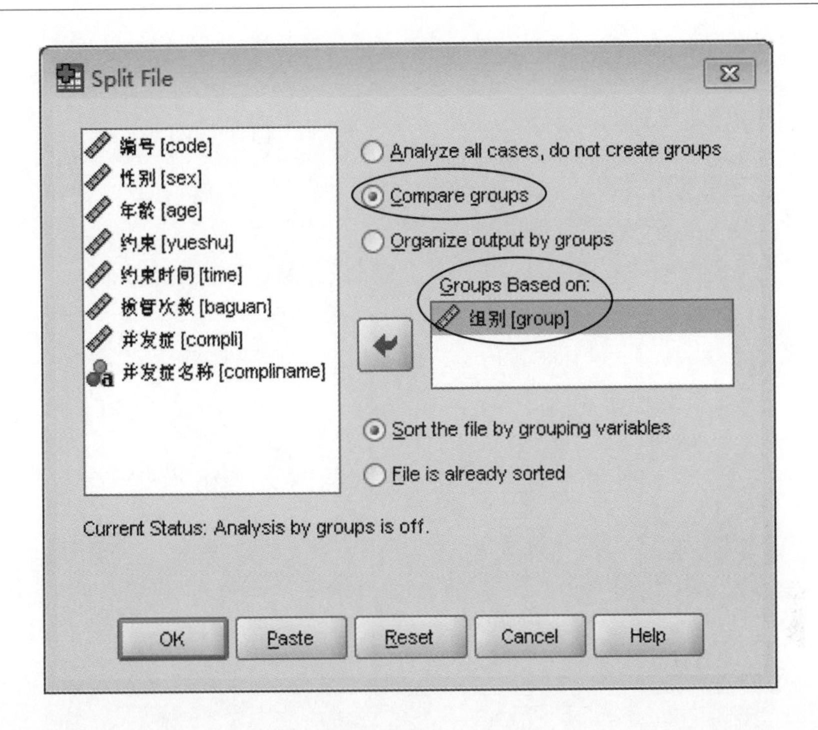

③选择菜单“Analyze”—“Descriptive Statistics”—“Frequencies”。

④将变量“年龄”选入 Variable 中。

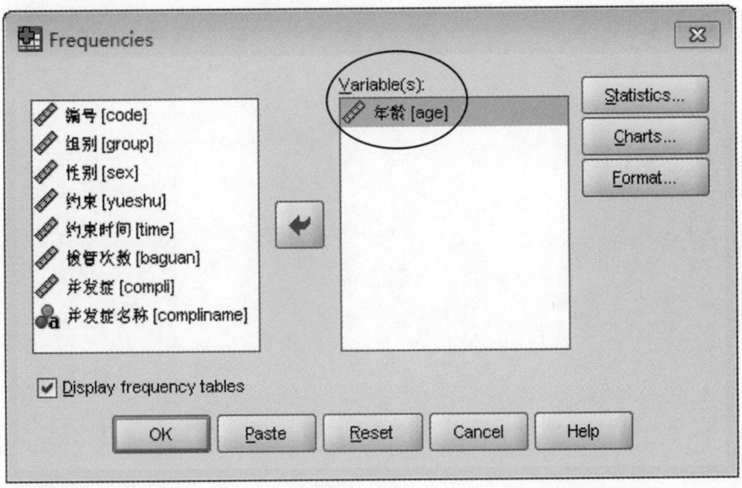

⑤点击主窗口“Statistics”，勾选左上角“Quartiles”，点击“Continue”。

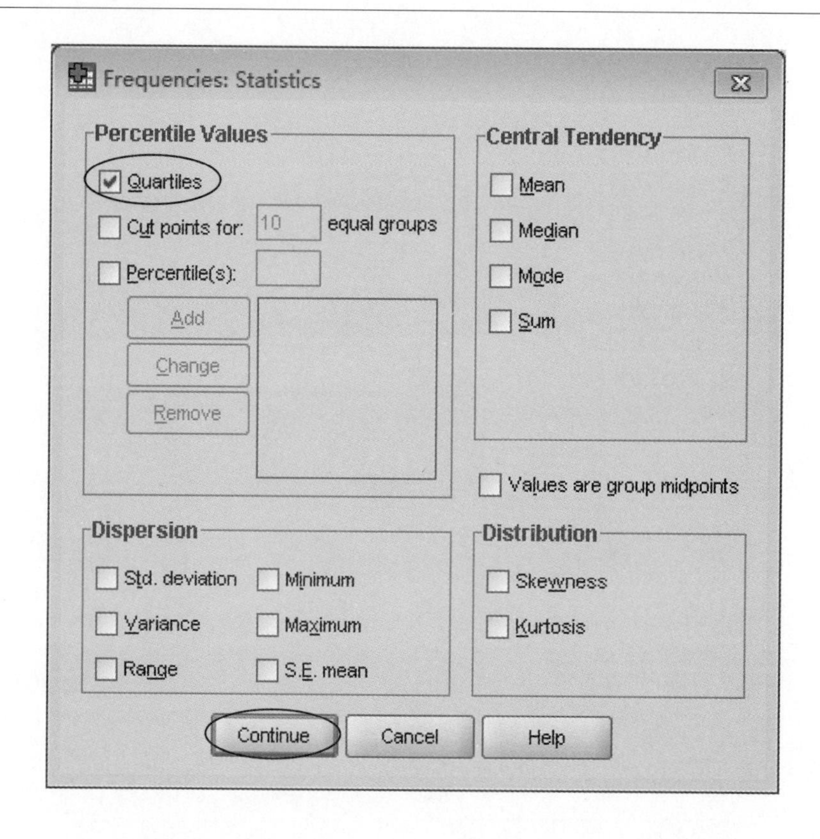

⑥回到主窗口，取消左下角“Display frequency tables”前的对勾，点击“OK”。

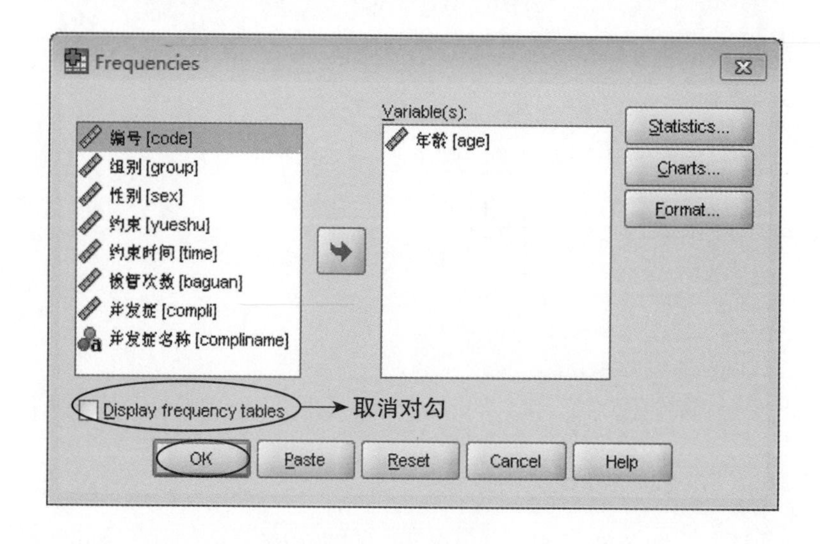

【结果显示】观察组及对照组年龄的四分位数。

Statistics

年龄			
对照组	*N*	Valid	30
		Missing	0
	Percentiles	25	62.00
		50	62.00
		75	69.00
观察组	*N*	Valid	40
		Missing	0
	Percentiles	25	62.00
		50	62.00
		75	67.25

组间年龄的非参数秩和检验，采用两独立样本的秩和检验。

【统计步骤】

①首先需要消除数据拆分。选择菜单“Data–Split File”，进入主窗口，点选右侧的第一行，点击“OK”。

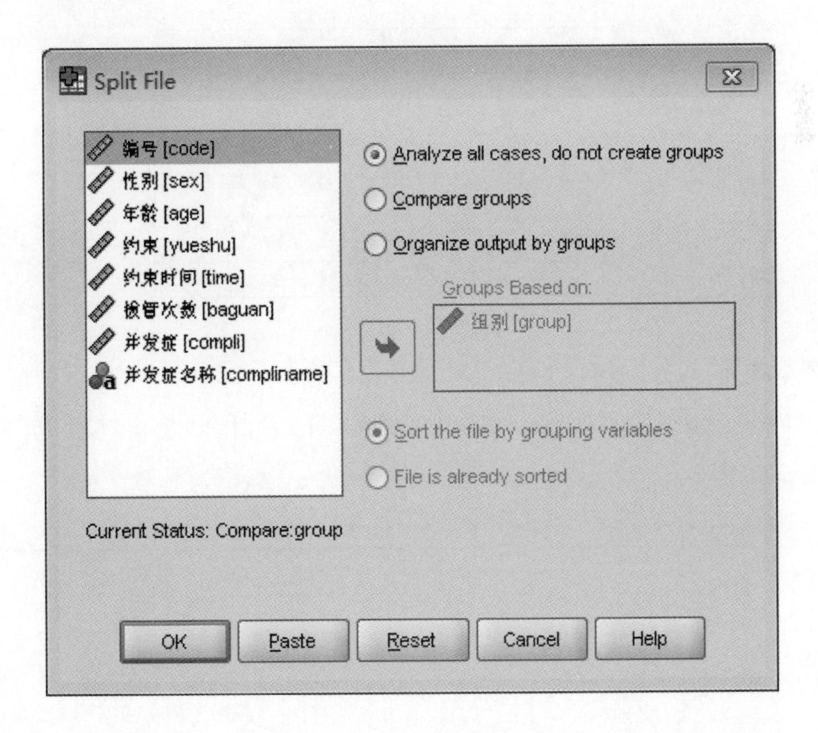

②选择菜单“Analyze”—“Nonparametric Tests”—“2 Independent Samples Tests”。

③将变量“年龄”选入 Test Variables 中，将“组别 group”选入 Grouping Variable 中。

点击 Define Groups。

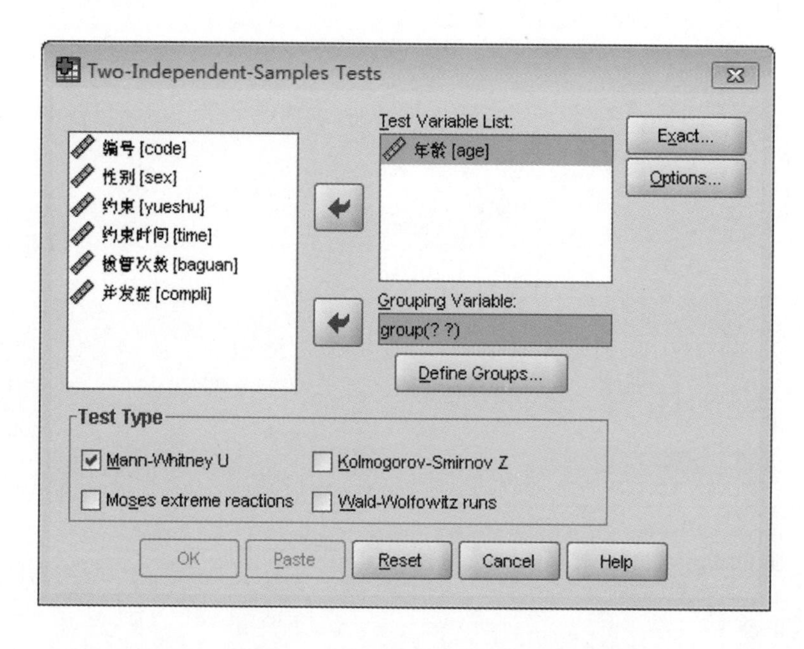

④进入“Define Groups”窗口，将组别的变量值“1”和“0”分别输入 Group 1 及 Group 2。

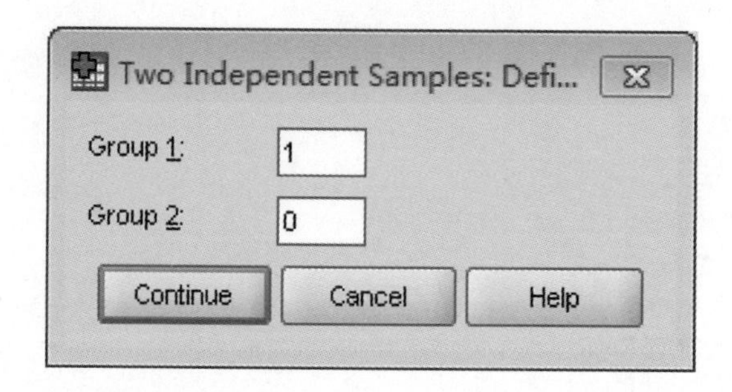

【结果显示】

①独立样本非参数检验结果：两组间年龄比较的 *P* 值 =0.089，大于 0.05，即两组间年龄差异无统计学意义。

Test Statistics[a]

	年龄
Mann–Whitney U	467.000
Wilcoxon W	1.287E3
Z	–1.699
Asymp. Sig.（2–tailed）	.089

a. Grouping Variable：组别

【结果表述】共纳入 70 例患者，观察组 40 例，对照组 30 例，两组一般资料比较差异无统计学意义，详见表 1。

表 1　两组病人一般资料比较

组别	例数	年龄 [岁，M（P_{25}，P_{75}）]	性别（例，%）	
			男	女
观察组	40	62.0（62.0–67.3）	22（55.0%）	18（45.0%）
对照组	30	62.0（62.0–69.0）	21（70.0%）	9（30.0%）
统计量		Z=–1.70	χ^2=1.63	
P 值		0.09	0.20	

（2）两组观察指标“约束率”“约束时间”的比较。

约束情况属于分类资料，组间比较使用卡方检验。

【统计步骤】

①选择菜单“Analyze”—“Descriptive Statistics”—“Crosstabs”。

②将变量“组别”选入 Row 中，将变量“约束”选入 Column 中。

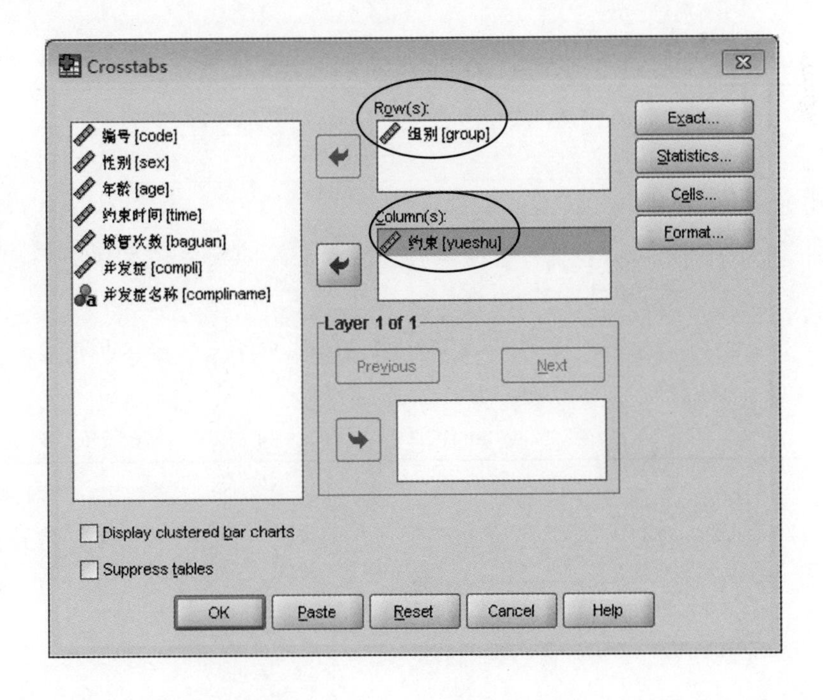

③点击主窗口“Statistics”按钮，进入“Statistics”窗口，勾选左上方“Chi-square”，点击“Continue”回到主窗口，点击“OK”。

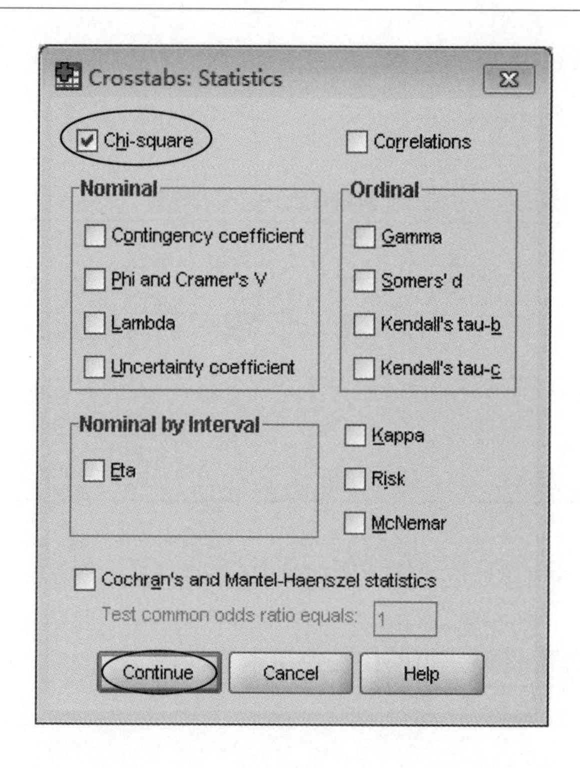

【结果显示】

①观察组与对照组的约束例数及构成比

组别 * 约束 Crosstabulation

			约束		
			否	是	Total
组别	对照组	Count	6	24	30
		% within 组别	20.0%	80.0%	100.0%
	观察组	Count	18	22	40
		% within 组别	45.0%	55.0%	100.0%
Total		Count	24	46	70
		% within 组别	34.3%	65.7%	100.0%

②两组约束情况的 χ^2 检验。χ^2 值 =4.755，*P* 值 =0.029，小于 0.05，差异有统计学意义。

Chi-Square Tests

	Value	df	Asymp. Sig. (2-sided)	Exact Sig. (2-sided)	Exact Sig. (1-sided)
Pearson Chi-Square	4.755[a]	1	.029		
Continuity Correction[b]	3.711	1	.054		
Likelihood Ratio	4.932	1	.026		
Fisher' s Exact Test				.042	.026
Linear-by-Linear Association	4.688	1	.030		
N of Valid Casesb	70				

a. 0 cells (.0%) have expected count less than 5. The minimum expected count is 10.29.

b. Computed only for a 2 × 2 table

约束时间属于计量资料。同上，对约束时间进行正态性检验，此处略去具体步骤。经检验，约束时间不符合正态分布，均值使用中位数、四分位间距表示，组间比较使用两独立样本秩和检验。

两组约束时间的描述性统计

【统计步骤】

①选择菜单“Data”—“Split File”。

②进入主窗口，点选右侧的“Compare groups”。将变量“组别”选入 Groups Based On 中，点击“OK”。

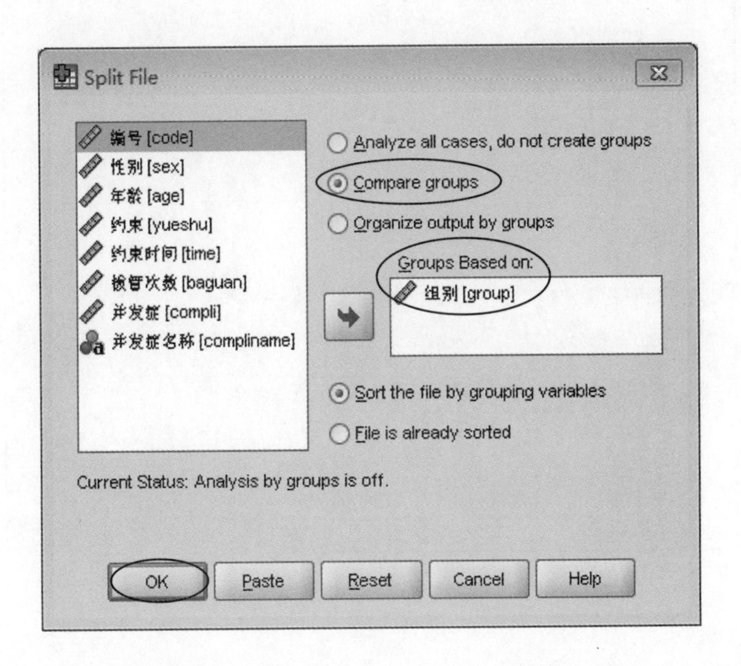

③选择菜单“Analyze”—“Descriptive Statistics”—“Frequencies”。

④将变量“约束时间”选入 Variable 中，取消下方“Display frequency tables”的对勾。

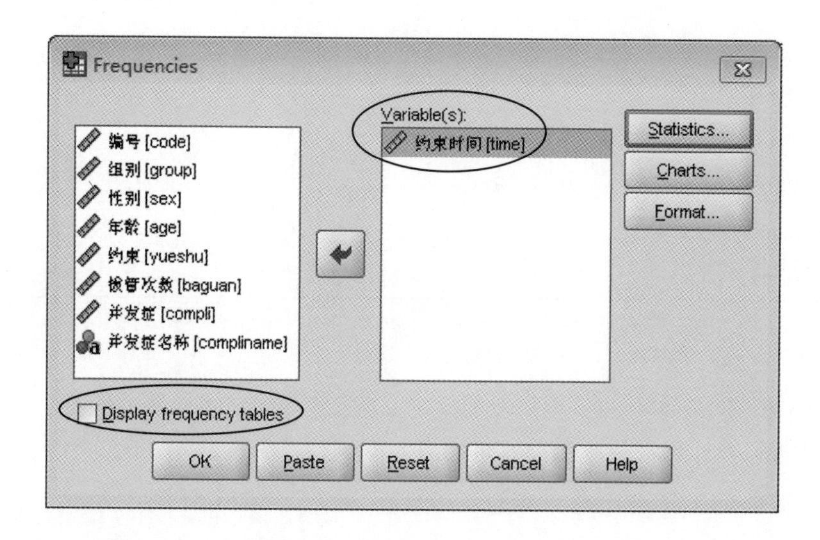

⑤点击主窗口“Statistics”，勾选左上角“Quartiles”，点击“Continue”，回到主窗口，点击“OK”。

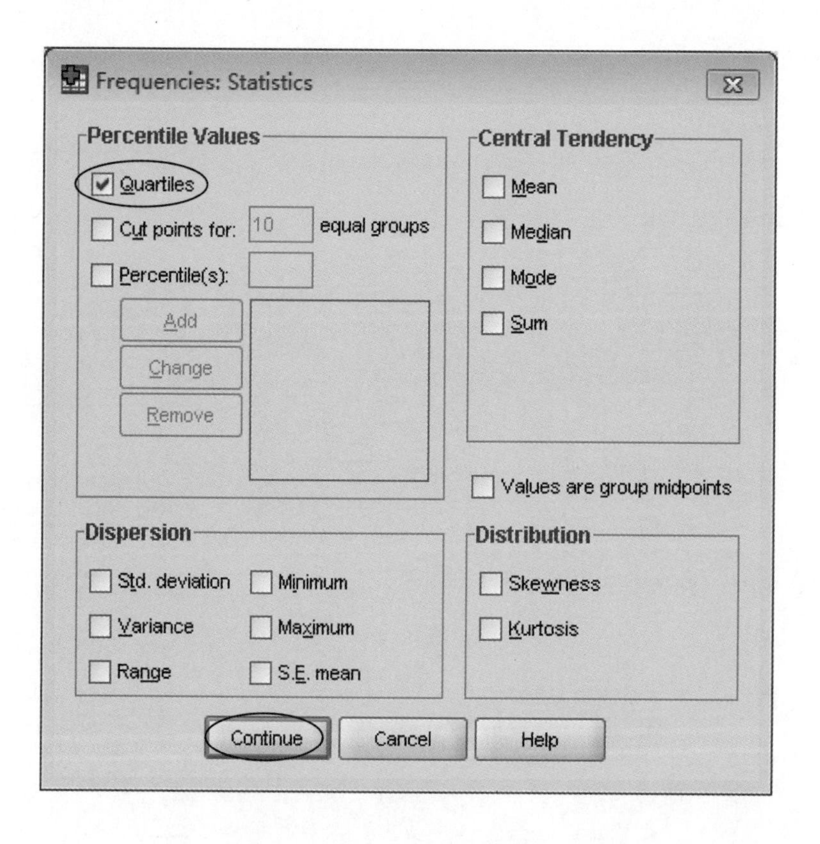

【结果显示】观察组与对照组的四分位数：

Statistics

约束时间			
对照组	*N*	Valid	30
		Missing	0
	Percentiles	25	18.75
		50	33.50
		75	73.50
观察组	*N*	Valid	40
		Missing	0
	Percentiles	25	.00
		50	5.00
		75	29.75

两组约束时间比较的非参数检验。

【统计步骤】

①首先需要消除数据拆分。选择菜单“Data”—“Split File”，进入主窗口，点选右侧的第一行，点击“OK”。

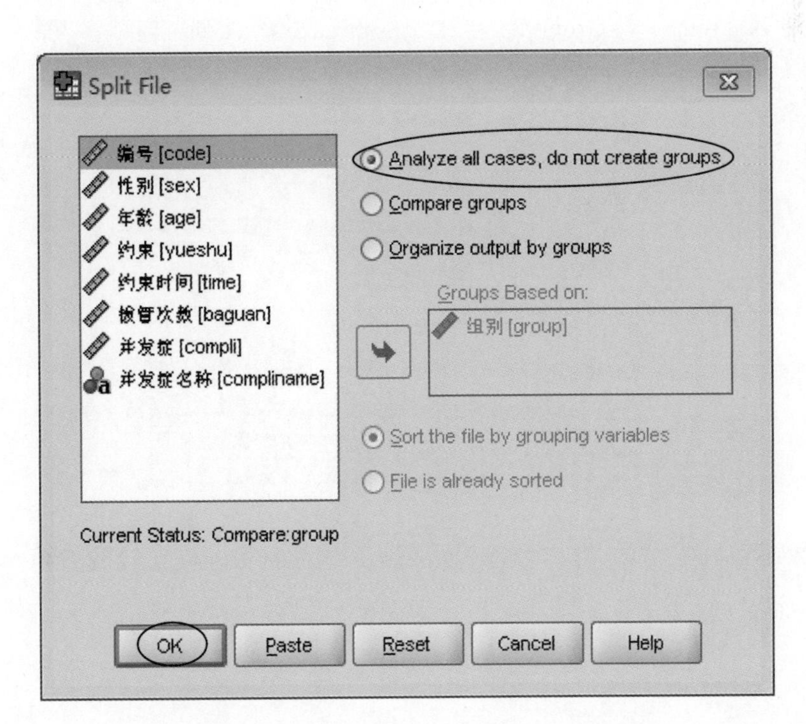

②选择菜单“Analyze”—“Nonparametric Tests”—“2 Independent Samples Tests”。

③将变量“约束时间”选入 Test Variables 中，将“组别 group”选入 Grouping Variable 中。

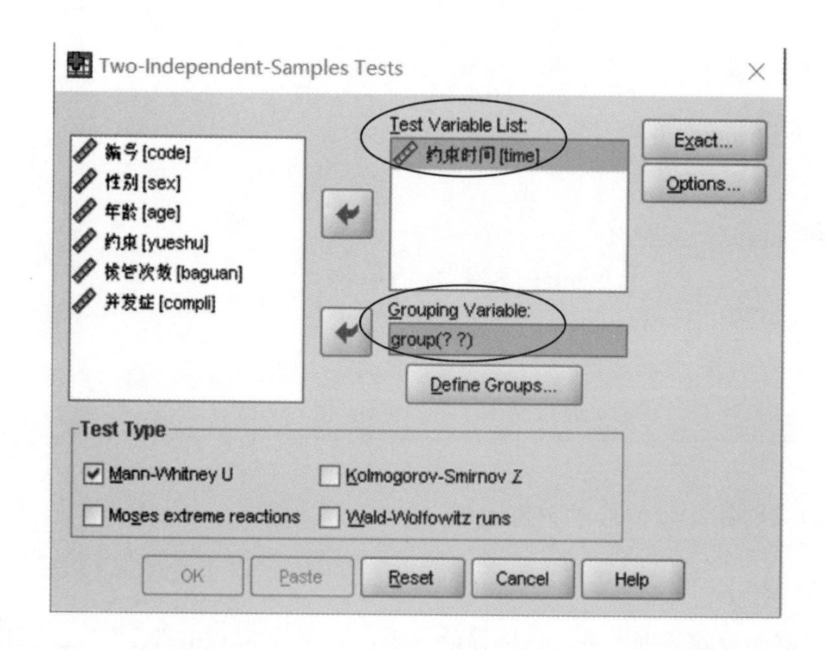

④点击“Define Groups”，进入“Define Groups”窗口，将组别的变量值“1”和“0”分别输入 Group 1 及 Group 2。点击“Continue”，回到主窗口，点击“OK”。

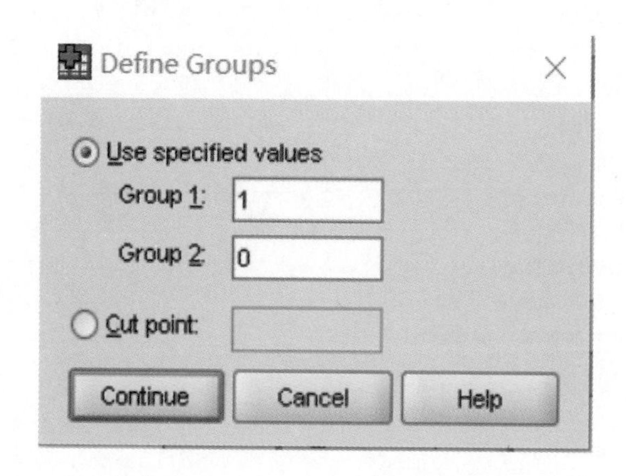

【结果显示】独立样本非参数检验结果：两组间约束时间比较的 P 值 =0.012，差异有统计学意义。

Test Statistics[a]

	约束时间
Mann–Whitney U	341.000
Wilcoxon W	1.161E3
Z	–3.123
Asymp. Sig.（2–tailed）	.012

a. Grouping Variable：组别

【结果表述】观察组身体约束率低于对照组，约束时间短于对照组，差异均有统计学意义（$P < 0.05$），见表 2。

表 2　两组病人身体约束情况比较

组别	例数	身体约束 [例，（%）]	约束时间 [h，M（$P25$，$P45$）]
观察组	40	22（55.0）	5.0（0，29.8）
对照组	30	24（80.0）	33.5（18.8，73.5）
统计量		χ^2=4.76	Z=–3.12
P 值		0.03	0.01

两组的并发症发生情况统计，并发症属于分类资料，使用卡方检验。步骤同上，不再赘述。

【结果显示】

①观察组及对照组并发症发生例数及构成比。

组别 * 并发症 Crosstabulation

			并发症		
			否	是	Total
组别	对照组	Count	27	3	30
		% within 组别	90.0%	10.0%	100.0%
	观察组	Count	39	1	40
		% within 组别	97.5%	2.5%	100.0%
Total		Count	66	4	70
		% within 组别	94.3%	5.7%	100.0%

②观察组及对照组并发症发生率的 χ^2 检验。χ^2 值 =1.790，P 值 =0.181，大于 0.05，差异无统计学意义。

Chi-Square Tests

	Value	df	Asymp. Sig. (2-sided)	Exact Sig. (2-sided)	Exact Sig. (1-sided)
Pearson Chi-Square	1.790[a]	1	.181		
Continuity Correction[b]	.668	1	.414		
Likelihood Ratio	1.807	1	.179		
Fisher's Exact Test				.307	.207
Linear-by-Linear Association	1.764	1	.184		
N of Valid Casesb	70				

a. 2 cells (50.0%) have expected count less than 5. The minimum expected count is 1.71.

b. Computed only for a 2 × 2 table

（3）两组并发症的类别的统计，首先对数据进行拆分。

【统计步骤】

①选择菜单“Data”—“Split File”。

②进入主窗口，点选右侧的“Compare groups”。将变量“组别”选入 Groups Based On 中，点击“OK”。

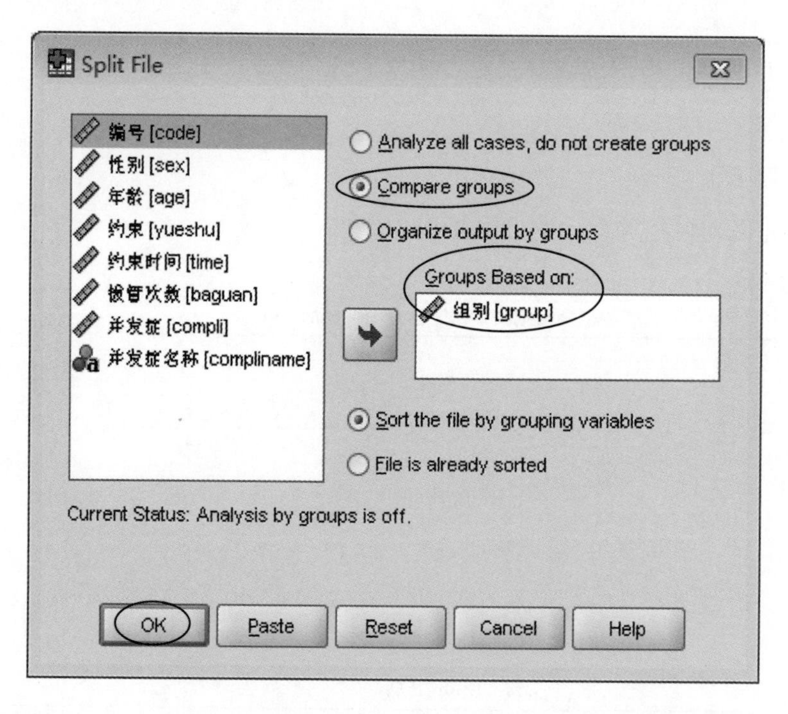

③选择菜单“Analyze”—“Descriptive Statistics”—“Frequencies”。

④将变量“并发症名称”选入 Variable 中，勾选下方“Display frequency tables”，点击“OK”。

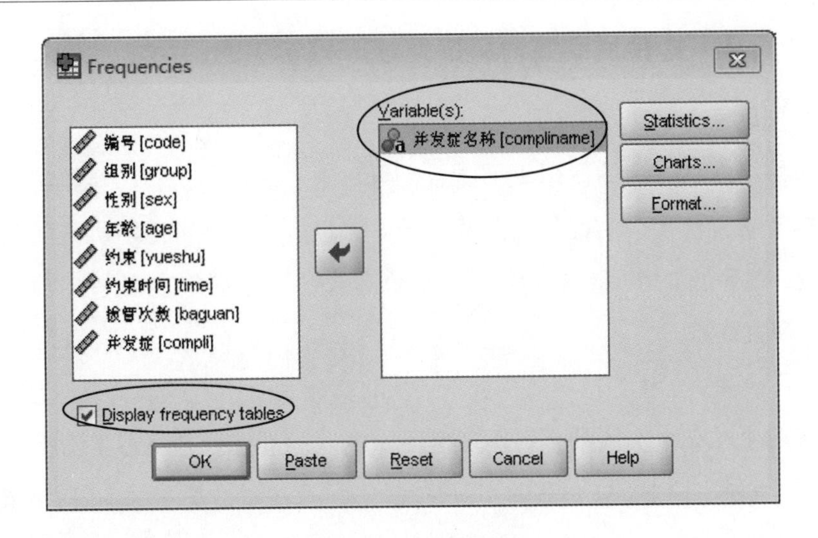

【**结果显示**】观察组与对照组各类并发症的例数及构成比。

并发症名称

组别			Frequency	Percent	Valid Percent	Cumulative Percent
对照组	Valid	皮肤破损	1	3.3	3.3	3.3
		无	27	90.0	90.0	93.3
		肢体末端肿胀	2	6.7	6.7	100.0
		Total	30	100.0	100.0	
观察组	Valid	无	39	97.5	97.5	97.5
		肢体末端肿胀	1	2.5	2.5	100.0
		Total	40	100.0	100.0	

【**结果表述**】两组并发症发生情况，观察组有 1 例发生约束肢体末端肿胀，发生率为 2.5%（1/40），对照组有 2 例发生肢体末端肿胀，1 例发生约束处皮肤破损，发生率为 10.0%（3/30），两组比较差异无统计学意义（P=0.41）。

【知识加油站】三间分布

描述某项疾病，护理问题的分布情况，通常使用三间分布。三间分布包括地区分布、时间分布和人群分布。地区分布可以描述国家、省份、城乡和科室等的分布情况。时间分布包括短期分布、季节性、周期性和长期变动。人群分布包括不同年龄组、性别、职业类别、民族和种族等的分布。

三、“影子”体验活动在骨科护理临床教学中的应用

（一）选题设计

分析一种新教学方法的使用效果，需要与常规方法进行比较，新教学方法视为试验组，常规教学方法视为对照组。同期的骨科护理实习生，可以随机分配至试验组或对照组，统一的评价标准衡量教学后的效果。本选题符合随机对照试验。

（二）研究对象

某院骨科护理实习生，按照随机数字表法将其分为对照组或试验组，为避免干扰，两组护理实习生在 2 个不同的骨科病房实习。纳入标准院护理实习生均为全日制本科学历，实习 3 个科室以上，在骨科的实习时间均为 1 个月，自愿参加本研究。排除标准：因病假或事假未按计划全程参与的护理实习生。

（三）资料收集

制定统一的调查表，调查内容包括研究对象基本情况（组别、性别、年龄），入科前理论及操作考核成绩，出科前综合素质评分，出科前理论及操作考核成绩。统一培训的项目小组，对两组学生进行教学活动。使用临床迷你演练评估表评价护理实习生的综合素质，举办统一的理论考核和实践操作，分别记录成绩。

（四）资料分析与统计

统计思路：首先统计两组学生的基本情况，性别为计数资料，使用百分比表示，组间差异使用卡方检验；年龄、入科前理论成绩、入科前操作考核成绩均为计量资料，进行正态性检验，看是否符合正态分布。如符合正态分布，使用均数及标准差表示，组间比较使用 t 检验；如不符合正态分布，使用中位数、四分位数表示，组间比较使用秩和检验。若两组学生基线资料无统计学差异，均衡可比，可进一步分析培训效果，包括出科前综合素质评分、出科前理论成绩、出科前操作考核成绩，上述均为计量资料，统计方法思路同上。

1. 数据录入　调查表数据录入 SPSS，每位学生赋一个编码序号，每行数据包括学生编号（唯一码）、组别（二分类变量，观察组 =1，对照组 =0）、性别（二分类变量，男 =1，女 =2）、年龄（数值变量）；入科前理论成绩、入科前操作考核成绩、出科前综合素质评分、出科前理论成绩、出科前操作考核成绩，均为数值变量。

s3.sav [DataSet1] - SPSS Data Editor

File Edit View Data Transform Analyze Graphs Utilities Add-ons Window Help

1 : code 1 Visible: 9 of 9 Variables

	code	group	sex	age	ll1	cz1	zh	ll2	cz2
1	1	1	1	20	70	75	7	92	90
2	2	1	1	21	70	75	7	93	94
3	3	1	1	21	75	78	7	94	94
4	4	1	1	20	75	78	7	89	93
5	5	1	1	20	78	70	7	89	95
6	6	1	2	20	78	70	7	80	96
7	7	1	2	20	85	80	7	80	92
8	8	1	2	20	85	82	7	78	94
9	9	1	2	20	90	82	7	95	94
10	10	1	2	21	78	83	7	79	94
11	11	1	2	21	80	90	7	79	94
12	12	1	2	21	80	83	8	80	94

Data View Variable View SPSS Processor is ready

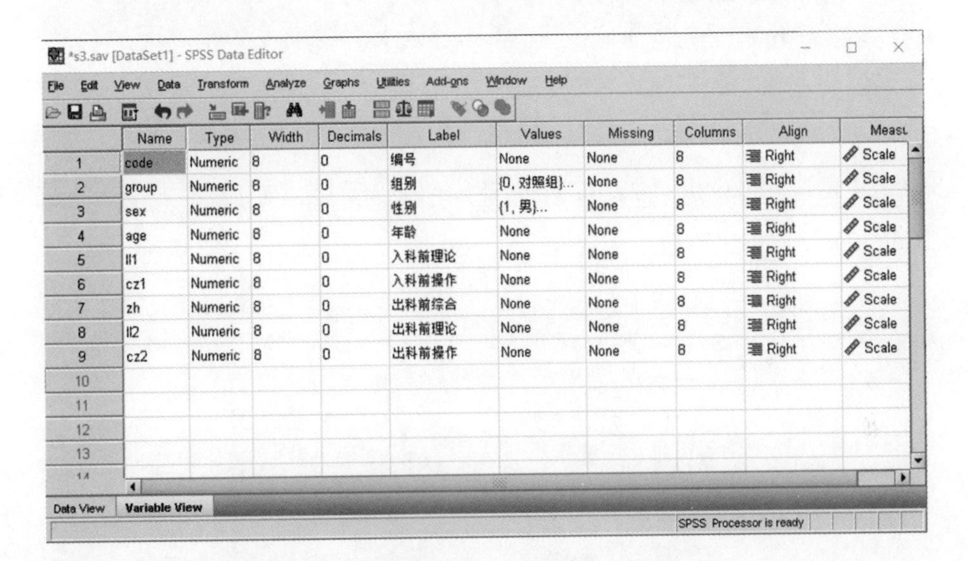

*s3.sav [DataSet1] - SPSS Data Editor

File Edit View Data Transform Analyze Graphs Utilities Add-ons Window Help

	Name	Type	Width	Decimals	Label	Values	Missing	Columns	Align	Measu
1	code	Numeric	8	0	编号	None	None	8	Right	Scale
2	group	Numeric	8	0	组别	{0, 对照组}...	None	8	Right	Scale
3	sex	Numeric	8	0	性别	{1, 男}...	None	8	Right	Scale
4	age	Numeric	8	0	年龄	None	None	8	Right	Scale
5	ll1	Numeric	8	0	入科前理论	None	None	8	Right	Scale
6	cz1	Numeric	8	0	入科前操作	None	None	8	Right	Scale
7	zh	Numeric	8	0	出科前综合	None	None	8	Right	Scale
8	ll2	Numeric	8	0	出科前理论	None	None	8	Right	Scale
9	cz2	Numeric	8	0	出科前操作	None	None	8	Right	Scale
10										
11										
12										
13										

Data View Variable View SPSS Processor is ready

2. 数据整理　核对数据录入有无漏项及错项数据。

3. 统计及结果展示

（1）组间基本资料比较。

分类变量“性别”。

【统计步骤】

①选择菜单“Analyze”—“Descriptive Statistics”—“Crosstabs”。

②将变量“组别”选入 Row 中，将变量“性别”选入 Column 中。

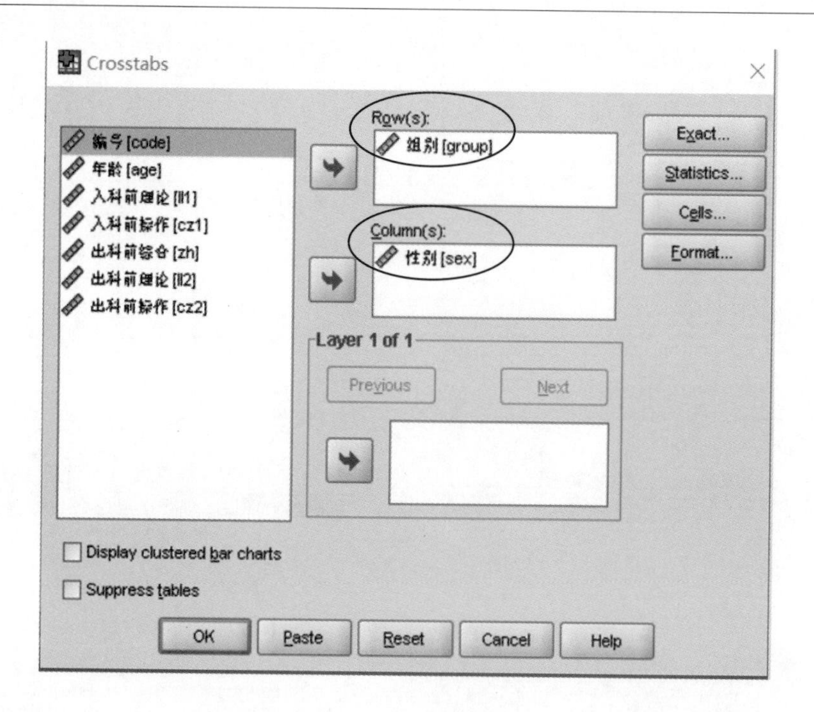

③点击主窗口“Statistics”按钮，进入“Statistics”窗口，勾选左上方“Chi–square”，点击“Continue”回到主窗口。

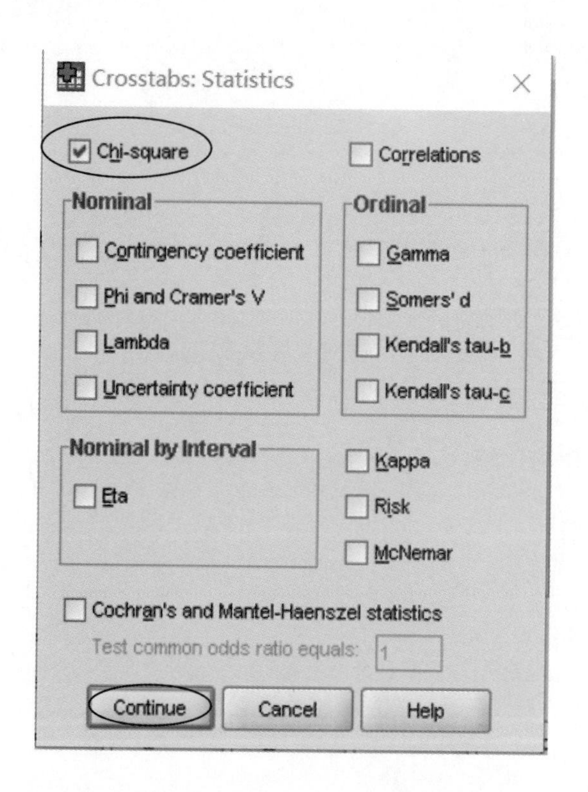

④点击主窗口“Cells”按钮，勾选“Observed、Row”，点击“Continue”。回到

主窗口，点击“OK”。

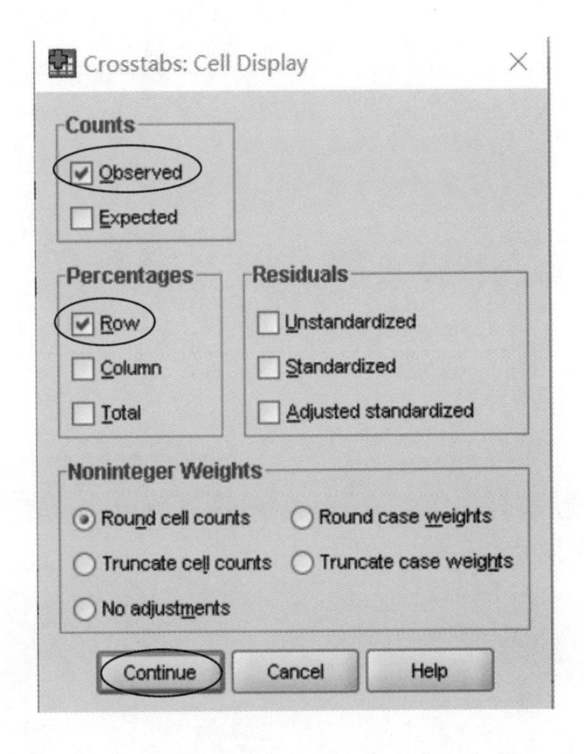

【结果显示】

①观察组与对照组的性别例数及构成比：

组别 * 性别 Crosstabulation

			性别		
			男	女	Total
组别	对照组	Count	3	37	40
		% within 组别	7.5%	92.5%	100.0%
	观察组	Count	5	35	40
		% within 组别	12.5%	87.5%	100.0%
Total		Count	8	72	80
		% within 组别	10.0%	90.0%	100.0%

②两组性别的卡方检验：χ^2 值 =0.139，P 值 =0.709，大于 0.05，差异无统计学意义。

Chi-Square Tests

	Value	df	Asymp. Sig.（2-sided）	Exact Sig.（2-sided）	Exact Sig.（1-sided）
Pearson Chi-Square	.556[a]	1	.456		
Continuity Correction[b]	.139	1	.709		
Likelihood Ratio	.561	1	.454		
Fisher’s Exact Test				.712	.356
Linear-by-Linear Association	.549	1	.459		
N of Valid Casesb	80				

a. 2 cells （50.0%） have expected count less than 5. The minimum expected count is 4.00.

b. Computed only for a 2 × 2 table

计量资料“年龄、入科前理论成绩、入科前操作成绩”的差异，首先分析两组数据的分布情况，根据分布情况选择统计方法。

正态性检验。

【统计步骤】

①选择菜单“Analyze”—“Descriptive Statistics”—“Explore”。

②将变量“年龄”“入科前理论”“入科前操作”选入 Dependent List 中，将变量“组别”选入 Factor List 中。

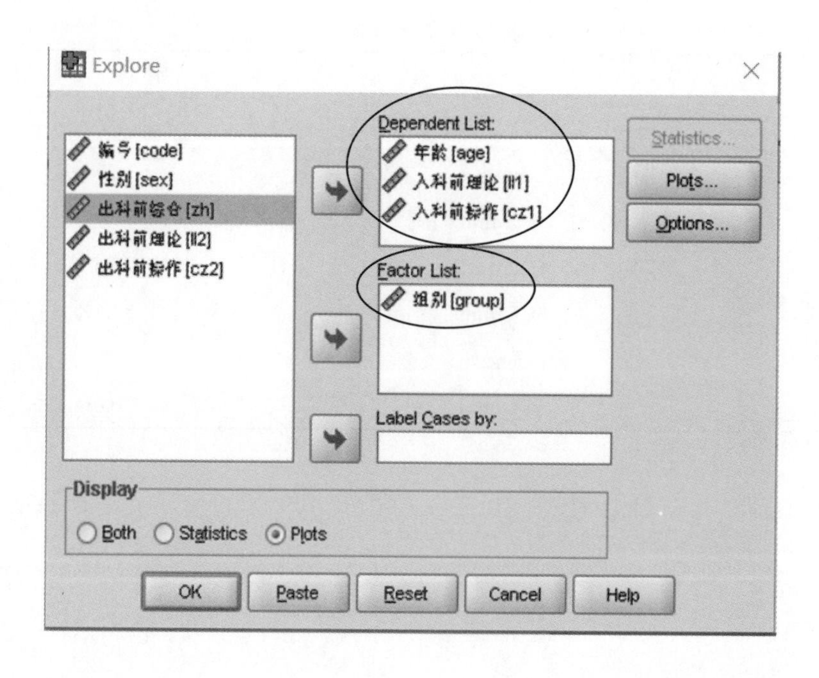

③点击主窗口右侧的“Plots”，在 Plots 窗口中勾选中间的“Normality plots with tests”，点击“Continue”。回到主窗口，点击“OK”。

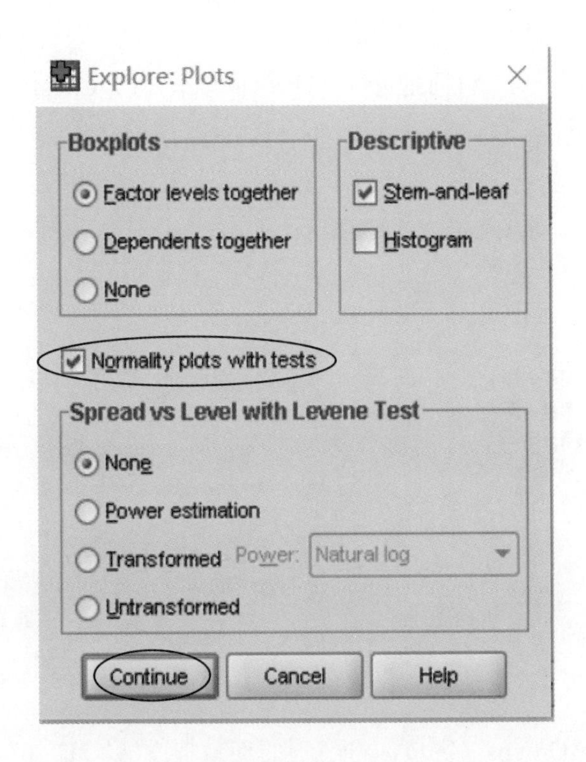

【结果显示】正态性检验：两组的各变量的 *P* 值均大于 0.05，数据服从正态分布。

Tests of Normality

		Kolmogorov–Smirnova			Shapiro–Wilk		
	组别	Statistic	df	Sig.	Statistic	df	Sig.
年龄	对照组	.309	40	.510	.776	40	.510
	观察组	.341	40	.600	.796	40	.600
入科前理论	对照组	.221	40	.600	.916	40	.506
	观察组	.264	40	.560	.864	40	.540
入科前操作	对照组	.291	40	.610	.830	40	.620
	观察组	.260	40	.610	.885	40	.511

a. Lilliefors Significance Correction

年龄、入科前理论成绩、入科前操作成绩均符合正态分布，使用平均数、标准差进行描述性统计，组间差异性使用两独立样本 *t* 检验。

【统计步骤】

①选择菜单“Analyze”—“Compare Means”—“Independent”—“Samples T Test”。

②将变量“年龄”“入科前理论”“入科前操作”选入 Test Variables 中，将“组别 group”选入 Grouping Variable 中。点击“Define Groups”。

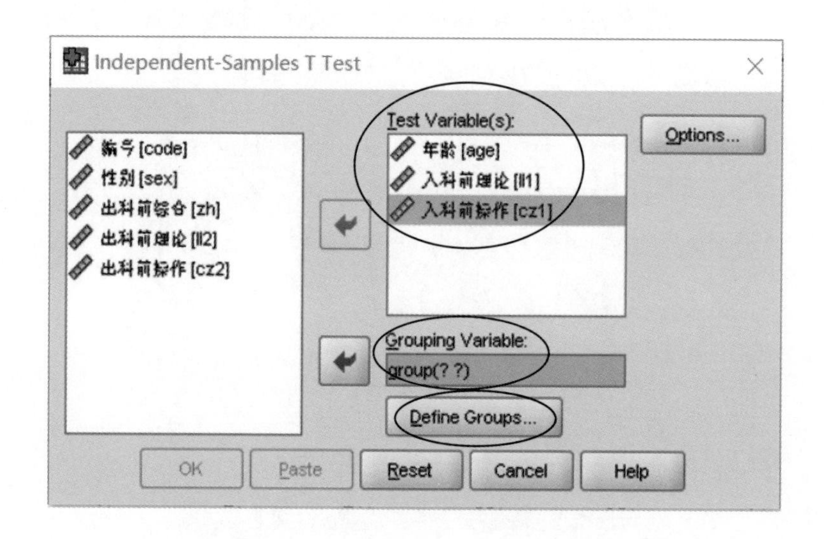

③进入“Define Groups”窗口，将组别的变量值“1”和“0”分别输入 Group 1 及 Group 2，点击“Continue”。

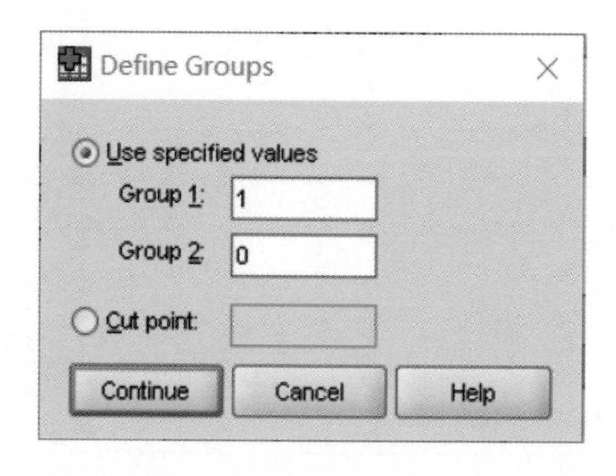

④回到主窗口，点击“OK”。

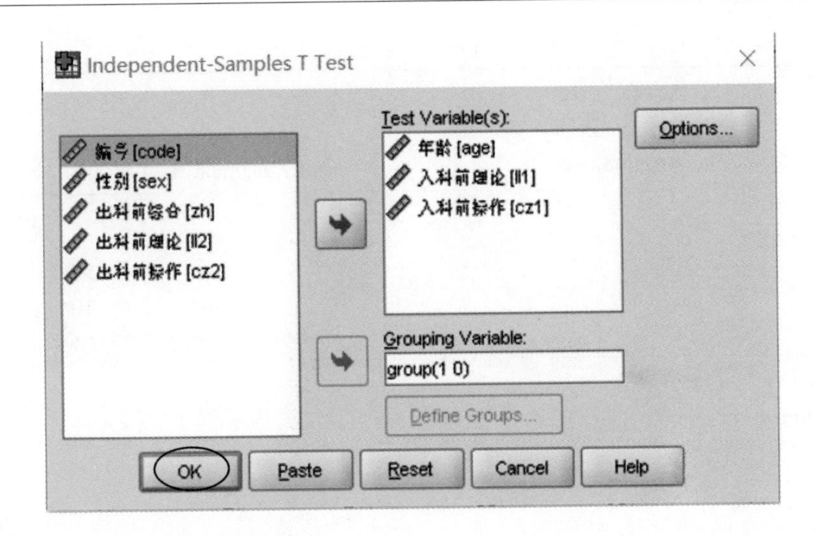

【结果显示】

①两组各变量的描述性统计

Group Statistics

	组别	N	Mean	Std. Deviation	Std. Error Mean
年龄	观察组	40	21.08	.730	.115
	对照组	40	20.88	.757	.120
入科前理论	观察组	40	80.12	4.686	.741
	对照组	40	78.20	5.992	.947
入科前操作	观察组	40	80.58	5.760	.911
	对照组	40	79.15	6.455	1.021

②独立样本 T 检验结果：方差齐性检验 P 大于 0.05，符合方差齐性。T 检验结果查看首行的值。各变量的 P 值均大于 0.05，即两组间的年龄、入科前理论成绩、入科前操作成绩差异无统计学意义。

Independent Samples Test

		Levene's Test for Equality of Variances		t-test for Equality of Means						
									95% Confidence Interval of the Difference	
		F	Sig.	*t*	df	Sig.（2-tailed）	Mean Difference	Std. Error Difference	Lower	Upper
年龄	Equal variances assumed	.203	.654	1.203	78	.233	.200	.166	-.131	.531
	Equal variances not assumed			1.203	77.893	.233	.200	.166	-.131	.531
入科前理论	Equal variances assumed	2.112	.150	1.600	78	.114	1.925	1.203	-.470	4.320
	Equal variances not assumed			1.600	73.716	.114	1.925	1.203	-.472	4.322
入科前操作	Equal variances assumed	.003	.957	1.042	78	.301	1.425	1.368	-1.298	4.148
	Equal variances not assumed			1.042	77.008	.301	1.425	1.368	-1.299	4.149

【结果表述】共选取80名学生为研究对象，其中观察组及对照组各40名。观察组男生5名、女生35名，年龄（21.08±0.73）岁，入科前理论成绩（80.12±4.69）分，实践操作成绩（80.58±5.76）分。对照组男生3名，女生37名，年龄（20.88±0.76）岁，入科前理论成绩（78.20±5.99）分，实践操作成绩（79.15±6.46）分。两组性别（χ^2=0.139，P=0.709）、年龄（t=1.20，P=0.23）、入科前理论成绩（t=1.60，P=0.11）和实践操作成绩（t=1.04，P=0.30）比较，差异无统计学意义，两组间具有可比性。

（2）主要观察指标“出科前综合素质评分”“出科前理论成绩”“出科前操作成绩”的比较。计量资料首先进行正态性检验，此处省略步骤。经正态性检验，“出科前综合素质评分”“出科前理论成绩”“出科前操作成绩”三项均符合正态分布，组间比较使用两独立样本 t 检验。统计步骤同上，略。

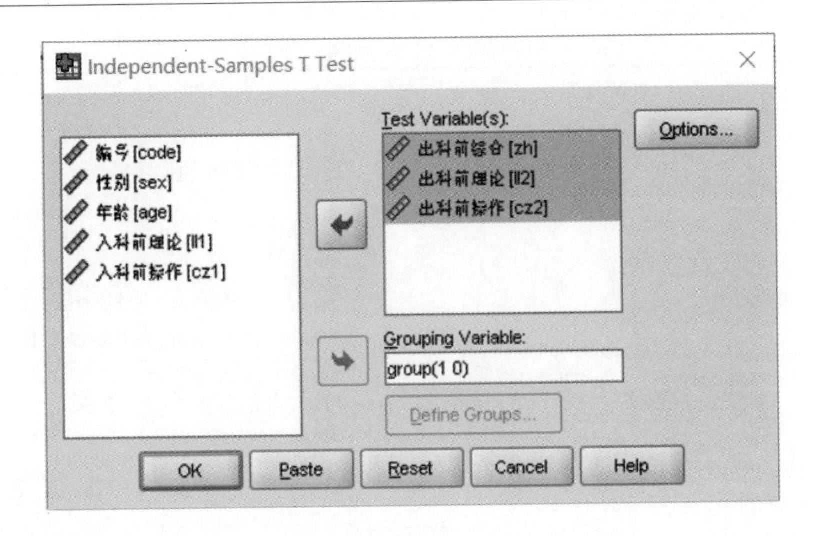

【结果显示】

①两组的各变量的描述性统计：

Group Statistics

	组别	N	Mean	Std. Deviation	Std. Error Mean
出科前综合	观察组	40	7.75	.840	.133
	对照组	40	7.02	1.097	.174
出科前理论	观察组	40	89.05	5.002	.791
	对照组	40	81.85	6.499	1.028
出科前操作	观察组	40	94.08	1.859	.294
	对照组	40	85.35	5.494	.869

②独立样本 T 检验结果：出科前综合成绩、出科前理论成绩的方差齐性检验 P 大于 0.05，符合方差齐性，T 检验结果取首行的值。二者组间 t 检验的 P 值分别为 0.001 及 0，小于 0.05，差异有统计学意义。

出科前操作成绩的方差齐性检验 P 值小于 0.05，方差不齐，t 值取第二行结果。T 检验的 P 值为 0，小于 0.05，差异有统计学意义。

Independent Samples Test

		Levene's Test for Equality of Variances		t-test for Equality of Means						
									95% Confidence Interval of the Difference	
		F	Sig.	*t*	df	Sig. (2-tailed)	Mean Difference	Std. Error Difference	Lower	Upper
出科前综合	Equal variances assumed	.008	.929	3.318	78	.001	.725	.218	.290	1.160
	Equal variances not assumed			3.318	73.008	.001	.725	.218	.290	1.160
出科前理论	Equal variances assumed	1.633	.205	5.553	78	.000	7.200	1.297	4.618	9.782
	Equal variances not assumed			5.553	73.206	.000	7.200	1.297	4.616	9.784
出科前操作	Equal variances assumed	22.451	.000	9.514	78	.000	8.725	.917	6.899	10.551
	Equal variances not assumed			9.514	47.815	.000	8.725	.917	6.881	10.569

【结果表述】观察组综合评分、出科前理论考核成绩以及操作考核成绩，均高于对照组，差异有统计学意义（$P<0.05$），详见表1。

表1　两组出科前综合评分、理论和操作考核成绩比较（分，$\bar{X} \pm S$）

组别	综合评分	理论成绩	操作成绩
观察组（n=40）	7.75 ± 0.84	89.05 ± 5.00	94.08 ± 1.86
对照组（n=40）	7.02 ± 1.10	81.85 ± 6.50	85.35 ± 5.49
t 值	3.318	5.553	9.514
P 值	0.001	＜0.001	＜0.001

【知识加油站】多元线性回归

多元线性回归分析本质上是探讨自变量和因变量之间的相关关系。其应用条件：

1. 自变量与因变量存在因果关系，才可开展回归分析。

2. 因变量为数值变量，自变量可以是分类变量、数值变量。

3. 如果自变量为数值变量，自变量和因变量之间需存在线性关系，各自变量之间不存在多重共线性。

4. 回归分析还需满足独立性、方差齐性和正态性，但如果回归分析只是建立自变量与因变量之间关系，则方差齐性和正态性可以适当放宽。

四、基于循环质控理念的护理风险管理对骨科住院患者医院感染的影响

（一）选题设计

一种新型护理措施对患者医院感染的影响，需要与常规护理措施进行比较，新型护理措施视为试验组，常规护理措施视为对照组。干预对象为同期住院患者，随机分配至试验组或对照组，统一观察两组患者的医院感染率。本选题符合随机对照试验。

（二）研究对象

某院某年骨科病区行骨折手术治疗的患者，纳入标准：①患者及家属同意本研究；②未合并严重的心肝肾功能不全者；③行骨折全麻手术。排除标准：①严重高血压、糖尿病等慢性病症状不能控制，入院存在感染症状。②语言或意识障碍不能配合护理干预。③精神异常患者。

（三）资料收集

统一的调查表，调查两组患者的基本情况（组别、性别、年龄、骨折类别），是否发生医院感染，医院感染部位，住院时间。

（四）资料分析与统计

统计思路：首先统计两组患者的基本情况，性别、骨折类型为计数资料，使用构成比表示，组间差异比较使用卡方检验；年龄为计量资料，使用正态性检验，看是否符合正态分布：如符合正态分布，使用均数及标准差表示，组间比较使用 t 检验；如不符合正态分布，使用中位数、四分位数表示，组间比较使用秩和检验。若两组学生基

线资料无统计学差异，均衡可比，进一步分析医院感染情况，包括医院感染发生率、医院感染部位、不同住院时间的医院感染率，因均为计数资料，使用百分比表示，组间差异比较使用卡方检验。

1. 数据录入　调查表数据录入 SPSS，每位患者赋一个编码序号，每行数据包括患者编号（唯一码）、组别（二分类变量，试验组 =1，对照组 =0）、性别（二分类变量，男 =1，女 =2）、年龄（数值变量）、骨折类型（无序多分类变量，跟骨 =1，股骨 =2，胫骨 =3）、医院感染（是 =1，否 =0）、医院感染部位（无序多分类变量，文本字符）、住院时间（数值变量）。

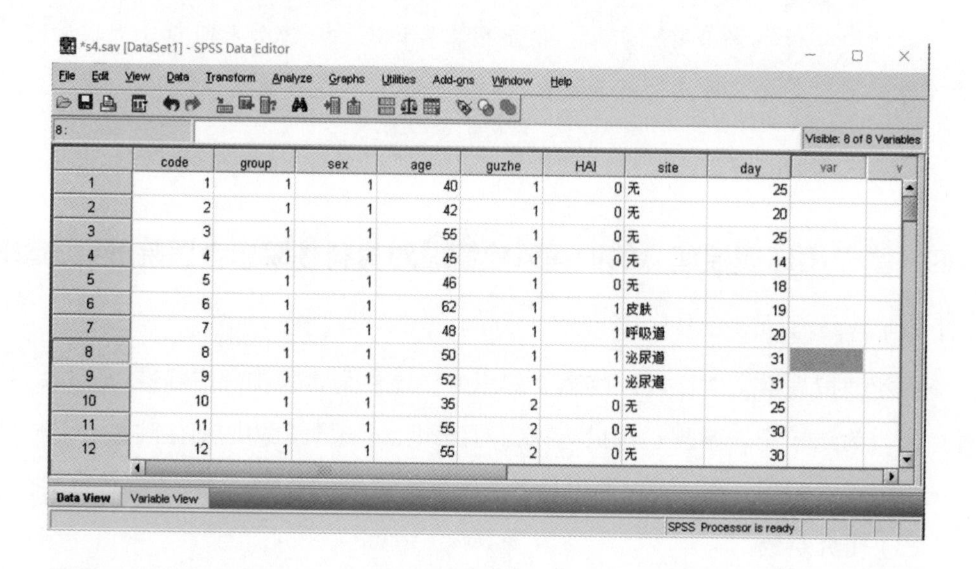

	code	group	sex	age	guzhe	HAI	site	day
1	1	1	1	40	1	0	无	25
2	2	1	1	42	1	0	无	20
3	3	1	1	55	1	0	无	25
4	4	1	1	45	1	0	无	14
5	5	1	1	46	1	0	无	18
6	6	1	1	62	1	1	皮肤	19
7	7	1	1	48	1	1	呼吸道	20
8	8	1	1	50	1	1	泌尿道	31
9	9	1	1	52	1	1	泌尿道	31
10	10	1	1	35	2	0	无	25
11	11	1	1	55	2	0	无	30
12	12	1	1	55	2	0	无	30

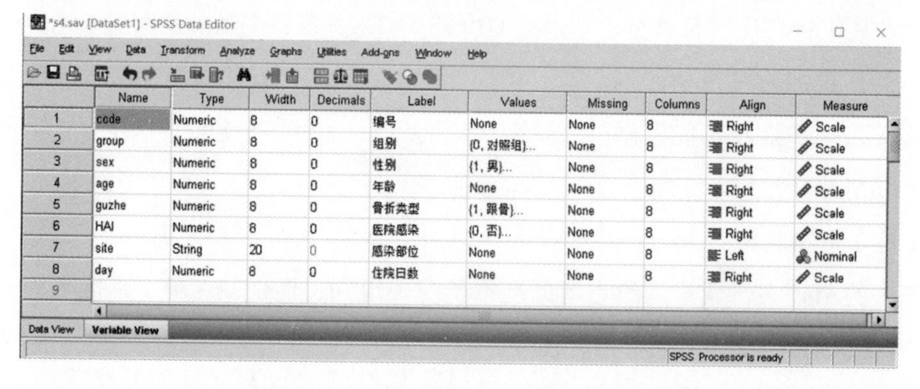

	Name	Type	Width	Decimals	Label	Values	Missing	Columns	Align	Measure
1	code	Numeric	8	0	编号	None	None	8	Right	Scale
2	group	Numeric	8	0	组别	{0, 对照组}...	None	8	Right	Scale
3	sex	Numeric	8	0	性别	{1, 男}...	None	8	Right	Scale
4	age	Numeric	8	0	年龄	None	None	8	Right	Scale
5	guzhe	Numeric	8	0	骨折类型	{1, 跟骨}...	None	8	Right	Scale
6	HAI	Numeric	8	0	医院感染	{0, 否}...	None	8	Right	Scale
7	site	String	20	0	感染部位	None	None	8	Left	Nominal
8	day	Numeric	8	0	住院日数	None	None	8	Right	Scale

2. 数据整理　住院时间为连续型数值资料，为了便于统计，转换为分类变量。使用“transform”—“recode into different variables”功能，按住院日≤ 60 日和＞ 60 日分为两类。赋值方式如下图：

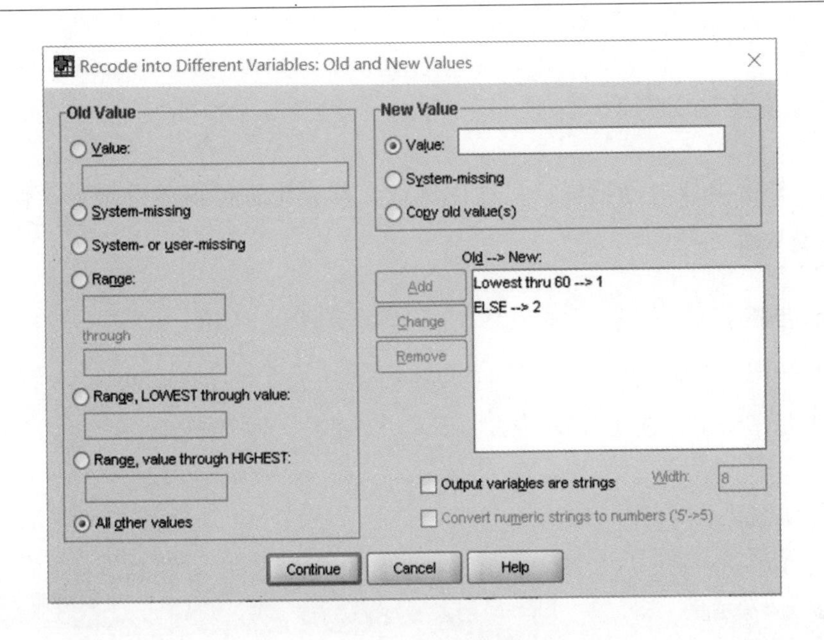

生成“住院日分段”变量，数据视图及变量视图如下：

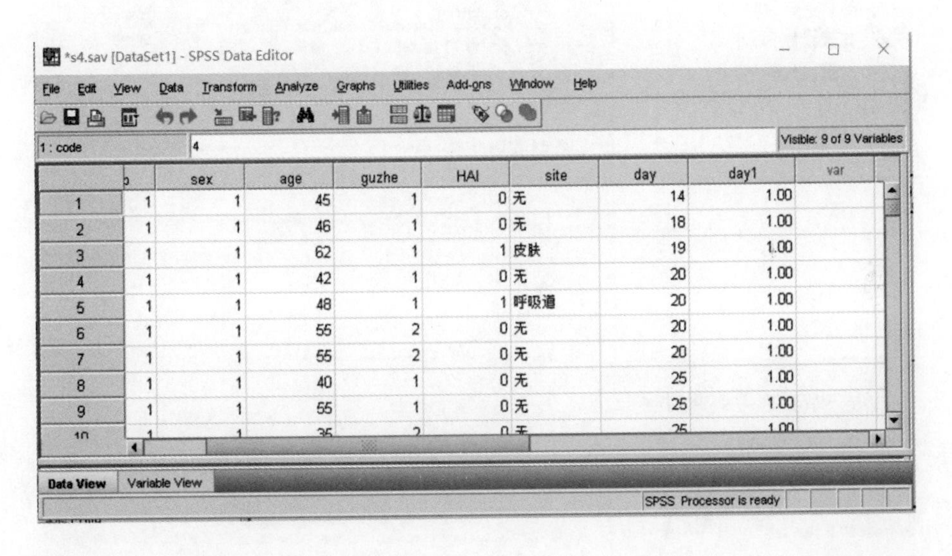
*s4.sav [DataSet1] - SPSS Data Editor

1 : code 4 Visible: 9 of 9 Variables

	b	sex	age	guzhe	HAI	site	day	day1	var
1	1	1	45	1	0	无	14	1.00	
2	1	1	46	1	0	无	18	1.00	
3	1	1	62	1	1	皮肤	19	1.00	
4	1	1	42	1	0	无	20	1.00	
5	1	1	48	1	1	呼吸道	20	1.00	
6	1	1	55	2	0	无	20	1.00	
7	1	1	55	2	0	无	20	1.00	
8	1	1	40	1	0	无	25	1.00	
9	1	1	55	1	0	无	25	1.00	
10	1	1	35	2	0	无	25	1.00	

Data View | Variable View

SPSS Processor is ready

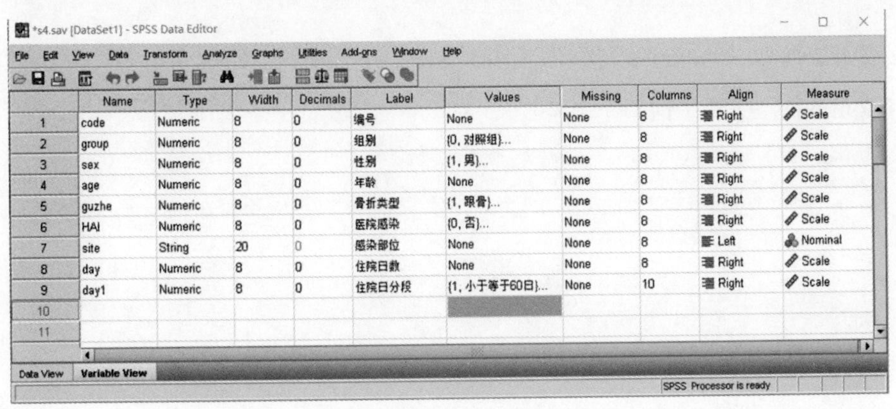
*s4.sav [DataSet1] - SPSS Data Editor

	Name	Type	Width	Decimals	Label	Values	Missing	Columns	Align	Measure
1	code	Numeric	8	0	编号	None	None	8	Right	Scale
2	group	Numeric	8	0	组别	{0, 对照组}...	None	8	Right	Scale
3	sex	Numeric	8	0	性别	{1, 男}...	None	8	Right	Scale
4	age	Numeric	8	0	年龄	None	None	8	Right	Scale
5	guzhe	Numeric	8	0	骨折类型	{1, 跟骨}...	None	8	Right	Scale
6	HAI	Numeric	8	0	医院感染	{0, 否}...	None	8	Right	Scale
7	site	String	20	0	感染部位	None	None	8	Left	Nominal
8	day	Numeric	8	0	住院日数	None	None	8	Right	Scale
9	day1	Numeric	8	0	住院日分段	{1, 小于等于60日}...	None	10	Right	Scale
10										
11										

Data View | Variable View

SPSS Processor is ready

3. 数据统计

（1）基本资料的比较。

性别、骨折类型为分类资料，使用例数、构成比进行描述性统计，使用卡方检验比较组间差异。

【统计步骤】

①选择菜单“Analyze”—“Descriptive Statistics”—“Crosstabs”。

②将变量“分组”选入 Row 中，将变量“性别”“骨折类型”选入 Column 中。

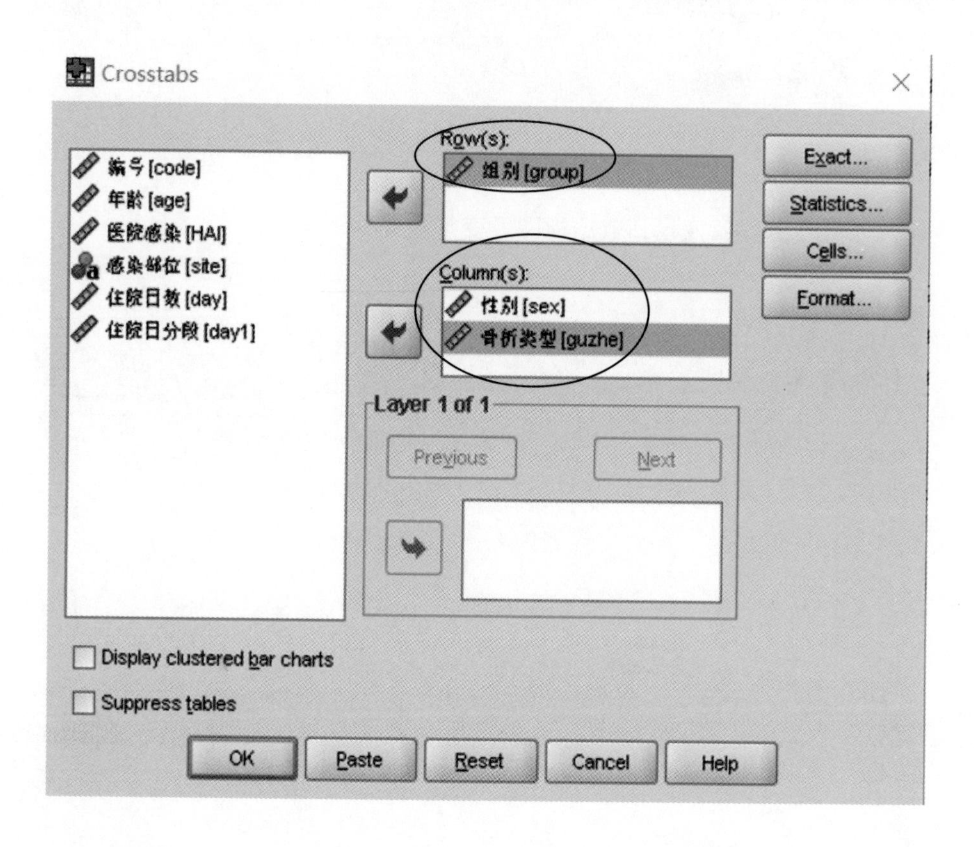

③点击主窗口“Statistics”按钮，进入“Statistics”窗口，勾选左上方“Chi-square”，点击“Continue”回到主窗口。

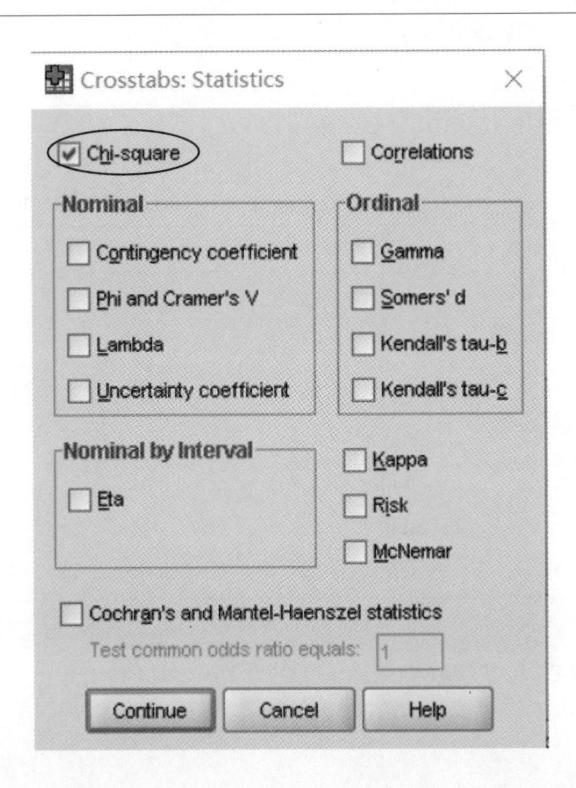

④点击主窗口“Cells”按钮，进入“Cell Display”窗口，勾选“Observed”“Row”，点击“Continue”回到主窗口，点击“OK”。

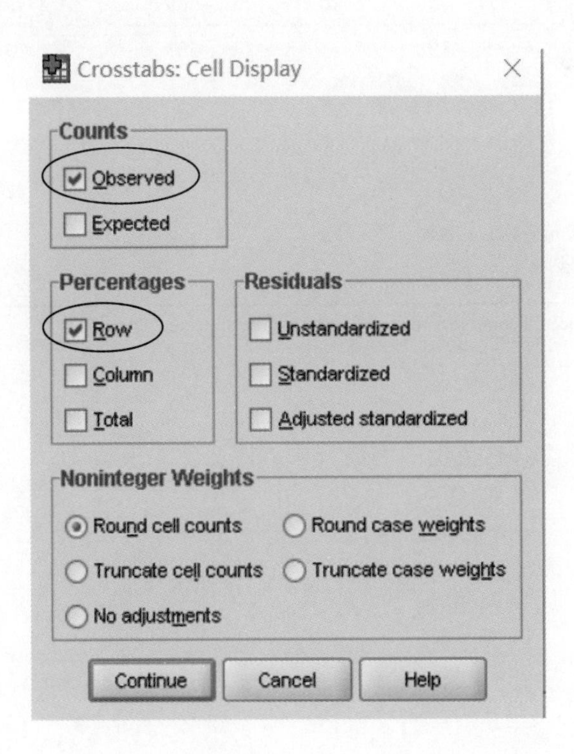

【结果显示】

①观察组与对照组性别的例数及构成比：

Crosstab

			性别		
			男	女	Total
组别	对照组	Count	20	22	42
		% within 组别	47.6%	52.4%	100.0%
	观察组	Count	22	20	42
		% within 组别	52.4%	47.6%	100.0%
Total		Count	42	42	84
		% within 组别	50.0%	50.0%	100.0%

②组间性别差异的卡方检验结果：χ^2 值 =0.190，P 值 =0.66（＞ 0.05），差异无统计学意义。

Chi-Square Tests

	Value	df	Asymp. Sig.（2-sided）	Exact Sig.（2-sided）	Exact Sig.（1-sided）
Pearson Chi-Square	.190[a]	1	.663		
Continuity Correction[b]	.048	1	.827		
Likelihood Ratio	.191	1	.662		
Fisher’s Exact Test				.827	.414
Linear-by-Linear Association	.188	1	.664		
N of Valid Casesb	84				

a. 0 cells（.0%）have expected count less than 5. The minimum expected count is 21.00.

b. Computed only for a 2 × 2 table

③观察组与对照组骨折类型的例数及构成比：

组别 * 骨折类型 Crosstabulation

			骨折类型			Total
			跟骨	股骨	胫骨	
组别	对照组	Count	10	23	9	42
		% within 组别	23.8%	54.8%	21.4%	100.0%
	观察组	Count	9	25	8	42
		% within 组别	21.4%	59.5%	19.0%	100.0%
Total		Count	19	48	17	84
		% within 组别	22.6%	57.1%	20.2%	100.0%

④组间骨折类型差异的卡方检验：χ^2 值 =0.195，P 值 =0.907（ > 0.05），差异无统计学意义。

Chi-Square Tests

	Value	df	Asymp. Sig.（2-sided）
Pearson Chi-Square	.195[a]	2	.907
Likelihood Ratio	.195	2	.907
Linear-by-Linear Association	.000	1	1.000
N of Valid Cases	84		

a. 0 cells（.0%）have expected count less than 5. The minimum expected count is 8.50.

计量资料“年龄”的组间差异性比较，首先分析两组的年龄数据分布情况。

年龄的正态性检验

【统计步骤】

①选择菜单“Analyze”—“Descriptive Statistics”—“Explore”。

②将变量“年龄”选入 Dependent List 中，将变量“组别”选入 Factor List 中。

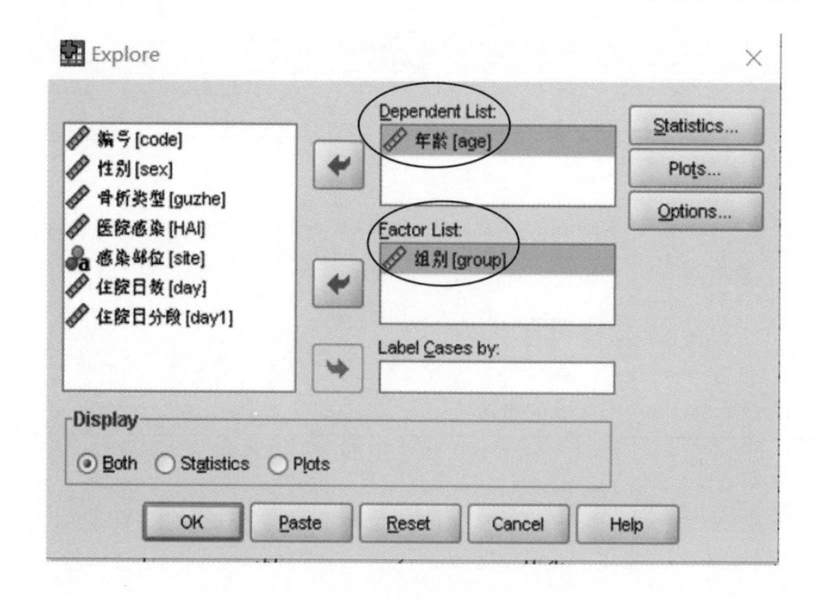

③点击主窗口右侧的“Plots”，在 Plots 窗口中勾选中间的“Normality plots with tests”，点击“Continue”。回到主窗口，点击“OK”。

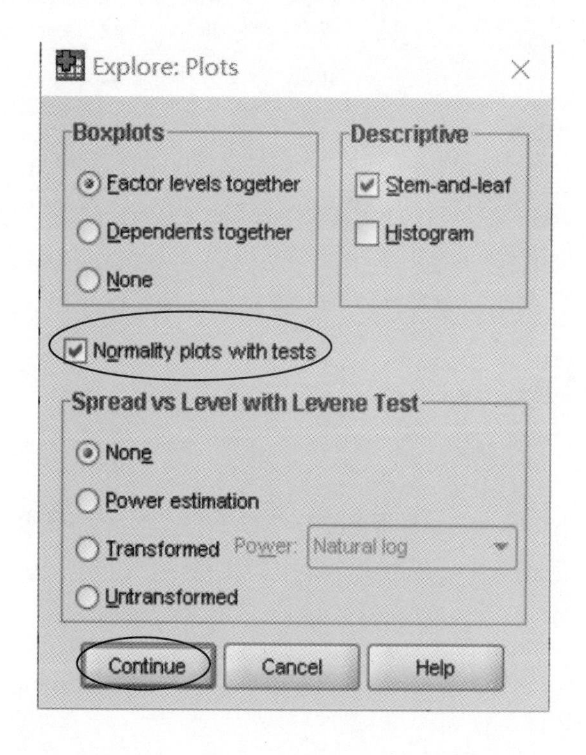

【结果显示】两组年龄的正态性检验：观察组及对照组的 P 值均小于 0.05，数据不服从正态分布。

Tests of Normality

	组别	Kolmogorov–Smirnova			Shapiro–Wilk		
		Statistic	df	Sig.	Statistic	df	Sig.
年龄	对照组	.240	42	.000	.862	42	.000
	观察组	.237	42	.000	.935	42	.019

a. Lilliefors Significance Correction

变量“年龄”呈偏态分布，描述性统计使用中位数、四分位数表示。

【统计步骤】

①选择菜单“Data”—“Split File”。

②进入主窗口，点选右侧的“Compare groups”。将变量“组别”选入 Groups Based On 中，点击“OK”。

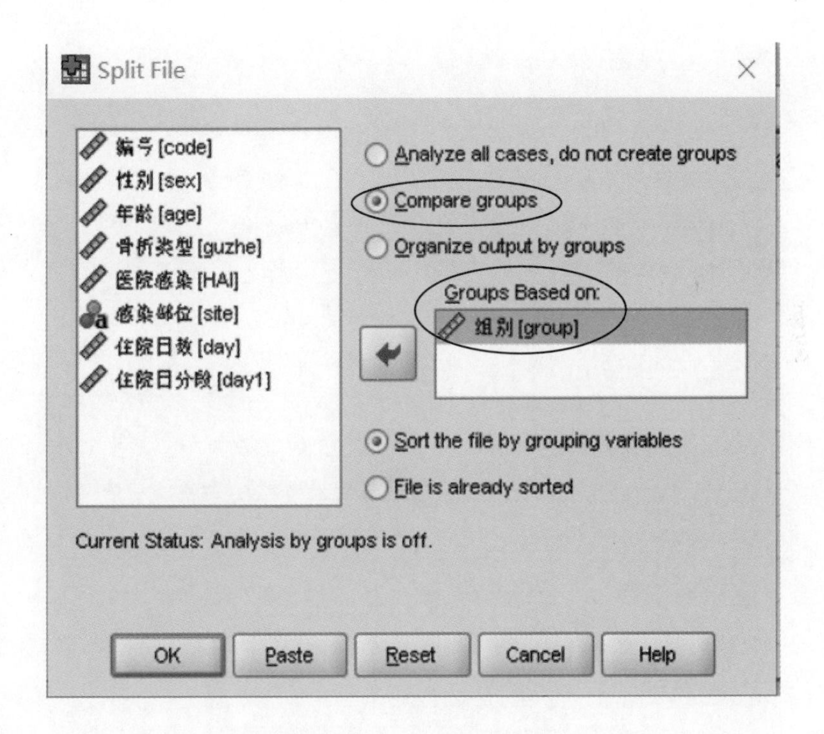

③选择菜单“Analyze”—“Descriptive Statistics”—“Frequencies”。

④将变量“年龄”选入 Variable 中。

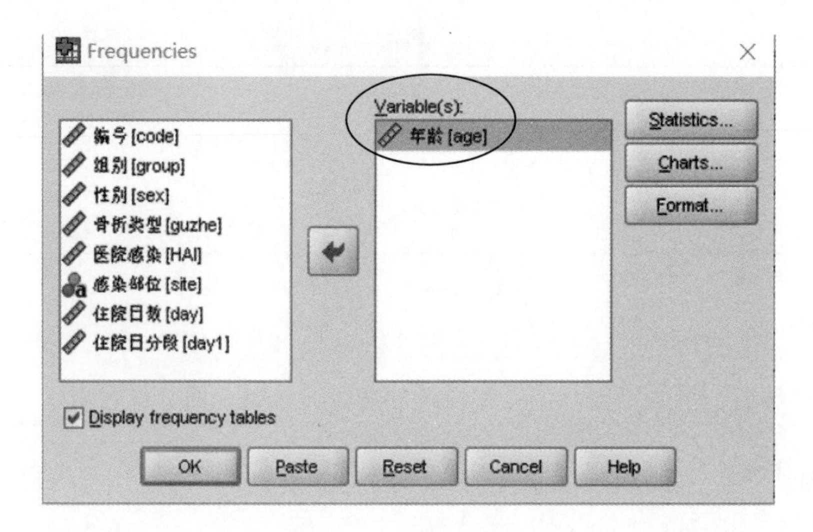

⑤点击主窗口“Statistics”，勾选左上角 Quartiles，点击“Continue”。回到主窗口，点击“OK”。

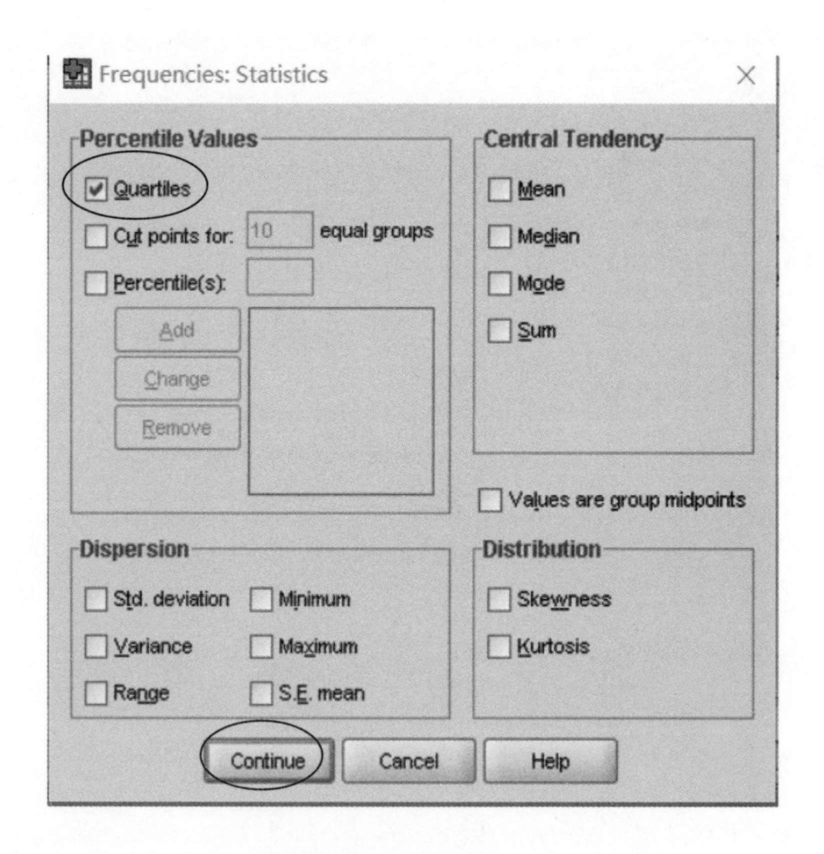

【结果显示】观察组及对照组年龄的四分位数。

Statistics

年龄			
对照组	*N*	Valid	42
		Missing	0
	Percentiles	25	53.75
		50	56.00
		75	59.25
观察组	*N*	Valid	42
		Missing	0
	Percentiles	25	51.50
		50	55.00
		75	59.25

组间年龄的非参数秩和检验，采用两独立样本的秩和检验。

【统计步骤】

①首先需要消除数据拆分。选择菜单“Data”—“Split File”，进入主窗口，点选右侧的第一行，点击“OK”。

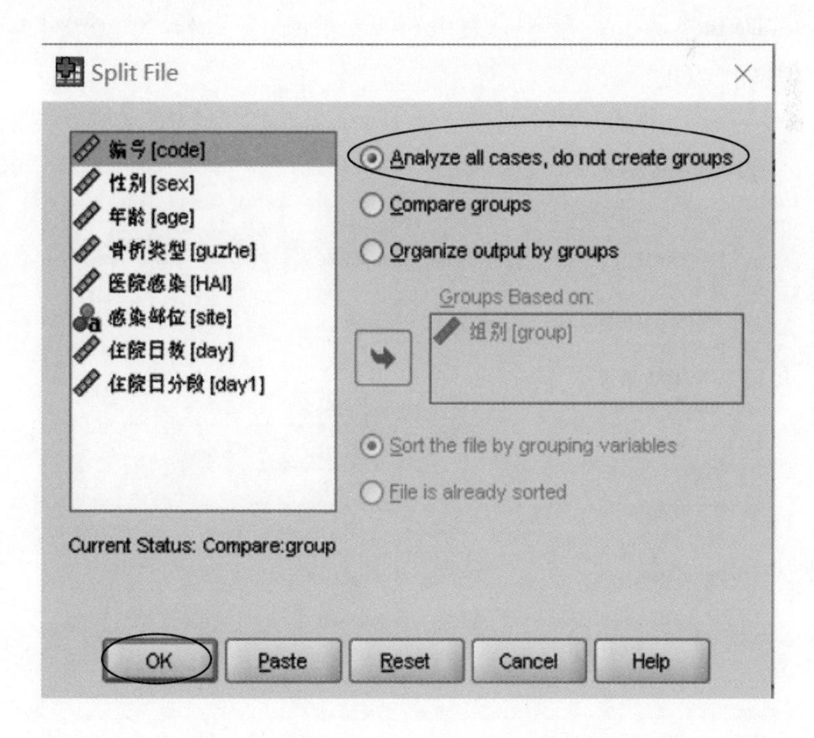

②选择菜单“Analyze”—“Nonparametric Tests”—“2 Independent Samples Tests”。

③将变量“年龄”选入 Test Variables 中，将“组别 group”选入 Grouping Variable 中。点击“Define Groups”。

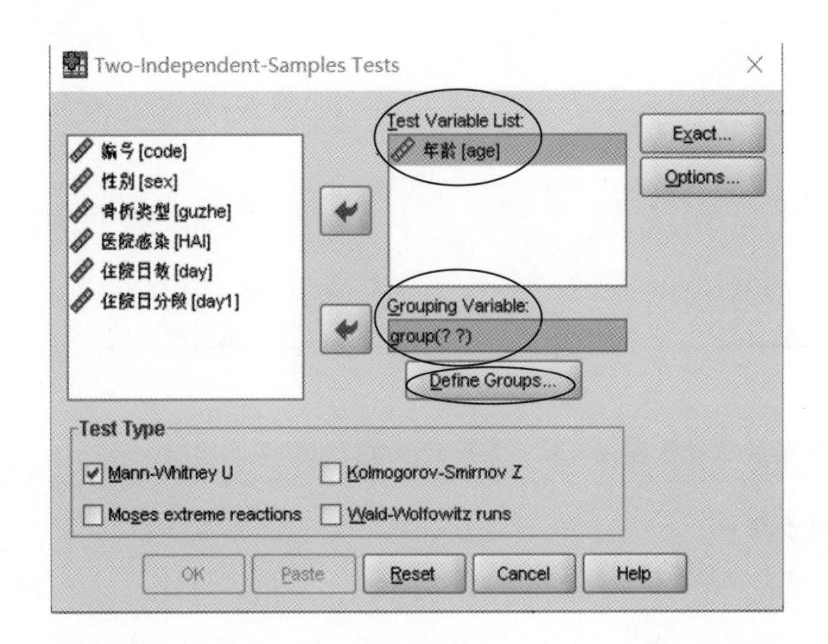

④进入“Define Groups”窗口，将组别的变量值“1”和“0”分别输入 Group 1 及 Group 2。点击“OK”。

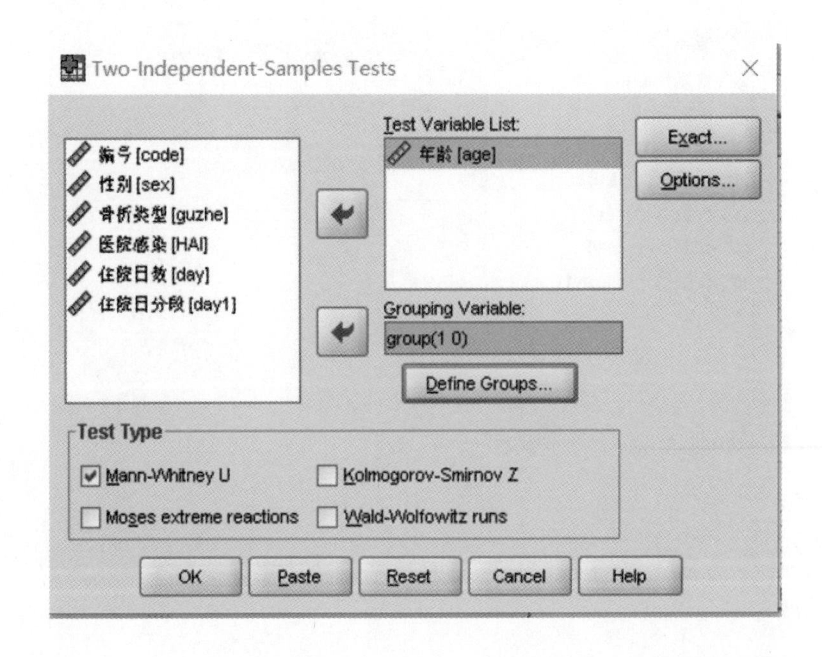

【结果显示】

①独立样本非参数检验结果：两组间年龄比较的 P 值 =0.107（＞ 0.05），即两组间年龄差异无统计学意义。

Test Statistics[a]

	年龄
Mann–Whitney U	704.000
Wilcoxon W	1.607E3
Z	–1.610
Asymp. Sig.（2–tailed）	.107

a. Grouping Variable：组别

【结果表述】共纳入 84 例患者，观察组、对照组各 42 例。观察组平均 56.0（53.7，59.3）岁，对照组平均 55.0（51.5，59.3）岁，组间比较差异无统计学意义（Z=–1.610，P=0.107）。性别、骨折类型的构成，两组间比较差异无统计学意义（P ＞ 0.05），详见表 1。

表 1　两组患者性别、骨折类型分布（%）

项目		观察组		对照组		χ^2	P 值
		例数	构成比	例数	构成比		
性别	男	22	52.4	20	47.6	0.190	0.660
	女	20	47.6	22	52.4		
骨折类型	跟骨	9	21.4	10	23.8	0.195	0.907
	股骨	48	57.1	23	54.8		
	胫骨	17	20.2	9	21.4		

（2）两组不同部位的感染率对比，首先统计每组各类感染部位的例数。

【统计步骤】

①选择菜单“Data”—“Select Cases”。

②选择右边第 2 项“If condition is satisfied”，点击“If”。

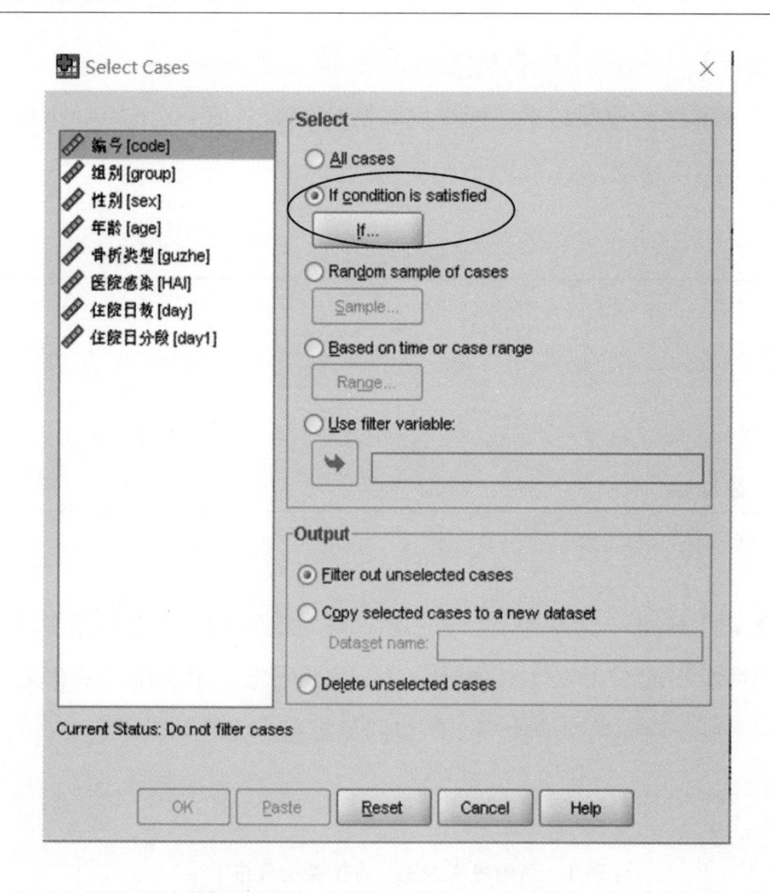

③进入 If 窗口，依次移入变量“医院感染”，运算符“=”至空白框中，在“=”后输入 1（意思是选择了“医院感染”的变量值为 1 的数据）。

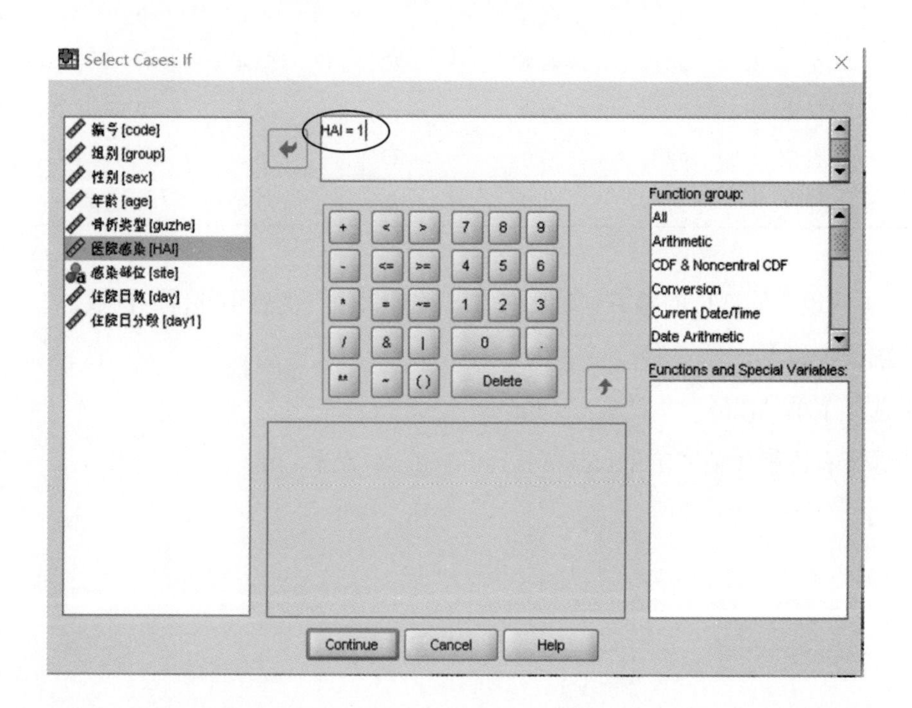

④回到数据视图，可以看到：HAI 的变量值为 0 的，个案前面划了斜杆；变量值为 1 的个案，未划斜杆。表示统计时，选择的数据是医院感染的患者。

*s4.sav [DataSet1] - SPSS Data Editor

File Edit View Data Transform Analyze Graphs Utilities Add-ons Window Help

1 : code 43 Visible: 10 of 10 Variables

		age	guzhe	HAI	site	day	day1	filter_$	var
1	1	50	1	0	无	25	1	0	
2	1	51	1	0	无	26	1	0	
3	1	52	1	0	无	27	1	0	
4	1	53	1	0	无	28	1	0	
5	1	54	1	0	无	29	1	0	
6	1	55	1	0	无	15	1	0	
7	1	56	1	0	无	15	1	0	
8	1	56	1	1	皮肤	16	1	1	
9	1	56	1	1	皮肤	17	1	1	
10	1	56	1	1	皮肤	28	1	1	
11	1	56	2	1	呼吸道	29	1	1	
12	1	56	2	1	呼吸道	100	2	1	

Data View Variable View

SPSS Processor is ready Filter On

⑤选择菜单“Data”—“Split File”。

⑥点选右侧的“Compare groups”。将变量“组别”选入 Groups Based On 中，点击“OK”。

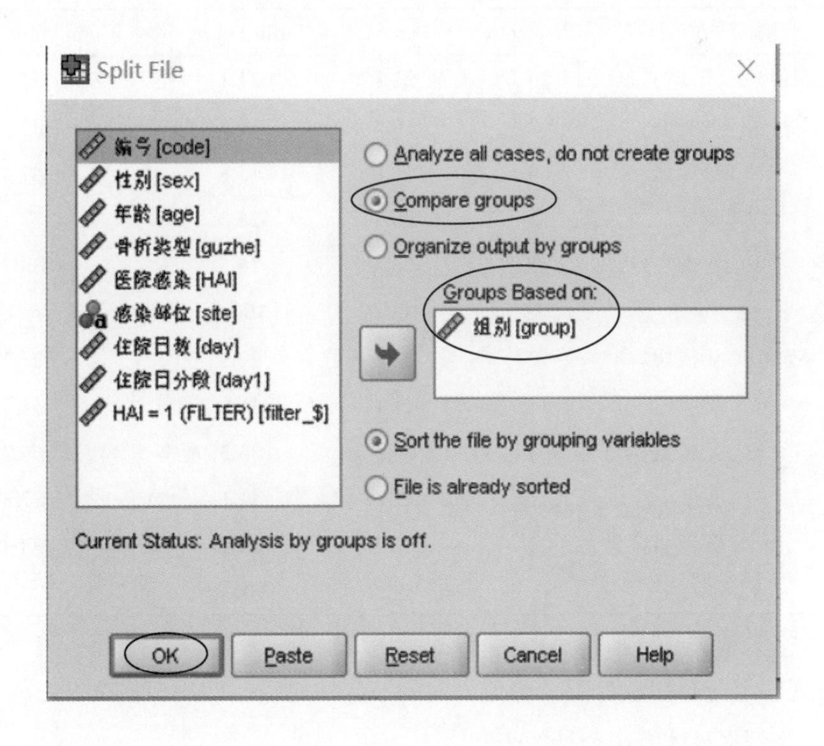

⑦选择菜单“Analyze”—“Descriptive Statistics”—“Frequencies”。

⑧将变量“感染部位”选入 Variable 中，点击“OK”。

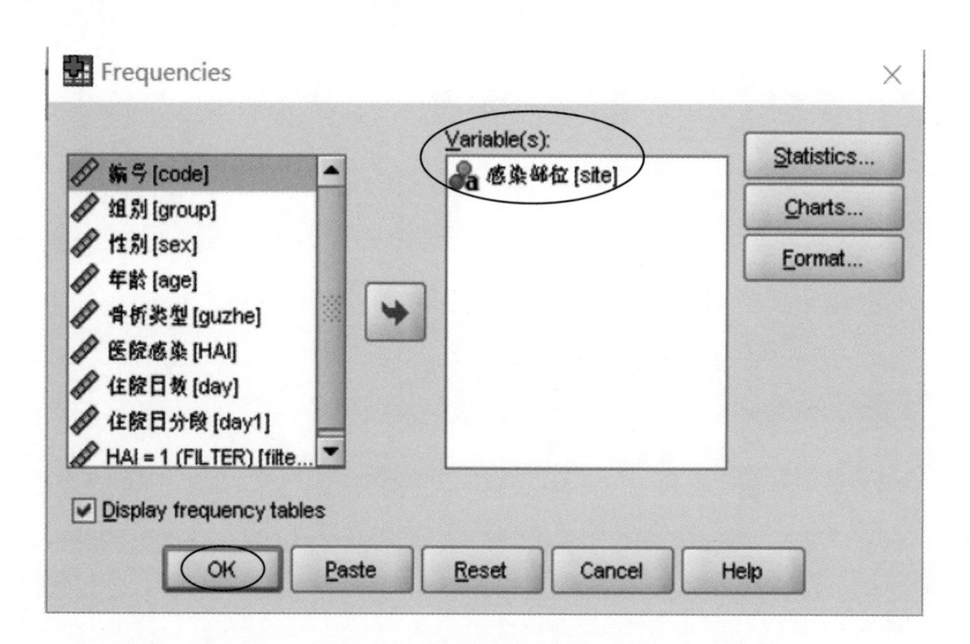

【结果显示】观察组及对照组的各感染部位例数及其构成比：

感染部位

组别			Frequency	Percent	Valid Percent	Cumulative Percent
对照组	Valid	表浅切口	4	21.1	21.1	21.1
		呼吸道	2	10.5	10.5	31.6
		泌尿道	3	15.8	15.8	47.4
		皮肤	5	26.3	26.3	73.7
		深部切口	5	26.3	26.3	100.0
		Total	19	100.0	100.0	
观察组	Valid	表浅切口	2	22.2	22.2	22.2
		呼吸道	1	11.1	11.1	33.3
		泌尿道	3	33.3	33.3	66.7
		皮肤	1	11.1	11.1	77.8
		深部切口	2	22.2	22.2	100.0
		Total	9	100.0	100.0	

（3）观察组与对照组各感染部位之间的差异性比较，使用四格表卡方检验。下面以表浅切口为例来具体介绍统计的步骤。

【统计步骤】

①新建 SPSS，在变量视图中输入组别（二分类变量，观察组 =1，对照组 =0），某感染部位（是 =1，否 =0），例数（数值变量）这三个变量。

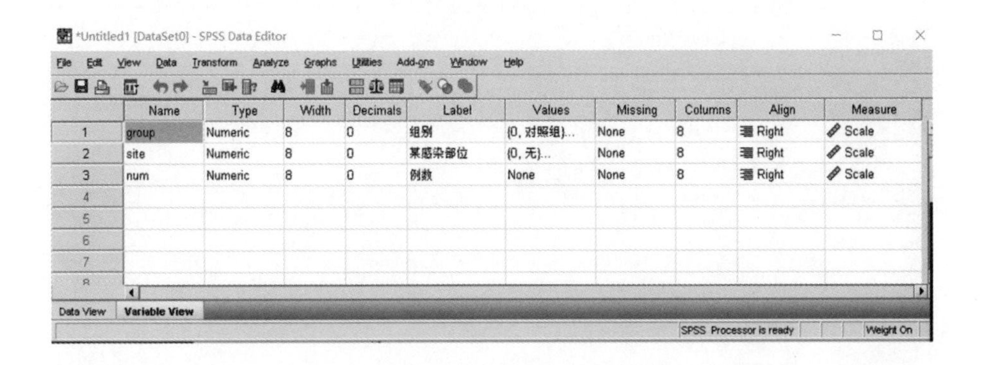

	Name	Type	Width	Decimals	Label	Values	Missing	Columns	Align	Measure
1	group	Numeric	8	0	组别	{0, 对照组}...	None	8	Right	Scale
2	site	Numeric	8	0	某感染部位	{0, 无}...	None	8	Right	Scale
3	num	Numeric	8	0	例数	None	None	8	Right	Scale
4										
5										
6										
7										
8										

②数据视图，在变量“组别”输入 1、1、0、0，在变量“某感染部位”输入 1、0、1、0，数值输入观察组表浅切口例数、观察组其他感染例数、对照组表浅切口例数、对照组其他感染例数。

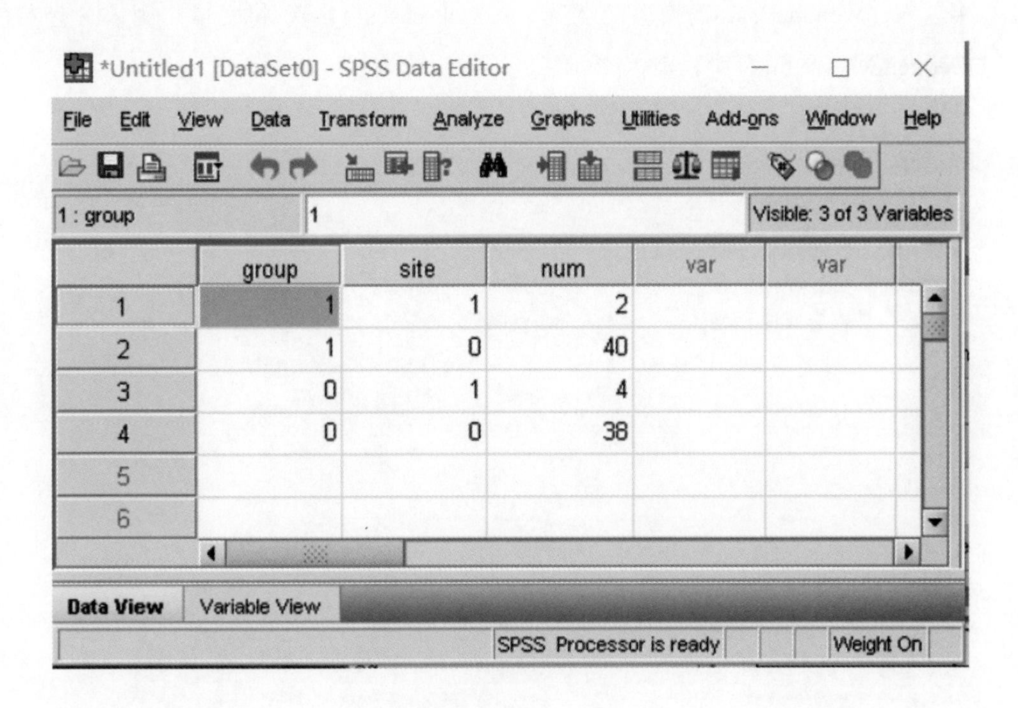

	group	site	num	var	var
1	1	1	2		
2	1	0	40		
3	0	1	4		
4	0	0	38		
5					
6					

③选择菜单“Data”—“Weight Cases”。

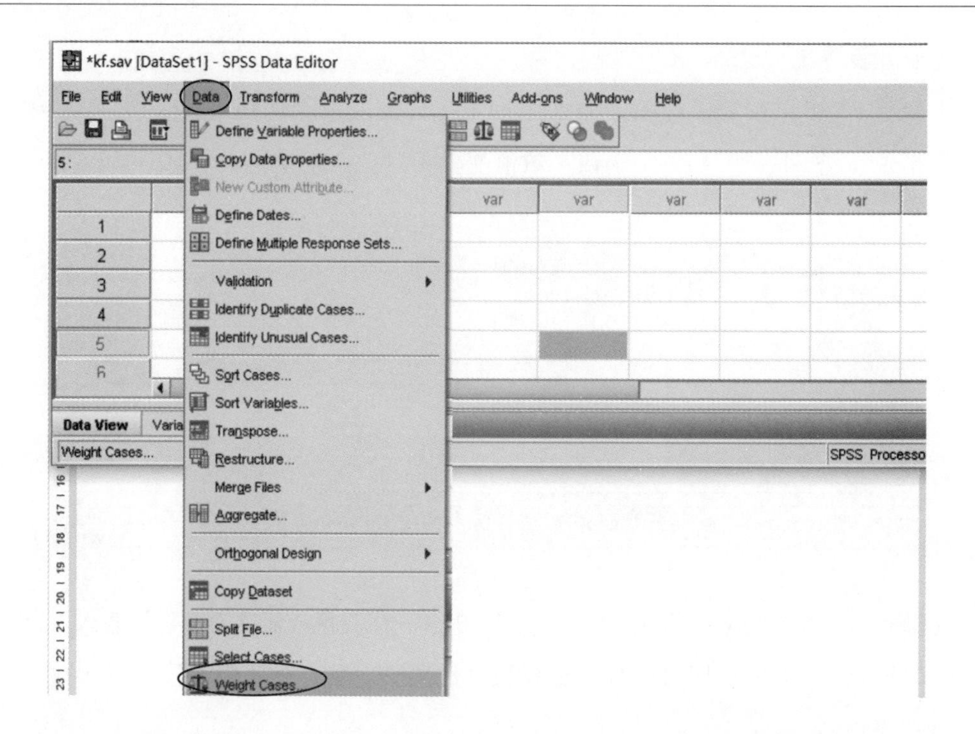

④进入“Weight Cases”窗口，点选“Weight cases by”；将变量“例数”选入右侧“Frequency Variable”中，点击“OK”。

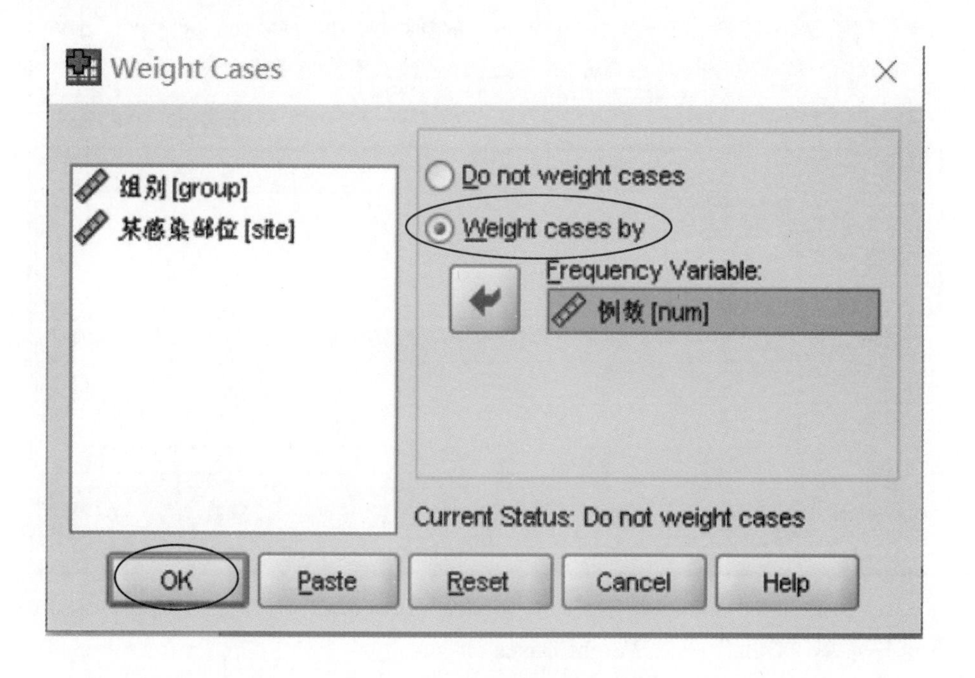

⑤选择菜单“Analyze”—“Descriptive Statistics”—“Crosstabs”。将变量“组别”选入 Row 中，将变量“某感染部位”选入 Column 中。

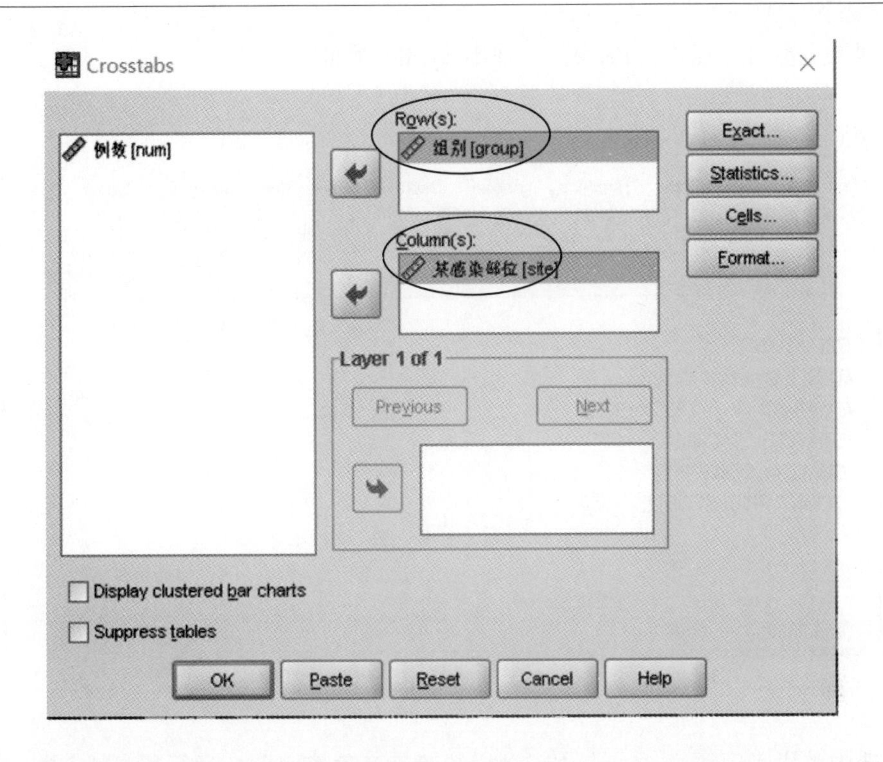

⑥点击主窗口“Statistics”按钮，进入“Statistics”窗口，勾选左上方“Chi-square”，点击“Continue”。

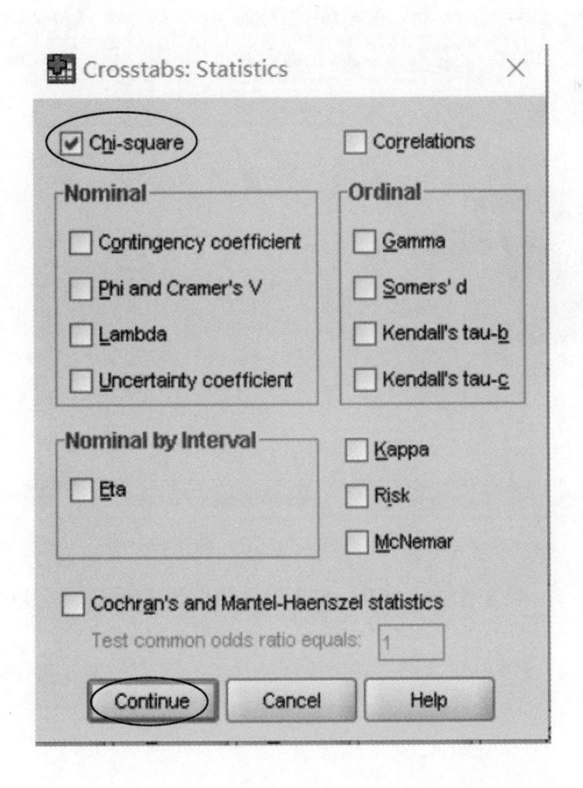

⑦回到主窗口，点击“Paste”。弹出 Syntax 界面。

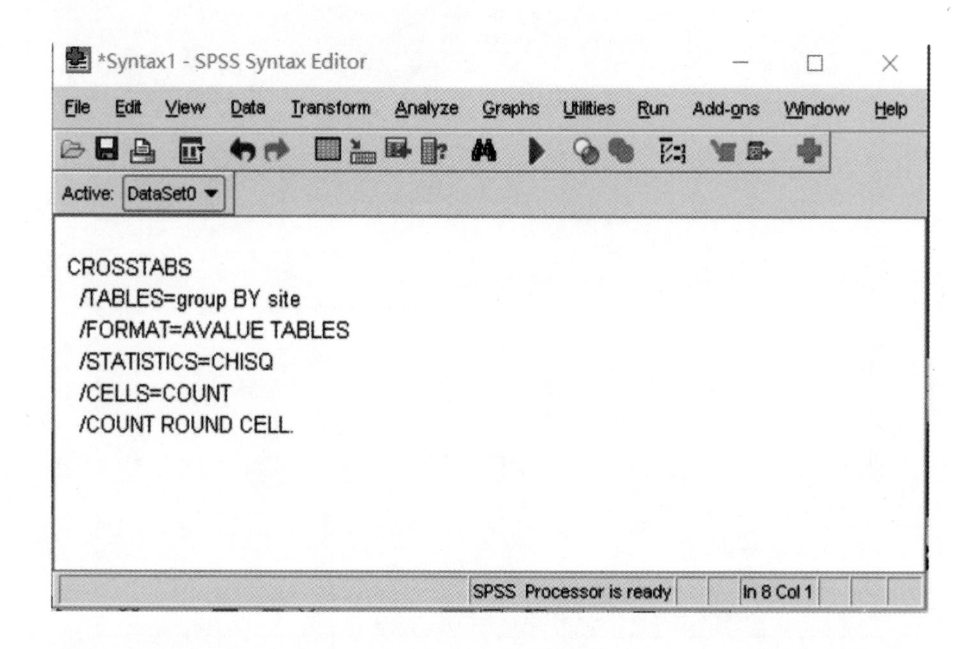

⑧选中整段程序语言，点击“工具栏的蓝色三角按钮”，运行程序。

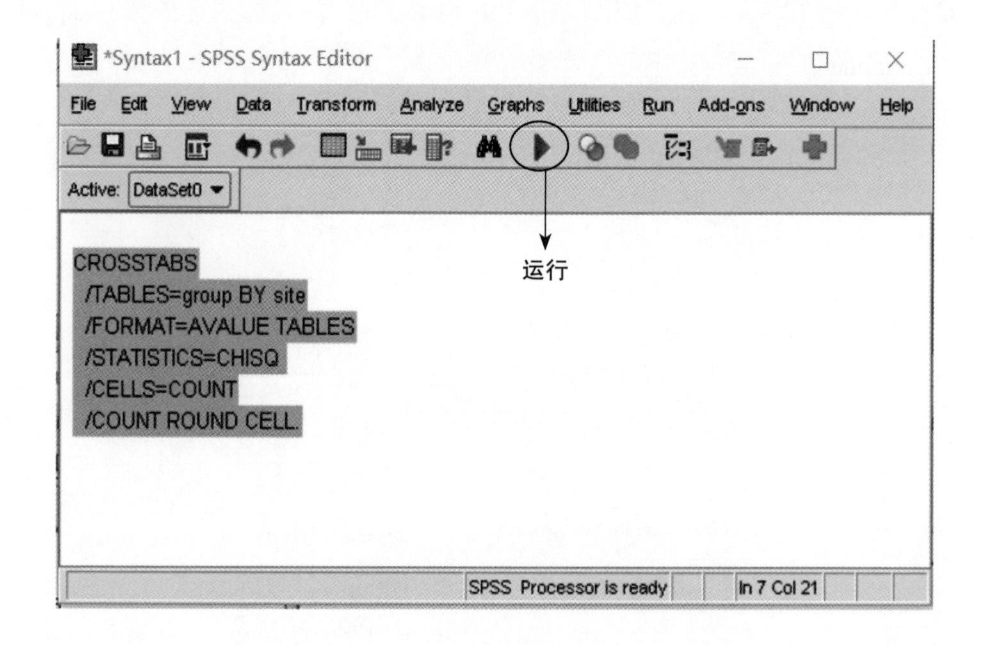

【结果显示】卡方检验结果：χ^2 值 =0.179，P 值 =0.672（＞0.05），差异无统计学意义。

Chi-Square Tests

	Value	df	Asymp. Sig. (2-sided)	Exact Sig. (2-sided)	Exact Sig. (1-sided)
Pearson Chi-Square	.718[a]	1	.397		
Continuity Correctionb	.179	1	.672		
Likelihood Ratio	.731	1	.393		
Fisher' s Exact Test				.676	.338
Linear-by-Linear Association	.709	1	.400		
N of Valid Casesb	84				

a. 2 cells（50.0%）have expected count less than 5. The minimum expected count is 3.00.

b. Computed only for a 2 × 2 table

（4）其他观察指标组间比较的卡方检验，只需要修改数据视图中的数值这一列，再运行程序就可以得到结果。如两组间感染部位“呼吸道”的卡方检验：①在数据视图中修改数值。

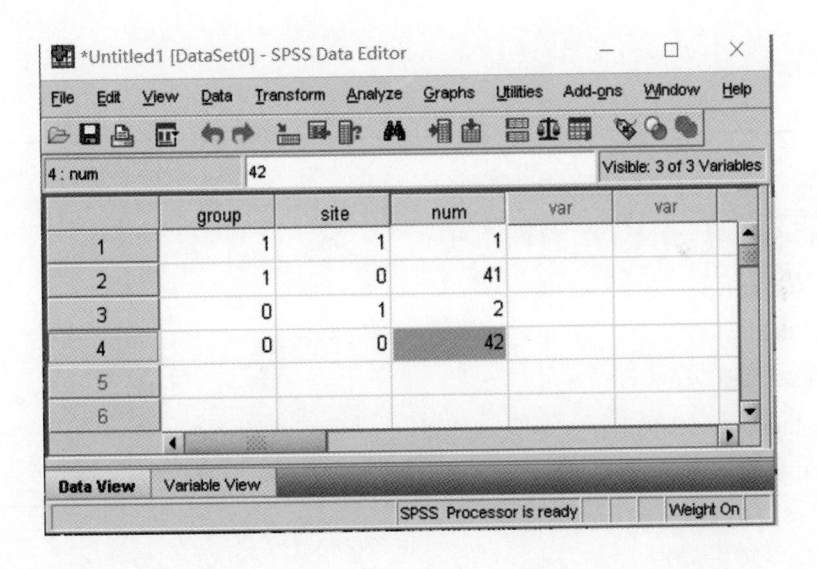

②在程序界面中选中整段程序语言，点击“工具栏的蓝色三角按钮”，运行程序。

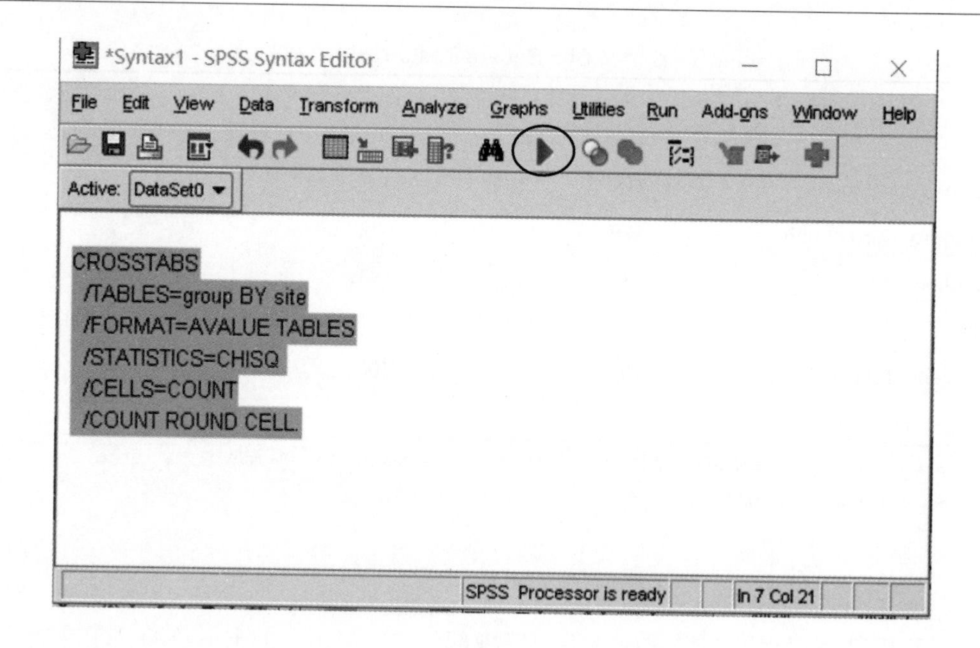

【结果显示】卡方检验结果：χ^2 值 =0.000，P 值 =1.000（> 0.05），差异无统计学意义。

Chi-Square Tests

	Value	df	Asymp. Sig.（2-sided）	Exact Sig.（2-sided）	Exact Sig.（1-sided）
Pearson Chi-Square	.299[a]	1	.584		
Continuity Correction[b]	.000	1	1.000		
Likelihood Ratio	.305	1	.581		
Fisher' s Exact Test				1.000	.518
Linear-by-Linear Association	.296	1	.587		
N of Valid Casesb	86				

a. 2 cells（50.0%）have expected count less than 5. The minimum expected count is 1.47.

b. Computed only for a 2 × 2 table

依次进行其他感染部位的卡方检验，不赘述步骤。

【结果表述】观察组共感染 9 例，感染率 21.4%（9/42），对照组感染 19 例，感染率 45.2%（19/42）。观察组总体感染率低于对照组，差异有统计学意义（P < 0.05）。两组不同感染部位的构成，差异无统计学意义。

表 2　两组患者不同部位感染率分布构成比（%）

感染部位	观察组（n=42）		对照组（n=42）		χ^2 值	P 值
	例数	构成比	例数	构成比		
表浅切口	2	22.2	4	21.1	0.179	0.672
呼吸道	1	11.1	2	10.5	0.000	1.000
泌尿道	3	33.3	3	15.8	0.000	1.000
皮肤	1	11.1	5	26.3	1.615	0.204
深部切口	2	22.2	5	26.3	0.623	0.430
合计	9	100.0	19	100	5.357	0.021

※ 示例数据偏小，四舍五入的情况下，存在 0.1 的误差。建议发表文章时，构成比的各项数据相加尽量改为 100%，或者删除“合计”这一行。

（5）不同住院时间组别感染率比较。

【统计步骤】

①选择菜单“Data”—“Split File”。

②进入主窗口，点选右侧的“Compare groups”。将变量“住院日分段”选入 Groups Based On 中，点击“OK”。

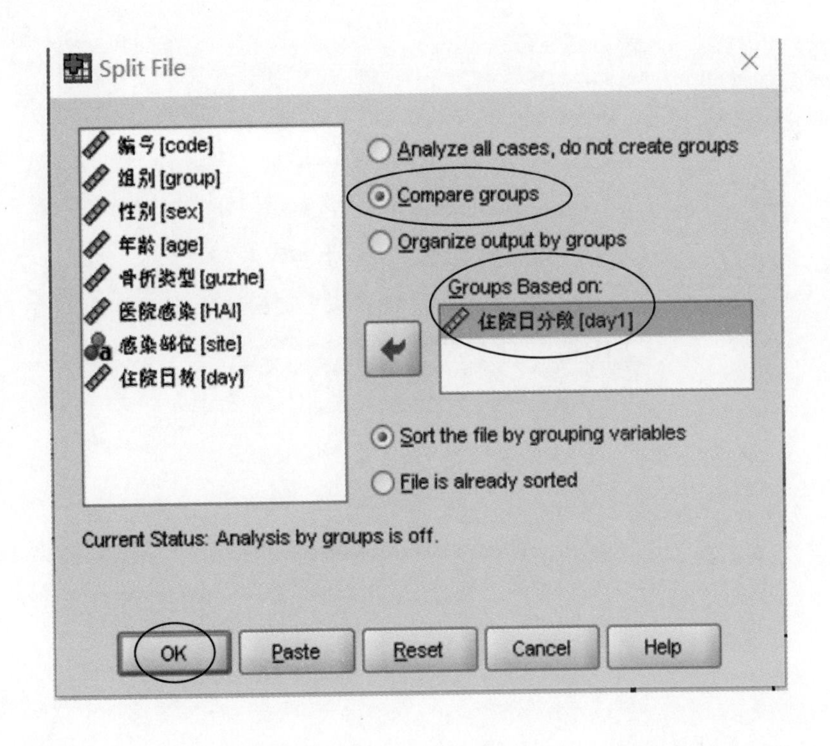

③选择菜单“Analyze”—“Descriptive Statistics”—“Crosstabs”。

④将变量“组别”选入 Row 中，将变量“医院感染”选入 Column 中。

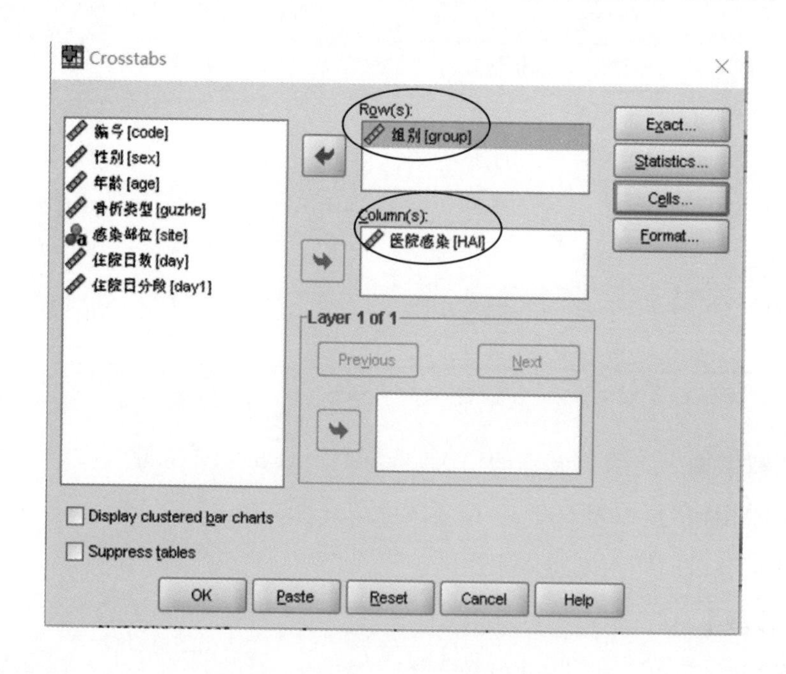

⑤点击主窗口“Statistics”按钮，进入“Statistics”窗口，勾选左上方“Chi–square”，点击“Continue”回到主窗口。

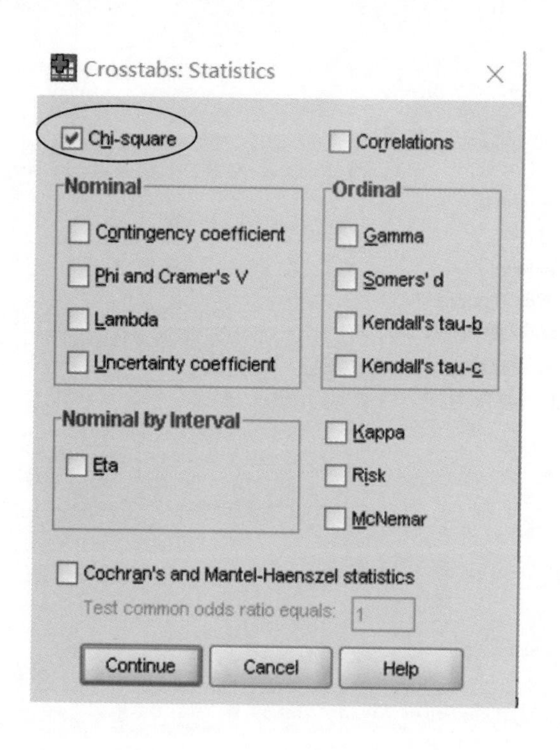

⑥点击主窗口“Cells”按钮，进入“Cell Display”窗口，勾选“Observed、

Row”，点击“Continue”。回到主窗口，点击“OK。”

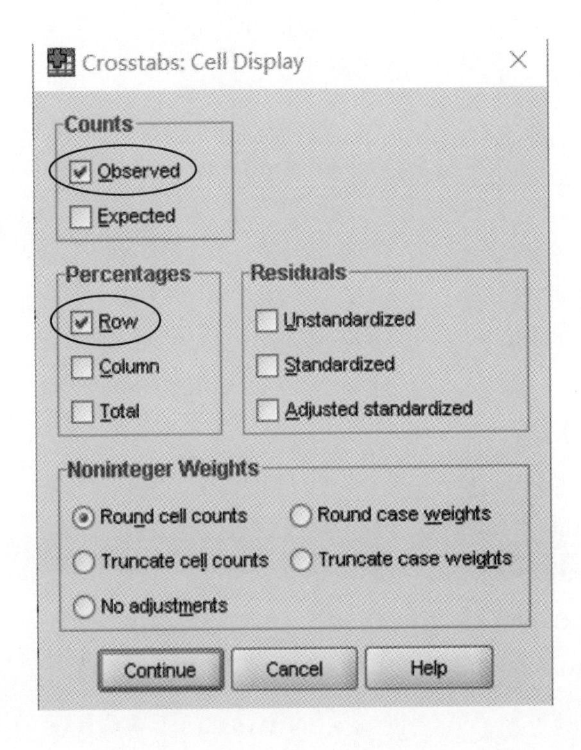

【结果显示】

①不同住院日的观察组及对照组感染例数、感染率：

组别 * 医院感染 Crosstabulation

住院日分段				医院感染		
				否	是	Total
≤ 60 日	组别	对照组	Count	14	8	22
			% within 组别	63.6%	36.4%	100.0%
		观察组	Count	21	4	25
			% within 组别	84.0%	16.0%	100.0%
	Total		Count	35	12	47
			% within 组别	74.5%	25.5%	100.0%
> 60 日	组别	对照组	Count	9	11	20
			% within 组别	45.0%	55.0%	100.0%
		观察组	Count	12	5	17
			% within 组别	70.6%	29.4%	100.0%
	Total		Count	21	16	37
			% within 组别	56.8%	43.2%	100.0%

②不同住院日的组间感染率的卡方检验：住院时间≤ 60 日，χ^2 值 =2.552，P 值 = 0.110（＞ 0.05），差异无统计学意义。住院时间＞ 60 日，χ^2 值 =2.451，P 值 =0.117（＞ 0.05），差异无统计学意义。

Chi-Square Tests

住院日分段		Value	df	Asymp. Sig.（2-sided）	Exact Sig.（2-sided）	Exact Sig.（1-sided）
≤ 60 日	Pearson Chi-Square	2.552[a]	1	.110		
	Continuity Correctionb	1.594	1	.207		
	Likelihood Ratio	2.577	1	.108		
	Fisher's Exact Test				.180	.103
	Linear-by-Linear Association	2.498	1	.114		
	N of Valid Casesb	47				
＞ 60 日	Pearson Chi-Square	2.451[c]	1	.117		
	Continuity Correctionb	1.520	1	.218		
	Likelihood Ratio	2.492	1	.114		
	Fisher's Exact Test				.185	.109
	Linear-by-Linear Association	2.385	1	.122		
	N of Valid Casesb	37				

a. 0 cells（.0%） have expected count less than 5. The minimum expected count is 5.62.

b. Computed only for a 2 × 2 table

c. 0 cells（.0%） have expected count less than 5. The minimum expected count is 7.35.

【结果表述】随着住院时间的延长，两组患者感染率均上升，对照组均高于观察组，但差异无统计学意义（P ＞ 0.05），详见表 3。

表 3　两组患者不同住院时间的感染率（%）比较

住院时间（日）	观察组			对照组			χ
	调查例数	感染例数	感染率	调查例数	感染例数	感染率	
≤ 60 日	25	4	16.0	22	8	36.4	2
＞ 60 日	17	5	29.4	20	11	55.0	2

【知识加油站】样本量估算

开展一项研究，需要预先估计合理的样本量。样本量过大，耗费人力、物力；样本量过小，不能很好地代表总体，研究结果推论不可靠。因此，任何研究设计类型均需预估合理的样本量，以最小的成本，获取最可靠的结论。估算样本量，可以使用 PASS 软件，根据研究设计类型，查阅文献相关指标值，预估失访率等，输入相关值进行估算样本量。

参考文献

[1] 田红森，于桂玲，孔燕，等 . 青岛市男护士执业环境的现状及其影响因素分析 [J]. 临床医学进展，2022，12(4)：2469-2480.

[2] 林金兰，王娟，王梅青，等 . 新建医院医务人员感染性职业暴露特点调查 [J]. 中华现代护理杂志，2018，24(30)：3706-3708.

[3] 林金兰，李六亿 . 耐甲氧西林金黄色葡萄球菌医院感染危险因素调查分析 [J]. 中华医院感染学杂志，2012，22（21）：4809-4811.

[4] 刘伟，窦秀云，张莉，等 . 脊髓损伤患者发生下肢血栓的影响因素病例对照研究 [J]. 护士进修杂志，2018，33(9)：808-811.

[5] 吕雪灵，宋瑰琦，凌云，等 . 苄星青霉素肌内注射方法的改进及效果评价 [J]. 中华护理杂志，2017，52(4)：500-502.

[6] 张亚琴，李艳婷，单丹丹，等 . 协同护理模式在全髋关节置换术后恐动症患者中的应用 [J]. 中华护理杂志，2021，56(4)：515-520.

[7] 赵艳君，陈倩，黄丽素，等 . 剖宫产与学龄前儿童感觉统合失调的前瞻性队列研究 [J]. 中国当代儿科杂志，2021，23(8)：773-778.

[8] 李静，李贤 . 血管加压剂对重症监护病房老年住院患者压疮发生的影响研究 [J]. 护士进修杂志，2021，36(13)：1203-1206.

[9] 张翔，胡学锋，刘红梅，等 . 两步法与六步法卫生手消毒的效果比较：一项随机对照交叉试验 [J]. 中国感染控制杂志，2021，20(9)：827-831.

[10] 郑敏，张丽，甘秀妮 . COPD 急性加重期实施主动呼吸循环技术联合体位引流干预的可行性研究 [J]. 重庆医学，2017，46(35)：5011-5013.

[11] 杨丽，霍蓉，陈燕 . 全程无缝隙护理在小儿手术室护理中的应用及对患儿预后情况的影响研究 [J]. 中国全科医学，2018，21(z1)：454-456.

[12] 葛娟，柏慧华，王德生，等 . 两种约束评估工具在神经外科重症监护病房病人身体约束中的应用效果比较 [J]. 护理研究，2022，36(7)：1293-1296.

[13] 徐海莉，付明倜，徐宏蕊，等 . "影子"体验活动在骨科护理临床教学中的应用 [J]. 中华护理教育，2021，18(12)：1127-1130.

[14] 朱玲莉 . 基于循环质控理念的护理风险管理在骨科护理管理中的运用价值分析 [J]. 吉林医学，2021，42(9)：2290-2292.

护理专业好书推荐

微信扫描购买好书》》

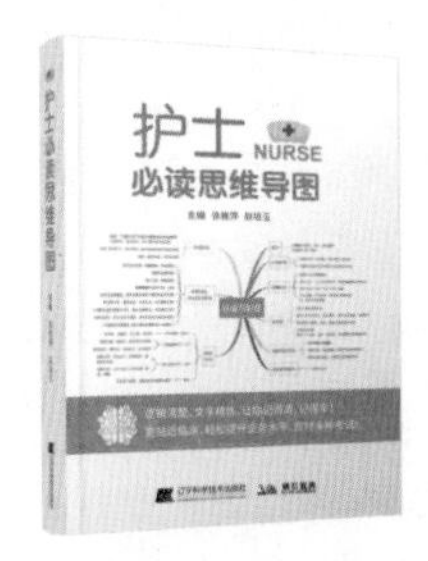

1. 护士必读思维导图

本书以思维导图的形式展示护士必须掌握的知识，涵盖了基础护理、急危重症护理、外科护理、内科护理、儿科护理、老年护理等多个版块。本书作者临床带教经验丰富，专业水平高，编写时注重“必读”，所选内容都是重中之重，同时摒弃过时观念和技术，加入符合临床实际的内容，帮助护理学生顺利完成院校到临床的过渡，让临床护士及时更新知识体系，提升护理水平。本书结合思维导图这种学习工具，可以帮助护士更好地记忆学科基础知识。采用对开页排版和裸脊锁线装订，可以完整展开书页，缩小图书尺寸的同时保证良好阅读体验。图书页面有较多留白，便于做笔记。本书常伴左右，将帮您轻松应对多种考试。

ISBN: 978-7-5591-2280-3　　定价：65 元

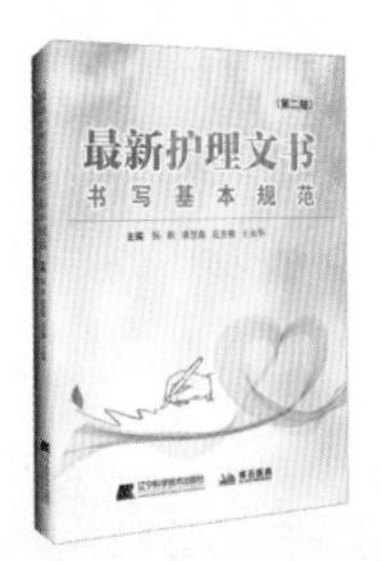

2. 最新护理文书书写基本规范（第二版）

本书系统地介绍了护理文书的概念、意义，书写的基本原则和要求；体温单，医嘱单，一般、危重、特殊护理以及手术室护理记录单的内容及要求；病室交班报告、整体护理病历、护理告知及知情同意书、护理文书工作流程、护理文书管理及护理文书相关制度；此外，还介绍了战时护理文书书写及登统计工作等。内容全面、论述清晰、编排合理，可供军地医院护理工作者及管理者工作、学习、带教之时参考。

ISBN: 978-7-5591-2173-8　　定价：65 元

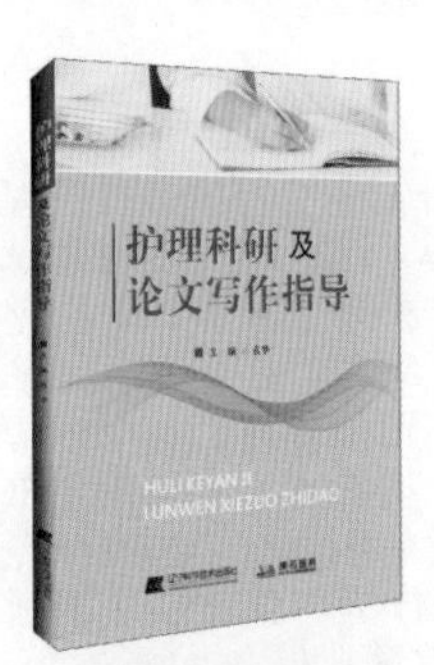

3. 护理科研及论文写作指导

本书从护理科研、护理论文写作、护理科研项目三个方面系统阐述了护理科研及论文写作的基本知识、基本方法和基本技能。第一篇从护理研究的定义和核心概念出发，按照护理科研的基本程序，包括选题的确立、文献的检索，不同护理科研方法的实施步骤进行详细的论述，力求贴近临床护理工作实际，帮助更多的临床护理人员了解护理科研。第二篇介绍了护理论文写作的程序、基本要求和基本格式，以及护理论文发表及撰写存在的问题，希望帮助更多的护理同行们用护理论文的形式表达自己的观点，展示自己的专业工作，共同促进护理学科的进步和发展。第三篇介绍了护理科研项目的概述、护理科研计划书的撰写，以及项目答辩的技巧。本书可作为广大临床护理工作者护理科研的入门参考书，同时也可作为高等院校护理本科生、护理研究生的参考读物。

ISBN: 978-7-5591-1583-6　　定价：58 元

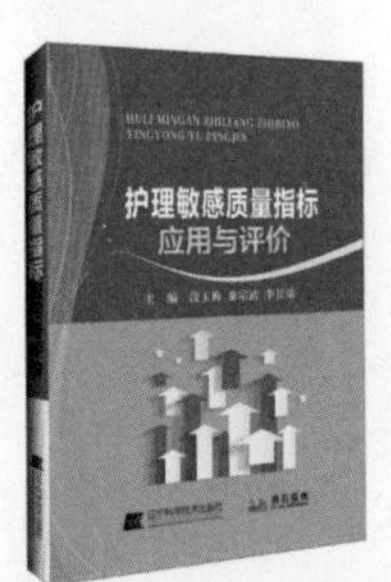

4. 护理敏感质量指标应用与评价

本书主要从“结构—过程—结果”三个维度，设计了系统的护理质量全流程的监控评价标准。结合医院管理实践，总结出护理质量全院通用护理指标、专科护理指标、专病护理指标。经反复讨论和征求多位护理专家意见，形成了对这些指标的计算方法、变量定义、数据来源和采集方式的共识。通过多年的数据收集、分析和反馈，广泛听取护理管理者及使用者意见和建议，不断修正和完善，最终达成了目前的统一。可供广大的护理工作者和医护服务管理者参考使用。

ISBN: 978-7-5591-2354-1　　定价：75 元

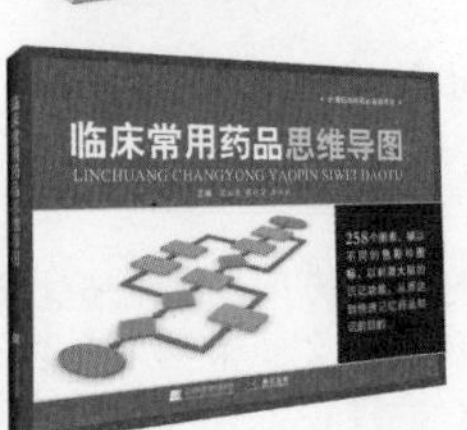

5. 临床常用药品思维导图

本书从临床一线护士的视角，以最新的药品说明书为依据，采用思维导图工具，简明扼要地叙述了 258 种临床常用药品和急救车药品的规格、用法用量、药理作用、适应证、注意事项和不良反应等。本书适用于临床护士，亦适用于临床医生和药师，可作为工作场所必备的快速查阅药品的简明工具书。

ISBN: 978-7-5591-1295-8　　定价：68 元

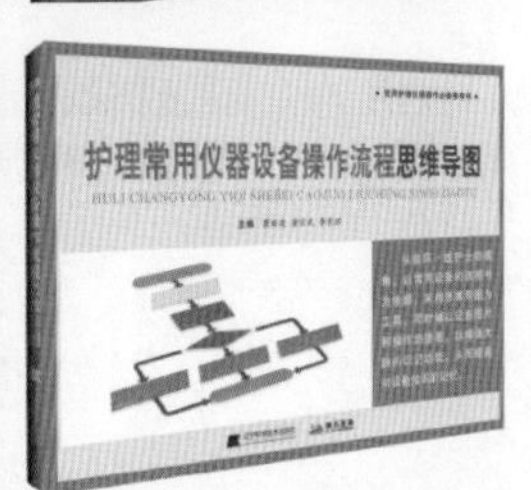

6. 护理常用仪器设备操作流程思维导图

思维导图是近年流行起来的一种工具，可应用在多种情景，其中之一就是学习与应试。本书将思维导图应用到护士的学习与护理实践中，由作者将护士常用仪器设备进行合理梳理，提炼要点，以思维导图的形式展现，促进记忆的准确性和形成长期记忆。本书从临床一线护士的视角，以设备说明书为依据，采用思维导图为工具，简明阐述了 90 余个临床中护士常用设备的工作原理、适应证、禁忌证、参数设置、注意事项和维护保养，同时附有设备的使用操作流程。适用于临床新入职、入科护士使用设备前的简明阅读和操作参考。

ISBN: 978-7-5591-2284-1　　定价：68 元

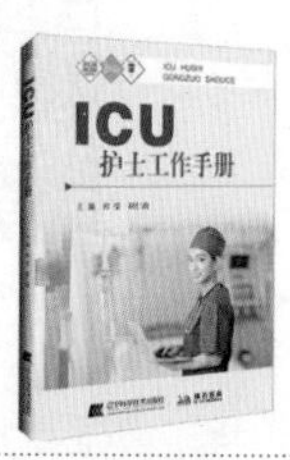

7. ICU 护士工作手册

全书共 12 章，内容包括病情危重评估，镇静镇痛及谵妄，气道管理及呼吸治疗，营养治疗，血液净化，体外膜肺氧合，重症患者的液体管理，ICU 常用药物，危急值的解读，ICU 常见危象及处理，静脉血栓栓塞症的风险评估及预防，ICU 感染患者的防控。本书可作为 ICU 专科护士培训指导用书，也可作为 ICU 医护人员自学及临床实践参考用书。

ISBN: 978-7-5591-2472-2　　定价：79 元

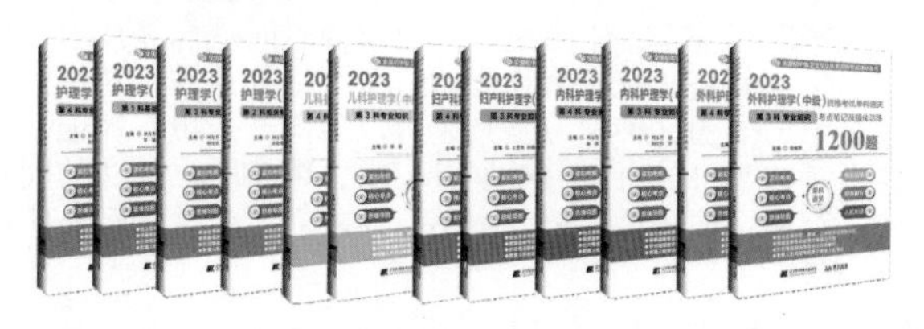

8. 全国初中级卫生专业技术资格考试辅导丛书：护理学(中级)资格考试单科通关考点笔记与强化训练 1200 题

本书将考试大纲要求“熟练掌握”“掌握”的核心考点进行归纳总结并制成思维导图，利于考点记忆；再根据最近年考试真题和相关教材，编写了 12 套模拟试卷，旨在通过真题分析，找出命题规律，以衡量考生对本科目知识掌握的程度，从中找出自己的薄弱环节。本书为参加护理学（中级）资格考试的必备考试类用书。

护理学（中级）第 1 科基础知识	外科护理学（中级）第 4 科专业实践能力
护理学（中级）第 2 科相关专业知识	妇产科护理学（中级） 第 3 科专业知识
护理学（中级）第 3 科专业知识	妇产科护理学（中级） 第 4 科专业实践能力
护理学（中级）第 4 科专业实践能力	儿科护理学（中级） 第 3 科专业知识
内科护理学（中级）第 3 科专业知识	儿科护理学（中级） 第 4 科专业实践能力
内科护理学（中级）第 4 科专业实践能力	社区护理学（中级） 第 3 科专业知识
外科护理学（中级）第 3 科专业知识	社区护理学（中级） 第 4 科专业实践能力

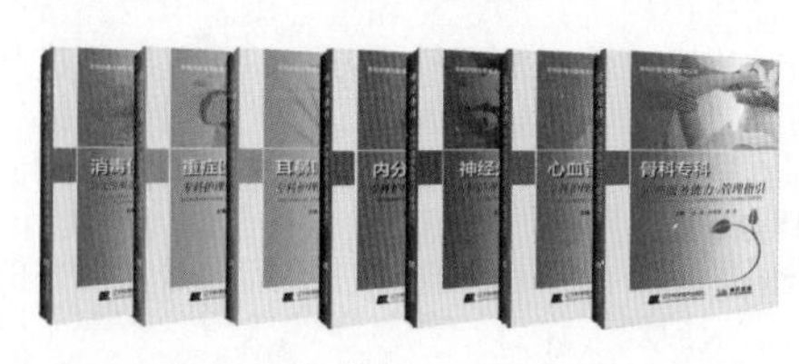

9. 专科护理与管理系列丛书

本丛书有三大特点：一是具有严谨的科学性和先进性。丛书以护理程序为框架、以优质护理为方向，落实责任制整体护理，结合临床专科建设与管理指南，重点研究专科护理工作的要求，找准专科护理的要点，对护理工作进行全面、全程的管理，以提高临床护理能力，不断提升护理管理水平，建立护理服务的长效机制。二是具有较强的实用性和可操作性。丛书密切结合临床，详细介绍了各专科常见疾病的护理要点和护理技术、专科危急重症抢救与护理、护理质量控制与管理，对规范护理人员的职业行为、提高专业技术能力将起到很好的指导作用。三是体现专业化、精细化。本丛书内容丰富翔实，阐述流畅严谨，编排层次清晰，契合现代护理管理模式及临床专科护理的实际，可供各级各类医院护理管理、临床护理、护理教学人员参考阅读。

急诊医学科护理工作指引	血管外科专科护理服务能力与管理指引
骨科专科护理服务能力与管理指引	肿瘤微创专科护理服务能力与管理指引
重症医学科专科护理服务能力与管理指引	消化内科专科护理服务能力与管理指引
消毒供应中心历史发展进程与常用操作质控指引	血液透析专科护理服务能力与管理指引
心血管外科专科护理服务能力与管理指引	老年心血管专科护理服务能力与管理指引
神经外科专科护理服务能力与管理指引	脑卒中康复专科护理服务能力与管理指引
内分泌科专科护理服务能力与管理指引	泌尿外科专科护理服务能力与管理指引
耳鼻咽喉科专科护理服务能力与管理指引	新生儿专科护理服务能力与管理指引
眼科专科护理服务能力与管理指引	腹部外科专科护理服务能力与管理指引

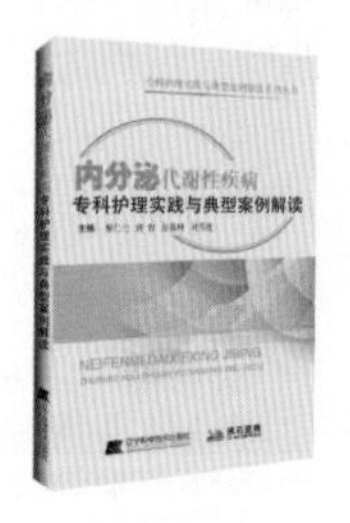
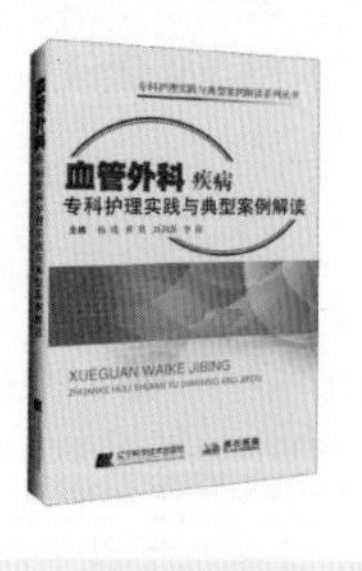

10. 专科护理实践与典型案例解读系列丛书

随着医学的发展，专科护理是护理学科发展的重要方向。专科护理的先进工具和临床护理经验对提升护士业务能力具有重要意义。本丛书初衷即为帮助护理人员提升专科护理的能力，对初入行护士、有志于在专科护理领域深耕的护士都用重要的参阅价值。

主要内容：详细介绍各专科护理的基础知识，包括学科发展现状、临床进展、常用检查、常用护理工具、护理常规等。在此基础上，甄选专科典型案例，对各典型案例的护理进行详细剖析，道明专科护理的精髓。

分册	ISBN	定价（元）
内分泌代谢性疾病专科护理实践与典型案例解读	978-7-5591-2121-9	48
血管外科疾病专科护理实践与典型案例解读	978-7-5591-2549-1	60